生物数学丛书　30

随机传染病动力学模型

王玮明　蔡永丽　王　凯　著

科学出版社

北　京

内 容 简 介

本书系统介绍了随机传染病动力学模型建立、分析以及数值分析，以期为传染病防控提供科学依据. 全书共 8 章: 第 1 章详细介绍了传染病动力学仓室建模方法和基本再生数的计算、随机模型构建及研究进展等; 第 2 章给出了随机传染病模型研究需要的基础知识，包括概率空间、随机过程、Itô 微积分、随机微分方程及其稳定性、Markov 半群、不变测度以及 Fokker-Planck 方程等; 第 3, 4, 5 章分别研究了人口流动、干预策略、媒体报道等因素对随机传染病模型动力学行为的影响机制; 第 6 章给出了猫免疫缺陷病毒模型的随机分析，特别是考虑了季节变化对疾病传播的影响; 第 7 章研究了具有均值回归过程的随机传染病模型动力学行为; 第 8 章给出了随机传染病动力学模型研究的基本算法及其相应的 R 程序代码.

本书可作为应用数学或公共卫生专业高年级本科生及研究生的教学参考书，也可供高等院校教师、科技工作者等参考.

图书在版编目(CIP)数据

随机传染病动力学模型/王玮明，蔡永丽，王凯著. —北京: 科学出版社，2022.12

(生物数学丛书; 30)

ISBN 978-7-03-072226-3

Ⅰ.①随⋯ Ⅱ.①王⋯ ②蔡⋯ ③王⋯ Ⅲ.①传染病–动力学–生物数学–数学模型 Ⅳ.①R51

中国版本图书馆 CIP 数据核字(2022)第 081785 号

责任编辑: 胡庆家 范培培/责任校对: 彭珍珍
责任印制: 吴兆东/封面设计: 陈 敬

科学出版社 出版
北京东黄城根北街 16 号
邮政编码: 100717
http://www.sciencep.com

涿州市般润文化传播有限公司 印刷
科学出版社发行 各地新华书店经销

*

2022 年 12 月第 一 版 开本: 720 × 1000 1/16
2023 年 4 月第二次印刷 印张: 22 3/4
字数: 460 000
定价: 168.00 元
(如有印装质量问题, 我社负责调换)

《生物数学丛书》序

传统的概念：数学、物理、化学、生物学，人们都认定是独立的学科，然而在20世纪后半叶开始，这些学科间的相互渗透、许多边缘性学科的产生，各学科之间的分界已渐渐变得模糊了，学科的交叉更有利于各学科的发展，正是在这个时候数学与计算机科学逐渐地形成生物现象建模，模式识别，特别是在分析人类基因组项目等这类拥有大量数据的研究中，数学与计算机科学成为必不可少的工具。到今天，生命科学领域中的每一项重要进展，几乎都离不开严密的数学方法和计算机的利用，数学对生命科学的渗透使生物系统的刻画越来越精细，生物系统的数学建模正在演变成生物实验中必不可少的组成部分。

生物数学是生命科学与数学之间的边缘学科，早在1974年就被联合国教科文组织的学科分类目录中作为与"生物化学""生物物理"等并列的一级学科。"生物数学"是应用数学理论与计算机技术研究生命科学中数量性质、空间结构形式，分析复杂的生物系统的内在特性，揭示在大量生物实验数据中所隐含的生物信息。在众多的生命科学领域，从"系统生态学""种群生物学""分子生物学"到"人类基因组与蛋白质组即系统生物学"的研究中，生物数学正在发挥巨大的作用，2004年 *Science* 杂志在线出了一期特辑，刊登了题为"科学下一个浪潮——生物数学"的特辑，其中英国皇家学会院士 Lan Stewart 教授预测，21世纪最令人兴奋、最有进展的科学领域之一必将是"生物数学"。

回顾"生物数学"我们知道已有近百年的历史：从1798年 Malthus 人口增长模型，1908年遗传学的 Hardy-Weinberg "平衡原理"，1925年 Volterra 捕食模型，1927年 Kermack-McKendrick 传染病模型到今天令人注目的"生物信息论"，"生物数学"经历了百年迅速的发展，特别是20世纪后半叶，从那时期连续出版的杂志和书籍就足以反映出这个兴旺景象；1973年左右，国际上许多著名的生物数学杂志相继创刊，其中包括 Math. Biosci., J. Math. Biol. 和 Bull. Math. Biol.；1974年左右，由 Springer-Verlag 出版社开始出版两套生物数学丛书：*Lecture Notes in Biomathematics* (二十多年共出书100部) 和 *Biomathematics* (共出书20册)；新加坡世界科学出版社正在出版 *Book Series in Mathematical Biology and Medicine* 丛书。

"丛书"的出版，既反映了当时"生物数学"发展的兴旺，又促进了"生物数学"的发展，加强了同行间的交流，加强了数学家与生物学家的交流，加强了生物数学学科内部不同分支间的交流, 方便了对年轻工作者的培养.

从 20 世纪 80 年代初开始, 国内对 "生物数学" 发生兴趣的人越来越多, 他 (她) 们有来自数学、生物学、医学、农学等多方面的科研工作者和高校教师, 并且从这时开始, 关于 "生物数学" 的硕士生、博士生不断培养出来, 从事这方面研究、学习的人数之多已居世界之首. 为了加强交流, 为了提高我国生物数学的研究水平, 我们十分需要有计划、有目的地出版一套 "生物数学丛书", 其内容应该包括专著、教材、科普以及译丛, 例如: ① 生物数学、生物统计教材; ② 数学在生物学中的应用方法; ③ 生物建模; ④ 生物数学的研究生教材; ⑤ 生态学中数学模型的研究与使用等.

中国数学会生物数学学会与科学出版社经过很长时间的商讨, 促成了 "生物数学丛书" 的问世, 同时也希望得到各界的支持, 出好这套丛书, 为发展 "生物数学" 研究, 为培养人才作出贡献.

陈兰荪

2008 年 2 月

前　　言

　　传染病是人类生存的大敌, 给成千上万的家庭带来痛苦和灾难, 同时也在很多地方引发了群体性的恐慌, 是影响国家公共卫生安全的一个严峻问题. 对传染病发病机理、传播规律和防治策略研究的重要性日益突出, 已成为当今世界迫切需要解决的重大问题之一. 数学模型是研究传染病流行和传播规律的重要理论工具之一.

　　自 20 世纪二三十年代 Kermack 和 McKendrick 一起合作发表了系列关于传染病仓室建模的论文以来, 传染病动力学模型研究已经发展为涉及数学、流行病学、生态学、进化生物学、免疫学、社会学和公共卫生等多学科领域, 人们建立了各种类型的传染病模型, 通过对模型动力学性态的定性、定量分析和数值模拟, 揭示传染病的发病机理、流行规律及发展趋势, 预测疫情是否会暴发以及流行规模等, 并对疾病流行的关键因素进行风险分析评估及敏感性分析, 确定疫情暴发期间精准筛查、密切跟踪、隔离、疫苗接种以及媒体报道、分类分区分级管控等措施在传染病防控中的作用, 为决策者制定公共卫生防控最优策略提供了理论基础和数量依据.

　　但是, 在某些情况下, 应用广泛的确定性模型就不适用了. 例如, 当考虑一个人数较少的社区里传染病疫情时, 最终感染人数具有一定的不确定性或随机性. 即使考虑的社区人数很大且基本再生数大于 1, 但是疫情初始时只有一个或极少几个感染者, 疫情将可能永不暴发. 此外, 由于人与人之间接触的不可预测性或不确定性, 传染病的传播在本质上是随机的. 大量研究证明, 环境的随机波动对流行病的发展和传播具有重大影响. 这激励人们进一步研究随机因素对传染病模型动力学行为的影响机制, 即随机传染病动力学模型研究.

　　最近十年来, 在国家自然科学基金等项目的连续资助下, 我们在随机传染病动力学建模、分析及计算机仿真等方面取得了一些成果. 本书正是对这些研究成果的总结与拓展, 旨在系统介绍随机传染病动力学模型建立、分析以及借助数值分析找出影响传染病蔓延的关键因素, 以期为传染病防控提供科学依据.

　　在本书即将付梓印刷之际, 特别感谢我的老师谭永基教授和曾振柄教授、李志斌教授、崔尚斌教授等曾经给予我的教导和帮助, 也要感谢中国科学院植物研究所李镇清教授在 20 世纪 90 年代初期带领我进入科学研究之门, 诚挚感谢陈兰荪教授、马知恩教授、毛学荣教授、滕志东教授、王稳地教授、靳祯教授、唐三一教授、林伟教授以及柏传志教授等给予我们在科学研究中的指导和帮助. 本书写作提纲是 2018 年毛学荣教授莅临淮阴师范学院讲学期间, 我们共同讨论拟订的, 此后毛老师还给我们提供了大量的学术资料. 吴付科教授和黄建华教授审阅了初稿并提出了许多修改意见; 蒋达清教授和刘蒙教授提供了部分参考资料, 在此一并致谢.

本书材料主要来源于我们近十年来的研究成果, 感谢我的合作者彭志行、何岱海、王开发、康云、李嘉旭、赵时、王蕾、Banerjee 和杨斌等, 以及我的学生牛赟、汪海玲、王晓琴、李敬礼、郭文娟、谭懿平等, 书中部分内容是与他们共同学习和讨论的结果.

本书的出版得到了中国数学会生物数学学会名誉理事长陈兰荪教授和科学出版社胡庆家编辑的帮助, 同时也得到了国家自然科学基金 (编号: 61672013, 11961071, 12071173 和 12171192) 和作者所在单位淮阴师范学院的江苏省 "数学" 重点学科、新疆维吾尔自治区天山创新团队 (2020D14020)、江苏省高校科技创新团队 "传染病防控的建模分析及预警系统" 和淮安市传染病防控及预警重点实验室 (HAP201704) 等项目的资助, 在此一并致谢!

我还要感谢我的亲人——我的父亲母亲、我的岳父岳母和我的兄弟姐妹, 他们长期默默的奉献和关爱是我得以安心工作的原动力! 也要特别感谢我的夫人岳延红和我们的女儿王潇萌, 她们的至爱是我生存和奋斗的支撑!

由于作者水平有限, 书中难免有疏漏和不妥之处, 所引用的结果和文献也会有所遗漏, 希望广大读者批评指正.

王玮明

2022 年 6 月 30 日于运河之都淮安

目　　录

第1章 绪　　论

1.1　传染病动力学模型

传染病是由各种病原体引起的能在人与人、动物与动物或人与动物之间相互传播的一类疾病. 病原体中大部分是微生物, 少部分为寄生虫, 寄生虫引起的又称寄生虫病[5,8,16,17,54].

传染病是人类生存和发展的大敌, 人类发展史就是一部与传染病做斗争的历史[17]. 特别是近年来埃博拉 (Ebola) 病毒、中东呼吸综合征 (middle-east respiratory syndrome, MERS) 和尼帕 (Nipah) 等人畜共患病的暴发、药菌感染增加和传播, 已知病毒媒介的生态环境显著变化 (例如伊蚊的范围不断扩大), 通过全球相连的高密度城市地区进行大规模传播 (埃博拉、登革热、流感等), 助长了更为复杂的流行病. 特别是当前由人口增长、快速城市化、森林砍伐、旅行和贸易全球化、气候变化和政治不稳定所驱动的人口变化也对传染病的动力学产生了巨大的影响, 使得传染病的发展趋势更加难以预测[41].

根据世界卫生组织报告, 2016 年在低收入国家十大死亡原因中, 传染病占 5 项[210]. 2018 年, 我国 (不含香港、澳门、台湾地区) 共报告甲、乙类法定传染病发病 7770749 例, 死亡 23377 人; 2019 年共报告甲、乙类法定传染病发病 10860565 例, 死亡 25052 人; 2019 年的传染病发病数较 2018 年增加 39.762%, 死亡人数增加 7.165%[21]. 特别是 2019 年底暴发的新型冠状病毒肺炎 (corona virus disease 2019, COVID-19, 简称 "新冠肺炎") 疫情给全球国民经济生产、人民日常生活带来了巨大的影响. 2021 年 1 月 25 日, 习近平总书记在世界经济论坛 "达沃斯议程" 对话会上的特别致辞中指出: "突如其来的新冠肺炎疫情肆虐全球, 全球公共卫生面临严重威胁, 世界经济陷入深度衰退, 人类经历了史上罕见的多重危机."

由于人类长期面临着传染病的严峻威胁, 对传染病发病机理、传染规律和防治策略研究已成为当今世界迫切需要解决的一个重大问题, 而对疾病流行规律的定量研究是防控工作的重要依据[17,121].

1.1.1　仓室模型

一般来说, 传染病传播可以分为两个阶段: 一是传染病的局部 "演变" 阶段, 病原体潜伏定居, 适应环境, 侵入宿主, 在局部范围内流行; 二是传染病的暴发扩散阶段, 基本特征是传染病在地理分布区的扩张[19].

1911 年, 公共卫生医生 Ross 博士[218] 利用微分方程对疟疾在蚊虫与人群之间传播的动态行为进行了研究, 并提出了 "控制疟疾流行不需要将一个地区的蚊子全部消灭, 只需要将它们的数量控制在减少到某个临界值以下" 的阈值理论. 1927 年, Kermack 与 McKendrick[①] 为了研究 1665—1666 年黑死病在伦敦的流行规律以及 1906 年瘟疫在孟买的流行规律, 构建了经典的仓室模型[144], 此后又进一步建立了关于传染病传播的一般理论, 也就是 Kermack-McKendrick 理论[145-148] (图 1.1).

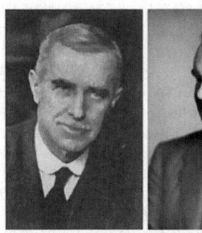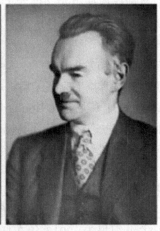

图 1.1   A. G. McKendrick (左), W. O. Kermack (右)

Kermack-McKendrick 的仓室模型就是针对某类传染病将某区域的人群 (或某一种群) 分成三类 (即三个仓室):

(1) 易感者类 (**S**usceptible): 其数量记为 $S(t)$, 表示 t 时刻尚未染病但有可能被该类病菌或病毒感染的个体数.

(2) 染病者类 (**I**nfectious): 其数量记为 $I(t)$, 表示 t 时刻已感染且具有感染力的个体数.

(3) 康复者类 (**R**ecover): 其数量记为 $R(t)$, 表示 t 时刻从染病者类康复 (移出) 的个体数.

Kermack 和 McKendrick 作了以下三个基本假设:

(1) 不考虑人口的出生与死亡, 环境封闭 (没有迁入和迁出), 从而成员总数始

---

① A. G. McKendrick (麦肯德里克, 1876.9.8—1943.5.30) 是苏格兰军医和流行病学家, 率先将数学方法应用于流行病学. 1924 年, 当选爱丁堡皇家医学院院士. W. O. Kermack (科马克, 1898.4.26—1970.7.20) 是苏格兰生物化学家. 1925 年, 当选为爱丁堡皇家学会会员; 1944 年, 当选为伦敦皇家学会会员. 1949 年至 1968 年, 他在阿伯丁大学担任生物化学教授. 1927 年起, Kermack 与 McKendrick 一起合作发表了系列关于 Kermack-McKendrick 传染病仓室建模的论文.

终保持为常数 N, 即 $S(t) + I(t) + R(t) \equiv N$.

(2) 一个染病者一旦与易感者接触就必然具有一定的感染力. 设 t 时刻单位时间内一个染病者传染易感者的数目与此时刻易感者的数量 $S(t)$ 成正比, 比例系数为 β, 从而 t 时刻在单位时间内被所有感染者所传染的成员数, 即新染病者数为 $\beta S(t)I(t)$.

(3) t 时刻单位时间内从染病者类中移出 (康复) 的成员数与此时刻的患者数量成正比, 比例系数 γ 称为恢复率系数, 从而 $1/\gamma$ 表示平均患病期. 因此, t 时刻单位时间康复的患者数为 $\gamma I(t)$, 且假设康复者具有永久免疫力, 不会再次被此病感染.

上述假设的易感者从患病到康复的过程可用仓室图 1.2 描述.

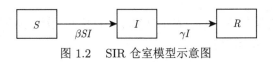

图 1.2   SIR 仓室模型示意图

基于图 1.2, 对每一仓室的成员变化率建立平衡方程式, 便得到简单的 SIR 微分方程模型:

$$\begin{cases} \dfrac{\mathrm{d}S}{\mathrm{d}t} = -\beta SI, \\[2mm] \dfrac{\mathrm{d}I}{\mathrm{d}t} = \beta SI - \gamma I, \\[2mm] \dfrac{\mathrm{d}R}{\mathrm{d}t} = \gamma I. \end{cases} \tag{1.1.1}$$

大量研究表明, 通过病毒传播的疾病如流感、麻疹、水痘等, 康复后对原病毒具有免疫力, 适合用上述 SIR 模型 (1.1.1). 而通过细菌传播的疾病, 如脑炎、淋病等, 康复后不具有免疫力, 可能再次被感染[17]. 1932 年, 针对这类疾病的传播, Kermack 和 McKendrick[146] 又提出了以下 SIS 模型:

$$\begin{cases} \dfrac{\mathrm{d}S}{\mathrm{d}t} = -\beta SI + \gamma I, \\[2mm] \dfrac{\mathrm{d}I}{\mathrm{d}t} = \beta SI - \gamma I. \end{cases} \tag{1.1.2}$$

其传播机制可用图 1.3 表示.

模型 (1.1.2) 通常用于模拟常见的儿童疾病, 在这些疾病中, 易感者在某个阶段感染该疾病, 并且在短暂的感染期之后重新变成易感者, 没有永久免疫. 如果康复者具有永久免疫, 则用 SIR 模型 (1.1.1) 刻画.

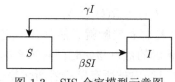

图 1.3　SIS 仓室模型示意图

事实上, 模型 (1.1.2) 可写成更一般的形式:

$$\begin{cases} \dfrac{\mathrm{d}S}{\mathrm{d}t} = -f(S, I) + g(I), \\[2mm] \dfrac{\mathrm{d}I}{\mathrm{d}t} = f(S, I) - g(I), \end{cases} \tag{1.1.3}$$

其中, $f(S, I)$ 称为发生率, $g(I)$ 表示恢复率. $f(S, I)$ 最简单的形式是双线性发生率 (bilinear incidence rate):

$$f(S, I) = \beta I S := \lambda(I)S. \tag{1.1.4}$$

函数 $\lambda(I)$ 称为传染率, 表示一个易感者 (S) 接触到感染者 (I) 被传染的概率, 即一个易感者在下一个时间段 Δt 内接触到感染者被传染的概率为 $\lambda(I)\Delta t + o(\Delta t^2)$[6,9].

而 $g(I)$ 最简单的形式可取为

$$g(I) = \gamma I,$$

意味着每个感染者在下一个时间段 Δt 内离开感染者仓室的概率为 $\gamma\Delta t + o(\Delta t^2)$[6,9].

下面再通过几个简单的例子进一步阐明 Kermack-McKendrick 仓室建模思想, 这对于进一步理解传染病动力学模型建立, 特别是与非数学专业的同仁讨论相关问题时极为有用.

1.1.1.1　SI(S) 模型

例 1.1　有垂直传染且有输入输出的 SIS 模型[17].

垂直传播 (vertical transmission), 也称母婴传播或围生期传播, 可分为经胎盘传播、上行性传播和分娩引起的传播三种. 很多病毒例如风疹病毒 (rubella virus)、乙型肝炎病毒 (hepatitis B virus, HBV)、人类免疫缺陷病毒 (human immunodeficiency virus, HIV) 等均可通过胎盘感染胎儿, 引起死胎、流产、早产或先天畸形. 存在于妇女产道的病毒, 在分娩时可能引起新生儿感染. 无垂直传播意为母亲的疾病不会先天传给新生儿, 新生儿均为易感者.

假定输入率为 A 且均为易感者, 出生率为 b, 自然死亡率为 d, 因病死亡率 (也称病死率) 为 α, 输出率为 B, 且输出者关于易感者和患病者平均分配. 动力学模型可表示为

$$\begin{cases} \dfrac{\mathrm{d}S}{\mathrm{d}t} = A + bS - \beta SI - dS - BS + \gamma I, \\[2mm] \dfrac{\mathrm{d}I}{\mathrm{d}t} = \beta SI + bI - (d + \alpha + B + \gamma)I. \end{cases} \tag{1.1.5}$$

如图 1.4 所示.

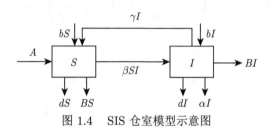

图 1.4　SIS 仓室模型示意图

例 1.2　考虑媒体报道的 SIS 模型[82].

为了刻画媒体报道使传染率减小的性质, 假设 $\beta(I) = \beta_1 - \beta_2 f(I)$, 且 $\beta_1 > \beta_2$, 函数 $f(I)$ 满足

$$f(0) = 0, \quad \lim_{I \to \infty} f(I) = 1, \quad 0 < f'(I) \leqslant 1, \quad f''(I) < 0.$$

则动力学模型为

$$\begin{cases} \dfrac{\mathrm{d}S}{\mathrm{d}t} = A - dS - (\beta_1 - \beta_2 f(I))\dfrac{SI}{S+I} + \gamma I, \\[3mm] \dfrac{\mathrm{d}I}{\mathrm{d}t} = (\beta_1 - \beta_2 f(I))\dfrac{SI}{S+I} - (d + \alpha + \gamma)I. \end{cases} \tag{1.1.6}$$

如图 1.5 所示.

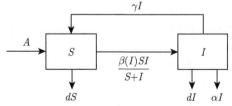

图 1.5　考虑媒体报道的 SIS 仓室模型示意图

关于媒体报道对传染病的影响机制的深入讨论参见 5.1 节.

例 1.3 考虑 Allee 效应的 SI 模型[67].

受肖燕妮和陈兰荪[271,272] 工作的启示, 我们建立了如下包含 Allee 效应的 SI 模型:

$$
\begin{cases}
\dfrac{\mathrm{d}S}{\mathrm{d}t} = rS\left(1 - \dfrac{S+I}{K}\right)\left(1 - \dfrac{m}{S+I}\right) - \dfrac{\beta SI}{S+I}, \\[3mm]
\dfrac{\mathrm{d}I}{\mathrm{d}t} = \dfrac{\beta SI}{S+I} - \alpha I.
\end{cases}
\tag{1.1.7}
$$

这里, 输入率 $F(S,I) = rS\left(1 - \dfrac{S+I}{K}\right)\left(1 - \dfrac{m}{S+I}\right)$, m 表示 Allee 效应系数 (图 1.6).

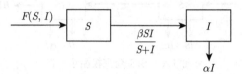

图 1.6 考虑 Allee 效应的 SI 仓室模型示意图

详情参见 [67]. 关于 Allee 效应的生物学意义参看拙作 [14] 之第三章.

1.1.1.2 SIR(S) 模型

例 1.4 无垂直传播的 SIR 模型[6,62] (图 1.7).

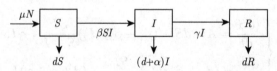

图 1.7 具有出生和死亡的 SIR 仓室模型示意图

这里, μ 表示自然出生率, d 为自然死亡率, α 是因病死亡率. 考虑如下两种情况:

(1) 不考虑因病死亡的情形: $\mu = d, \alpha = 0$. 相应的动力学模型为

$$
\begin{cases}
\dfrac{\mathrm{d}S}{\mathrm{d}t} = dN - \beta SI - dS, \\[3mm]
\dfrac{\mathrm{d}I}{\mathrm{d}t} = \beta SI - (d+\gamma)I, \\[3mm]
\dfrac{\mathrm{d}R}{\mathrm{d}t} = \gamma I - dR.
\end{cases}
\tag{1.1.8}
$$

(2) 考虑因病死亡的情形: $\mu > d, \alpha > 0$. 相应的动力学模型为

$$
\begin{cases}
\dfrac{\mathrm{d}S}{\mathrm{d}t} = \mu N - \beta SI - dS, \\[2mm]
\dfrac{\mathrm{d}I}{\mathrm{d}t} = \beta SI - (\gamma + \alpha + d)I, \\[2mm]
\dfrac{\mathrm{d}R}{\mathrm{d}t} = \gamma I - dR.
\end{cases}
\tag{1.1.9}
$$

例 1.5 有垂直传播且康复者的新生儿不具有免疫力的 SIR 模型[17] (图 1.8).

$$
\begin{cases}
\dfrac{\mathrm{d}S}{\mathrm{d}t} = \mu(S + R) - \beta SI - dS, \\[2mm]
\dfrac{\mathrm{d}I}{\mathrm{d}t} = \beta SI + \mu I - dI - \gamma I, \\[2mm]
\dfrac{\mathrm{d}R}{\mathrm{d}t} = \gamma I - dR.
\end{cases}
\tag{1.1.10}
$$

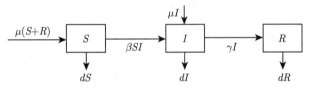

图 1.8 具有垂直传播的 SIR 仓室模型示意图

例 1.6 无疾病潜伏期 SIRS 模型[17].

假定感染者康复后只有暂时免疫力, 单位时间内将有 δR 的康复者丧失免疫力而可能再次被感染 (图 1.9).

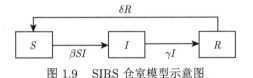

图 1.9 SIRS 仓室模型示意图

于是可得动力学模型为

$$
\begin{cases}
\dfrac{\mathrm{d}S}{\mathrm{d}t} = -\beta SI + \delta R, \\[2mm]
\dfrac{\mathrm{d}I}{\mathrm{d}t} = \beta SI - \gamma I, \\[2mm]
\dfrac{\mathrm{d}R}{\mathrm{d}t} = \gamma I - \delta R.
\end{cases}
\tag{1.1.11}
$$

值得注意的是, SIRS 模型 (1.1.11) 与 SIS 模型 (1.1.2) 的区别在于, 后者无免疫期, 康复者可能立即再次被感染; 而前者有暂时的免疫期, 康复后进入具有免疫力的移出者类 R, 再以比例系数 δ 丧失免疫力而变成易感者, 即 $1/\delta$ 为平均免疫期.

例 1.7　考虑医院床位的 SIR 模型[228].

在经典的传染病模型中, 平均治愈率 (或恢复率) μ 通常被假定为一个常数. 但是, 治愈率 μ 取决于医疗资源, 特别是医院设施的容量以及治疗的有效性和效率. 医院的医疗设备、床位和药品等是安全有效地预防、诊断和治疗疾病的重要因素. 在这些因素中, 每万人可利用医院床位数通常被用作评估公众资源可利用性. 基于此, 朱怀平等建立了考虑医院床位数的 SIR 模型[228] (图 1.10):

$$
\begin{cases}
\dfrac{\mathrm{d}S}{\mathrm{d}t} = A - \dfrac{\beta SI}{N} - dS, \\[2mm]
\dfrac{\mathrm{d}I}{\mathrm{d}t} = \dfrac{\beta SI}{N} - \mu(b, I)I - (d + \alpha)I, \\[2mm]
\dfrac{\mathrm{d}R}{\mathrm{d}t} = \mu(b, I)I - dR,
\end{cases}
\tag{1.1.12}
$$

其中, $N = S + I + R$. 恢复率为

$$
\mu(b, I) := \mu_0 + (\mu_1 - \mu_0)\frac{b}{I + b},
$$

这里, b 是衡量医院可用资源的指标, 也就是病床数量在控制传染病传播方面的重要性. 其余参数含义参见 [228].

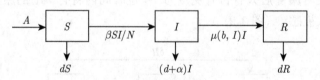

图 1.10　考虑医院床位的 SIR 仓室模型示意图

例 1.8　考虑媒体报道的 SIR 模型[273,274].

在例 1.2 中曾讨论了考虑媒体报道的 SIS 模型. 事实上, 在传染病暴发初期, 实际感染人数并不多, 但是每天感染人数的增长率很大. 基于此, 肖燕妮和唐三一等[273,274] 假设个体的行为改变强度不仅依赖于当前感染者的数量, 还依赖于斯时感染者的变化率, 由此可假设媒体报道的影响是一个依赖于感染者数量和其变化率的加权函数:

$$
M\left(I, \frac{\mathrm{d}I}{\mathrm{d}t}\right) := \max\left\{0, p_1 I(t) + p_2 \frac{\mathrm{d}I}{\mathrm{d}t}\right\},
$$

其中, p_1, p_2 是加权系数. 此时, 传染率系数变为

$$\beta(M) := \beta e^{-M\left(I, \frac{\mathrm{d}I}{\mathrm{d}t}\right)}.$$

相应的动力学模型为

$$\begin{cases} \dfrac{\mathrm{d}S}{\mathrm{d}t} = B - e^{-M\left(I, \frac{\mathrm{d}I}{\mathrm{d}t}\right)}\beta SI - dS, \\[2mm] \dfrac{\mathrm{d}I}{\mathrm{d}t} = e^{-M\left(I, \frac{\mathrm{d}I}{\mathrm{d}t}\right)}\beta SI - (\gamma + \alpha + d)I, \\[2mm] \dfrac{\mathrm{d}R}{\mathrm{d}t} = \gamma I - dR. \end{cases} \tag{1.1.13}$$

如图 1.11 所示.

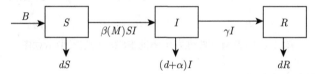

图 1.11　考虑媒体报道的 SIR 仓室模型示意图

例 1.9　具有非线性发生率的 SIRS 模型[181,259].

SIRS 模型广泛应用于多种传染病动力学研究, 例如小儿麻痹症 (polio)、破伤风 (tetanus)、白喉 (diphtheria)、麻疹 (measles)、肝炎 (hepatitis)、流感 (influenza)、水痘 (chickenpox)、腮腺炎 (parotitis)、风疹 (rubella), 以及艾滋病 (AIDS)等[112,141,149,167,178,179,201,242,281].

一般地, 具有非线性发生率的 SIRS 模型为

$$\begin{cases} \dfrac{\mathrm{d}S}{\mathrm{d}t} = B - dS - \beta(I)S + \delta R, \\[2mm] \dfrac{\mathrm{d}I}{\mathrm{d}t} = \beta(I)S - (d + \gamma)I, \\[2mm] \dfrac{\mathrm{d}R}{\mathrm{d}t} = \gamma I - (d + \delta)R, \end{cases} \tag{1.1.14}$$

其中, $\beta(I)S$ 称为感染率, $\beta(I)$ 是刻画疾病传染力的函数 (图 1.12). 考虑以下几种特殊情况.

(1) 饱和发生率 (saturated incidence rate)[68,220]:

$$\beta(I)S := \frac{kIS}{1 + mI}.$$

(2) 考虑心理效应的非单调发生率[269,270]:

$$\beta(I)S := \frac{kIS}{1 + mI^2}.$$

(3) 非单调饱和发生率[181]:

$$\beta(I)S := \frac{kI^2S}{1 + cI + mI^2}.$$

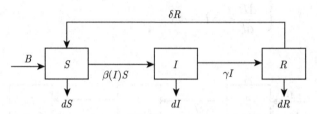

图 1.12　　具有非线性发生率的 SIRS 仓室模型示意图

1.1.2　传染病动力学基本概念

在模型 (1.1.2) 中, βSI 称为**双线性发生率**或密度依赖传染率 (density-dependent transmission rate), 在传染病动力学模型中扮演着极为重要的角色. 下面, 我们详细分析疾病的传染过程以期更深刻地理解传染率.

一般来说, 传染病是通过接触传播的. 设单位时间内一个患者与其他成员接触的次数称为**接触率**, 它通常依赖于环境中的总成员数 N, 记作 $U(N)$. 如果被接触者为易感者, 就有可能传染. 设每次接触传染的概率为 β_0, 把赋有传染概率 β_0 的接触率称为**有效接触率**, 即 $\beta_0 U(N)$, 表示一个患病者传染他人的能力, 反映了患者的活动能力、环境条件以及病菌的毒力等因素. 应当注意, 总成员中除了该患者, 还有其他患者以及免疫者和潜伏者, 当患者与这些成员接触时不会发生传染, 只有与易感者接触时才可能传染. 而易感者 S 在总成员中所占比例为 S/N. 因此, 每一患者对易感者的平均有效接触率应为 $\beta_0 U(N)S/N$, 表示每一个患者对易感者的平均传播率, 简称**传染率**. 从而 t 时刻在单位时间内被所有患者传染的新成员 (即新患者) 数为

$$\beta_0 U(N) \frac{S(t)}{N(t)} I(t),$$

称其为疾病的**发生率**[17].

在模型 (1.1.2) 中, 实际上假定了接触率与总成员数成正比, 即 $U = KN$, 于是有效接触率为 $\beta_0 KN = \beta N$, 其中 $\beta = \beta_0 K$ 称为有效接触率系数或**传染率系**

数. 在不致混淆时, 也简称为**传染率**, 而 t 时刻所产生的新患者数, 即疾病的发生率为

$$\beta N(t)\frac{S(t)}{N(t)}I(t) = \beta S(t)I(t),$$

这就是前面提及的双线性发生率.

当所讨论的种群数量很大时, 与成员总数成正比的接触率假设显然是不符合实际的, 因为单位时间内一个患者能接触其他成员的数量是有限的. 这时, 通常假定接触率为一常数 k, 从而疾病的发生率为 $\beta\frac{SI}{N}$, 其中 $\beta = \beta_0 k$ 为传染率系数. 这种发生率称为**标准发生率** (standard incidence rate) 或频率依赖传染率 (frequency-dependent transmission rate). Anderson 和 May 指出[188,189], 对于人类和某些群居的动物而言, 标准发生率比双线性发生率更符合实际.

实际上, 双线性发生率与标准发生率是两种 "极端" 情形, 介于它们之间的具有饱和特性的接触率可能更符合实际. 例如, $U(N) = \alpha N/(1 + \omega N)$[86], 其中 α 和 ω 均为正常数. 当 N 较小时, 它与 N 近似成正比, 随着 N 的增大而逐渐达到饱和; 当 N 很大时, 它近似于常数 α/ω. 此外, Heesterbeek 等[122] 考虑了接触时的某些随机因素, 提出了形如

$$U(N) := \frac{\alpha N}{1 + bN + \sqrt{1 + 2bN}}$$

的接触率, 也是一种饱和接触率. $U(N)$ 具有以下共同特征:

$$U(0) = 0, \quad U'(N) \geqslant 0, \quad \left(\frac{U(N)}{N}\right)' \leqslant 0.$$

此外, 还有形如 $\beta S^p I^q$ 和 $\beta S^p I^q/N$ 的发生率[178,179].

总之, 在研究具体传染病时, 采用何种形式的接触率和发生率, 应视具体疾病和环境等因素, 根据可获得的数据来确定[17,285].

另一方面, 在模型 (1.1.2) 中, 使得方程组

$$\begin{cases} -\beta SI + \gamma I = 0, \\ \beta SI - \gamma I = 0 \end{cases}$$

成立的解 (S^*, I^*) 称为 (1.1.2) 的**平衡点** (equilibrium).

利用 $S(t) + I(t) = N$ (常数), 可将方程组 (1.1.2) 化为

$$\frac{dS}{dt} = \beta(N - S)\left(\frac{\gamma}{\beta} - S\right). \tag{1.1.15}$$

由 (1.1.15) 易见, 当 $\gamma/\beta \geqslant N$ 时, 方程 (1.1.15) 有唯一的平衡点 $S^* = N$, 且是渐近稳定的, 即从任一 $S_0 \in (0, N]$ 出发的解 $S(t)$ 均单调增加趋向于 $S^* = N$, 从而 $I(t)$ 将单调减小而趋于零, 说明疾病不会流行, 且最终灭绝. 当 $\gamma/\beta < N$ 时, 方程 (1.1.15) 有两个平衡点: $S_1^* = N$, $S_2^* = \gamma/\beta$, 其中, $S_1^* = N$ 不稳定, $S_2^* = \gamma/\beta$ 渐近稳定, 即任一从 $S_0 \in (0, N)$ 出发的 $S(t)$ 都随着 t 的增大而趋向于 γ/β, 从而 $I(t) \to N - \gamma/\beta$. 这时, 疾病流行且感染者将最终保持为 $(N - \gamma/\beta)$ 而变成一种地方病 (endemic).

1.2 基本再生数

1.2.1 概念及性质

对于传染病模型, 例如 (1.1.2), 最核心的问题就是寻找使得疾病灭绝和蔓延的临界条件, 即基本再生数 (basic reproduction number), 一般用 R_0 表示. R_0 的流行病学意义是十分明显的. 对于模型 (1.1.2) 而言, $R_0 = \dfrac{\beta N}{\gamma}$. 注意到 $1/\gamma$ 是感染者的平均患病期, 因此, 基本再生数 R_0 表示当疾病发生最初期, 所有成员 N 都是易感者时, 一个感染者在其患病期内所产生的预期继发感染 (secondary infection) 数. 所以, 当 $R_0 < 1$ 时疾病灭绝, 即模型 (1.1.2) 的解趋于无病平衡点 $E_0 = (N, 0)$; 当 $R_0 > 1$ 时疾病蔓延且发展成为地方病, 也就是模型 (1.1.2) 的解趋于地方病平衡点 $E^* = (\gamma/\beta, N - \gamma/\beta)$[17].

基本再生数的计算方法较多, 本节将详细介绍 Driessche 和 Watmough 建立的基于无病平衡点的局部稳定性以及下一代矩阵的计算方法, 详见 [250], 同时, 部分内容也参考了 [85, 248, 249]. 除此之外, 关于基本再生数的计算可参看文献 [36, 136, 244, 262, 288].

假设有 n 个染病仓室 (disease compartments) $x_1, x_2, \cdots, x_n$ 和 m 个无病仓室 (nondisease compartments) $y_1, y_2, \cdots, y_m$, 且设

$$x = (x_1, x_2, \cdots, x_n) \in \mathbf{R}^n, \quad y = (y_1, y_2, \cdots, y_m) \in \mathbf{R}^m$$

是每个仓室中的亚群 (subpopulation).

设 $\mathcal{F} = (\mathcal{F}_1, \mathcal{F}_2, \cdots, \mathcal{F}_n)$, 其中, $\mathcal{F}_i$ 为第 i 仓室中继发感染者的增长率; $\mathcal{V} = (\mathcal{V}_1, \mathcal{V}_2, \cdots, \mathcal{V}_n)$, 其中, $\mathcal{V}_i$ 为第 i 仓室中疾病进展、死亡和恢复的减少率. 于是, 仓室模型可写为

$$\begin{cases} \dfrac{\mathrm{d}x_i}{\mathrm{d}t} = \mathcal{F}_i(x, y) - \mathcal{V}_i(x, y), & i = 1, 2, \cdots, n, \\ \dfrac{\mathrm{d}y_j}{\mathrm{d}t} = g_j(x, y), & j = 1, 2, \cdots, m. \end{cases} \tag{1.2.1}$$

注 1.1 需要注意的是, $\mathcal{F}$ 和 $\mathcal{V}$ 的分解可能不是唯一的, 不同的分解对应于不同的流行病学解释.

注 1.2 仓室模型 (1.2.1) 中的 $\mathcal{F}$ 和 $\mathcal{V}$ 的定义与 [249] 中的定义略有不同. 在 [249] 中, $\mathcal{F}_i$ 为 i 仓室继发感染的增长率, $\mathcal{V}_i = \mathcal{V}_i^- - \mathcal{V}_i^+$ 为转移率, 其中, $\mathcal{V}_i^+$ 表示个体移入 i 仓室的比率, $\mathcal{V}_i^-$ 表示个体移出 i 仓室的比率.

基本再生数 R_0 的推导是基于模型 (1.2.1) 的无病平衡点 $E_0 = (0, y_0)$ 的线性稳定性. 为了保证平衡点的存在性和模型的适定性, 需要做以下假设:

(A1) 当 $y \geqslant 0$ 时, $\mathcal{F}_i(0, y) = 0, \mathcal{V}_i(0, y) = 0$ $(i = 1, 2, \cdots, n)$. 这意味着, 所有新患者都是由感染者引起的继发感染, 没有个体迁入染病仓室.

(A2) 当 $x \geqslant 0, y \geqslant 0$ 时, $\mathcal{F}_i(x, y) \geqslant 0$ $(i = 1, 2, \cdots, n)$. 函数 $\mathcal{F}$ 代表继发感染者, 不能为负.

(A3) 当 $x_i = 0$ $(i = 1, 2, \cdots, n)$ 时, $\mathcal{V}_i(x, y) \leqslant 0$. 每个仓室 $\mathcal{V}_i$ 代表从仓室 i 的净流出, 当仓室为空时必然为负, 这意味着仅有流入.

(A4) 当 $x \geqslant 0, y \geqslant 0$ 时, $\sum_{i=1}^{n} \mathcal{V}_i(x, y) \geqslant 0$. 这里的求和表示所有染病仓室的总流出量. 模型中导致 $\sum_{i=1}^{n} x_i$ 增加的项被假设为代表继发感染, 因此属于 $\mathcal{F}$.

(A5) 假设无病系统 $\dfrac{\mathrm{d}y}{\mathrm{d}t} = g(0, y)$ 存在唯一渐近稳定平衡点. 也就是, 当 $t \to \infty$ 时, 所有初值条件为 $(0, y)$ 的解都趋于点 $E_0 = (0, y_0)$, 此即无病平衡点.

假设 (A1) 确保由 $(0, y)$ 组成的无病集是不变集 (invariant set). 也就是说, 任何在某个时间点没有被感染的人将永远不会被感染. 这反过来又确保了无病平衡点 $E_0 = (0, y_0)$ 也是整个系统的平衡点.

如果一个单独的感染者被引入到一个原本没有疾病的人群, 疾病在人群中的初始传播能力可通过检验模型 (1.2.1) 的第一个方程关于无病平衡点 $E_0 = (0, y_0)$ 的线性化系统来确定. 由假设 (A1) 可知, 对任意项 (i, j), 都有

$$\frac{\partial \mathcal{F}_i}{\partial y_j}\bigg|(0, y_0) = \frac{\partial \mathcal{V}_i}{\partial y_j}\bigg|(0, y_0) = 0.$$

这意味着染病仓室 x 在无病平衡点 $(0, y_0)$ 处的线性化方程可与其余方程分离, 并且能够写成

$$\frac{\mathrm{d}x}{\mathrm{d}t} = (F - V)x, \tag{1.2.2}$$

其中, F 和 V 皆为 $n \times n$ 矩阵:

$$F = \left[\frac{\partial \mathcal{F}_i}{\partial x_j}\right](0, y_0), \quad V = \left[\frac{\partial \mathcal{V}_i}{\partial x_j}\right](0, y_0). \tag{1.2.3}$$

应用假设条件 (A5), 系统 (1.2.1) 的线性稳定性完全由 (1.2.2) 中 $(F - V)$ 的线性稳定性决定.

单个感染者产生的继发感染者数量可以表示为其患病期内预期持续时间和继发感染发生率的乘积. 对于具有 n 个染病仓室的一般模型, 可根据每个仓室假定的首发病例 [①] 计算.

首发病例 x_0 在每个仓室的预期持续时间由积分

$$\int_0^\infty \phi(t, x_0)\mathrm{d}t$$

给出, 其中 $\phi(t, x_0)$ 是 (1.2.2) 当 $F = 0$ (无继发感染) 时, 初值问题

$$\frac{\mathrm{d}x}{\mathrm{d}t} = -Vx, \quad x(0) = x_0 \geqslant 0 \tag{1.2.4}$$

的解. 实际上, 这个解揭示了染病仓室中的首发病例从最初潜伏到死亡或恢复的路径, 其中 $\phi(t, x_0)$ 中的第 i 分量被解释为首发病例 (在时间 $t = 0$ 时引入) 在时间 t 时处于疾病状态 i 的概率. 而 (1.2.4) 的解为

$$\phi(t, x_0) = e^{-Vt}x_0,$$

其中

$$e^A := \mathbb{I} + A + \frac{(A)^2}{2} + \frac{(A)^3}{3!} + \cdots + \frac{(A)^k}{k!} + \cdots,$$

这里, $\mathbb{I}$ 表示单位矩阵. 上述级数对所有 t 收敛. 因此

$$\int_0^\infty \phi(t, x_0)\mathrm{d}t = \int_0^\infty e^{-Vt}x_0\mathrm{d}t = -V^{-1}x_0 \int_0^\infty e^{-Vt}\mathrm{d}(-Vt) = -V^{-1}x_0 \cdot e^{-Vt}\Big|_0^\infty$$

$$= V^{-1}x_0.$$

---

① 首发病例 (index case, 也称指示病例), 俗称零号病人, 是指在一起暴发疫情中符合病例定义、最早发现和报告的病例. 首发病例是传染病调查中最重要指标之一, 为追踪疫情传播链、分析疫情暴发原因和提出控制措施等提供最直接和最关键的线索和提示. 如果发现多个最初的病例的话, 会依次以原发 (primary)、二代 (secondary)、三代 (tertiary) 等进行命名.

也就是说, 矩阵 V^{-1} 的 (i,j) 元 (即 V_{ij}^{-1}) 可以解释为最初进入染病仓室 j 的个体 x_0 在染病仓室 i 中的预期持续时间.

矩阵 F 的 (i,j) 元 (即 F_{ij}) 表示 j 仓室的首发病例在 i 仓室产生继发感染的比率. 因此, 首发病例产生的继发感染的预期数量可由下式给出:

$$\int_0^\infty Fe^{-Vt}x_0\mathrm{d}t = FV^{-1}x_0.$$

显然, 矩阵 $K := FV^{-1}$ 就是系统在无病平衡点 E_0 处的下一代矩阵 (the next generation matrix). 假设个体所处环境在其感染期内是同质的 (homogeneous), 则矩阵 K 的 (i,j) 元 (即 K_{ij}) 表示最初在 j 仓室的个体在 i 仓室产生的继发感染的预期数量.

另一方面, 下一代矩阵 $K = FV^{-1}$ 是非负的, 所以有一个非负特征值. 定义

$$R_0 := \rho(FV^{-1}), \tag{1.2.5}$$

则存在一个与 R_0 相关的非负特征向量 ω, 这个特征向量在某种意义下是感染者的分布. 因此, R_0 就是每一代产生的继发感染者数量的最大数, 即基本再生数. 换言之, 基本再生数定义为下一代矩阵 K 的谱半径 (spectral radius)[①].

定义 1.3　如果矩阵 T 的每一项都是非负的, 则称 T 为非负矩阵, 记为 $T \geqslant 0$. 如果矩阵 $A = s\mathbb{I} - B$ $(B \geqslant 0)$, 且 A 的非对角项为负或零, 则称矩阵 A 具有 Z 符号模式. 另外, 如果 $s \geqslant \rho(B)$, 则称 A 为 M 矩阵.

引理 1.4[46]　如果 A 具有 Z 符号模式, 则 $A^{-1} \geqslant 0$ 当且仅当 A 是非奇异 M 矩阵.

根据假设 (A1) 和 (A2), F 的每一项都是非负的. 根据假设 (A1) 和 (A3) 可知 V 的非对角项为负或零, 因此, 矩阵 V 具有 Z 符号模式. 假设 (A4) 和假设 (A1) 确保了 V 的列和为正或零, 因此, V 是 M 矩阵 (可能是奇异的). 以后总假设 V 是非奇异的, 则由引理 1.4 可知 $V^{-1} \geqslant 0$. 所以, $K = FV^{-1}$ 也是非负的.

引理 1.5[250]　如果 $F \geqslant 0$ 且 V 是非奇异 M 矩阵, 则 $R_0 = \rho(FV^{-1}) < 1$ 当且仅当 $(F - V)$ 的所有特征值都具有负实部.

证明　由于 $F \geqslant 0$ 且 V 是非奇异 M 矩阵, 由引理 1.4 可知 $V^{-1} \geqslant 0$. 所以, $(\mathbb{I} - FV^{-1})$ 具有 Z 符号模式, 因此, 由引理 1.4 可知: $(\mathbb{I} - FV^{-1})^{-1} \geqslant 0$ 当且仅当 $\rho(FV^{-1}) < 1$.

---

① 矩阵 K 的谱半径是 K 的特征值 λ_i 的绝对值的最大值, 即 $\rho(K) = \max\limits_i |\lambda_i|$. 如果 K 是不可约的, 则 R_0 是 K 的简单特征值; 如果 K 是可约的 (这对于具有多个菌株的疾病通常如是), 那么 K 可能具有多个正实特征向量, 对应于疾病的每个竞争菌株的再生数.

考虑到

$$(V-F)^{-1} = V^{-1}(\mathbb{I}-FV^{-1})^{-1}, \quad V(V-F)^{-1} = \mathbb{I}+F(V-F)^{-1},$$

从而, $(V-F)^{-1} \geqslant 0$ 当且仅当 $(\mathbb{I}-FV^{-1})^{-1} \geqslant 0$.

另一方面, $(V-F)$ 具有 Z 符号模式, 由引理 1.4 可知 $(V-F)^{-1} \geqslant 0$ 当且仅当 $(V-F)$ 是非奇异 M 矩阵. 而非奇异 M 矩阵的特征值都含有正实部, 引理得证.   □

定理 1.6[250] 考虑传染病模型 (1.2.1), 如果 $R_0 < 1$, 则无病平衡点 $P_0 = (0, y_0)$ 局部渐近稳定; 如果 $R_0 > 1$, 则不稳定.

证明 设 J_{21}, J_{22} 是 g 在无病平衡点 $P_0 = (0, y_0)$ 处关于 x 和 y 的偏导数. 于是, 模型 (1.2.1) 在 P_0 处的雅可比矩阵的分块形式为

$$J = \begin{pmatrix} F-V & 0 \\ J_{21} & J_{22} \end{pmatrix}.$$

如果 J 的所有特征值都具有负实部, 那么, P_0 就是局部渐近稳定的. 而 J 的特征值也就是分块矩阵 $(F-V)$ 和 J_{22} 的特征值. 由假设 (A5) 可知, J_{22} 的特征值均具有负实部, 因此, P_0 的稳定性取决于 $(F-V)$ 的所有特征值是否具有负实部. 根据 $\mathcal{F}$ 和 $\mathcal{V}$ 的定义可知, $F \geqslant 0$ 且 V 是非奇异 M 矩阵. 由引理 1.5 可知, $(F-V)$ 的所有特征值具有负实部当且仅当 $\rho(FV^{-1}) < 1$. 所以, 当 $R_0 = \rho(FV^{-1}) < 1$ 时, P_0 渐近稳定.

当 $R_0 > 1$ 时的稳定性可由连续性获得. 如果 $R_0 \leqslant 1$, 则任给 $\varepsilon > 0$, $(1+\varepsilon)\mathbb{I}-FV^{-1}$ 是非奇异 M 矩阵, 由引理 1.4 可知, $((1+\varepsilon)\mathbb{I}-FV^{-1})^{-1} \geqslant 0$. 由引理 1.5 可知, $(1+\varepsilon)V-F$ 的所有特征值具有正实部. 由 ε 的任意性, 特征值是矩阵的元素的连续函数, 因此, 矩阵 $V-F$ 的所有特征值具有非负实部. 为了逆转这一结论, 任给 $\varepsilon > 0$, $(V+\varepsilon\mathbb{I}-F)$ 是非奇异 M 矩阵, 由引理 1.5 的证明可知, $\rho(F(V+\varepsilon\mathbb{I})^{-1}) < 1$. 再由 ε 的任意性可知 $\rho(FV^{-1}) \leqslant 1$. 所以, $(F-V)$ 的特征值至少有一个具有正实部当且仅当 $\rho(FV^{-1}) > 1$, 即 $R_0 > 1$ 时 P_0 不稳定.   □

1.2.2 基本再生数计算

对于给定的传染病模型, $\mathcal{F}$ 和 $\mathcal{V}$ 从动力学角度可能有不同的分解, 因此, F, V 矩阵就有不同的表达式, 从而 $K = \rho(FV^{-1})$ 就有多种可能. 也就是说, K 和 R_0 可能不是唯一定义的. 但是值得注意的是, 通常只有唯一分解才符合实际的流行病学解释.

1.2.2.1 SEIR(S) 模型

例 1.10 具有常数输入率的 SEIR 模型[248].

一般地, 易感者 $S(t)$ 在被感染后成为患病者 $I(t)$ 之前有一段潜伏期, 潜伏期内没有传染力. 记 t 时刻潜伏者为 $E(t)$, 且设 t 时刻单位时间内由潜伏期到发病者的数量与该时刻的潜伏者数量成正比, 比例系数为 ω, 即平均潜伏期为 $1/\omega$ (图 1.13).

$$\begin{cases} \dfrac{\mathrm{d}S}{\mathrm{d}t} = A - dS - \beta SI, \\[2mm] \dfrac{\mathrm{d}E}{\mathrm{d}t} = \beta SI - (d+\omega)E, \\[2mm] \dfrac{\mathrm{d}I}{\mathrm{d}t} = \omega E - (d+\gamma)I, \\[2mm] \dfrac{\mathrm{d}R}{\mathrm{d}t} = \gamma I - dR. \end{cases} \tag{1.2.6}$$

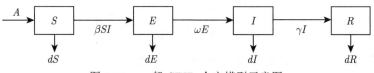

图 1.13 一般 SEIR 仓室模型示意图

易知系统 (1.2.6) 存在唯一无病平衡点 $E_0 = (S_0, 0, 0, 0)$, 这里 $S_0 = \dfrac{A}{d}$. 显然, 染病仓室为 E 和 I, 即 $n = 2$. 于是

$$\mathcal{F} = \begin{pmatrix} \beta SI \\ 0 \end{pmatrix} = \begin{pmatrix} \mathcal{F}_1 \\ \mathcal{F}_2 \end{pmatrix}, \quad \mathcal{V} = \begin{pmatrix} (d+\omega)E \\ -\omega E + (d+\gamma)I \end{pmatrix} = \begin{pmatrix} \mathcal{V}_1 \\ \mathcal{V}_2 \end{pmatrix}. \tag{1.2.7}$$

由此可得

$$F = \left. \begin{pmatrix} \dfrac{\partial \mathcal{F}_1}{\partial E} & \dfrac{\partial \mathcal{F}_1}{\partial I} \\[2mm] \dfrac{\partial \mathcal{F}_2}{\partial E} & \dfrac{\partial \mathcal{F}_2}{\partial I} \end{pmatrix} \right|_{E_0} = \begin{pmatrix} 0 & \beta S_0 \\ 0 & 0 \end{pmatrix},$$

$$V = \left. \begin{pmatrix} \dfrac{\partial \mathcal{V}_1}{\partial E} & \dfrac{\partial \mathcal{V}_1}{\partial I} \\[2mm] \dfrac{\partial \mathcal{V}_2}{\partial E} & d\dfrac{\partial \mathcal{V}_2}{\partial I} \end{pmatrix} \right|_{E_0} = \begin{pmatrix} d+\omega & 0 \\ -\omega & d+\gamma \end{pmatrix}.$$

于是

$$V^{-1} = \begin{pmatrix} (d+\omega)^{-1} & 0 \\ \dfrac{\omega}{(d+\omega)(d+\gamma)} & (d+\gamma)^{-1} \end{pmatrix}.$$

从而

$$K := FV^{-1} = \begin{pmatrix} \dfrac{\beta\, S_0 \omega}{(d+\omega)(d+\gamma)} & \dfrac{\beta\, S_0}{d+\gamma} \\ 0 & 0 \end{pmatrix}.$$

从流行病学角度看, $K_{12} = \dfrac{\beta\, S_0}{d+\gamma}$ 是最初在 I (即 $j=2$) 仓室的个体在疾病传染过程中在 E (即 $i=1$) 仓室可能产生的继发感染的预期数量. 另一方面, 注意到 $\beta\, S_0$ 是单个感染者在 S_0 个易感者中的感染率, $1/(d+\gamma)$ 是感染期的预期持续时间, $\omega/(d+\omega)$ 是从 E 仓室到 I 仓室中的个体的比例, 因此, $K_{11} = \dfrac{\beta\, S_0 \omega}{(d+\omega)(d+\gamma)}$ 是最初在 E 仓室的受感染个体在 E 仓室产生继发感染的预期数量.

而矩阵 K 的特征值为

$$\lambda_1 = \frac{\beta\, S_0 \omega}{(d+\omega)(d+\gamma)}, \quad \lambda_2 = 0.$$

根据定义 (1.2.5), 可得模型 (1.2.6) 的基本再生数为

$$R_0 = \rho(FV^{-1}) = \max(\lambda_1, \lambda_2) = \frac{\beta\, S_0 \omega}{(d+\omega)(d+\gamma)}. \tag{1.2.8}$$

例 1.11   康复者具有永久免疫力的 SEIR 模型[17] (图 1.14).

$$\begin{cases} \dfrac{\mathrm{d}S}{\mathrm{d}t} = -\beta IS, \\[2mm] \dfrac{\mathrm{d}E}{\mathrm{d}t} = \beta IS - \omega E, \\[2mm] \dfrac{\mathrm{d}I}{\mathrm{d}t} = \omega E - \gamma I, \\[2mm] \dfrac{\mathrm{d}R}{\mathrm{d}t} = \gamma I. \end{cases} \tag{1.2.9}$$

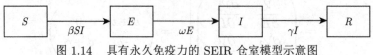

图 1.14   具有永久免疫力的 SEIR 仓室模型示意图

与例 1.10 步骤相同, 可得模型 (1.2.9) 的基本再生数为

$$R_0 = \frac{\beta N_0}{\gamma},$$

其中, $N(0)$ 为初始时刻种群总成员数.

例 1.12 康复者具有暂时免疫力的 SEIRS 模型[17] (图 1.15).

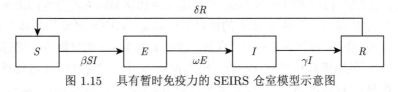

图 1.15 具有暂时免疫力的 SEIRS 仓室模型示意图

动力学模型为

$$\begin{cases} \dfrac{\mathrm{d}S}{\mathrm{d}t} = -\beta IS + \delta R, \\[2mm] \dfrac{\mathrm{d}E}{\mathrm{d}t} = \beta IS - \omega E, \\[2mm] \dfrac{\mathrm{d}I}{\mathrm{d}t} = \omega E - \gamma I, \\[2mm] \dfrac{\mathrm{d}R}{\mathrm{d}t} = \gamma I - \delta R. \end{cases} \tag{1.2.10}$$

与例 1.10 步骤相同, 可得模型 (1.2.10) 的基本再生数为

$$R_0 = \frac{\beta N_0}{\gamma}.$$

虽然, 模型 (1.2.9) 和 (1.2.10) 不同, 但它们的基本再生数却完全相同.

另一方面, 需要强调的是, 在突发性传染病暴发初期, 基于疾病传播规律和少量实时更新的数据, 建立相应的 SEIR 模型 (或其扩展模型), 通过模型分析和数据分析获取传播能力和传播风险, 给出包括基本再生数 (R_0) 等在内的关键技术指标, 有利于疾病预防控制部门快速了解其传播力, 从而采取相应的防控措施[4].

下面举例说明 SEIR 模型 (或 SEIR 扩展模型) 在新冠肺炎疫情防控研究中的应用.

例 1.13 新冠肺炎疫情 "石窑模型"①

2020 年初, 在新冠肺炎疫情暴发初期, 唐三一、肖燕妮团队积极发挥专业特长、助力疫情防控. 他们通过构建医疗资源挤兑现象与疫情发展的动态演化关系, 融合国家医疗资源的承载力、防控措施的执行力和成本效益等因素, 研究了围堵

---

① 2020 年初, 突如其来的新冠肺炎疫情使得唐三一和肖燕妮夫妇待在家乡湖北省恩施土家族苗族自治州石窑镇近两个月, 并在此与团队一起完成了新冠肺炎疫情模型的构建、分析、预测预警和决策依据有效性、复工以及人口流动对二次暴发风险的系列研究. 加拿大卫生科学研究院 (Canadian Academy of Health Sciences) 和皇家学会 (Royal Society of Canada) 院士吴建宏教授称其为 "石窑模型".

与缓疫策略的有效性、时效性和依从性以及医疗资源的承载力与防控策略的相容性, 为疫情防控、复工复学和资源的优化配置等提供了决策依据. 同时, 也丰富和完善了传染病动力学研究的理论和方法[2,15,237].

唐三一等[4] 将人群分为易感者 (S)、潜伏者 (E)、感染者 (I)、疑似病例 ($B = E_q + S_f$)、住院者 (H) 和恢复者 (R). 与感染者密切接触的人群分为隔离的易感者 (S_q) 和潜伏者 (E_q). 假设 q 比率的接触者被隔离, 其中被隔离的个体若被感染, 则隔离在 E_q 仓室, 否则隔离在 S_q 仓室. 若比率为 $1 - q$ 的接触者在追踪中被遗漏, 一旦被有效感染则移动到 E, 否则仍然留在 S 中. 设每次接触时传播概率为 β, 接触数为 c. 被隔离的个体中, 如果被感染 (或未感染), 则以 βcq (或 $(1 - \beta)cq$) 的速率移动到仓室 E_q (或 S_q) 中. 若未被隔离且被感染, 则以 $\beta c(1 - q)$ 的速率转移到仓室 E. 感染者被确诊的速率为 δI, 并以 γH 的速率恢复到仓室 R (参见图 1.16). 函数 $P_E(t)$, $P_I(t)$, $P_B(t)$ 和 $P_H(t)$ 分别表示输入到潜伏类、感染类、疑似类和确诊类的病例数. 于是, 可得新冠肺炎疫情传播动力学模型:

$$
\begin{cases}
\dfrac{\mathrm{d}S}{\mathrm{d}t} = -\dfrac{(\beta c(t) + c(t)q(t)(1 - \beta))\,SI}{N} - mS + \lambda S_q + b(1 - f)B, \\[2mm]
\dfrac{\mathrm{d}E}{\mathrm{d}t} = \dfrac{\beta c(t)(1 - q(t))SI}{N} - \sigma E + P_E(t), \\[2mm]
\dfrac{\mathrm{d}I}{\mathrm{d}t} = \sigma E - (\delta_I(t) + \alpha + \gamma_I)I + P_I(t), \\[2mm]
\dfrac{\mathrm{d}B}{\mathrm{d}t} = \dfrac{\beta c(t)q(t)SI}{N} + mS - bB + P_B(t), \\[2mm]
\dfrac{\mathrm{d}S_q}{\mathrm{d}t} = \dfrac{(1 - \beta)c(t)q(t)SI}{N} - \lambda S_q, \\[2mm]
\dfrac{\mathrm{d}H}{\mathrm{d}t} = \delta_I(t)I + bfB - (\alpha + \gamma_H)H + P_H(t), \\[2mm]
\dfrac{\mathrm{d}R}{\mathrm{d}t} = \gamma_I I + \gamma_H H.
\end{cases}
\tag{1.2.11}
$$

定义接触数为 $c(t) := (c_0 - c_b)e^{-r_1(t - t_c)} + c_b$, 隔离率为 $q(t) := (q_0 - q_m)e^{-r_2(t - t_c)} + q_m$, 确诊周期为 $\dfrac{1}{\delta_I(t)} = \left(\dfrac{1}{\delta_{I0}} - \dfrac{1}{\delta_{If}}\right)e^{-r_3(t - t_c)} + \dfrac{1}{\delta_{If}}$. 于是, 模型 (1.2.11) 的有效基本再生数①为

$$
R(t) = \frac{\beta c(t)(1 - q(t))}{\delta_I(t) + \alpha + \gamma_I}.
$$

详细推导过程参见 [4].

---

① 有效基本再生数 (effective reproduction number) $R(t)$ 表示某一时刻 t、一位确诊病例在其感染期内平均会传染多少二代确诊病例.

　　自 2021 年 7 月 20 日南京禄口国际机场新冠肺炎疫情集聚性暴发以来, 疫情很快通过航空跨省传播, 成为输入性疫情引发国内传播的新模式. 由于正值暑假旅游旺季, 疫情在国内多地再次聚集性暴发, 呈现多点扩散外溢的态势. 此次疫情病毒毒株为德尔塔毒株, 其传播力更强, 潜伏期更短, 给疫情防控带来很大的挑战. 为了评估此次疫情的传播风险、预测发展趋势和规模, 唐三一、肖燕妮团队结合国际上德尔塔毒株的传播力并建立了符合此次疫情防控的 "自由传播-传播防控-防控与大筛查-疫情清零" 四阶段的新模式, 并在仓室模型 (图 1.16) 的基础上, 他们发展了新的基于疫情数据且包括大规模核酸检测的新冠肺炎疫情防控的仓室模型 (图 1.17).

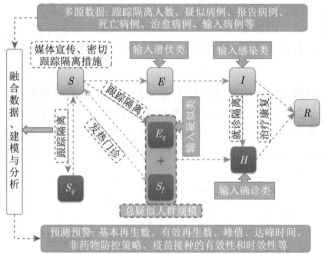

图 1.16　基于新冠肺炎疫情传播机制、防控策略的 "石窟模型" 仓室图 (唐三一教授提供原图)

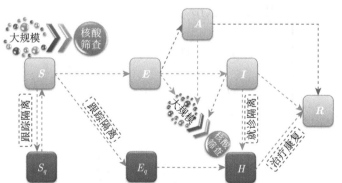

图 1.17　新冠肺炎 "石窟模型" (修订版) 仓室图 (唐三一教授提供原图)

　　与仓室模型图 1.16 相比, 仓室模型图 1.17 融合了新增确诊病例数、新增无症状病例数、新增无症状转确诊病例数以及各地密接隔离人数等数据, 通过随机模型、确定性模型以及统计模型进行参数估计和有效再生数估计, 并且准确预测了此次南京关联疫情的发展趋势, 确定了本轮疫情的感染规模, 即到 8 月 20 日累计新增确诊 1235 人 (95%CI:[858,2660]), 累计新增无症状感染者 142 人 (95%CI: [89, 284]). 这些研究结果表明, 在新冠肺炎疫情外溢, 出现多地间歇性聚集暴发点时, 疫情防控的关键在于及时跟踪、筛查, 加大疑似病例或隔离人群的筛查力度, 及时发现确诊病例特别是无症状感染者; 针对潜在溢出的感染者、高危密切接触者进行精准识别, 积极开展流行病学调查和核酸检测筛查, 以期尽快清零.

例 1.14　考虑政府防控的新冠肺炎模型 [169].

2020 年 1 月始, 笔者与何岱海、赵时等合作, 建立了系列考虑个人反应与政府防控的新冠肺炎 SEIR 模型 [169,288,289]. 研究结果表明政府的疫情防控措施对新冠肺炎的控制具有显著作用, 并且预测武汉疫情将于 2020 年 4 月中旬有望得到完全控制.

假设总人口为 $N(t) = S(t) + E(t) + I(t) + R(t)$, 引入仓室 D 刻画公众对危重病例数及死亡人数的风险感知, C 表示累计病例数 (参见图 1.18). 此外, 假设 2019 年 12 月期间有一段人畜共患传播期, 将人畜共患传播 (表示为 F) 建模为一个逐步函数 (stepwise function), 华南海鲜市场关闭 (2020 年 1 月 1 日) 后取零.

$$\begin{cases} \dfrac{dS}{dt} = -\dfrac{\beta_0 SF}{N} - \dfrac{\beta(t)SI}{N} - dS, \\ \dfrac{dE}{dt} = \dfrac{\beta_0 SF}{N} + \dfrac{\beta(t)SI}{N} - (\sigma + d + \omega)E, \\ \dfrac{dI}{dt} = \omega E - (d+\gamma)I - \rho\gamma I, \\ \dfrac{dR}{dt} = \gamma I - dR, \\ \dfrac{dD}{dt} = \rho\gamma I - \vartheta D, \\ \dfrac{dC}{dt} = \sigma E, \end{cases} \tag{1.2.12}$$

其中

$$\beta(t) = \beta_0(1-\xi)\left(1 - \frac{D}{N}\right)^k,$$

这里, ξ 表示政府防控措施 (例如延长假期、旅行限制、住院和核酸检测等), k 表示个人反应强度. 不考虑仓室 D 和 C 时, 模型 (1.2.12) 的基本再生数为

$$R_0 = \frac{\sigma\beta_0(1-\alpha)}{(\sigma+\mu)(\gamma+\mu)}.$$

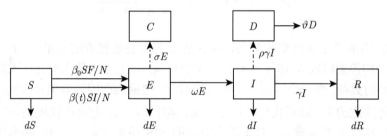

图 1.18 新冠肺炎扩展 SEIR 仓室模型示意图

1.2.2.2 隔离模型

例 1.15 考虑隔离 (quarantine) 的 SIQS 模型[17,124] (图 1.19).

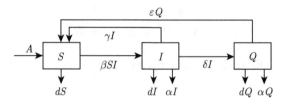

图 1.19 具有隔离的 SIQS 仓室模型示意图

假设 Q 表示隔离者, ε 表示隔离率, 则考虑隔离的动力学模型为

$$\begin{cases} \dfrac{\mathrm{d}S}{\mathrm{d}t} = A - \beta IS - dS + \gamma I + \varepsilon Q, \\[2mm] \dfrac{\mathrm{d}I}{\mathrm{d}t} = \beta IS - (d+\alpha+\delta+\gamma)I, \\[2mm] \dfrac{\mathrm{d}Q}{\mathrm{d}t} = \delta I - (d+\alpha+\varepsilon)Q. \end{cases} \tag{1.2.13}$$

模型 (1.2.13) 存在唯一无病平衡点 $(A/d,0,0)$. 显然, 染病仓室为 I 和 Q, 于是

$$\mathcal{F} = \begin{pmatrix} \beta SI \\ 0 \end{pmatrix}, \quad \mathcal{V} = \begin{pmatrix} (d+\alpha+\delta+\gamma)I \\ (d+\alpha+\varepsilon)Q - \delta I \end{pmatrix},$$

则

$$F = \begin{pmatrix} \dfrac{\beta A}{d} & 0 \\ 0 & 0 \end{pmatrix}, \quad V = \begin{pmatrix} d+\alpha+\delta+\gamma & 0 \\ -\delta & d+\alpha+\varepsilon \end{pmatrix}.$$

因此, 模型 (1.2.13) 的隔离再生数 (quarantine reproduction number) 为

$$R_q := \rho(FV^{-1}) = \frac{\beta(A/d)}{d + \alpha + \delta + \gamma}.$$

显然, R_q 的值等于接触率系数 β、在无病平衡点处易感者的数量 A/d 和在感染者 I 中平均停留时间 $1/(d + \alpha + \delta + \gamma)$ 的乘积, 因此, R_q 是完全易感人群中继发感染的平均数量, 当一个感染者进入人群时, 平均感染期因为隔离措施而缩短.

　　值得注意的是, 这里我们使用了 "隔离再生数", 因为隔离过程是一种用于减少或控制疾病的干预策略. 对于没有隔离的 SIS 模型 (即 $\delta = 0$), 基本再生数为
$$\frac{\beta(A/d)}{d + \alpha + \gamma}.$$

　　当有效接触率为常数 β 时, 由于隔离者不能与未隔离者接触, 这时的发生率变为

$$\beta\frac{S}{N - Q}I = \frac{\beta SI}{S + I + R},$$

称为**隔离-校正发生率** (quarantine-adjusted incidence rate), 相应的 SIQR 模型变为

$$\begin{cases} \dfrac{\mathrm{d}S}{\mathrm{d}t} = A - \dfrac{\beta IS}{S + I + R} - dS, \\ \dfrac{\mathrm{d}I}{\mathrm{d}t} = \dfrac{\beta IS}{S + I + R} - (d + \alpha_1 + \delta + \gamma)I, \\ \dfrac{\mathrm{d}Q}{\mathrm{d}t} = \delta I - (d + \alpha_2 + \varepsilon)Q, \\ \dfrac{\mathrm{d}R}{\mathrm{d}t} = \gamma I + \varepsilon Q - dR. \end{cases} \tag{1.2.14}$$

基本再生数为

$$R_q := \frac{\beta}{d + \alpha_1 + \delta + \gamma}.$$

当 $R_q \leqslant 1$ 时, 模型 (1.2.14) 的无病平衡点全局渐近稳定; 当 $R_q > 1$ 时, 存在唯一地方病平衡点 E^*, 且系统在 E^* 外围可能产生 Hopf 分支 (详情参见 [124] 第 7 节).

1.2.2.3　接种模型

　　例 1.16　考虑接种 (vaccination) 的 SI 模型[106,250] (图 1.20).

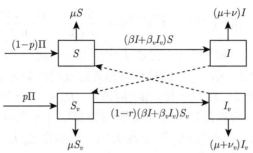

图 1.20　考虑接种的 SI 仓室模型示意图

　　假设 S, I, S_v 和 I_v 分别表示未接种易感者、未接种感染者、接种易感者和接种感染者, Π 表示输入率, 其中有 p 部分接种了疫苗. μ 表示死亡率, ν 和 ν_v 表示因病死亡率. 接种疫苗可使感染者的传播率从 β 降到 β_v, 而使易感者的传播概率降低 r. 相应的动力学模型为

$$\begin{cases} \dfrac{\mathrm{d}S}{\mathrm{d}t} = (1-p)\Pi - \mu S - (\beta I + \beta_v I_v)S, \\[2mm] \dfrac{\mathrm{d}S_v}{\mathrm{d}t} = p\Pi - \mu S_v - (1-r)(\beta I + \beta_v I_v)S_v, \\[2mm] \dfrac{\mathrm{d}I}{\mathrm{d}t} = (\beta I + \beta_v I_v)S - (\mu+\nu)I, \\[2mm] \dfrac{\mathrm{d}I_v}{\mathrm{d}t} = (1-r)(\beta I + \beta_v I_v)S_v - (\mu+\nu_v)I_v. \end{cases} \tag{1.2.15}$$

　　易知模型 (1.2.15) 存在唯一的无病平衡点 $(S_0, S_{v0}, 0, 0)$, 其中 $S_0 = (1-p)N_0$, $S_{v0} = pN_0$, 这里 $N_0 = \dfrac{\Pi}{\mu}$. 染病仓室为 I 和 I_v. 于是

$$\mathcal{F} = \begin{pmatrix} (\beta I + \beta_v I_v)S \\ (1-r)(\beta I + \beta_v I_v)S_v \end{pmatrix}, \quad \mathcal{V} = \begin{pmatrix} (\mu+\nu)I \\ (\mu+\nu_v)I_v \end{pmatrix}. \tag{1.2.16}$$

由此, 可得

$$V = \begin{pmatrix} \mu+\nu & 0 \\ 0 & \mu+\nu_v \end{pmatrix}.$$

而 F 可以表示成两个向量 $\omega = (S_0, (1-r)S_{v0})^{\mathrm{T}}$ 和 $\bar{\beta} = (\beta, \beta_v)^{\mathrm{T}}$ 的乘积, 即

$$F = \omega\bar{\beta}^{\mathrm{T}} = \begin{pmatrix} \beta S_0 & \beta_v S_0 \\ (1-r)\beta S_{v0} & (1-r)\beta_v S_{v0} \end{pmatrix}.$$

于是可得模型 (1.2.16) 的基本再生数为

$$R_c := \rho(FV^{-1}) = \bar{\beta}^{\mathrm{T}}V^{-1}\omega = \frac{\beta\,S_0}{\mu+\nu} + \frac{(1-r)\beta_v S_{v0}}{\mu+\nu_v}.$$

对 R_c 最简单的"解释"是, 它是 I 中的首发病例产生的未接种易感者继发感染数与 I_v 中的首发病例产生的接种易感者继发感染数之和. 这种简单的解释是误导! 正确的解释 (虽然不是很明显) 应该是: R_c 是由一个"首发病例" ω 产生的继发感染 (包括接种疫苗和未接种疫苗) 的数量, 分布在两个仓室, 其中一部分在仓室 I 中, 另有 $(1-r)S_{v0}/S_0$ 在仓室 I_v 中. 简而言之, R_c 是 $K = FV^{-1}$ 的谱半径, ω 是相应的特征向量[250].

例 1.17　考虑接种的 SIVS 模型[17].

假设 V 是接种者, 此类成员具有一定时期的免疫力, 平均免疫期为 $1/\varepsilon$, r 为出生率, q 为新生儿被接种的比例, p 为易患者被接种的比例, $f(N)$ 为种群的自然死亡率且满足: $\forall N > 0, f(N) > 0, f'(N) > 0$, 且 $f(0) = 0 < r < f(\infty)$. 则

$$\begin{cases} \dfrac{\mathrm{d}S}{\mathrm{d}t} = r(1-q)N - \beta\dfrac{SI}{N} - [p + f(N)]S + \gamma I + \varepsilon V, \\[2mm] \dfrac{\mathrm{d}I}{\mathrm{d}t} = \beta\dfrac{SI}{N} - [\gamma + \alpha + f(N)]I, \\[2mm] \dfrac{\mathrm{d}V}{\mathrm{d}t} = rqN + pS - [\varepsilon + f(N)]V, \end{cases} \tag{1.2.17}$$

如图 1.21 所示.

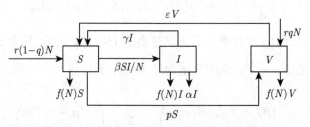

图 1.21　具有接种的 SIVS 仓室模型示意图

令 $x = S/N, y = I/N, z = V/N$, 则可得

$$\begin{cases} \dfrac{\mathrm{d}x}{\mathrm{d}t} = r(1-q) - (\beta - \alpha)xy - (p+r)x + \gamma y + \varepsilon z, \\[2mm] \dfrac{\mathrm{d}y}{\mathrm{d}t} = y[\beta x + \alpha y - (\gamma + \alpha + r)], \\[2mm] \dfrac{\mathrm{d}z}{\mathrm{d}t} = rq + px - (\varepsilon + r)z + \alpha yz, \\[2mm] \dfrac{\mathrm{d}N}{\mathrm{d}t} = N[r - f(N) - \alpha y]. \end{cases} \tag{1.2.18}$$

由于 $x + y + z = 1$, (1.2.18) 的前两个方程可重写为

$$
\begin{cases}
\dfrac{\mathrm{d}x}{\mathrm{d}t} = [r(1-q) + \varepsilon] - (\beta - \alpha)xy - (p + r + \varepsilon)x + (\gamma - \varepsilon)y, \\[2mm]
\dfrac{\mathrm{d}y}{\mathrm{d}t} = y[\beta x + \alpha y - (\gamma + \alpha + r)].
\end{cases}
\tag{1.2.19}
$$

模型 (1.2.19) 的基本再生数为

$$
R_v = \frac{\beta(\varepsilon + r(1-q))}{(p + \varepsilon + r)(\alpha + r + \gamma)}.
$$

当无接种 (即 $p = q = 0$) 时, 模型 (1.2.18) 的基本再生数变为

$$
R_0 = \frac{\beta}{\alpha + r + \gamma}.
$$

比较 R_v 和 R_0 可知: 为了控制疾病流行, 当 $rR_0 > 1$ 时, 最有效的策略是提高新生儿的接种比例 q; 当 $rR_0 < 1$ 时, 提高易感者的接种比例 p 更为有效.

模型 (1.2.17) 中假定疫苗完全有效. 实际上, 疫苗的有效率很难达到 100% 有效. 若考虑疫苗的有效性, 则模型 (1.2.17) 可改写为

$$
\begin{cases}
\dfrac{\mathrm{d}S}{\mathrm{d}t} = r(1-q)N - \beta\dfrac{SI}{N} - [p + f(N)]S + \gamma I + \varepsilon V, \\[2mm]
\dfrac{\mathrm{d}I}{\mathrm{d}t} = \beta(S + \sigma V)\dfrac{I}{N} - [\gamma + \alpha + f(N)]I, \\[2mm]
\dfrac{\mathrm{d}V}{\mathrm{d}t} = rqN + pS - \sigma\beta\dfrac{IV}{N} - [\varepsilon + f(N)]V,
\end{cases}
\tag{1.2.20}
$$

其中, 常数 $\sigma \in [0,1]$ 表示疫苗的有效性, σ 的值越大, 有效性越差. 关于模型 (1.2.20) 有以下结果.

定理 1.7 模型 (1.2.20) 的基本再生数为

$$
R_0 = \frac{\beta[\varepsilon + \sigma p + r(1 - (1-\sigma)q)]}{(p + \varepsilon + r)(\alpha + r + \gamma)}.
\tag{1.2.21}
$$

令

$$
\begin{aligned}
A &:= (\alpha - \sigma\beta)(\beta - \alpha), \\
B &:= \alpha(p + \varepsilon + \gamma + \alpha + 2r) - \beta[(\alpha + r + \varepsilon) - \sigma(\beta - r - \alpha - \gamma - p)], \\
C &:= (p + r + \varepsilon)(r + \alpha + \gamma)(R_0 - 1),
\end{aligned}
$$

则

(1) 当 $R_0 > 1$ 时, 模型 (1.2.20) 存在唯一的地方病平衡点 P^*, 且全局渐近稳定;

(2) 当 $R_0 = 1$, $\alpha < \sigma\beta$ 且 $B > 0$ 时, 模型 (1.2.20) 存在唯一的地方病平衡点且全局渐近稳定;

(3) 当 $R_0 < 1$, $\alpha < \sigma\beta$, $\beta > r + \alpha + \gamma$ 且 $B > 2\sqrt{AC}$ 时, 模型 (1.2.20) 存在两个正平衡点, 其中一个为鞍点, 另一个为稳定结点;

(4) 当 $R_0 < 1$, $\alpha < \sigma\beta$, $\beta > r + \alpha + \gamma$ 且 $B = 2\sqrt{AC}$ 时, 模型 (1.2.20) 存在唯一正平衡点;

(5) 其他情形仅有无病平衡点且是全局渐近稳定的.

由定理 1.7 可见, 模型 (1.2.20) 的平衡点随着 R_0 的变化而变化 (图 1.22). 当 $R_0 < 1$ 时, 正平衡点并未立即消失, 而是变成了两个. 这种情况称为**后向分支** (backward bifurcation). 当 $R_0 < R^* < 1$ 时疾病才会逐渐灭绝. 这一现象告诉人们考虑疫苗有效性的重要性, 不能简单地认为基本再生数 $R_0 = 1$ 就是判定疾病是否流行的阈值.

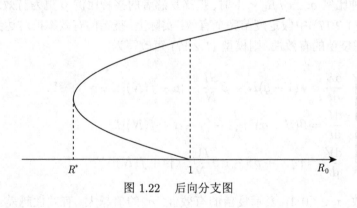

图 1.22　后向分支图

1.2.2.4　治疗模型

例 1.18　肺结核治疗模型[249].

在注 1.1 中述及, $\mathcal{F}$ 和 $\mathcal{V}$ 的分解不是唯一的, 不同的分解对应于模型不同的流行病学解释. 下面, 基于 Blower 等[50] 和 Castillo-Chavez 与 Feng 关于肺结核治疗模型的研究[73], 进一步探讨 R_0 选择中的相关问题.

将人群分为 4 个仓室: 易感者 S、潜伏者 E、感染者 I 和治疗者 T, 且 $N = S + E + I + T$. 易感者和治疗者分别以 $\beta_1 SI/N$ 和 $\beta_2 TI/N$ 的比率进入潜伏者仓室, 潜伏者以 v 的比例进入感染者仓室. 所有新生儿都是易感的, 所有个体的死亡率为 $d > 0$. 潜伏者 E 的治疗率为 r_1, 感染者 I 的治疗率为 r_2. 然而, 只有一小部分感染者的治疗是成功的 (q), 未成功治疗的感染者再次进入潜伏者仓室 $(p = 1 - q)$ (图 1.23). 相应的动力学模型为

$$
\begin{cases}
\dfrac{\mathrm{d}S}{\mathrm{d}t} = b(N) - dS - \dfrac{\beta_1 SI}{N}, \\[2mm]
\dfrac{\mathrm{d}E}{\mathrm{d}t} = \dfrac{\beta_1 SI}{N} + \dfrac{\beta_2 TI}{N} - (d + v + r_1)E + pr_2 I, \\[2mm]
\dfrac{\mathrm{d}I}{\mathrm{d}t} = vE - (d + r_2)I, \\[2mm]
\dfrac{\mathrm{d}T}{\mathrm{d}t} = -dT + r_1 E + qr_2 I - \dfrac{\beta_2 TI}{N}.
\end{cases}
\tag{1.2.22}
$$

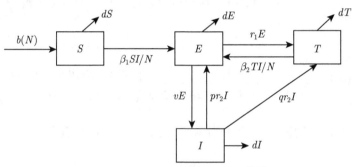

图 1.23　肺结核治疗仓室模型[249]

下面, 根据肺结核流行病学意义给出 $\mathcal{F}$ 和 $\mathcal{V}$ 三种不同的分解, 并详述模型 (1.2.22) 的基本再生数的计算.

(1) 如果从 E 仓室进入 I 仓室以及治疗失败不认为是新的感染者, 则染病仓室是 E 和 I, 从而 $n = 2$. $E = I = 0$ 时的平衡点的形式为 $x_0 = (0, 0, S_0, 0)^{\mathrm{T}}$ (这里 T 表示转置), 其中 S_0 是方程 $b(S_0) = dS_0$ 的任意正解. x_0 是模型 (1.2.22) 的无病平衡点的充要条件是 $b'(S_0) < d$. 于是

$$
\begin{aligned}
\mathcal{F} &= \begin{pmatrix} \dfrac{\beta_1 SI}{N} + \dfrac{\beta_2 TI}{N} \\[2mm] 0 \end{pmatrix} = \begin{pmatrix} \mathcal{F}_1 \\ \mathcal{F}_2 \end{pmatrix}, \\[3mm]
\mathcal{V} &= \begin{pmatrix} (d + v + r_1)E - pr_2 I \\ -vE + (d + r_2)I \end{pmatrix} = \begin{pmatrix} \mathcal{V}_1 \\ \mathcal{V}_2 \end{pmatrix}.
\end{aligned}
\tag{1.2.23}
$$

不失一般性, 设 $S_0 = 1$, 则

$$
F = \left(\begin{array}{cc} \dfrac{\partial \mathcal{F}_1}{\partial E} & \dfrac{\partial \mathcal{F}_1}{\partial I} \\[2mm] \dfrac{\partial \mathcal{F}_2}{\partial E} & \dfrac{\partial \mathcal{F}_2}{\partial I} \end{array} \right)\Bigg|_{x_0} = \left(\begin{array}{cc} 0 & \beta_1 \\ 0 & 0 \end{array} \right),
$$

$$
V = \left(\begin{array}{cc} \dfrac{\partial \mathcal{V}_1}{\partial E} & \dfrac{\partial \mathcal{V}_1}{\partial I} \\[2mm] \dfrac{\partial \mathcal{V}_2}{\partial E} & \dfrac{\partial \mathcal{V}_2}{\partial I} \end{array} \right)\Bigg|_{x_0} = \left(\begin{array}{cc} d+v+r_1 & -pr_2 \\ -v & d+r_2 \end{array} \right).
$$

于是

$$
V^{-1} = \frac{1}{(d+v+r_1)(d+r_2) - vpr_2} \left(\begin{array}{cc} d+r_2 & pr_2 \\ v & d+v+r_1 \end{array} \right),
$$

从而

$$
FV^{-1} = \frac{1}{(d+v+r_1)(d+r_2) - vpr_2} \left(\begin{array}{cc} \beta_1 v & \beta_1(d+v+r_1) \\ 0 & 0 \end{array} \right),
$$

显然, 矩阵 FV^{-1} 的秩为 1. 简单计算可知, FV^{-1} 的特征值为

$$
\lambda_1 = \frac{\beta_1 v}{(d+v+r_1)(d+r_2) - vpr_2}, \quad \lambda_2 = 0.
$$

根据定义 (1.2.5), 可得模型 (1.2.22) 的基本再生数为

$$
R_0 = \rho(FV^{-1}) = \max(\lambda_1, \lambda_2) = \frac{\beta_1 v}{(d+v+r_1)(d+r_2) - vpr_2}. \tag{1.2.24}
$$

由于基本再生数 R_0 的重要性, 下面进一步分析其流行病学意义. 事实上, R_0 可以重写为几何级数的形式, 即

$$
R_0 = \frac{(h_1 + h_1^2 h_2 + h_1^3 h_2^2 + \cdots)\beta_1}{d+r_2},
$$

其中, $h_1 := v/(d+v+r_1)$ 是离开仓室 E 进入仓室 I 的个体比例, $h_2 := pr_2/(d+r_2)$ 是感染者 I 重回仓室 E 的个体比例. 因此, h_1 表示潜伏者离开 E 仓室进入仓室 I 至少 1 次, $h_1^2 h_2$ 表示至少 2 次, $h_1^k h_2^{k-1}$ 表示至少 k 次. 每次进入时, 在仓室

I 中平均持续时间为 $\tau = 1/(d+r_2)$, 平均产生 $\beta_1/(d+r_2)$ 继发感染者. 因此, 仓室 E 中的个体在其预期寿命内平均在仓室 I 中持续时间为

$$\tau \left(h_1 + h_1^2 h_2 + h_1^3 h_2^2 + \cdots \right) = \frac{\tau h_1}{1 - h_1 h_2} = \frac{v}{(d+v+r_1)(d+r_2) - vpr_2},$$

将其乘以 β_1 即得 R_0.

注 1.8 值得注意的是, 由于在无病平衡点处 $T = 0$, 两种线性化中均未出现再感染项, 因此, 把 $\dfrac{\beta_2 T I}{N}$ 放在 $\mathcal{F}$ 或 $\mathcal{V}$ 中几乎没有实际意义.

注 1.9 在模型 (1.2.22) 中, 如果不考虑治疗, 即 $r_1 = r_2 = 0$, 则 (1.2.22) 退化为 SEI 模型, $R_0 = \beta_1 v/(d(d+v))$. 对于这种情况, R_0 的解释比较简单. 只有 $v/(d+v)$ 的潜伏者从 E 仓室进入到 I 仓室, 进入 I 仓室的个体平均花费 $1/d$ 单位时间.

(2) 如果治疗失败被认为是新的感染者, 那么

$$\mathcal{F} = \begin{pmatrix} \dfrac{\beta_1 S I}{N} + \dfrac{\beta_2 T I}{N} + pr_2 I \\ 0 \end{pmatrix}, \quad \mathcal{V} = \begin{pmatrix} (d+v+r_1)E \\ -vE + (d+r_2)I \end{pmatrix}. \quad (1.2.25)$$

则

$$F = \begin{pmatrix} 0 & \beta_1 + pr_2 \\ 0 & 0 \end{pmatrix}, \quad V = \begin{pmatrix} d+v+r_1 & 0 \\ -v & d+r_2 \end{pmatrix}.$$

于是

$$R_0 = \rho(FV^{-1}) = \frac{\beta_1 v + vpr_2}{(d+v+r_1)(d+r_2)}. \quad (1.2.26)$$

注 1.10 从数学角度说, 基本再生数 (1.2.24) 和 (1.2.26) 是等价的, 因为 $\rho(FV^{-1})$ 产生的参数空间相同. 因此, 在这两种情况下, $\rho(FV^{-1})$ 都是阈值参数. 也就是说, (1.2.24) 和 (1.2.26) 之间的区别在于流行病学的解释而不是数学分析. 在模型 (1.2.25) 中, 感染率为 $\beta_1 + pr_2$, 潜伏者进入仓室 I 花费 $v/(d+v+r_1)$ 单位时间. 然而, 这种推理在流行病学上是有缺陷的, 因为治疗失败不会导致新感染的个体产生, 但会改变已经感染的个体的感染状态. 如果条件只是用作阈值参数, 那么两种选择之间的差异并不重要. 然而, 对 R_0 中控制参数的敏感性分析却大不相同, 由此所得控制策略也可能大相径庭.

(3) 如果从 E 仓室进入 I 仓室以及治疗失败均被认为是新的感染者, 那么,

$$\mathcal{F} = \begin{pmatrix} \dfrac{\beta_1 S I}{N} + \dfrac{\beta_2 T I}{N} + pr_2 I \\ vE \end{pmatrix}, \quad \mathcal{V} = \begin{pmatrix} (d+v+r_1)E \\ (d+r_2)I \end{pmatrix}.$$

则

$$F = \begin{pmatrix} 0 & \beta_1 + pr_2 \\ v & 0 \end{pmatrix}, \quad V = \begin{pmatrix} d + v + r_1 & 0 \\ 0 & d + r_2 \end{pmatrix}.$$

于是

$$R_0 = \rho(FV^{-1}) = \sqrt{\frac{\beta_1 v + vpr_2}{(d + v + r_1)(d + r_2)}}.$$

1.2.2.5 媒介–宿主传染病模型

媒介传染病, 通常不是人与人直接接触传染, 而是通过媒介与人或动物接触传染. 大多数媒介是吸血的昆虫, 媒介通过与感染的宿主接触撮取致病的微生物, 然后通过与其他人或动物接触而感染新的宿主. 蚊子是最常见的媒介.

例 1.19 简单媒介–宿主传染病模型[250] (图 1.24).

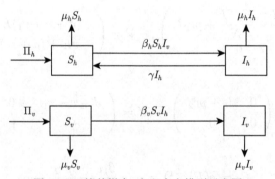

图 1.24 简单媒介–宿主仓室模型示意图

最简单的媒介–宿主模型是将宿主的 SIS 模型与媒介的 SI 模型耦合. 假设易感宿主 (S_h) 通过与感染媒介 (I_v) 的接触以 $\beta_h S_h I_v$ 的速率成为感染宿主 (I_h). 同样地, 易感媒介 (S_v) 通过与受感染宿主 (I_h) 的接触以 $\beta_v S_v I_h$ 的速率成为感染媒介 (I_v), 则

$$\begin{cases} \dfrac{\mathrm{d}I_h}{\mathrm{d}t} = \beta_h S_h I_v - (\mu_h + \gamma)I_h, \\[2mm] \dfrac{\mathrm{d}I_v}{\mathrm{d}t} = \beta_v S_v I_h - \mu_v I_v, \\[2mm] \dfrac{\mathrm{d}S_h}{\mathrm{d}t} = \Pi_h - \mu_h S_h - \beta_h S_h I_v + \gamma I_h, \\[2mm] \dfrac{\mathrm{d}S_v}{\mathrm{d}t} = \Pi_v - \mu_v S_v - \beta_v S_v I_h, \end{cases} \quad (1.2.27)$$

其中, μ_h 和 μ_v 分别代表宿主和媒介的死亡率, γ 表示受感染宿主的恢复率.

模型 (1.2.27) 有两个染病仓室 I_h 和 I_v, 唯一无病平衡点为 $(0, 0, S_{h0}, S_{v0})$, 这里 $S_{h0} = \dfrac{\Pi_h}{\mu_h}$, $S_{v0} = \dfrac{\Pi_v}{\mu_v}$. 于是

$$F = \begin{pmatrix} 0 & \beta_h S_{h0} \\ \beta_v S_{v0} & 0 \end{pmatrix}, \quad V = \begin{pmatrix} \mu_h + \gamma & 0 \\ 0 & \mu_v \end{pmatrix},$$

由此

$$K = FV^{-1} = \begin{pmatrix} 0 & \dfrac{\beta_h S_{h0}}{\mu_v} \\ \dfrac{\beta_v S_{v0}}{\mu_h + \gamma} & 0 \end{pmatrix}.$$

矩阵 K 的项表示感染媒介和感染宿主在感染过程中产生的继发感染数量. 需要注意的是, 感染宿主可产生感染媒介, 反之亦然. 而 K 的正特征值为

$$R_0 = \sqrt{\frac{\beta_h \beta_v S_{h0} S_{v0}}{(\mu_h + \gamma)\mu_v}}.$$

平方根的出现是因为两代感染宿主才能产生新的继发感染宿主. 也就是

$$K^2 = \begin{pmatrix} \dfrac{\beta_h \beta_v S_{h0} S_{v0}}{(\mu_h + \gamma)\mu_v} & 0 \\ 0 & \dfrac{\beta_h \beta_v S_{h0} S_{v0}}{(\mu_h + \gamma)\mu_v} \end{pmatrix}.$$

在实际应用中, 通常会将平方根去掉, 直接用 K^2 替代 K. 因为从数学上, $\rho(K^2)$ 和 $\rho(K)$ 与 1 的关系是等价的.

例 1.20 西尼罗病毒模型[267].

西尼罗病毒病是由西尼罗病毒 (West Nile virus, WNV) 引起的传染病, 是一种人兽共患病, 一般会引起发热或引致脑炎. 西尼罗病毒由感染蚊子叮咬易感的鸟传播, 或者是由易感蚊子叮咬感染的鸟传播.

假设 S_B 和 S_M 分别是易感鸟和易感蚊子的密度, I_B 和 I_M 分别是感染鸟和感染蚊子的密度, α_B 和 α_M 分别表示叮咬一次病毒传播给鸟类和蚊子的概率, β 表示蚊子对鸟类的叮咬率, δ_B 为因病毒死亡率, b_M 和 d_M 分别为蚊子的出生率、自然死亡率 (图 1.25).

$$\begin{cases} \dfrac{\mathrm{d}S_B}{\mathrm{d}t} = -\alpha_B\beta\dfrac{S_B I_M}{S_B + I_B}, \\[2mm] \dfrac{\mathrm{d}I_B}{\mathrm{d}t} = \alpha_B\beta\dfrac{S_B I_M}{S_B + I_B} - \delta_B I_B, \\[2mm] \dfrac{\mathrm{d}S_M}{\mathrm{d}t} = b_M(S_M + I_M) - d_M S_M - \alpha_M\beta\dfrac{S_M I_B}{S_B + I_B}, \\[2mm] \dfrac{\mathrm{d}I_M}{\mathrm{d}t} = \alpha_M\beta\dfrac{S_M I_B}{S_B + I_B} - d_M I_M. \end{cases} \tag{1.2.28}$$

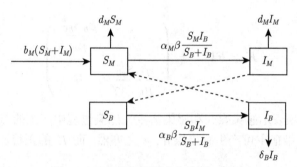

图 1.25   西尼罗病毒仓室模型示意图

假设 $b_M = d_M$, 则蚊子种群为常数 $N_M = S_M + I_M$, 模型 (1.2.28) 存在唯一无病平衡点 $(S_{B0}, S_{M0}, 0, 0)$. 在无病平衡点处应用下一代矩阵, 可得

$$F = \begin{pmatrix} 0 & \alpha_B\beta \\ \alpha_M\beta\dfrac{S_{M0}}{S_{B0}} & 0 \end{pmatrix}, \quad V = \begin{pmatrix} \delta_B & 0 \\ 0 & d_M \end{pmatrix},$$

从而

$$K = FV^{-1} = \begin{pmatrix} 0 & \dfrac{\alpha_B\beta}{d_M} \\ \dfrac{\alpha_M\beta S_{M0}}{\delta_B S_{B0}} & 0 \end{pmatrix}.$$

于是可得模型 (1.2.28) 的基本再生数为

$$R_0 = \rho(K) = \sqrt{\dfrac{\alpha_B\beta}{d_M}}\sqrt{\dfrac{\alpha_M\beta S_{M0}}{\delta_B S_{B0}}}.$$

上式中的 R_0 表达式由平方根符号下的两部分组成: 第一部分 $\sqrt{\dfrac{\alpha_B\beta}{d_M}}$ 表示由一只受感染的蚊子引起的继发性鸟类感染的数量; 第二部分 $\sqrt{\dfrac{\alpha_M\beta S_{M0}}{\delta_B S_{B0}}}$ 是由一只

受感染的鸟引起的继发性蚊子感染的数量. 取平方根得到这两个项的几何平均值, 这可以解释为 R_0 表示将一个感染者 (无论是蚊子还是鸟类) 加入到一个易感系统中[249].

例 1.21 寨卡病毒模型.

寨卡病毒 (Zika virus, ZIKV) 是一种通过蚊虫传播的虫媒病毒. 2016 年 2 月, 世界卫生组织宣布将寨卡病毒列为全球紧急公共卫生事件[102], 并声明该病毒的流行病特征是亟待解决的重要问题之一. 为此, 许多学者建立了各种各样的数学模型研究寨卡病毒的流行病学特征. 下面给出两个例子.

(1) 高道舟等[107] 建立了 9 仓室考虑性传播影响的寨卡病毒动力学模型:

$$
\begin{cases}
\dfrac{\mathrm{d}S_h}{\mathrm{d}t} = -ab\dfrac{I_v}{N_h}S_h - \beta\dfrac{\kappa E_h + I_{h1} + \tau I_{h2}}{N_h}S_h, \\[2mm]
\dfrac{\mathrm{d}E_h}{\mathrm{d}t} = \theta\left(ab\dfrac{I_v}{N_h}S_h + \beta\dfrac{\kappa E_h + I_{h1} + \tau I_{h2}}{N_h}S_h\right) - \nu_h E_h, \\[2mm]
\dfrac{\mathrm{d}I_{h1}}{\mathrm{d}t} = \nu_h E_h - \gamma_{h1}I_{h1}, \\[2mm]
\dfrac{\mathrm{d}I_{h2}}{\mathrm{d}t} = \gamma_{h1}I_{h1} - \gamma_{h2}I_{h2}, \\[2mm]
\dfrac{\mathrm{d}A_h}{\mathrm{d}t} = (1-\theta)\left(ab\dfrac{I_v}{N_h}S_h + \beta\dfrac{\kappa E_h + I_{h1} + \tau I_{h2}}{N_h}S_h\right) - \gamma_h A_h, \\[2mm]
\dfrac{\mathrm{d}R_h}{\mathrm{d}t} = \gamma_{h2}I_{h2} + \gamma_h A_h, \\[2mm]
\dfrac{\mathrm{d}S_v}{\mathrm{d}t} = \mu_v N_v - ac\dfrac{\eta E_h + I_{h1}}{N_h}S_v - \mu_v S_v, \\[2mm]
\dfrac{\mathrm{d}E_v}{\mathrm{d}t} = ac\dfrac{\eta E_h + I_{h1}}{N_h}S_v - (\nu_v + \mu_v)E_v, \\[2mm]
\dfrac{\mathrm{d}I_v}{\mathrm{d}t} = \nu_v E_v - \mu_v I_v,
\end{cases} \tag{1.2.29}
$$

其中, 常数 $N_h = S_h + E_h + I_{h_1} + I_{h_2} + A_h + R_h$ 表示整个人群, $N_v = S_v + E_v + I_v$ 表示蚊子种群 (图 1.26).

模型 (1.2.29) 的基本再生数为

$$
R_0 = \frac{R_{hh} + \sqrt{R_{hh}^2 + 4R_{hv}^2}}{2},
$$

这里

$$
R_{hh} = \frac{\kappa\theta\beta}{\nu_h} + \frac{\theta\beta}{\gamma_{h_1}} + \frac{\tau\theta\beta}{\gamma_{h_2}}, \quad R_{hv} = \sqrt{\left(\frac{a^2 b\eta cm\theta}{\nu_h\mu_v} + \frac{a^2 bcm\theta}{\gamma_{h_1}\mu_v}\right)\frac{\nu_v}{\nu_v + \mu_v}}.
$$

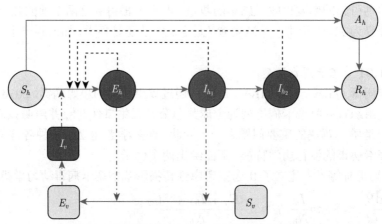

图 1.26　　包含性传播的寨卡病毒动力学模型仓室图

　　高道舟等[107] 研究了蚊媒传播和性传播对 ZIKV 病毒预防和控制的影响, 结果发现: 性传播增加了感染的风险和流行的规模, 延长了疫情的暴发, 并指出为了预防和控制 ZIKV 的传播, 必须将其作为一种蚊媒疾病和性传播疾病来对待.

　　(2) 唐彪、肖燕妮和吴建宏[238] 建立了描述登革热和寨卡病毒共感染的传播动力学模型, 研究了寨卡病毒在人群中通过接种登革热疫苗而暴发的影响 (图 1.27).

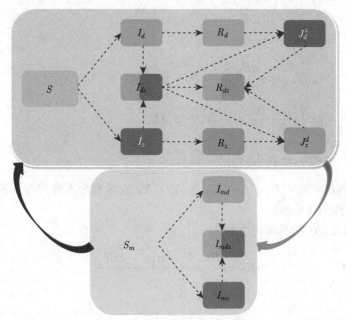

图 1.27　　登革热和寨卡病毒共同感染的传播动力学模型仓室图

$$\begin{cases} \dfrac{\mathrm{d}S_m}{\mathrm{d}t} = \Lambda - c(\eta_d I_d + \eta_z I_z + \eta_{dz} I_{dz} + \eta_{jz} J_d^z + \eta_{jd} J_z^d)\dfrac{S_m}{N_h(t)} - \mu_m S_m, \\[2mm] \dfrac{\mathrm{d}I_{md}}{\mathrm{d}t} = c(\eta_d I_d + q_1 \eta_{dz} I_{dz} + \eta_{jd} J_z^d)\dfrac{S_m}{N_h(t)} - c(\eta_{1z} I_z + \eta_{1dz} I_{dz} + \eta_{1jz} J_d^z)\dfrac{I_{md}}{N_h(t)} \\[2mm] \qquad\quad - (\mu_m + d_{md})I_{md}, \\[2mm] \dfrac{\mathrm{d}I_{mz}}{\mathrm{d}t} = c(\eta_z I_z + (1-q_1)\eta_{dz} I_{dz} + \eta_{jz} J_d^z)\dfrac{S_m}{N_h(t)} \\[2mm] \qquad\quad - c(\eta_{1d} I_d + \eta_{1zd} I_{dz} + \eta_{1jd} J_z^d)\dfrac{I_{mz}}{N_h(t)} - (\mu_m + d_{mz})I_{mz}, \\[2mm] \dfrac{\mathrm{d}I_{mdz}}{\mathrm{d}t} = c(\eta_{1z} I_z + \eta_{1dz} I_{dz} + \eta_{1jz} J_d^z)\dfrac{I_{md}}{N_h(t)} + c(\eta_{1d} I_d + \eta_{1zd} I_{dz} + \eta_{1jd} J_z^d)\dfrac{I_{mz}}{N_h(t)} \\[2mm] \qquad\quad - (\mu_m + d_{mdz})I_{mdz}, \\[2mm] \dfrac{\mathrm{d}S}{\mathrm{d}t} = -c(\beta_d I_{md} + \beta_z I_{mz} + \beta_{dz} I_{mdz})\dfrac{S}{N_h}, \\[2mm] \dfrac{\mathrm{d}I_d}{\mathrm{d}t} = c(\beta_d I_{md} + p_1 \beta_{dz} I_{mdz})\dfrac{S}{N_h} - c(\beta_{1z} I_{mz} + \beta_{1dz} I_{mdz})\dfrac{I_d}{N_h} - \gamma_d I_d, \\[2mm] \dfrac{\mathrm{d}I_z}{\mathrm{d}t} = c(\beta_z I_{mz} + (1-p_1)\beta_{dz} I_{mdz})\dfrac{S}{N_h} - c(\beta_{1d} I_{md} + \beta_{1zd} I_{mdz})\dfrac{I_z}{N_h} - \gamma_z I_z, \\[2mm] \dfrac{\mathrm{d}I_{dz}}{\mathrm{d}t} = c(\beta_{1d} I_{md} + \beta_{1zd} I_{mdz})\dfrac{I_z}{N_h} + c(\beta_{1z} I_{mz} + \beta_{1dz} I_{mdz})\dfrac{I_d}{N_h} \\[2mm] \qquad\quad - \gamma_{dz}^d I_{dz} - \gamma_{dz}^z I_{dz} - \gamma_{dz} I_{dz}, \\[2mm] \dfrac{\mathrm{d}R_d}{\mathrm{d}t} = \gamma_d I_d - c(\beta_{rz} I_{mz} + \beta_{rdz} I_{mdz})\dfrac{R_d}{N_h}, \\[2mm] \dfrac{\mathrm{d}R_z}{\mathrm{d}t} = \gamma_z I_z - c(\beta_{rd} I_{md} + \beta_{rzd} I_{mdz})\dfrac{R_z}{N_h}, \\[2mm] \dfrac{\mathrm{d}J_d^z}{\mathrm{d}t} = c(\beta_{rz} I_{mz} + \beta_{rdz} I_{mdz})\dfrac{R_d}{N_h} - \gamma_d^z J_d^z + \gamma_{dz}^d I_{dz}, \\[2mm] \dfrac{\mathrm{d}J_z^d}{\mathrm{d}t} = c(\beta_{rd} I_{md} + \beta_{rzd} I_{mdz})\dfrac{R_z}{N_h} - \gamma_z^d J_z^d + \gamma_{dz}^z I_{dz}, \\[2mm] \dfrac{\mathrm{d}R_{dz}}{\mathrm{d}t} = \gamma_{dz} I_{dz} + \gamma_d^z J_d^z + \gamma_z^d J_z^d. \end{cases}$$

$$(1.2.30)$$

当人群 $N_h(t)$ 是常数 N_h 时, 模型 (1.2.30) 存在唯一无病平衡点

$$(N_h, 0, 0, 0, 0, 0, 0, 0, \Lambda/\mu_m, 0, 0, 0).$$

利用下一代矩阵方程即可求得模型 (1.2.30) 的基本再生数为

$$R_0 = \max\left\{\sqrt{\frac{c\beta_d}{\mu_m + d_{md}}\frac{\Lambda c\eta_d}{\mu_m N_h \gamma_d}}, \sqrt{\frac{c\beta_z}{\mu_m + d_{mz}}\frac{\Lambda c\eta_z}{\mu_m N_h \gamma_z}}\right\},$$

其中, 仅有登革热时的基本再生数为

$$R_d = \sqrt{\frac{c\beta_d}{\mu_m + d_{md}}\frac{\Lambda c\eta_d}{\mu_m N_h \gamma_d}},$$

仅有寨卡病毒时的基本再生数为

$$R_z = \sqrt{\frac{c\beta_z}{\mu_m + d_{mz}}\frac{\Lambda c\eta_z}{\mu_m N_h \gamma_z}}.$$

因此, 当 $R_z > 1$ (或 $R_d > 1$) 时, 寨卡 (或登革热) 会暴发; 当 $R_z < 1$ (或 $R_d < 1$) 时, 寨卡 (或登革热) 会灭绝.

例 1.22 狂犬病模型.

狂犬病 (rabies) 是狂犬病毒所致的急性传染病, 人兽共患, 多见于犬、狼、猫等肉食动物, 人多因被病兽咬伤而感染. 临床表现为特有的恐水、怕风、咽肌痉挛、进行性瘫痪等. 对于狂犬病目前尚缺乏有效的治疗手段, 人患狂犬病后的病死率几近 100%, 患者一般于 3—6 日内死于呼吸或循环衰竭, 故应加强预防措施.

下面以张娟、靳祯和阮世贵的系列工作[219,283,284,287] 为例, 介绍基于实际问题的狂犬病动力学建模及其基本再生数的计算.

分别将人群和犬群分为四个仓室, 用易感者类 S、潜伏者类 E、染病者类 I 和预防接种者类 R 表示犬群仓室, 用 S_1, E_1, I_1, R_1 表示人群仓室. 各仓室之间的关系参见图 1.28.

关于犬群, A 代表每年的出生数量, λ 为单位时间内犬的免疫丧失率, σ 表示被感染后的潜伏期的倒数, γ 为处在潜伏期的犬的临床暴发率, $\sigma\gamma E$ 表示单位时间内由潜伏者类向患病者类转化的犬的数量, 相应地, $\sigma(1-\gamma)E$ 表示单位时间内潜伏者类中没有发病并返回到易感者类的犬的数量, m 表示犬的自然死亡率, k 表示免疫接种率, μ 是因病死亡率. βSI 表示单位时间内染病者犬对易感者犬的传染数.

关于人群, B 表示每年的出生人口数, λ_1 为人的免疫丧失率, σ_1 表示人的潜伏期的倒数, γ_1 为处在潜伏期的人的临床暴发率, $\sigma_1\gamma_1 E_1$ 表示单位时间内由潜伏者类转化为发病者类的人数, $\sigma_1(1-\gamma_1)E_1$ 表示单位时间内潜伏者类中没有发病并返回到易感者类的人数, m_1 表示人的自然死亡率, k_1 表示人的接种免疫率, μ_1

表示因病死亡率, $\beta_1 S_1 I$ 表示单位时间内染病者犬对易感者人的传染数. 相应的动力学模型为

$$
\begin{cases}
\dfrac{\mathrm{d}S}{\mathrm{d}t} = A + \lambda R + \sigma(1-\gamma)E - mS - \beta(t)SI - kS, \\[2mm]
\dfrac{\mathrm{d}E}{\mathrm{d}t} = \beta(t)SI - mE - \sigma(1-\gamma)E - kE - \sigma\gamma E, \\[2mm]
\dfrac{\mathrm{d}I}{\mathrm{d}t} = \sigma\gamma E - mI - \mu I, \\[2mm]
\dfrac{\mathrm{d}R}{\mathrm{d}t} = k(S+E) - mR - \lambda R, \\[2mm]
\dfrac{\mathrm{d}S_1}{\mathrm{d}t} = B + \lambda_1 R_1 + \sigma_1(1-\gamma_1)E_1 - m_1 S_1 - \beta_1(t)S_1 I, \\[2mm]
\dfrac{\mathrm{d}E_1}{\mathrm{d}t} = \beta_1(t)S_1 I - m_1 E_1 - \sigma_1(1-\gamma_1)E_1 - k_1 E_1 - \sigma_1\gamma_1 E_1, \\[2mm]
\dfrac{\mathrm{d}I_1}{\mathrm{d}t} = \sigma_1\gamma_1 E_1 - m_1 I_1 - \mu_1 I_1, \\[2mm]
\dfrac{\mathrm{d}R_1}{\mathrm{d}t} = k_1 E_1 - m_1 R_1 - \lambda_1 R_1.
\end{cases}
\tag{1.2.31}
$$

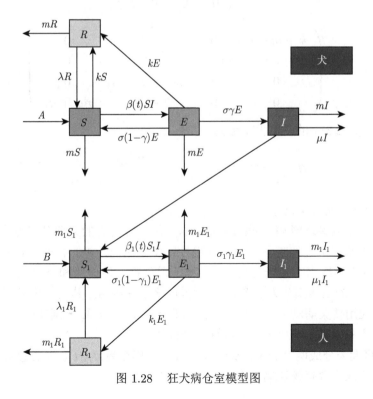

图 1.28　狂犬病仓室模型图

将变量重记为 $x = (E, E_1, I, I_1, S, S_1, R, R_1)$. 模型 (1.2.31) 存在唯一无病平衡点

$$E_0 = (0, 0, 0, 0, S^0, S_1^0, R^0, 0),$$

其中

$$S^0 = \frac{(m+\lambda)A}{m(m+\lambda+k)}, \quad S_1^0 = \frac{B}{m_1} \quad R^0 = \frac{kA}{m(m+\lambda+k)}.$$

于是

$$\mathcal{F} = \begin{pmatrix} \beta SI \\ 0 \\ \beta_1 S_1 I \\ 0 \end{pmatrix}, \quad \mathcal{V} = \begin{pmatrix} mE + \sigma(1-\gamma)E + kE + \sigma\gamma E \\ mI + \mu I - \sigma\gamma E \\ m_1 E_1 + \sigma_1(1-\gamma_1)E_1 + k_1 E_1 + \sigma_1\gamma_1 E_1 \\ m_1 I_1 + \mu_1 I_1 - \sigma_1\gamma_1 E_1 \end{pmatrix},$$

从而

$$F = \begin{pmatrix} 0 & \beta S^0 & 0 & 0 \\ 0 & 0 & 0 & 0 \\ 0 & \beta_1 S_1^0 & 0 & 0 \\ 0 & 0 & 0 & 0 \end{pmatrix},$$

$$V = \begin{pmatrix} k+m+\sigma & 0 & 0 & 0 \\ -\sigma\gamma & m+\mu & 0 & 0 \\ 0 & 0 & m_1+\sigma_1+k_1 & 0 \\ 0 & 0 & -\sigma_1\gamma_1 & m_1+\mu_1 \end{pmatrix}.$$

因此, 模型 (1.2.31) 的基本再生数为

$$R_0 = \rho(FV^{-1}) == \frac{\beta S^0 \sigma\gamma}{(m+k+\sigma)(m+\mu)}.$$

例 1.23 包虫病模型.

包虫病学名棘球蚴病 (echinococcosis), 是一种古老的人兽共患寄生虫病, 是由棘球绦虫幼虫引起的哺乳动物体内慢性寄生虫病, 幼虫在中间宿主内脏形成包囊, 成虫寄生于终末宿主肠道内, 是一种严重危害人体健康和畜牧业生产的传染病. 棘球绦虫的生活圈分为三个阶段: 虫卵、幼虫和成虫, 其生活史见图 1.29.

为了应用传染病动力学理论与方法研究包虫病的传播, 分别考虑终宿主犬、中间宿主家畜和人类、环境中的虫卵这四个群体, 并假设:

(1) 将犬类分成两个仓室: 易感者 $S_D(t)$ 和感染者 $I_D(t)$. 犬类感染包虫病是由于犬类食入了含有棘球蚴包囊的中间宿主的脏器.

(2) 将中间宿主家畜分成两个仓室: 易感者 $S_L(t)$ 和感染者 $I_L(t)$. 家畜是由于食入了虫卵而患病. 当食入虫卵后, 家畜脏器中的囊会越来越大并且一直保持在脏器中.

(3) 环境中虫卵的密度用 $x(t)$ 表示. 虫卵会随着终宿主的粪便排出, 然后通过风吹、水流、尘土或蝇类污染环境.

(4) 在包虫病的传播中人类被看成是中间宿主. 人类和家畜一样是由于食入了虫卵而患病, 这些虫卵可能在诸如蔬菜、水果等食物中被人误食或者在水中被人喝下. 包虫病感染的最初阶段是无症状的, 这些囊会在身体里存在数年. 所以包虫病的潜伏期可以从数个月持续至数年. 因此将人群分成三个仓室: 易感者 $S_H(t)$、潜伏者 $E_H(t)$ 和感染者 $I_H(t)$.

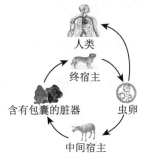

图 1.29　棘球绦虫的生活史

包虫病传播可以用流程图 1.30 表示.

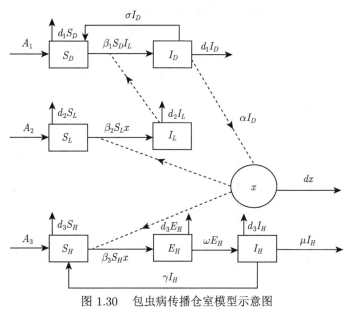

图 1.30　包虫病传播仓室模型示意图

相应的动力学模型为

$$
\begin{cases}
\dfrac{\mathrm{d}S_D}{\mathrm{d}t} = A_1 - \beta_1 S_D I_L - d_1 S_D + \sigma I_D, \\[2mm]
\dfrac{\mathrm{d}I_D}{\mathrm{d}t} = \beta_1 S_D I_L - (d_1 + \sigma)I_D, \\[2mm]
\dfrac{\mathrm{d}S_L}{\mathrm{d}t} = A_2 - \beta_2 S_L x - d_2 S_L, \\[2mm]
\dfrac{\mathrm{d}I_L}{\mathrm{d}t} = \beta_2 S_L x - d_2 I_L, \\[2mm]
\dfrac{\mathrm{d}x}{\mathrm{d}t} = a I_D - d x, \\[2mm]
\dfrac{\mathrm{d}S_H}{\mathrm{d}t} = A_3 - \beta_3 S_H x - d_3 S_H + \gamma I_H, \\[2mm]
\dfrac{\mathrm{d}E_H}{\mathrm{d}t} = \beta_3 S_H x - (d_3 + \omega)E_H, \\[2mm]
\dfrac{\mathrm{d}I_H}{\mathrm{d}t} = \omega E_H - (d_3 + \mu + \gamma)I_H.
\end{cases}
\tag{1.2.32}
$$

模型 (1.2.32) 存在唯一无病平衡点

$$
E_0 = (S_D^0, 0, S_L^0, 0, 0, S_H^0, 0, 0),
$$

其中

$$
S_D^0 = \frac{A_1}{d_1}, \quad S_L^0 = \frac{A_2}{d_2}, \quad S_H^0 = \frac{A_3}{d_3}.
$$

而

$$
\mathcal{F} = \begin{pmatrix}
\beta_1 S_D I_L \\
\beta_2 S_L x \\
a I_D \\
\beta_3 S_H x \\
0
\end{pmatrix}, \quad
\mathcal{V} = \begin{pmatrix}
(d_1 + \sigma)I_D \\
d_2 I_L \\
d x \\
d_3 E_H + \omega E_H \\
(d_3 + \mu + \gamma)I_H - \omega E_H
\end{pmatrix},
$$

于是

$$F = \begin{pmatrix} 0 & \dfrac{\beta_1 A_1}{d_1} & 0 & 0 & 0 \\ 0 & 0 & \dfrac{\beta_2 A_2}{d_2} & 0 & 0 \\ a & 0 & 0 & 0 & 0 \\ 0 & 0 & \dfrac{\beta_3 A_3}{d_3} & 0 & 0 \\ 0 & 0 & 0 & 0 & 0 \end{pmatrix},$$

$$V = \begin{pmatrix} d_1 + \sigma & 0 & 0 & 0 & 0 \\ 0 & d_2 & 0 & 0 & 0 \\ 0 & 0 & d & 0 & 0 \\ 0 & 0 & 0 & d_3 + \omega & 0 \\ 0 & 0 & 0 & -\omega & d_3 + \mu + \gamma \end{pmatrix}.$$

因此

$$FV^{-1} = \begin{pmatrix} 0 & \dfrac{\beta_1 A_1}{d_1 d_2} & 0 & 0 & 0 \\ 0 & 0 & \dfrac{\beta_2 A_2}{d d_2} & 0 & 0 \\ \dfrac{a}{d_1 + \sigma} & 0 & 0 & 0 & 0 \\ 0 & 0 & \dfrac{\beta_3 A_3}{d d_3} & 0 & 0 \\ 0 & 0 & 0 & 0 & 0 \end{pmatrix}.$$

所以, 模型 (1.2.32) 的基本再生数为

$$R_0 = \rho(FV^{-1}) = \sqrt[3]{\frac{\beta_1 \beta_2 A_1 A_2 a}{(d_1 + \sigma) d_1 d_2^2 d}}.$$

将基本再生数 R_0 重写为

$$R_0 = \sqrt[3]{\frac{a}{d} \frac{1}{d_1 + \sigma} \cdot \frac{A_2}{d_2} \beta_2 \frac{1}{d_2} \cdot \frac{A_1}{d_1} \beta_1},$$

从流行病学角度说, 在无病平衡点附近, 每只染病犬在其生命周期 $1/(d_1 + \sigma)$ 内平均排出虫卵的强度为 a/d. 家畜的数量达到稳定状态 A_2/d_2, 而且假设所有家畜都是易感类, 这些易感家畜被虫卵感染的概率为 β_2. 进一步, 易感类犬达到了稳定数量 A_1/d_1, 这些犬在它的生命周期 $1/d_2$ 下通过食入含包囊脏器而被感染的概

率为 β_1. 三次根号表示整个疾病传播过程分了三个阶段, 即棘球绦虫从犬到虫卵最后又循环到犬.

详情参见 [256, 258].

1.2.2.6　多株传染病模型

例 1.24　多株结核传染病模型.

近年来, 细菌对抗生素产生耐药性, 导致抗生素治疗传染病的疗效下降. 耐药性随着药物使用的增加而增加, 即活动性肺结核的治疗导致对药物敏感度的降低和耐多药肺结核的增加. 此外, 二线药物[①] 的使用导致耐多药结核病的减少和广泛耐药结核病的增加, 因为大多数耐多药结核病是由治疗不当、误用或管理不当所致.

这里以 Bhunu 和 Garira 的研究成果[47,48] 为例, 介绍多株结核病传播动力学模型的建立及其基本再生数的计算.

结核分枝杆菌 (mycobacterium tuberculosis, MTB) 感染通过以下三种可能途径之一导致结核病: 原发感染、内源性再激活 (潜伏者转阳) 和外源性再感染[75]. 后两种情况称为继发性感染.

将人群分为如下仓室: 从来没有遇到过结核分枝杆菌的易感者 $S(t)$, 已感染但尚未发展为活动性结核病的潜伏者 $E_i(t)$, 具有传染性的感染者 $I_i(t)$ ($i = 1, 2, 3$, 分别表示 MTB 的药物敏感株、多重耐药株和广泛耐药株), 先前感染并成功治疗的恢复者 $R(t)$, 被检测出有 XDRTB (广泛耐药结核) 并且已经从人群中分离出来的隔离者 $Q(t)$. 假设耐药菌株最初是通过对药物敏感结核的不充分治疗而产生的, 这些菌株随后可能会传播给其他人 (参见图 1.31). 此外, 假设人群总规模

$$N(t) = S(t) + E_1(t) + E_2(t) + E_3(t) + I_1(t) + I_2(t) + I_3(t) + R(t) + Q(t)$$

较大, 个体随机混合. 假设个体在出生或迁移过程中以恒定速率 Λ 进入易感类, 感染 MTB 菌株的速率为

$$\lambda_i = \frac{\beta_i c I_i(t)}{N(t) - Q(t)} \quad (i = 1, 2, 3),$$

这里, β_i 表示一个易感者被未经治疗的感染者传染 MTB 菌株 i ($i = 1, 2, 3$) 的概率, c 表示人均接触率. 不同仓室的个体以恒定速率 μ 自然死亡. 一部分结核分枝杆菌感染者 f_i 迁移到潜伏感染状态 $E_i(t)$, 而其余部分感染者 $(1 - f_i)$ 快速迁移到活动性结核疾病状态 $I_i(t)$. 潜伏期感染者由于潜伏期杆菌的内源性再激活和外

---

① 抗结核西药分一线药、二线药. 一线药包括异烟肼、利福平、吡嗪酰胺、乙胺丁醇、链霉素. 二线药包括对氨基水杨酸钠异烟肼片、利福喷丁、丙硫异烟胺、左氧氟沙星、卷曲霉素等.

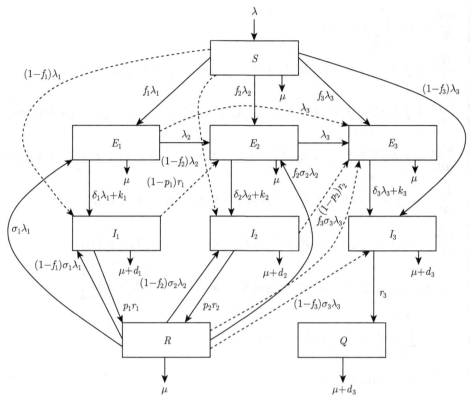

图 1.31 多株结核仓室模型示意图

源性再感染分别以 k_i 和 $\delta_i \lambda_i$ 发展为活动性结核病. 这里, $\delta_i \in (0,1)$, 因为潜伏期感染者获得了部分免疫, 这降低了随后感染的风险, 但不能完全消除. 对药物敏感和多药耐药的活动性结核病 ($I_1(t)$ 和 $I_2(t)$) 患者最终将分别以 r_1 和 r_2 的速率被检测和治疗. 部分已治疗的药物敏感型活动性结核病患者以 p_1 恢复率进入 $R(t)$, 而其余的 $(1-p_1)$ 患者由于治疗不彻底或在使用首批药物 (first drugs. 用于治疗药物敏感型结核病的药物) 进入 $E_2(t)$. $I_2(t)$ 类患者中有一部分 p_2 在接受治疗后恢复进入 $R(t)$, 另一部分 $(1-p_2)$ 由于治疗不彻底或二线药物使用缺乏严格依从性而产生广泛耐药性, 进入 $E_3(t)$. I_i $(i=1,2,3)$ 中的活动性结核病患者因病死亡率为 $d_i(i=1,2,3)$. 广泛耐药的活动性结核病以 r_3 的速率被隔离进入 $Q(t)$ (只有广泛耐药病例才被隔离, 因为在资源有限的环境中, 没有药物来对抗这种形式的结核病). 此外, 被隔离者因病死亡率为 d_3. 从活动期恢复的个体部分免疫, 并以 $\sigma_i \lambda_i$ ($\sigma_i \in (0,1), i=1,2,3$) 的比率再次感染结核分枝杆菌. 然而, 有研究表明, 活动性结核病的恢复实际上使患者更容易受到再感染. 在这种情况下, $\sigma_i > 1$.

于是, 结核病药物敏感、多药耐药的动力学模型为

$$
\begin{cases}
\dfrac{\mathrm{d}S}{\mathrm{d}t} = \Lambda - \sum_{j=1}^{3} \lambda_j S - \mu S, \\[3mm]
\dfrac{\mathrm{d}E_1}{\mathrm{d}t} = f_1 \lambda_1 (S + \sigma_1 R) - (\delta_1 \lambda_1 + \lambda_2 + \lambda_3)E_1 - (\mu + k_1)E_1, \\[3mm]
\dfrac{\mathrm{d}E_2}{\mathrm{d}t} = f_2 \lambda_2 (S + \sigma_2 R) + \lambda_2 E_1 - (\delta_2 \lambda_2 + \lambda_3)E_2 + (1 - p_1)r_1 I_1 - (\mu + k_2)E_2, \\[3mm]
\dfrac{\mathrm{d}E_3}{\mathrm{d}t} = f_3 \lambda_3 (S + \sigma_3 R) + \lambda_3 (E_1 + E_2) - \delta_3 \lambda_3 E_3 + (1 - p_2)r_2 I_2 - (\mu + k_3)E_3, \\[3mm]
\dfrac{\mathrm{d}I_1}{\mathrm{d}t} = \lambda_1 (1 - f_1)(S + \sigma_1 R) + \delta_1 \lambda_1 E_1 + k_1 E_1 - (\mu + d_1 + r_1)I_1, \\[3mm]
\dfrac{\mathrm{d}I_2}{\mathrm{d}t} = \lambda_2 (1 - f_2)(S + \sigma_2 R) + \delta_2 \lambda_2 E_2 + k_2 E_2 - (\mu + d_2 + r_2)I_2, \\[3mm]
\dfrac{\mathrm{d}I_3}{\mathrm{d}t} = \lambda_3 (1 - f_3)(S + \sigma_3 R) + \delta_3 \lambda_3 E_3 + k_3 E_3 - (\mu + d_3 + r_3)I_3, \\[3mm]
\dfrac{\mathrm{d}R}{\mathrm{d}t} = \sum_{i=1}^{2} p_i r_i I_i - \sum_{j=1}^{3} \sigma_j \lambda_j R - \mu R, \\[3mm]
\dfrac{\mathrm{d}Q}{\mathrm{d}t} = r_3 I_3 - (\mu + d_3)Q.
\end{cases}
$$

$$(1.2.33)$$

模型 (1.2.33) 存在唯一的无病平衡点

$$
(S^0, E_1^0, E_2^0, E_3^0, I_1^0, I_2^0, I_3^0, R^0, Q^0) = \left(\frac{\Lambda}{\mu}, 0, 0, 0, 0, 0, 0, 0, 0 \right).
$$

模型 (1.2.33) 中染病仓室为 $E_i, I_i\,(i = 1, 2, 3)$ 和 Q. 从而

$$
\mathcal{F} = \begin{pmatrix}
f_1 \lambda_1 (S + \sigma_1 R) \\
f_2 \lambda_2 (S + \sigma_2 R) \\
f_3 \lambda_3 (S + \sigma_3 R) \\
\lambda_1 (1 - f_1)(S + \sigma_1 R) \\
\lambda_2 (1 - f_2)(S + \sigma_2 R) \\
\lambda_3 (1 - f_3)(S + \sigma_3 R) \\
0
\end{pmatrix},
$$

$$\mathcal{V} = \begin{pmatrix} (\mu+k_1)E_1 + (\delta_1\lambda_1+\lambda_2+\lambda_3)E_1 \\ (\mu+k_2)E_2 - \lambda_2 E_1 + (\delta_2\lambda_2+\lambda_3)E_2 - (1-p_1)r_1 I_1 \\ (\mu+k_3)E_3 - \lambda_3(E_1+E_2) + \delta_3\lambda_3 E_3 - (1-p_2)r_2 I_2 \\ (\mu+d_1+r_1)I_1 - k_1 E_1 - \delta_1\lambda_1 E_1 \\ (\mu+d_2+r_2)I_2 - k_2 E_2 - \delta_2\lambda_2 E_2 \\ (\mu+d_3+r_3)I_3 - k_3 E_3 - \delta_3\lambda_3 E_3 \\ (\mu+d_3)Q - r_3 I_3 \end{pmatrix},$$

由此可得

$$F = \begin{pmatrix} 0 & 0 & 0 & f_1\beta_1 c & 0 & 0 & 0 \\ 0 & 0 & 0 & 0 & f_2\beta_2 c & 0 & 0 \\ 0 & 0 & 0 & 0 & 0 & f_3\beta_3 c & 0 \\ 0 & 0 & 0 & (1-f_1)\beta_1 c & 0 & 0 & 0 \\ 0 & 0 & 0 & 0 & (1-f_2)\beta_2 c & 0 & 0 \\ 0 & 0 & 0 & 0 & 0 & (1-f_3)\beta_3 c & 0 \\ 0 & 0 & 0 & 0 & 0 & 0 & 0 \end{pmatrix},$$

$$V = \begin{pmatrix} \mu+k_1 & 0 & 0 & 0 & 0 & 0 & 0 \\ 0 & \mu+k_2 & 0 & (1-p_1)r_1 & 0 & 0 & 0 \\ 0 & 0 & \mu+k_3 & 0 & (1-p_2)r_2 & 0 & 0 \\ -k_1 & 0 & 0 & \mu+d_1+r_1 & 0 & 0 & 0 \\ 0 & -k_2 & 0 & 0 & \mu+d_2+r_2 & 0 & 0 \\ 0 & 0 & -k_3 & 0 & 0 & \mu+d_3+r_3 & 0 \\ 0 & 0 & 0 & 0 & 0 & -r_3 & \mu+d_3 \end{pmatrix}.$$

计算可知 FV^{-1} 存在 3 个正特征值:

$$R_i = \frac{\beta_i c}{\mu+r_i+d_i} \cdot \frac{k_i+(1-f_i)\mu}{\mu+k_i} \quad (i=1,2,3).$$

从流行病学角度说, $\beta_i c/(\mu+r_i+d_i)$ 表示在平均感染期 $(\mu+r_i+d_i)$ 内, 典型感染个体与 i 菌株产生的继发 (潜在) 感染的数量, $k_i/(\mu+k_i)$ 是在潜伏期生存下来的人口比例. 显然, R_1, R_2, R_3 分别对应于仅耐药结核、仅多重耐药结核和仅广泛耐药结核的基本再生数.

模型 (1.2.33) 的基本再生数为

$$R_0 = \rho(FV^{-1}) = \max\{R_1, R_2, R_3\} = \max_{i=1,2,3}\left\{ \frac{\beta_i c}{\mu+r_i+d_i} \cdot \frac{k_i+(1-f_i)\mu}{\mu+k_i} \right\}.$$

1.2.2.7 病毒传播模型

例 1.25 乙型肝炎病毒模型.

乙肝是由乙型肝炎病毒引起的以肝脏炎症和坏死病变为主的一种感染性疾病, 是法定乙类传染病, 具有传染性较强、传播途径复杂、流行面广泛、发病率高等特点. 部分乙肝患者可演变成慢性, 并可发展为肝硬化和原发性肝细胞癌. 乙肝病毒在体内主要感染肝细胞. 也有证据表明乙肝病毒感染其他细胞类型, 包括肝内和肝外[217,227,266]. 描述乙肝病毒感染规律的基础模型一般包括未感染的靶细胞 (T, 肝细胞)、感染细胞 (I) 和游离病毒 (V).

$$\begin{cases} \dfrac{\mathrm{d}T}{\mathrm{d}t} = s - dT - \beta VT, \\[2mm] \dfrac{\mathrm{d}I}{\mathrm{d}t} = \beta VT - \delta I, \\[2mm] \dfrac{\mathrm{d}V}{\mathrm{d}t} = pI - cV, \end{cases} \tag{1.2.34}$$

其中, s 表示未感染的靶细胞 T 的产生速率 (来自成熟肝细胞的增殖). 参数 d, δ, c 分别表示未感染细胞、感染细胞和游离病毒颗粒的死亡率, βVT 表示感染速率与游离病毒粒子浓度和未感染细胞浓度成正比, β 是比例系数. 假设每个受感染的细胞以恒定速率 p 产生游离病毒粒子, 每个病毒粒子以恒定速率 c 清除.

模型 (1.2.34) 存在唯一无病平衡点 $\left(\dfrac{s}{d}, 0, 0\right)$. 显然, 染病仓室为 I 和 V, 于是

$$\mathcal{F} = \begin{pmatrix} \beta VT \\ 0 \end{pmatrix}, \quad \mathcal{V} = \begin{pmatrix} \delta I \\ cV - pI \end{pmatrix}.$$

从而

$$F = \begin{pmatrix} 0 & \dfrac{\beta s}{d} \\ 0 & 0 \end{pmatrix}, \quad V = \begin{pmatrix} \delta & 0 \\ -p & c \end{pmatrix}.$$

因此, 模型 (1.2.34) 的基本再生数为

$$R_0 = \rho(FV^{-1}) = \frac{\beta sp}{cd\delta}.$$

更一般地, 可将模型 (1.2.34) 改写为下述形式[232]:

$$
\begin{cases}
\dfrac{\mathrm{d}T}{\mathrm{d}t} = f(T) - \beta VT, \\[2mm]
\dfrac{\mathrm{d}I}{\mathrm{d}t} = \beta VT - \delta I, \\[2mm]
\dfrac{\mathrm{d}V}{\mathrm{d}t} = bNI - cV,
\end{cases}
\tag{1.2.35}
$$

这里, N 表示一个被感染细胞在其生活期内产生的游离病毒颗粒平均数, b 是正常数. $f(T)$ 有不同的表达形式:

(1) Perelson 和 Nelson 之定义[214]: $f(T) = \lambda - dT + qT\left(1 - \dfrac{T}{T_{\max}}\right)$, 这里, λ 表示未感染细胞从前体组织 (例如胸腺) 中的常数产生率, 且假设未感染细胞的繁殖遵循 Logistic 生长规律, 其中 q 和 $T_{\max}$ 分别是其增长率和最大环境容纳量.

(2) Nowak 之定义[227]: $f(T) = \lambda - dT$.

(3) 李建全、王开发和杨亚莉之定义[161]: $f(T) = rT\left(1 - \dfrac{T+I}{K}\right)$, 这里 K 表示最大环境容纳量. 此时, 系统可能存在 Hopf 分支并产生稳定的极限环.

需要说明的是, 模型 (1.2.34) 和 (1.2.35) 通常也用来研究 HIV 的传播. 在此不再赘述.

例 1.26 耐药性模型[171].

在许多细菌病原体中, 耐药性 (drug resistance) 是一个日益严重的问题, 尤其是医院获得性 (院内) 感染[200]. 通常, 引起医院感染的细菌是共生菌群, 当它们在正常无菌部位 (如下呼吸道或血液) 繁殖时, 就会致病. 因此, 医院获得性感染通常涉及从无症状 (或有症状) 携带细菌的患者传染给其他患者, 其中一些患者随后可能被感染[51].

为此, Lipsitch 等[171] 建立了一个简单的医院内细菌传播数学模型, 研究了控制医院内细菌传播和降低医院内病原菌耐药性的措施等.

假设人可能携带对药物敏感 (sensitive, S) 或耐药 (resistant, R) 的菌株, 或者他们可能没有携带这些细菌 (X), 各仓室间关系如图 1.32 所示. 于是, 可得动力学模型:

$$
\begin{cases}
\dfrac{\mathrm{d}S}{\mathrm{d}t} = m\mu + \beta SX - (\tau_1 + \tau_2 + \gamma + \mu)S, \\[2mm]
\dfrac{\mathrm{d}R}{\mathrm{d}t} = \beta(1-c)RX - (\mu + \tau_2 + \gamma)R, \\[2mm]
\dfrac{\mathrm{d}X}{\mathrm{d}t} = (1-m)\mu + (\tau_1 + \tau_2 + \gamma)S + (\tau_2 + \gamma)R - \beta SX - \beta(1-c)RX - \mu X,
\end{cases}
\tag{1.2.36}
$$

这里, 所有参数都是正数, β 表示细菌的内部传播率, $0 \leqslant c < 1$ 表示耐药性的适应成本, m 表示携带敏感细菌的个体的迁入率, μ 是医院人口的周转率, γ 表示敏感和耐药细菌每天的自发清除率, τ_1 表示药物 1 的使用率 (可以清除敏感细菌的携带从而将 S 种群的成员转化为 X, 但对携带耐药细菌的宿主没有影响), τ_2 表示药物 2 的使用率 (以清除敏感或耐药细菌的携带).

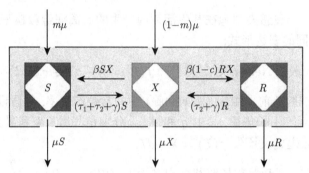

图 1.32   医院环境中抗生素耐药性的仓室模型

下面分两种情形讨论模型 (1.2.36) 的基本再生数.

(1) $c = 0$ 且假设没有人携带对药物敏感的菌株 (即 $S = 0$). 此时, 系统可重写为

$$\begin{cases} \dfrac{\mathrm{d}R}{\mathrm{d}t} = \beta RX - (\mu + \tau_2 + \gamma)R, \\ \dfrac{\mathrm{d}X}{\mathrm{d}t} = \mu + (\tau_2 + \gamma)R - \beta RX - \mu X, \end{cases} \tag{1.2.37}$$

此时, 无耐药平衡点为 $(0,1)$. 于是

$$\mathcal{F} = \beta RX, \quad \mathcal{V} = (\mu + \tau_2 + \gamma)R,$$

从而

$$F = \beta, \quad V = \mu + \tau_2 + \gamma,$$

所以

$$R_0 = \rho(FV^{-1}) = \frac{\beta}{\mu + \tau_2 + \gamma}.$$

这是当所有宿主都进入未定植菌群时耐药细菌的基本再生数.

(2) $0 < c < 1$. 此时, 模型 (1.2.36) 存在唯一无耐药平衡点

$$E_0 = \left(\frac{m\mu}{-\beta X_* + \gamma + \mu + \tau_1 + \tau_2}, 0, X_* \right),$$

其中

$$X_* = \frac{\gamma + \beta + \mu + \tau_1 + \tau_2 - \sqrt{(\tau_1 - \beta + \gamma + \mu + \tau_2)^2 + 4\beta m\mu}}{2\beta}.$$

显然, 模型 (1.2.36) 中染病仓室只有 R, 于是

$$\mathcal{F} = \beta(1-c)RX, \quad \mathcal{V} = (\mu + \tau_2 + \gamma)R.$$

从而

$$F = \beta(1-c)X_*$$

$$= (1-c)\frac{\gamma + \beta + \mu + \tau_1 + \tau_2 - \sqrt{(\tau_1 - \beta + \gamma + \mu + \tau_2)^2 + 4\beta m\mu}}{2},$$

$$V = \mu + \tau_2 + \gamma.$$

因此, 模型 (1.2.36) 的基本再生数为

$$R_0 = \rho(FV^{-1})$$

$$= \frac{(1-c)\left(\gamma + \beta + \mu + \tau_1 + \tau_2 - \sqrt{(\tau_1 - \beta + \gamma + \mu + \tau_2)^2 + 4\beta m\mu}\right)}{2(\mu + \tau_2 + \gamma)}.$$

例 1.27 *流感疫苗接种和抗病毒治疗模型.*

疫苗接种和抗病毒治疗是预防和控制流感传播的两项重要措施. 然而, 如果出现耐药菌株, 使用抗病毒药物的益处可能会受到损害. 基于此, 邱志鹏和冯志兰[216] 建立了一个数学模型来探讨疫苗接种和抗病毒治疗对流感传播动力学的影响, 该模型包括药物敏感株和耐药株.

假设总人口 N 分为六个仓室: 易感者 (S)、接种者 (V)、感染敏感菌株且未治疗者 (I_{SU})、治疗者 (I_{ST})、感染抗性菌株者 (I_R) 和恢复者 (R). 于是, $N = S + V + I_{SU} + I_{ST} + I_R + R$. 各仓室间的关系参见图 1.33. 相应的动力学模型为

$$\begin{cases} \dfrac{\mathrm{d}S}{\mathrm{d}t} = \Lambda - (\mu + \nu)S - \lambda_S(t)S - \lambda_R(t)S + \omega R + \sigma V, \\[2mm] \dfrac{\mathrm{d}V}{\mathrm{d}t} = \nu S - (\sigma + \mu)V, \\[2mm] \dfrac{\mathrm{d}I_{SU}}{\mathrm{d}t} = (1-f)\lambda_S(t)S - \mu I_{SU} - k_U I_{SU}, \\[2mm] \dfrac{\mathrm{d}I_{ST}}{\mathrm{d}t} = f(1-c)\lambda_S(t)S - \mu I_{ST} - k_T I_{ST}, \\[2mm] \dfrac{\mathrm{d}I_R}{\mathrm{d}t} = \lambda_R(t)S + fc\lambda_S(t)S - \mu I_R - k_R I_R, \\[2mm] \dfrac{\mathrm{d}R}{\mathrm{d}t} = k_T I_{ST} + k_U I_{SU} + k_R I_R - (\mu + \omega)R, \end{cases} \quad (1.2.38)$$

其中

$$\lambda_S(t) = \beta_S \frac{I_{SU} + \delta I_{ST}}{N}, \quad \lambda_R(t) = \beta_R \frac{I_R}{N},$$

β_S 和 β_R 分别表示敏感菌株和抗性菌株的传播系数. 其余参数含义参看文献 [216] (图 1.33).

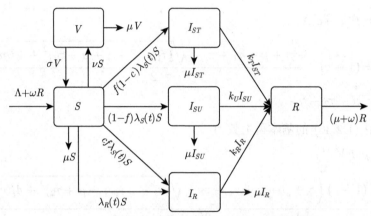

图 1.33　流感疫苗接种和抗病毒治疗仓室模型示意图

易知模型 (1.2.38) 中染病仓室有三个: I_{ST}, I_{SU} 和 I_R, 且模型存在唯一无病平衡点 $E_0 = (S^0, V^0, 0, 0, 0, 0)$, 这里

$$S^0 = \frac{\sigma + \mu}{\sigma + \mu + \nu} N^0, \quad V^0 = \frac{\nu}{\sigma + \mu + \nu} N^0, \quad N^0 = \frac{\Lambda}{\mu}.$$

于是, 可得

$$F = \frac{\sigma + \mu}{\sigma + \mu + \nu} \begin{pmatrix} (1-f)\beta_S & (1-f)\beta_S\delta & 0 \\ f(1-c)\beta_S & f(1-c)\beta_S\delta & 0 \\ fc\beta_S & fc\beta_S\delta & \beta_R \end{pmatrix},$$

$$V = \begin{pmatrix} \mu + k_U & 0 & 0 \\ 0 & \mu + k_T & 0 \\ 0 & 0 & \mu + k_R \end{pmatrix}.$$

从而

$$FV^{-1} = \begin{pmatrix} F_{11} & 0 \\ F_{21} & F_{22} \end{pmatrix},$$

其中

$$F_{11} = \frac{\sigma + \mu}{\sigma + \mu + \nu} \begin{pmatrix} \dfrac{(1-f)\beta_S}{\mu + k_U} & \dfrac{(1-f)\beta_S\delta}{\mu + k_T} \\ \dfrac{f(1-c)\beta_S}{\mu + k_U} & \dfrac{f(1-c)\beta_S\delta}{\mu + k_T} \end{pmatrix},$$

$$F_{21} = \frac{\sigma + \mu}{\sigma + \mu + \nu} \left(\frac{fc\beta_S}{\mu + k_U}, \frac{fc\beta_S\delta}{\mu + k_T} \right),$$

$$F_{22} = \frac{(\sigma + \mu)\beta_R}{(\sigma + \mu + \nu)(\mu + k_R)}.$$

令

$$R_{SU} := \frac{\beta_S}{\mu + k_U}, \quad R_{ST} := \frac{\beta_S\delta}{\mu + k_T}, \quad R_R := \frac{\beta_R}{\mu + k_R},$$

则

$$R_{SC} := \rho(F_{11})$$

$$= \frac{\sigma + \mu}{\sigma + \mu + \nu} \left(\frac{(1-f)\beta_S}{\mu + k_U} + \frac{f(1-c)\beta_S\delta}{\mu + k_T} \right)$$

$$= \frac{\sigma + \mu}{\sigma + \mu + \nu} ((1-f)R_{SU} + f(1-c)R_{ST}), \qquad (1.2.39)$$

$$R_{RC} := \rho(F_{22})$$

$$= \frac{\beta_R(\sigma + \mu)}{(\sigma + \mu + \nu)(\mu + k_R)} = \frac{(\sigma + \mu)}{(\sigma + \mu + \nu)} R_R.$$

这里, R_{ST} 和 R_{SU} 分别表示感染者患病期间, 经过治疗和未经治疗的敏感病例产生的继发敏感病例数量. 值得注意的是, 每个敏感病例可能接受治疗的概率为 f, 也可能以 $1-f$ 的概率未接受治疗, 在治疗的敏感病例中, 有 $f(1-c)$ 部分仍然保持敏感 (其中 fc 部分变得耐药). 注意到, $(\sigma + \mu)/(\sigma + \mu + \nu)$ 是易感者的一部分. 因此, R_{SC} 表示在实施控制措施 (疫苗接种和治疗) 的人群中, 典型敏感病例在感染期间产生的继发敏感病例数量.

同样地, R_{RC} 表示完全易感人群感染期间耐药病例产生的继发耐药病例数. 因此, R_{RC} 代表典型抗性病例产生的继发抗性病例的数量, 即在 $(\sigma + \mu)/(\sigma + \mu + \nu)$ 易感者人群感染期间的抗性菌株的控制再生数. 所以, 模型 (1.2.38) 的基本再生数为

$$R_0 = \rho(FV^{-1}) = \max(R_{SC}, R_{RC}).$$

1.2.2.8　非自治周期系统

例 1.28　考虑环境毒素肺结核模型[70].

结核病是全球分布的慢性传染病, 该病从未在任何国家被彻底清除. 世界卫生组织于 1993 年宣布 "全球结核病紧急状态", 认为结核病已成为全世界重要的公共卫生问题.

结核病在我国是重点控制的重大传染病之一. 自 2000 年以来, 江苏省先后组织实施了三个 "结核病防治五年规划", 健全了结核病防治服务体系, 有效遏制了结核病流行势头. 但是当前面临的防治形势依然严峻: 肺结核连续十多年位列江苏省法定乙类传染病发病数之首. 虽然呈现下降趋势, 但防控形势依然非常严峻.

众所周知, 结核杆菌可以在合适的条件下在宿主外长期存活, 从而污染环境可能在结核病传播中具有重要作用. 受刘璐菊、赵晓强和周义仓[172] 以及肖燕妮和汪金燕等[254,255] 工作的启示, 我们基于江苏省肺结核统计数据, 根据肺结核的流行病学传播机制, 将人群分为易感者 S、涂阴者 T_e、涂阳者 T 和恢复者 R 共 4 个仓室 (即 $N = S + T_e + T + R$), 并考虑了环境中的结核分枝杆菌浓度 W, 研究了环境毒素对江苏省肺结核传播的影响机理[70]. 相应的肺结核传播模型为

$$\begin{cases} \dfrac{\mathrm{d}S}{\mathrm{d}t} = \Lambda - \mu S - \beta_1(t)S\dfrac{T}{N} - \beta_2(t)SW + \rho R, \\[2mm] \dfrac{\mathrm{d}T_e}{\mathrm{d}t} = (1-p)\beta_1(t)S\dfrac{T}{N} + (1-q)\beta_2(t)SW - (\mu + \upsilon + \gamma_1)T_e, \\[2mm] \dfrac{\mathrm{d}T}{\mathrm{d}t} = \upsilon T_e + p\beta_1(t)S\dfrac{T}{N} + q\beta_2(t)SW - (\mu + \delta + \gamma_2)T, \\[2mm] \dfrac{\mathrm{d}R}{\mathrm{d}t} = \gamma_1 T_e + \gamma_2 T - \mu R - \rho R, \\[2mm] \dfrac{\mathrm{d}W}{\mathrm{d}t} = \alpha T - cW. \end{cases} \qquad (1.2.40)$$

这里, 发生率系数 $\beta_1(t), \beta_2(t)$ 皆为 t 的周期函数. 因此模型 (1.2.40) 为非自治的周期系统 (图 1.34).

模型 (1.2.40) 中染病仓室为 T, T_e 和 W, 且存在唯一无病平衡点 $(\Lambda/\mu, 0, 0, 0, 0)$, 于是

$$\mathcal{F}(t) = \begin{pmatrix} (1-p)\beta_1(t)S\dfrac{T}{N} + (1-q)\beta_2(t)SW \\[2mm] p\beta_1(t)S\dfrac{T}{N} + q\beta_2(t)SW \\[2mm] 0 \end{pmatrix},$$

$$\mathcal{V}(t) = \begin{pmatrix} (\mu + \upsilon + \gamma_1)T_e \\ (\mu + \delta + \gamma_2)T - \upsilon T_e \\ cW - \alpha T \end{pmatrix}.$$

从而

$$F(t) = \begin{pmatrix} 0 & (1-p)\beta_1(t) & \dfrac{(1-q)\beta_2(t)\Lambda}{\mu} \\ 0 & p\beta_1(t) & \dfrac{q\beta_2(t)\Lambda}{\mu} \\ 0 & 0 & 0 \end{pmatrix},$$

$$V(t) = \begin{pmatrix} \mu + \upsilon + \gamma_1 & 0 & 0 \\ -\upsilon & \mu + \delta + \gamma_2 & 0 \\ 0 & -\alpha & c \end{pmatrix}.$$

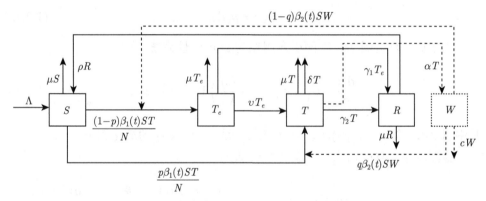

图 1.34 江苏省肺结核仓室模型示意图

令 $Y(t, s), t \geqslant s$ 是周期为 ω 的线性系统的演化算符

$$\frac{\mathrm{d}y}{\mathrm{d}t} = -V(t)y. \tag{1.2.41}$$

也就是说, 任给 $s \in \mathbf{R}$, 3×3 矩阵 $Y(t, s)$ 满足

$$\frac{\mathrm{d}Y(t,s)}{\mathrm{d}t} = -V(t)Y(t,s), \quad \forall t \geqslant s, \quad Y(s,s) = \mathbb{I},$$

其中 $\mathbb{I}$ 是 3×3 单位矩阵. 因此, (1.2.41) 的单值矩阵 $\Phi_{-V}(t)$ 等于 $Y(t, 0)$, $t \geqslant 0$.

按照王稳地和赵晓强建立的关于周期系统基本再生数的计算方法 [263], 假设 $\phi(s)$ 为 s 时刻的 ω 周期函数, 并且是染病者个体的初始分布, 则 $F(s)\phi(s)$ 是 s 时刻感染者引起的继发感染者的分布. 当 $t \geqslant s$ 时, $Y(t,s)F(s)\phi(s)$ 为 s 时刻的感染者在 t 时刻仍然是感染者的分布. 从而

$$\int_{-\infty}^{t} Y(t,s)F(s)\phi(s)\mathrm{d}s = \int_{0}^{\infty} Y(t,t-a)F(t-a)\phi(t-a)\mathrm{d}a$$

是 t 时刻之前由感染者 $\phi(s)$ 产生的继发感染者在 t 时刻的分布.

令 C_ω 为所有从 $\mathbf{R}$ 到 $\mathbf{R}^3$ 的 ω-周期函数的 Banach 空间, 其具有最大规范 $\|\cdot\|$ 和正锥 $C_\omega^+ := \{\phi \in C_\omega : \phi(t) \geqslant 0, \forall t \in \mathbf{R}\}$. 定义线性算子 $\mathcal{L}$:

$$(\mathcal{L}\phi)(t) = \int_{0}^{\infty} Y(t,t-a)F(t-a)\phi(t-a)\mathrm{d}a, \quad \forall t \in \mathbf{R}, \phi \in C_\omega,$$

$\mathcal{L}$ 称为下一代矩阵算子, $\mathcal{L}$ 的谱半径定义为周期传染病模型 (1.2.40) 的基本再生数:

$$R_0 := \rho(\mathcal{L}). \tag{1.2.42}$$

为了进一步刻画 R_0, 下面引入周期为 ω 的线性系统:

$$\frac{\mathrm{d}W}{\mathrm{d}t} = \left(-V(t) + \frac{F(t)}{\lambda}\right)W, \quad t \in \mathbf{R}_+, \tag{1.2.43}$$

其中 $\lambda \in \mathbf{R}$. 令 $W(t,s,\lambda)(t \geqslant s)$ 为 $\mathbf{R}^3$ 上系统 (1.2.43) 的演化算子.

显然, $\Phi_{F-V}(t) = W(t,0,1)$, $t \geqslant 0$. 此外

$$-V(t) + \frac{F(t)}{\lambda} = \begin{pmatrix} -(\mu + \upsilon + \gamma_1) & \dfrac{(1-p)\beta_1(t)}{\lambda} & \dfrac{(1-q)\beta_2(t)\Lambda}{\mu\lambda} \\[2mm] \upsilon & -(\mu + \delta + \gamma_2) + \dfrac{p\beta_1(t)}{\lambda} & \dfrac{q\beta_2(t)\Lambda}{\mu\lambda} \\[2mm] 0 & \alpha & -c \end{pmatrix}.$$

因此可得

$$\Phi_{\frac{F}{\lambda}-V}(t) = W(t,0,\lambda).$$

按照 [263], 基本再生数 R_0 是 $\rho(W(t,0,\lambda)) = 1$ 的唯一解, 且 R_0 具有如下性质.

引理 1.11 [263]　(1) $R_0 = 1$ 当且仅当 $\rho(\Phi_{F-V}(\omega)) = 1$;

(2) $R_0 > 1$ 当且仅当 $\rho(\Phi_{F-V}(\omega)) > 1$;

(3) $R_0 < 1$ 当且仅当 $\rho(\Phi_{F-V}(\omega)) < 1$.

因此, 模型 (1.2.40) 的无病平衡点 $\left(\dfrac{\Lambda}{\mu},0,0,0,0\right)$ 当 $R_0 < 1$ 时全局渐近稳定, 当 $R_0 > 1$ 时不稳定.

注 1.12 在 $\beta_1(t) = \beta_1$ 和 $\beta_2(t) = \beta_2$ 的特殊情况下, 模型 (1.2.40) 的基本再生数为 $R_0 = \rho(FV^{-1})$, 即

$$R_0 := R_0^{\mathrm{dir}} + R_0^{\mathrm{ind}} = \frac{c\mu\beta_1(\mu p + p\gamma_1 + \upsilon) + \Lambda\,\alpha\,\beta_2\,(\mu q + q\gamma_1 + \upsilon)}{c\mu\,(\mu + \upsilon + \gamma_1)\,(\mu + \delta + \gamma_2)}, \qquad (1.2.44)$$

其中

$$R_0^{\mathrm{dir}} := \frac{\beta_1(\mu p + p\gamma_1 + \upsilon)}{(\mu + \upsilon + \gamma_1)\,(\mu + \delta + \gamma_2)},$$

$$R_0^{\mathrm{ind}} := \frac{\beta_2\Lambda\,\alpha\,(\mu q + q\gamma_1 + \upsilon)}{c\mu\,(\mu + \upsilon + \gamma_1)\,(\mu + \delta + \gamma_2)}.$$

这里, R_0^{dir} 表示直接传播基本再生数 (也就是一个感染者在其患病期内能够使易感者产生继发感染的平均数量), R_0^{ind} 表示间接传播基本再生数 (也就是感染者将结核分枝杆菌通过吐痰、咳嗽等方式释放到环境中并引起继发感染的平均数量). 数值仿真结果参见图 1.35[70].

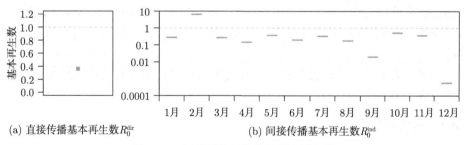

(a) 直接传播基本再生数 R_0^{dir} (b) 间接传播基本再生数 R_0^{ind}

图 1.35 江苏省肺结核传播基本再生数

1.3 随机传染病动力学模型

前已述及, Kermack 和 McKendrick 开创的仓室建模思想直到现在仍被广泛使用, 并不断地被发展着. 这些模型大部分用于研究传染病的一般规律[179,198,261,269], 也有一部分是针对具体的疾病 (例如流感[66,117,120,240,241]、麻疹[49,118]、疟疾[246]、肺结核[70,98,172]、艾滋病[214]、狂犬病[219,283,284,287]、肝炎[204,257]、手足口病[254,255]等), 也有考虑具有潜伏期 (exposed) 的传染病的流行规律[162-164,233], 隔离 (quarantine)[124,239,244,245]、接种 (vaccination)[71,157-159] 等措施对于传染病动力学的影

响, 以及综合考虑具有时滞的传染病模型[44,125,177,277] 等. 此外, 还有一些关于传染病防控措施及效果的研究[2,3,169,288] 等. 由这类确定性传染病数学模型可推导出传染病动力学的许多特性, 例如: 疫情是否会暴发? 如果暴发会有多大规模? 或者, 传染病变成地方病时会是什么水平? 疫情到来之前接种疫苗会有什么样的作用? 等等. 特别是, 从流行病学角度看, 传染病动力学模型及其分析结果可以基于疫情统计数据估计重要的流行病学参数, 这些估计结果有助于评估传染病传播时期干预措施的影响作用, 进而为政府制定防控措施提供科学依据.

但是, 在某些情况下, 上述确定性模型就不适用了. 例如, 当考虑一个人数较少的社区幼儿园或者学校的传染病疫情时, 最终的感染人数具有一定的不确定性或随机性. 即使考虑的社区人数很大且基本再生数 R_0 大于 1, 但疫情仅由一种 (或几种) 初始传染源引发, 由于偶然性, 疫情也可能永不暴发[55]. 确定性模型之所以不再适用的主要原因是此时系统所受到的随机因素不可忽略不计.

另一方面, 就与人类有关的传染病而言, 由于人与人之间接触的不可预测性或不确定性, 传染病的传播在本质上是随机的. 在一些情况下, 环境变化对流行病的发展和传播具有重大影响[22,23,26].

事实上, 随机现象在自然界中普遍存在, 复杂系统常常受到随机因素或不确定性因素的影响, 甚至起着决定性的作用. 在生物种群方面, 某种生物在通常条件下, 其生长受到许多微小的随机因素 (例如下雨、刮风、天气变化等) 的干扰, 这些综合起来可以看作白噪声的作用. 另外, 有些因素, 例如洪水、大旱、地震、火山喷发等, 对于生物的生长可能产生巨大的影响, 这种随机影响可以用 Markov 链描述[20].

这激励人们进一步研究随机因素对传染病模型动力学行为的影响机制, 即随机传染病动力学模型.

1.3.1   模型构建

众所周知, 数学模型是对现实问题的适当简化, 而传染病动力学建模时总希望这种简化对疾病的实际流行性影响不大[84]. 一般来说, 简单模型 (simple model) 因为易于分析而被经常使用, 但因为对问题过于简化而可能无法准确理解疾病传播的实际情况. 另一方面, 如果考虑疾病传播过程中更多的因素会使模型能够更加接近实际, 但是模型参数过多将无法有效地拟合[56]. 正如 18 世纪大数学家欧拉所言: "给我四个参数, 我会画一头大象; 五个参数, 我会让它摇鼻子."

在传染病动力学建模中, 为了使模型能够更加接近现实, 有两个重要的趋势: 一个是考虑个体异质性 (individual heterogeneity) [74], 或者考虑混合结构模式 (structured mixing pattern)[129]; 另一个就是考虑随机因素的干扰, 例如考虑疾病传染或接触过程中的随机性, 或者考虑随机因素对易感性 (susceptibility)、传染性

(infectivity)、社会结构 (social structures) 等影响[24,29,55,56]. 选择哪种类型的模型还是建立一个新模型, 取决于要研究的具体问题以及已有的疫情数据信息[113,119].

在随机传染病模型构建中, E. Allen 和 L. Allen[24,25] 曾经比对分析了以下三种建模方法在传染病模型中的应用:

(1) 离散时间 Markov 链模型 (discrete-time Markov chain model);

(2) 连续时间 Markov 链模型 (continuous-time Markov chain model);

(3) 随机微分方程模型 (stochastic differential equation model).

结果表明上述三种建模方法无论对于大初值还是小初值都是适用的. 此外, 也可通过泊松过程 (Poisson process) 与 Markov 跳跃过程 (Markov jump process) 结合建立随机传染病模型[113].

在随机传染病动力学建模时, 对确定性模型 "扰动" 是一种重要的方法. 常见的扰动方法主要有以下三种:

一是**参数扰动**[40,186], 即将某参数 "看作" 两部分: 一部分为常数, 表示确定性的信息, 另一部分是包含随机波动的参数信息, 一般假设是服从 Brown 运动的白噪声 (white noise), 旨在考察参数对系统动力学行为的影响;

二是**平衡点扰动**[138], 考虑系统围绕正平衡点随机扰动下的动力学行为, 旨在研究随机系统解与确定性系统平衡态的关系;

三是**系统整体扰动**[225], 假设白噪声正比于系统变量, 旨在讨论随机因素对系统整体解的影响机制.

本书主要关注高斯白噪声对传染病传播的影响机制, 参数扰动是将白噪声纳入确定性系统的常规方法[83,110,247].

考虑

$$\begin{cases} \dfrac{dS(t)}{dt} = \mu N(t) - \mu S(t) - \beta S(t)I(t) + \gamma I(t), \\ \dfrac{dI(t)}{dt} = \beta S(t)I(t) - (\mu + \gamma)I(t), \end{cases} \tag{1.3.1}$$

其中, S, I 分别是易感者和感染者, $S(0) + I(0) := N$ (常数). μ 是自然死亡率, $1/\gamma$ 表示潜伏期, β 是传染率系数, 因此, $\beta = \lambda/N$ (λ 表示人均疾病接触率) 刻画了感染者每天的平均接触次数.

为了通过参数扰动方法建立与确定性模型 (1.3.1) 对应的随机微分方程模型, 首先考虑模型 (1.3.1) 中的第二个方程. 为了方便起见, 将其写作下述微分形式:

$$dI(t) = [\beta S(t)I(t) - (\mu + \gamma)I(t)]dt. \tag{1.3.2}$$

这里, $[t, t + \Delta t)$ 表示一个小的时间段, 当 Δt 充分小时 (或 $\Delta t \to 0$), 定义

$$dt := \Delta t.$$

据此, 在模型 (1.3.2) 中, $dI(t) = I(t + dt) - I(t)$.

考虑模型 (1.3.2) 中发生率系数 β, 即 t 时刻单位时间内一个感染者传染易感者的数量与此时易感者数量的比例系数, 也就是每个感染者与易感者进行潜在传染性接触的速率. 因此, 在小时间段 $[t, t + dt)$ 内, 新感染的总人数为 $\beta S(t) I(t) dt$. 显然, 在 $[t, t + dt)$ 内, 一个感染者将与易感者进行 βdt 次潜在感染性接触.

假设随机环境因素作用于种群中的每个个体. 在这种情况下, β 变为随机变量 $\widetilde{\beta}$, 而每个感染者在 $[t, t + dt)$ 内将与易感者进行

$$\widetilde{\beta} dt = \beta dt + \sigma dB(t) \tag{1.3.3}$$

次潜在感染性接触. 这里, $dB(t) = B(t + dt) - B(t)$ 表示标准 Brown 运动的增量.

因此, 在 $[t, t + dt)$ 内, 单个感染者与易感者潜在感染性接触数服从正态分布, 且具有均值 βdt 和方差 $\sigma^2 dt$, 即

$$\mathbb{E}(\widetilde{\beta}) = \beta dt, \quad \mathrm{var}(\widetilde{\beta}) = \sigma^2 dt.$$

当 $dt \to 0$ 时, $\mathrm{var}(\widetilde{\beta}) \to 0$.

下面进一步说明上述假设是合理的. 假设一个感染者和另一个易感者在连续时间间隔 $[t, t+T), [t+T, t+2T), \cdots, [t+(n-1)T, t+nT)$ 之间潜在传染性接触的数量是独立的、同分布的随机变量, 且 n 很大, 则由中心极限定理可知: $[t, t+nT)$ 中潜在感染性接触者的总数服从近似正态分布, 且均值为 $n\mu_0$, 方差为 $n\sigma_0^2$, 其中 μ_0 和 σ_0^2 分别是区间长度为 T 的每个单独时间区间内正态分布的均值和方差. 因此, 我们可以合理地假设, 潜在传染性接触者的总数服从正态分布.

于是, 用 $\widetilde{\beta} dt = \beta dt + \sigma dB(t)$ 代替 (1.3.2) 中的 βdt, 即得

$$dI(t) = S(t) I(t)(\beta dt + \sigma dB(t)) - (\mu + \gamma) I(t) dt. \tag{1.3.4}$$

需要注意的是, 在 (1.3.4) 中, βdt 表示感染者在无限小的时间段 $[t, t + T)$ 内与易感者潜在传染性接触的随机数的平均值.

同样地, 也可得到 (1.3.1) 第一个方程的 SDE 形式. 从而, 与确定性模型 (1.3.1) 对应的随机微分方程模型为

$$\begin{cases} dS(t) = [\mu N(t) - \beta S(t) I(t) + \gamma I(t) - \mu S(t)] dt - \sigma S(t) I(t) dB(t), \\ dI(t) = [\beta S(t) I(t) - (\mu + \gamma) I(t)] dt + \sigma S(t) I(t) dB(t). \end{cases} \tag{1.3.5}$$

另一方面, 参考 Lahrouz, Settati 和 Akharif[154] 的方法 (也可参考 [94, 132]), 通过 Markov 链方法也可以得到随机传染病模型 (1.3.5).

考虑离散时间的 Markov 链. 对于固定的时间步长 $\Delta t := h > 0$, 对于 $k = 0, 1, 2, \cdots$, 定义随机过程

$$X^h(kh) = (S^h(kh), I^h(kh))^{\mathrm{T}},$$

且定义初值为 $X^h(0) = (S^h(0), I^h(0)) \in \mathbf{R}_+^2$.

设 $(\xi^h(k))_{k=0}^{\infty}$ 是具有独立分布的随机变量, 且

$$\mathbb{E}[\xi^h(k)] = 0, \quad \mathbb{E}[\xi^h(k)]^2 = \sigma^2 h, \tag{1.3.6}$$

这里, 常数 σ 表示噪声强度. 显然, $\xi^h(k)$ 刻画了 $[kh, (k+1)h)$ 期间随机因素对感染者和易感者的影响. 进一步, 假设 X^h 根据确定性模型 (1.3.1) 变化, 同时, 也跟随随机变量 $(S^h(kh)\xi^h(k), I^h(kh)\xi^h(k))^{\mathrm{T}}$ 而变化. 特别地, 当 $k = 0, 1, 2, \cdots$ 时,

$$
\begin{cases}
S^h((k+1)h) = S^h(kh) + \left[\mu N^h(kh) - \beta S^h(kh)I^h(kh) + \gamma I^h(kh) - \mu S^h(kh)\right] h \\
\qquad\quad + S^h(kh)\xi^h(k), \\
I^h((k+1)h) = I^h(kh) + \left[\beta S^h(kh)I^h(kh) - (\mu + \gamma)I^h(kh)\right] h \\
\qquad\quad + I^h(kh)\xi^h(k).
\end{cases}
$$

$$\tag{1.3.7}$$

接下来证明当 $h \to 0$ 时, $X^h(t)$ 弱收敛到一个扩散过程. 首先确定扩散过程的漂移系数 (详情参见 2.1.6 节).

设 $p^h(x, \mathrm{d}y)$ 为齐次 Markov 链 $(X^h(kh))_{k=0}^{\infty}$ 的转移概率, 即对所有的 $x = (s, i) \in \mathbf{R}_+^2$ 以及任意的 Borel 集 $A \subset \mathbf{R}_+^2$, 都有

$$p^h(x, A) = \mathbb{P}\left(X^h((k+1)h) \in A | X^h(kh) = x\right).$$

再利用 (1.3.6), 对所有的 $x = (s, i) \in \mathbf{R}_+^2$, 有

$$
\begin{aligned}
f_1^h &= \frac{1}{h} \int (y_1 - s) p^h(x, \mathrm{d}y) = \mathbb{E}\left[\mu(s+i) - \beta s\,i + \gamma i - \mu s + \frac{s}{h}\xi^h(k)\right] \\
&= \mu i - \beta s\,i + \gamma i, \\
f_2^h &= \frac{1}{h} \int (y_2 - i) p^h(x, \mathrm{d}y) = \mathbb{E}\left[\beta s\,i - (\mu + \gamma)i + \frac{i}{h}\xi^h(k)\right] \\
&= \beta s\,i - (\mu + \gamma)i.
\end{aligned}
$$

$$\tag{1.3.8}$$

为了确定扩散系数, 考虑矩

$$g_{ij}^h(z) = \frac{1}{h} \int (y_i - z_i)(y_j - z_j) p^h(x, \mathrm{d}y), \quad i, j = 1, 2.$$

利用 (1.3.6), 可得

$$|g_{11}^h(x) - \sigma^2 s^2| = \frac{1}{h} \mathbb{E} \left[(\mu(s+i) - \beta s\,i + \gamma i - \mu s)h + s\xi^h(k) \right]^2 - \sigma^2 s^2$$

$$= (\mu i - \beta s\,i + \gamma i)^2 h.$$

由此, 当 $0 < K < \infty$ 时, 存在

$$\lim_{h\downarrow 0} \sup_{\|x\| \leqslant K} |g_{22}^h(x) - \sigma^2 i^2| = \lim_{h\downarrow 0} \sup_{\|x\| \leqslant K} |g_{12}^h(x) - \sigma^2 s\,i| = 0. \tag{1.3.9}$$

同理可得

$$\lim_{h\downarrow 0} \sup_{\|x\| \leqslant K} |g_{11}^h(x) - \sigma^2 s^2| = 0. \tag{1.3.10}$$

假设 $\mathbb{E}[\xi^h(k)]^4 = o(h)$, 即 $\xi^h(k)$ 为正态分布, 则当 $0 < K < \infty$ 时, 可得

$$\lim_{h\downarrow 0} \sup_{\|x\| \geqslant K} \int \|y - x\|^3 p^h(x, \mathrm{d}y) = 0. \tag{1.3.11}$$

再设 $X^h(t) = X^h([t]h)$ ($[t]$ 为取整函数), 则可将 $X^h(kh)$ 扩展到所有 $t \geqslant 0$ 时. 根据文献 [94] (定理 7.1 和引理 8.2), 当 $h \to 0$ 时, 由 (1.3.8)—(1.3.11) 可得, $X^h(t)$ 弱收敛于 SDE 模型 (1.3.5) 的解 $X(t) = (S(t), I(t))$.

1.3.2 研究进展

最早关注随机传染病模型的是 McKendrick. 1926 年, 他建立了一个随机动力学模型, 用于研究宿主内微生物和抗体之间的相互作用[190]. 1957 年, 美国著名数学家 Feller 曾说: "非常不幸的是, 这篇引人注目的论文几乎没有引起注意就略过了." 直到 20 世纪 40 年代后随机模型研究才有了转机, 这主要是因为日本数学家 Kiyoshi Itô ①开创了随机分析及随机微分方程的研究[134,135] (图 1.36).

---

① Kiyoshi Itô (伊藤清, 1915.9.7—2008.11.10), 日本学士院院士, 日本京都大学教授. 随机分析的创始人之一. 因在概率论方面的奠基性工作而获 1987 年的沃尔夫奖, 并于 1998 年获得京都奖, 2006 年获得首届高斯奖. 他的工作集中于概率论, 特别是随机分析领域, 早在 1944 年, 他率先对 Brown 运动引进了 Itô 积分, 从而建立了随机分析这个新分支; 1951 年, 他引进了 Itô 公式, 后推广成一般的变元替换公式, 这是随机分析的基础定理. 同时他还定义了多重 Wiener 积分, 发展了一般 Markov 过程的随机微分方程理论, 得到了随机微分的链式法则, 导出了 Itô 积分和 Stratonovich 积分的关系. 因此, 他被誉为 "现代随机分析之父". 其成果于 20 世纪 80 年代以后在金融领域得到广泛应用.

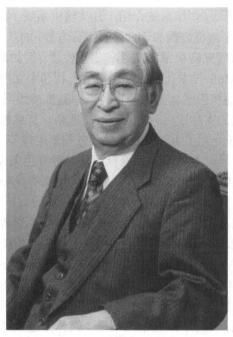

图 1.36   Kiyoshi Itô (伊藤清, 1915.9.7—2008.11.10)

与此同时, 随机动力系统理论得到了迅速的发展[10,92], 这些新理论的发展给随机传染病动力学模型的研究带来了新思路、新方法. 1949 年, Bartlett[38] 系统研究了两类重要的随机过程, 即加法过程 (additive process) 和乘法过程 (multiplicative process), 并将其应用于 Kermack-McKendrick 模型的进一步研究. 而随机传染病模型研究方面的第一本专著 *The Mathematical Theory of Infectious Diseases and Its Applications* 是 Bailey 于 1957 年正式出版的, 但是 1975 年再版时才受到了极大的关注[35]. 该书涵盖了确定性和随机传染病模型研究以及大量实际数据的统计推断. 1985 年, 挪威随机分析家 ØKsendal 出版了 *Stochastic Differential Equations: An Introduction with Applications* (此后连续再版)[207], 主要内容包括 Itô 积分和鞅表示定理、随机微分方程、滤波问题、扩散理论的基本性质和其他的论题、在边界值问题中的应用、在最优停时方面的应用、在随机控制领域中的应用及数理金融中的应用. 该书第六版由刘金山和吴付科 2012 年翻译成中文出版[206]. 2012 年, 时隔 32 年之后, Khasminskii 再版了 *Stochastic Stability of Differential Equations*[150], 系统研究了随机过程的概率有界性和稳定性、随机微分方程定常解和周期解、遍历性以及稳定性等.

20 世纪 90 年代后出版了大量的关于随机微分方程和随机动力系统的专著. 特别是, 1997 年, 毛学荣出版了 *Stochastic Differential Equations and Applica-*

tions (该书 2007 年再版)[185], 系统介绍了几类随机系统 (如随机微分方程、随机泛函微分方程、中立型随机方程和倒向随机微分方程) 的基本原理, 详述了如何采用 Lyapunov 方法来研究随机系统定性和定量性质 (例如渐近界和指数稳定性), 系统阐述了 Razumikhin 技术在随机泛函微分方程和中立型方程指数稳定性研究中的应用, 并通过对随机振子、金融随机建模和随机神经网络、种群模型的研究, 说明了随机微分方程的实际应用. 2008 年, 胡适耕、黄乘明和吴付科出版了《随机微分方程》[18], 系统介绍了 Itô 型随机微分方程稳定性等. 2010 年, 王克出版了《随机生物数学模型》[20], 系统研究了随机因素对种群生态模型的影响机理, 极大地推动了我国随机生物数学模型的研究. 2018 年, 季春燕和蒋达清出版了《随机生物模型和传染病模型》[13].

近半个世纪以来, 随机传染病模型一直吸引着众多学者的关注. 随机传染病模型研究无论是基础理论还是研究方法, 相对于确定性传染病模型而言都有较大的差别. 例如, 确定性传染病模型的解稳定, 对应的随机传染病模型的解可能失稳, 反之亦然. 进入 21 世纪, 随机传染病模型研究取得了丰硕成果, 特别是研究了传染病疫情会以多大的概率暴发; 研究了疫情拐点①出现的时间、疫情规模的分布以及与模型参数的关系; 研究了政府干预策略、媒体报道以及接种疫苗、住院治疗等措施对最终疫情规模分布的影响机理等. 这些成果为制定科学可行的传染病防控措施提供了理论依据和数量依据.

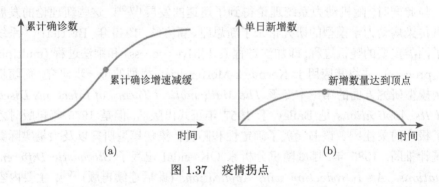

图 1.37   疫情拐点

但是, 任何数学模型都是在一定的简化、假设的基础上, 对实际问题的近似刻画. 数学模型是 "素描" 而非 "照片". 所以, 无论是确定性模型, 还是随机模型, 都有其重要的作用. 到底采用哪种模型刻画特定传染病的传播规律、流行规模, 取决于模型的数学分析结果和数值分析结果对实际疫情数据的拟合效果.

---

① 拐点, 目前在流行病学上没有统一的定义. 南京医科大学彭志行教授综述各方观点, 主要指以下三种情况: (1) 累计确诊病例的增速开始放缓; (2) 新增病例数量趋于平稳, 达到顶点; (3) 疫情由暴发走向缓和 (图 1.37(a)). 此外, 从医院的角度看, 疫情拐点有时也指单日入院患者数小于单日出院患者数的时刻 (图 1.37(b)).

第 2 章 随机微分方程初阶

本章给出随机传染病动力学模型研究中涉及的随机微分方程基础知识, 主要包括概率空间、随机变量、随机过程、Itô 微积分、随机微分方程及其稳定性、Markov 半群、不变测度以及 Fokker-Planck 方程等. 本章前三节内容主要取自 [7,18,206,212], 2.4 节内容主要取自 [221,222,224]. 为了更清楚地理解并应用相关知识, 2.5 节给出了随机 Logistic 种群模型最优收获策略的研究实例[280].

2.1 概率空间与随机过程

2.1.1 概率空间

概率用于度量随机事件发生的可能性, 是一种特殊的测度.

定义 2.1   给定任一非空集合 Ω, $\mathscr{F} \subset 2^{\Omega}$. 若 $\mathscr{F}$ 满足条件:

(1) $\Omega \in \mathscr{F}$;

(2) 若 $F \in \mathscr{F}$, 则 $F^c \in \mathscr{F}$, 这里 $F^c = \Omega \setminus F$, 表示 F 在 Ω 中的余集 (或对立事件);

(3) 若 $A_1, A_2, \cdots \in \mathscr{F}$, 则 $A := \bigcup\limits_{i=1}^{\infty} A_i \in \mathscr{F}$.

称 $\mathscr{F}$ 为 Ω 上的一个 **σ-代数** 或 σ 域, 称 $(\Omega, \mathscr{F})$ 为一个**可测空间**.

若一个函数 $\mathbb{P} : \mathscr{F} \to \overline{\mathbf{R}}_+ = [0, +\infty]$ 满足条件:

(a) $\mathbb{P}(\varnothing) = 0$;

(b) 如果 $A_1, A_2, \cdots \in \mathscr{F}$ 且 $A_i\,(i = 1, \cdots, \infty)$ 互不相交 $\left(\text{即 } A_i \bigcap A_j = \varnothing,\right.$ $\left. i \neq j\right)$, 那么

$$\mathbb{P}\left(\bigcup_{i=1}^{\infty} A_i\right) = \sum_{i=1}^{\infty} \mathbb{P}(A_i).$$

则称 $\mathbb{P}$ 为可测空间 $(\Omega, \mathscr{F})$ 上的一个**测度**. 当 $\mathbb{P}(\Omega) = 1$ 时, $\mathbb{P}$ 为**概率测度** 或简称为**概率**, 同时, 称 $(\Omega, \mathscr{F}, \mathbb{P})$ 为一个**概率空间**. 如果 $\mathscr{F}$ 包括了 Ω 中 $\mathbb{P}$ 外测度为零的所有子集:

$$\mathbb{P}^*(G) := \inf\{\mathbb{P}(F) : F \in \mathscr{F}, G \subset F\} = 0,$$

则称 $(\Omega, \mathscr{F}, \mathbb{P})$ 为**完备概率空间**.

　　所有概率空间都可通过把所有的外测度为零的集加入到 $\mathscr{F}$ 中且相应地延拓 $\mathbb{P}$ 的定义域, 即可得到完备概率空间. 本书总假定所有的概率空间都是完备的.

　　对 Ω 的某一子集 F, 如果 $F \subset \mathscr{F}$, 则称 F 为 $\mathscr{F}$-可测集, 在概率上称之为事件:

$$\mathbb{P}(F) = \text{``事件 } F \text{ 发生的概率''}.$$

特别地, 如果 $\mathbb{P}(F) = 1$, 则称 "F 依概率 1 发生" 或者 "几乎必然" (almost surely, 简记为 a.s.) 发生.

　　给定 Ω 的一个集族 $\mathcal{U}$, 若存在一个包含 $\mathcal{U}$ 的最小的 σ-代数 $\mathcal{H}_{\mathcal{U}}$, 即

$$\mathcal{H}_{\mathcal{U}} = \bigcap \{\mathcal{H} : \mathcal{H} \text{ 为} \Omega \text{上的} \sigma\text{-代数}, \mathcal{U} \subset \mathcal{H}\},$$

则称 $\mathcal{H}_{\mathcal{U}}$ 是由 $\mathcal{U}$ 生成的 σ-代数.

　　例如, $\mathcal{U}$ 是拓扑空间 Ω 上的所有开子集构成的集合 (如 $\Omega = \mathbf{R}^n$), 则 $\mathcal{B} = \mathcal{H}_{\mathcal{U}}$ 包含所有的开子集、所有的闭子集、所有的可数个闭子集的并集及所有的可数个这种并集的交集等, 称 $\mathcal{B}$ 为 Ω 上的 **Borel σ-代数**. 若任意元素 $B \in \mathcal{B}$, 则称 B 为 **Borel 可测集**.

　　给定 $A \in \mathscr{F}$, 设 $\mathbb{P}(A) > 0$, 则可验证

$$\mathbb{P}(\cdot|A) : \mathscr{F} \to [0,1], \quad B \to \mathbb{P}(A \cap B)/\mathbb{P}(A)$$

是 $(\Omega, \mathscr{F})$ 上的一个测度, 称为关于 A 的**条件概率**.

　　若 $\Omega = \bigcup A_n$, A_n 互不相交且 $\mathbb{P}(A_n) > 0, B \in \mathscr{F}$, 则成立:

　　(全概率公式)　$\mathbb{P}(B) = \sum\limits_n \mathbb{P}(A_n)\mathbb{P}(B|A_n)$.

　　(Bayes 公式)　$\mathbb{P}(A_n|B) = \dfrac{\mathbb{P}(B|A_n)\mathbb{P}(A_n)}{\sum\limits_i \mathbb{P}(B|A_i)\mathbb{P}(A_i)}$　(这里要求 $\mathbb{P}(B) > 0$).

　　设 $\{A_t | t \in T\} \subset \mathscr{F}$. 若对任何有限集 $\{t_1, t_2, \cdots, t_n\} \subset T$, 有

$$\mathbb{P}\left(\bigcap A_{t_i}\right) = \prod_i \mathbb{P}(A_{t_i}),$$

则称 $\{A_t\}$ 为**独立事件族**.

　　定理 2.2 (Borel-Cantelli 定理)　设 $\{A_n\} \subset \mathscr{F}$, $A = \bigcap\limits_{k=1}^{\infty} \bigcup\limits_{n=k}^{\infty} A_n$. 若 $\sum \mathbb{P}(A_n) < \infty$, 则 $\mathbb{P}(A) = 0$; 若 $\sum \mathbb{P}(A_n) = \infty$ 且 $\{A_n\}$ 独立, 则 $\mathbb{P}(A) = 1$.

2.1.2 随机变量

随机变量是定义在随机事件集上的函数. 简单地说, 随机变量就是概率空间上的可测函数. 随机变量对于理解随机微分方程理论和方法非常重要, 因为随机积分就是一个随机变量, 而随机微分方程在任何固定时间的解也是随机变量.

设 $(E, \mathscr{B})$ 是可测空间, $\xi : \Omega \to E$ 是可测映射, 约定:

$$\sigma(\xi) = \xi^{-1}\mathscr{B} = \{\xi^{-1}(B) : B \in \mathscr{B}\},$$

则 $\sigma(\xi)$ 必为 Ω 上的 σ-代数, 称为由映射 ξ 生成的 σ-代数. 通常记

$$\{\xi \in B\} := \xi^{-1}(B) = \{\omega \in \Omega : \xi(\omega) \in B\}$$

为将概率用于事件 $\{\xi \in B\}$, 必须 $\{\xi \in B\} \in \mathscr{F}$.

定义 2.3 设集合 $A \subset \Omega$, 如果

$$\mathbf{1}_A(\omega) = \begin{cases} 1, & \omega \in A, \\ 0, & \omega \notin A, \end{cases}$$

则称 $\mathbf{1}_A$ 为**示性函数**(indicator function), 也称为特征函数.

定义 2.4 设 $(E, \mathscr{B})$ 是任一可测空间, $\xi : \Omega \to E$. 若 $\sigma(\xi) \subset \mathscr{F}$, 则称 ξ 为一个 $\mathscr{F}\text{-}\mathscr{B}$ **可测映射**, 或简称为可测映射. 若 ξ 是一个 $\mathscr{F}\text{-}\mathscr{B}$ 可测映射, 则

$$\mathbb{P}_\xi : \mathscr{B} \to [0, 1], \quad B \to \mathbb{P}(\xi \in B)$$

是 $(E, \mathscr{B})$ 上的一个概率测度, 称为由 ξ 从 $\mathbb{P}$ 导出的概率.

定义 2.5 若 E 是一个拓扑空间, $\mathscr{B}$ 是由 E 中的开集族生成的 σ-代数, 则称 $\mathscr{B}$ 为 E 上的 **Borel 集族**, 记作 $\mathscr{B}_E$ 或 $\mathscr{B}(E)$ ($\mathscr{B}(\mathbf{R}^d)$ 简写为 $\mathscr{B}^d$). 若 $\mathscr{B} = \mathscr{B}_E$, $\xi : \Omega \to E$ 是一个 $\mathscr{F}\text{-}\mathscr{B}$ 可测映射, 则称 ξ 为 Ω 上的一个 E **值随机变量**, 称导出概率 $\mathbb{P}_\xi$ 为随机变量 ξ 的**分布**, 并称 $\mathbb{P}_\xi(B)$ ($B \in \mathscr{B}$) 是 ξ 取值于 B 中的概率. 当 $\mathbb{P}_\xi(B) = 1$ 时写作 $\xi \in B$ a.s., 亦即 ξ 是取值于 B 中的随机变量. 若 X 是一个 $\mathbf{R}^d$ 值随机变量, 则称 X 为 d 维随机变量或**随机向量**.

注 2.6 n 维随机变量 X 可以看作随机地分布于 $\mathbf{R}^d$ 中的不定点, 也就是, 对任何 Borel 集 $B \subset \mathbf{R}^d$, x 取值于 B 中的概率 $\mathbb{P}(X \in B)$ 有定义.

注 2.7 在概念上, 随机变量 $X = X(\omega)$ 作为 Ω 上的函数与通常的函数并无不同, 但提出的问题及研究方法却有很大差别. 尤其是, 对于随机变量 X 考虑个别的函数值 $X(\omega)$ 毫无意义, 因而无须关心 X 如何依赖于 ω, 更不必要深究 X 依赖于 ω 的表达式, 唯一值得关心的是 X 以多大的概率取值于给定的 $A \in \mathscr{F}$ 中, 即 X 的概率分布. 刻画 X 的概率分布有以下三种等价方法:

(1) **分布或导出概率** $\mathbb{P}_X$: $\mathbb{P}_X(B) = \mathbb{P}(X \in B)$ $(B \in \mathscr{F}^n)$.

(2) **分布函数** $F_X(\cdot)$: $F_X(x) = \mathbb{P}(X \leqslant x)$, $x \in \mathbf{R}^d$.

(3) **密度函数** $f_X(\cdot)$: 若 $F_X(\cdot)$ 绝对连续, 则存在非负 Borel 可测函数 $f_X(\cdot)$, 使得

$$F_X(x) = \int_{y \leqslant x} f_X(y)\mathrm{d}y,$$

这里, $f_X(\cdot)$ 称为随机变量 X 的密度函数, 且在 $\mathbf{R}^d$ 上几乎处处由 X 唯一确定.

2.1.3 期望与矩

记 L^p 为 p 次可积函数空间. $X \in L^p(\Omega, \mathbf{R}^d)$ 表示 X 是 p 次可积的 d 维随机变量, 也可记为 $X \in L^p$.

定义 2.8 设 $X \in L^1(\Omega, \mathbf{R}^d)$, 如果 $\displaystyle\int_{\Omega} |X(\omega)|\mathrm{d}\mathbb{P}(\omega) < \infty$, 那么称

$$\mathbb{E}[X] := \int_{\Omega} X(\omega)\mathrm{d}\mathbb{P}(\omega) = \int_{\mathbf{R}^d} x\mathrm{d}F_X(x) \tag{2.1.1}$$

为 X 的**期望**. 更一般地, 如果 $f : \mathbf{R}^d \to \mathbf{R}$ 是 Borel 可测的, 且 $\displaystyle\int_{\Omega} |f(X(\omega))|\mathrm{d}\mathbb{P}(\omega) < \infty$, 则

$$\mathbb{E}[f(X)] := \int_{\Omega} f(X(\omega))\mathrm{d}\mathbb{P}(\omega) = \int_{\mathbf{R}^n} f(x)\mathrm{d}F_X(x). \tag{2.1.2}$$

如果两个随机变量 $X, Y : \omega \to \mathbf{R}$ 是独立的, 假设 $\mathbb{E}|X| < \infty$ 及 $\mathbb{E}|Y| < \infty$, 则

$$\mathbb{E}[XY] = \mathbb{E}[X]\,\mathbb{E}[Y].$$

注意到 (2.1.1) 可改写为

$$\mathbb{E}[X] = \frac{1}{\mathbb{P}(\Omega)} \int_{\Omega} X\mathrm{d}\mathbb{P},$$

这表明 $\mathbb{E}[X]$ 是 X 在 Ω 上关于概率 $\mathbb{P}$ 的加权平均, 因而也称 $\mathbb{E}[X]$ 为 X 的 (统计) **均值**.

设 $X = (X_1, X_2, \cdots, X_d)^{\mathrm{T}} \in L^1(\Omega, \mathbf{R}^d)$, 则由 (2.1.1) 可得

$$\mathbb{E}[X] = (\mathbb{E}[X_1], \mathbb{E}[X_2], \cdots, \mathbb{E}[X_d])^{\mathrm{T}} \in \mathbf{R}^d.$$

定义 2.9 设随机变量 X 有分布函数 $F_X(x)$, 任给正整数 k, 如果 $\mathbb{E}|X|^k$ 存在, 则称

$$\alpha_k := \mathbb{E}[X^k] = \int_{-\infty}^{+\infty} x^k \mathrm{d}F_X(x) \tag{2.1.3}$$

为 X 的 k 阶**原点矩** (moment of origin). 对于 $k > 1$, 若 $\mathbb{E}|X|^k$ 存在, 则称

$$\mu_k := \mathbb{E}[X - \mathbb{E}(X)]^k = \int_{-\infty}^{+\infty} (x - \mathbb{E}(X))^k \mathrm{d}F_X(x) \qquad (2.1.4)$$

为 X 的 k 阶**中心矩** (moment of centre).

特别地, 还有下述应用广泛的与随机变量有关的量:

(1) p **阶绝对矩**: 若 $X \in L^p(\Omega, \mathbf{R}^d)$, 则

$$\mathbb{E}|X|^p = \int_\Omega |X|^p \mathrm{d}\mathbb{P};$$

(2) **协方差**: 若 $X, Y \in L^2(\Omega, \mathbf{R}^d)$, 则

$$\mathrm{cov}(X, Y) = \mathbb{E}\left[(X - \mathbb{E}[X])(Y - \mathbb{E}[Y])^{\mathrm{T}}\right];$$

(3) **方差**: 若 $X \in L^2(\Omega, \mathbf{R}^d)$, 则

$$\mathrm{var}(X) = \mathrm{cov}(X, X).$$

显然, 期望与方差分别是一阶原点矩和二阶中心矩. 此外, 矩概念密切联系于 $L^p(\Omega, \mathbf{R}^d)$ 空间. 若 $1 \leqslant p \leqslant \infty$, 则 $L^p(\Omega, \mathbb{R}^n)$ 是 Banach 空间. $\forall X \in L^p(\Omega, \mathbf{R}^d)$, 则 $(\mathbb{E}|X|^p)^{1/p}$ 是 X 的 L^p **范数**. $L^2(\Omega, \mathbf{R}^d)$ 是一个 Hilbert 空间, 其中的内积可表示为期望:

$$\langle X, Y \rangle = \mathbb{E}[X^{\mathrm{T}} Y].$$

定义 2.10 如果 $X : \Omega \to \mathbf{R}^d$ 是一个随机变量, $1 \leqslant p \leqslant \infty$ 是一个常数, 定义 X 上的 L^p-范数为

$$\|X\|_p := \|X\|_{L^p(\mathbb{P})} = \left(\int_\Omega |X(\omega)|^p \mathrm{d}\mathbb{P}(\omega)\right)^{\frac{1}{p}}.$$

特别地, 如果 $p = \infty$, 定义

$$\|X\|_\infty := \|X\|_{L^\infty(\mathbb{P})} = \inf\{N \in \mathbf{R} : |X(\omega)| \leqslant N \text{ a.s.}\}.$$

相应的 L^p-空间定义为

$$L^p(\mathbb{P}) := L^p(\Omega) = \{X : \Omega \to \mathbf{R}^n, \|X\|_p < \infty\}.$$

在该范数定义下, L^p-空间是 Banach 空间即完备赋范空间. 如果 $p = 2$, 空间 $L^2(P)$ 是一个 Hilbert 空间, 即完备内积空间, 其中内积定义为

$$\langle X, Y \rangle_{L^2(\mathbb{P})} := \mathbb{E}[X^{\mathrm{T}} Y], \quad X, Y \in L^2(\mathbb{P}).$$

约定: $L^p(\Omega) = L^p(\Omega, \mathbf{R})$. 若 $X, Y \in L^2(\Omega)$, 则 $\mathrm{cov}\langle X, Y \rangle = 0 \Leftrightarrow X - \mathbb{E}[X]$ 与 $Y - \mathbb{E}[Y]$ 正交, 此时称 X 与 Y **不相关**.

期望与矩的性质大多来自积分学, 下面几个重要的不等式是经常用到的.

(1) **Hölder 不等式**: 若 $1 < p = \dfrac{q}{q-1} < \infty$, $X \in L^p, Y \in L^q$, 则

$$\mathbb{E}|X^{\mathrm{T}}Y| \leqslant (\mathbb{E}|X|^p)^{1/p}(\mathbb{E}|Y|^q)^{1/q}.$$

(2) **Lyapunov 不等式**: 若 $0 < r < s < \infty, X \in L^s$, 则

$$(\mathbb{E}|X|^r)^{1/r} \leqslant (\mathbb{E}|X|^s)^{1/s}.$$

(3) **C_p 不等式**: 若 $X \in L^p, C_p = 1 \ (0 < p \leqslant 1)$ 或 $C_p = n^{p-1} \ (p > 1)$, 则

$$\mathbb{E}\left|\sum_{i=1}^n X_i\right|^p \leqslant C_p \sum_{i=1}^n \mathbb{E}|X_i|^p.$$

(4) **Chebyshev 不等式**: 若 $\varepsilon, p > 0, X \in L^p$, 则

$$\mathbb{P}(|X| \geqslant \varepsilon) \leqslant \varepsilon^{-p}\mathbb{E}|X|^p.$$

下面再给出一个有用的定理, 这涉及 log-Laplace 变换.

定理 2.11[123]　设 X 是一个随机变量, 常数 $\theta_0 > 0$. 假设

$$\mathbb{E}\exp(\theta_0 X) + \mathbb{E}\exp(-\theta_0 X) \leqslant K_1,$$

则 log-Laplace 变换 $\phi(\theta) = \log \mathbb{E}\exp(\theta X)$ 在 $[0, \theta_0/2]$ 上 2 阶可导且

$$\frac{\mathrm{d}\phi}{\mathrm{d}\theta}(0) = \mathbb{E}[X], \quad 0 \leqslant \frac{\mathrm{d}^2\phi}{\mathrm{d}\theta^2} \leqslant K_2,$$

其中, $K_2 > 0$ 且仅依赖于 K_1.

2.1.4　随机过程

定义 2.12　设 T 是一个参数集, $(\Omega, \mathscr{F}, \mathbb{P})$ 是概率空间, $(S, \mathscr{G})$ 是一个可测空间. **随机过程**是一族带参数的随机变量 $X = \{X_t : t \in T\}$. 也就是, 当 $t \in T$ 时, X_t 是一个从 $(\Omega, \mathscr{F}, \mathbb{P})$ 到 $(S, \mathscr{G})$ 的随机变量. 这里, 集合 Ω 称为样本空间, S 是随机过程 X_t 的状态空间.

参数集 T 通常是 $[0, \infty)$, 也可以是区间 $[a, b]$, 或非负整数, 甚至可以是 $\mathbf{R}^d$ 的子集. 对于随机过程, 可以从三种不同的角度去理解.

第一, 如同定义 2.12, 对每个固定的 $t \in T$, $X_t : \Omega \to S$ 是随机变量, 状态空间 S 通常取为 $\mathbf{R}^d$ 或其他空间. 当 $S = \mathbf{R}^d$ 时, X_t 就是一个 n 维随机过程.

第二, 将 X_t 看作一个二元函数:

$$X : T \times \Omega \to S, \quad (t, \omega) \to X_t(\omega).$$

为突出变量 t 与 ω 的平等性, 可将 $X_t(\omega)$ 写作 $X(t, \omega)$. 这是随机分析中很自然的观点, 这里的关键之处是 $X(t, \omega)$ 关于 (t, ω) 是二元可测的.

第三, 与第一条相反, 突出 X_t 对 t 的依赖性, 而将 $\omega \in \Omega$ 视为 "参数". 对每个固定的 $\omega \in \Omega$,

$$X(\omega) : T \to S, \quad t \to X_t(\omega)$$

作为时间 t 的函数, 称为 X_t 的样本轨道 (sample path)、路径或样本函数, 可直观地把 t 当作 "时间", 而每个 ω 可认为单个 "质子" 或 "实验". $X_t(\omega)$ 表示在时刻 t, 质子 (实验) ω 的位置 (或结果), 因此, 它表示了过程实际演进的可能道路. 为突出 X 是 t 的函数, 常将 X_t 写作 $X(t)$, 可简单视作 "时间" 函数, 它与普通函数的区别只是 "机会" ω 的不确定性, 也就是, $X(t) = X(t, \omega)$ 并不能完全由时间 t 确定.

定义 2.13 设 $X(t, \omega)$ 是 $t \geqslant t_0$ 时的随机过程. 任给 $\varepsilon > 0, \delta > 0$, 存在 $T > 0$, 使得当 $t > T$ 时,

$$\mathbb{P}\left\{\left|\frac{1}{t}\int_{t_0}^{t+t_0} X(s, \omega)\mathrm{d}s - \frac{1}{t}\int_{t_0}^{t+t_0} \mathbb{E}\,X(s, \omega)\mathrm{d}s\right| > \delta\right\} < \varepsilon,$$

则称随机过程 $X(t, \omega)$ 服从**大数定律** (law of large numbers). 如果

$$\mathbb{P}\left\{\lim_{t\to\infty}\left|\frac{1}{t}\int_{t_0}^{t+t_0} X(s, \omega)\mathrm{d}s - \frac{1}{t}\int_{t_0}^{t+t_0} \mathbb{E}\,X(s, \omega)\mathrm{d}s\right| = 0\right\} = 1,$$

则称随机过程 $X(t, \omega)$ 服从**强大数定律** (strong law of large numbers).

大数定律是指在随机试验中, 每次出现的结果不同, 但是大量重复试验出现的结果的平均值却几乎总是接近于某个确定的值. 其原因是, 在大量的观察试验中, 个别的、偶然的因素影响而产生的差异将会相互抵消, 从而使现象的必然规律性显示出来.

(1) **Chebyshev 大数定律**.

设 $x_1, x_2, \cdots$ 是一列两两相互独立的随机变量, 服从同一分布, 且存在有限的

数学期望 a 和方差 σ^2, 则对任意小的正数 ε, 有

$$\lim_{n\to\infty} \mathbb{P}\left(\left|\frac{\sum\limits_{i=1}^{n} x_i}{n} - a\right| < \varepsilon\right) = 1.$$

该定律的含义是: 当 n 很大, 服从同一分布的随机变量 $x_1, x_2, \cdots, x_n$ 的算术平均数 $\sum x_i / n$ 将依概率接近于这些随机变量的数学期望. 将该定律应用于抽样调查, 就会有如下结论: 随着样本容量 n 的增加, 样本平均数将接近于总体平均数. 从而为统计推断中依据样本平均数估计总体平均数提供了理论依据.

(2) **Bernoulli 大数定律**.

设 μ_n 是 n 次独立试验中事件 A 发生的次数, 且事件 A 在每次试验中发生的概率为 p, 则对任意正数 ε, 有

$$\lim_{n\to\infty} \mathbb{P}\left(\left|\frac{\mu_n}{n} - p\right| < \varepsilon\right) = 1.$$

该定理是 Chebyshev 大数定律的特例. 其含义是: 当 n 足够大时, 事件 A 出现的频率将几乎接近于其发生的概率, 即频率的稳定性. 在抽样调查中, 用样本成数 (指样本中满足某个条件的样本数与样本总数的比) 去估计总体成数, 其理论依据即在于此.

定义 2.14 任给 $(s,t) \in \mathbf{R}^d \times [0,\infty)$, 都有

$$\mathbb{P}(\tau = \infty) = 1,$$

则称随机过程 $X(t)$ 是**正则的** (regular). 这里 $\mathbf{R}^d \times [0,\infty)$ 称为 $X(t)$ 的相空间.

定义 2.15 随机过程被称为 (严格) **平稳**, 如果所有有限维分布在时间平移下不变. 即 $\forall k \in \mathbf{N}_+, \forall t_i \in T = \mathbf{Z}_+$ (离散) 或 $\mathbf{R}_+$ (连续), 对于任意 s 使得 $s + t_i \in T$, 分布 $(X(t_1), X(t_2), \cdots, X(t_k))$ 与 $(X(s+t_1), X(s+t_2), \cdots, X(s+t_k))$ 相同. 换句话说, $\forall s \in T$, 有

$$\mathbb{P}(X_{t_1+s} \in A_1, X_{t_2+s} \in A_2, \cdots, X_{t_k+s} \in A_k)$$
$$= \mathbb{P}(X_{t_1} \in A_1, X_{t_2} \in A_2, \cdots, X_{t_k} \in A_k).$$

处理随机过程的一个基本方法是将所考虑的过程与一族随机时间扩大的信息集联系起来, 信息集界定为一定的 σ-代数.

定义 2.16 设 $T = \mathbf{R}_+$ 或 $\mathbf{Z}_+$, $\{\mathscr{F}_t | t \in T\}$ 是 $\mathscr{F}$ 的一族子 σ-代数, 当 $s < t$ 时, $\mathscr{F}_s \subset \mathscr{F}_t$, 则称 $\{\mathscr{F}_t | t \in T\}$ 为概率空间 $(\Omega, \mathscr{F}, \mathbb{P})$ 上的一个 σ-**代数流**[①], 通常简写为 $\{\mathscr{F}_t\}$ 或 $\mathscr{F}_t$. 若 $\mathscr{F}_t = \bigcap\limits_{s>t} \mathscr{F}_s \, (\forall t \in T)$, 则称 $\{\mathscr{F}_t\}$ **右连续**. 若 $\mathscr{F}_t$ 右连续且 $\mathscr{F}_0$ 包含所有零概集, 则称 $\{\mathscr{F}_t\}$ 满足**通常条件**.

直观上, 可以将 $\mathscr{F}_t$ 理解为到时间 t 为止所有可能利用的信息之集, 或称为 "t 前信息集", 这种信息随时间推进而逐步展开, 因此 $\mathscr{F}_t$ 随 t 增大而扩大. 例如, 任何随机过程 $X_t \, (t \in T)$ 都伴随着一族逐渐扩大的信息集

$$\mathscr{F}_t^X := \sigma(X_s, t \geqslant s \in T), \quad t \in T. \tag{2.1.5}$$

今后称 $\{\mathscr{F}_t^X : t \in T\}$ 为过程 X_t 生成的 σ-代数流.

定义 2.17 若随机过程 X_t 满足 $\sigma(X_t) \subset \mathscr{F}_t \, (\Leftrightarrow \mathscr{F}_t^X \subset \mathscr{F}_t)$, 则称 X_t 为 $\mathscr{F}_t$ 适应过程, 简称为**适应过程**.

本书中总假设 σ-代数流 $\{\mathscr{F}_t\}$ 满足通常条件, 而涉及的随机过程是 $\mathscr{F}_t$ 适应的.

σ-代数流 $\{\mathscr{F}_t\}$ 可产生一个**条件期望算子族** $\mathbb{E}(\cdot | \mathscr{F}_t) \, (t \in T)$. 为简单起见, 记作 $\mathbb{E}_t$, 即 $\mathbb{E}_t[X] = \mathbb{E}[X | \mathscr{F}_t]$, 可解释为 "到 t 时刻为止已知信息条件下的期望".

算子 $\mathbb{E}_t$ 具有如下性质:

(1) $\mathbb{E}[\mathbb{E}_t[X]] = \mathbb{E}[X]$;

(2) $\sigma(X) \subset \mathscr{F}_t \Rightarrow \mathbb{E}_t[XY] = X \mathbb{E}_t[Y]$;

(3) $\mathbb{E}_t \mathbb{E}_s[X] = \mathbb{E}_s[X] = \mathbb{E}_s \mathbb{E}_t[X]$, $s < t$;

(4) $\mathbb{E}_t[X] = \begin{cases} X, & \sigma(X) \subset \mathscr{F}_t, \\ \mathbb{E}[X], & \sigma(X) \text{ 与 } \mathscr{F}_t \text{ 独立}. \end{cases}$

随机过程 X_t 通常关联着一些随机时间, 例如, X_t 成为 0 的时间、超出某个界限的时间等. 一般地, 任给 Borel 集 B, 则

$$\tau := \inf\{t \in T : X_t \in B\} \tag{2.1.6}$$

是一个随机时间, 可看作 X_t 进入 B 的**首达时间** (或等价地, 逸出 B^c 的**首出时间**).

定义 2.18 若某个函数 $\tau : \Omega \to T \cup \{\infty\}$ 满足条件

$$\{\tau \leqslant t\} \in \mathscr{F}_t, \quad \forall t \in T, \tag{2.1.7}$$

则称 τ 为一个**停时** (stop-time) 或 $\mathscr{F}_t$ 停时.

[①] σ-代数流也称作 "滤子" (filtration). 对于固定的 t, $\mathscr{F}_t$ 是 σ-代数, 故本书采用 σ-代数流.

容许 τ 取 ∞ 是必要的. 例如, 若 τ 依 (2.1.6), 则 $\tau = \infty \Leftrightarrow X_t \in B \ (\forall t \in T)$. 直观上, 条件 (2.1.7) 意味着, 要判断条件 $\tau \leqslant t$, 仅用已知的 "t 前信息" 就够了.

若 τ 是一个停时, 则可验证

$$\mathscr{F}_\tau := \{A \in \mathscr{F} : A \cap \{\tau \leqslant t\} \in \mathscr{F}_t \ (t \in T)\} \tag{2.1.8}$$

是 $\mathscr{F}$ 的一个 σ-代数流, 可将它看作是 "t 前信息" 之集.

任给函数 $\varphi : T \to \mathbf{R}^d$ 与停时 τ, 总约定:

$$\varphi(t) = \begin{cases} \varphi(\tau), & t < \infty, \\ 0, & t = \infty. \end{cases}$$

基于此, 当 X_t 是 d 维随机过程时, X_τ 有意义. 此外, 凡适用于确定时间 t 的命题通常也适用于随机时间 τ. 这一重要事实为停时概念的有效利用开辟了道路.

在随机过程中, 收敛性是一个重要的问题. 下面以随机序列 $\{X_n\}$ 为例给出常用的收敛概念, 当 $t \to \infty$ 或 $t \to t_0$ 时 X_t 的收敛性与此相仿.

设 X_n, X 均为 d 维随机变量, 则 $X_n \to X \, (n \to \infty)$ 至少有以下四种不同解释.

(1) **a.s. 收敛**: $X_n \to X$ a.s. $\Leftrightarrow \mathbb{P}(\omega : X_n(\omega) \to X(\omega)) = 1$. a.s. 收敛就是实分析中的几乎处处收敛.

(2) L^p **收敛**: $X_n \xrightarrow{L^p} X \Leftrightarrow \mathbb{E}|X_n - X|^p \to 0$. 当 $p \geqslant 1$ 时, L^p 收敛就是 Banach 空间 $L^p(\Omega, \mathbf{R}^d)$ 中的范数收敛, 也称为 p 次平均收敛或 p 阶矩收敛. L^2 收敛也称为**均方收敛**, 且记为

$$X_n \xrightarrow{L^2} X \Leftrightarrow X_n \xrightarrow{\text{m.s.}} X.$$

这里, m.s. 即 mean square (均方).

(3) **依概率收敛**: $X_n \xrightarrow{\mathbb{P}} X \Leftrightarrow \forall \varepsilon > 0, \mathbb{P}(|X_n - X| \geqslant \varepsilon) \to 0$. 依概率测度 $\mathbb{P}$ 收敛也称为**随机收敛**. 有时候, $\xrightarrow{\mathbb{P}}$ 也记为 $(\mathbb{P}) \lim$.

(4) **依分布收敛**: $X_n \xrightarrow{d} X \Leftrightarrow$ 在 $F_X(\cdot)$ 的连续点 x 处有 $F_{X_n}(x) \to F_X(x)$. 依分布收敛是特殊的, 可刻画为

$$X_n \xrightarrow{d} X \Leftrightarrow \forall g \in C_b(\mathbf{R}) : \mathbb{E}\,[g(X_n)] \to \mathbb{E}\,[g(X)],$$

其中 $C_b(\mathbf{R})$ 表示 $\mathbf{R}$ 上的有界连续函数集 (图 2.1).

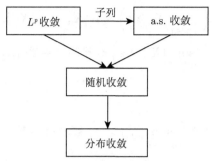

图 2.1   四种收敛性的关系图

设 T 是实区间, $\{X_t|t \in T\}$ 是 d 维随机过程. 上述每种收敛性均可用到极限 $\lim\limits_{t \to t_0} X(t)$, 且界定出相应的连续性. 例如, 若 $t \to t_0$ 时 $X(t) \xrightarrow{L^p} X(t_0)$, 则称 $X(t)$ 在 t_0 处 p 阶矩连续或 L^p 连续; 二阶矩连续也称为均方连续. 若 $t \to t_0$ 时 $X(t) \xrightarrow{\mathbb{P}} X(t_0)$, 则称 $X(t)$ 在 t_0 处随机连续.

2.1.5 鞅

设参数集 $T = [t_0, b] \subset \mathbf{R}_+$ 或 $T = \mathbf{Z}_+$, 随机过程 $X_t, Y_t \, (t \in T)$ 等都是 $\mathscr{F}_t$ 适应的可积过程. 凡涉及条件期望的等式或者不等式都是在几乎必然意义下成立.

定义 2.19   当 $t < s \, (t, s \in T)$ 时, 如果 $\mathbb{E}_t[X_s] = X_t$, 则称 X_t 为鞅 (martingale). 如果 $\mathbb{E}_t[X_s] \leqslant X_t$ (或 $\mathbb{E}_t[X_s] \geqslant X_t$), 则称 X_t 为上鞅 (或下鞅).

显然, X_t 是鞅 $\Leftrightarrow$ X_t 同时是上鞅与下鞅; X_t 是上鞅 $\Leftrightarrow$ $-X_t$ 是下鞅. 若 X_t 是上鞅, 即当 $t < s \, (t, s \in T)$ 时 $\mathbb{E}[X_t] \geqslant \mathbb{E}[X_s]$, 这意味着 $\mathbb{E}[X_t]$ 对 t 单调递减. 类似地, 若 X_t 是下鞅, 则 $\mathbb{E}[X_t]$ 对 t 单调递增; 若 X_t 是鞅, 则 $\mathbb{E}[X_t] \equiv \mathrm{C}$. 由此可见, 上鞅与下鞅呈现出单调变化趋势, 因此它们必定服从很强的统计规律, 这正是 "鞅" 具有重要价值的原因.

鞅的主要优势之一是鞅不等式. 对于随机积分及随机微分方程解的估计, 鞅不等式将是主要依据之一.

定理 2.20   设 $\varepsilon > 0, p \geqslant 1, \{X_t : a \leqslant t \leqslant b\}$ 是可积过程.

(1) **极大不等式**: 若 X_t 是下鞅, 则

$$\mathbb{P}\bigg(\sup_{a \leqslant t \leqslant b} X_t \geqslant \varepsilon\bigg) \leqslant \varepsilon^{-1}\mathbb{E}\left[X_b^+\right],$$

$$\mathbb{P}\bigg(\sup_{a \leqslant t \leqslant b} X_t \geqslant \varepsilon\bigg) \leqslant \varepsilon^{-p}\mathbb{E}\left[X_b^p\right], \quad X_t \geqslant 0.$$

若 X_t 是上鞅, 则

$$\varepsilon \mathbb{P}\Big(\sup_{a \leqslant t \leqslant b} X_t \geqslant \varepsilon \Big) \leqslant \mathbb{E}\left[X_a\right] + \mathbb{E}\left[X_b^-\right],$$

$$\varepsilon \mathbb{P}\Big(\sup_{a \leqslant t \leqslant b} |X_t| \geqslant \varepsilon \Big) \leqslant \mathbb{E}\left[X_a\right] + 2\mathbb{E}\left[X_b^-\right].$$

若 X_t 是 $\mathbf{R}^d$ 值鞅, 则

$$\mathbb{P}\Big(\sup_{a \leqslant t \leqslant b} |X_t| \geqslant \varepsilon \Big) \leqslant \varepsilon^{-p} |X_t|^p. \tag{2.1.9}$$

(2) **Doob 不等式**: 设 $p > 1$, X_t 是 p 次可积的非负下鞅, 则

$$\mathbb{E}\left[\Big| \sup_{a \leqslant t \leqslant b} X_t \Big|^p\right] \leqslant \left(\frac{p}{p-1}\right)^p \mathbb{E}\left[X_b^p\right].$$

若 X_t 是 p 次可积的 $\mathbf{R}^d$ 值鞅, 则

$$\mathbb{E}\left[\sup_{a \leqslant t \leqslant b} |X_t|^p\right] \leqslant \left(\frac{p}{p-1}\right)^p \mathbb{E}\left[\,|X_b|^p\right].$$

定理 2.21　设 $\{X_t : t \in \mathbf{R}_+\}$ 是右连续的可积适应过程.

(1) (a.s. 收敛性)　若 X_t 是上鞅, $\sup \mathbb{E}[X_t^-] < \infty$ (或 X_t 是下鞅, $\sup \mathbb{E}[X_t^+] < \infty$), 则当 $t \to \infty$ 时 $X_t \to X_\infty$ a.s. 且 $X_\infty \in L^1$.

(2) (L^1 收敛性)　若 X_t 是上鞅 (或下鞅), 则当 $t \to \infty$ 时 $X_t \xrightarrow{L^1} X_\infty \Leftrightarrow X_t$ 一致可积, 即 $\lim\limits_{a \to \infty} \sup\limits_{t \geqslant 0} \int_{|X_t| \geqslant a} |X_t| \mathrm{d}\mathbb{P} = 0$; 当 $X_t \xrightarrow{L^1} X_\infty$ 时 $X_t \to X_\infty$, a.s..

(3) (依 L^1 收敛与 a.s. 收敛)　设 $X \in L^1(\Omega, \mathbf{R}^d)$, 则当 $t \to \infty$ 时 $\mathbb{E}_t[X] \to \mathbb{E}[X|\mathscr{F}_\infty]$.

若 $\{X_t | t \in \mathbf{R}_+\}$ 是一个平方可积的连续鞅, 则存在唯一连续、可积且适应的增过程 Y_t, 使得 $X_t^2 - Y_t$ 是连续鞅且 $X_0^2 - Y_0 = 0$, 称这样的 Y_t 为 X_t 的**平方变差过程** (quadratic variation process), 记作 $\langle X, X \rangle_t$ 或 $\langle X(t), X(t) \rangle$.

设 $\{X_t : t \in \mathbf{R}_+\}$ 是右连续的适应过程, 若存在停时序列 $\{\tau_n\}$, $\tau_n \to \infty$, a.s. 使得 $X_{t \wedge \tau_n} - X_0$ 是鞅, 则称 X_t 为**局部鞅**. 鞅必为局部鞅, 因此局部鞅是鞅的推广. 若 X_t 是连续的局部鞅, 则存在唯一有界变差的连续适应过程 $\langle X, X \rangle_t$, 使得 $X_t^2 - \langle X, X \rangle_t$ 是连续局部鞅, 且 $X_0^2 - \langle X, X \rangle_0 = 0$.

利用变差过程的概念可得如下结果.

定理 2.22 (鞅的强大数定律[185])　设 X_t 是实值连续局部鞅, $X_0 = 0$.

(1) 若 $\lim\limits_{t \to \infty} \langle X, X \rangle_t = \infty$, a.s., 则 $\lim\limits_{t \to \infty} \dfrac{X_t}{\langle X, X \rangle_t} = 0$, a.s.;

(2) 若 $\limsup\limits_{t\to\infty}\dfrac{\langle X,X\rangle_t}{t}<\infty$, a.s., 则 $\lim\limits_{t\to\infty}\dfrac{X_t}{t}=0$, a.s..

更一般地, 如果 $A=\{A_t\}_{t\geqslant0}$ 是一个连续适应增长过程, 使得

$$\lim_{t\to\infty}A_t=\infty, \quad 且 \quad \int_0^\infty\frac{\mathrm{d}\langle X,X\rangle_t}{(1+A_t)^2}<\infty \quad \text{a.s.},$$

那么

$$\lim_{t\to\infty}\frac{X_t}{A_t}=0 \quad \text{a.s..}$$

定理 2.23 (局部鞅的收敛定理[185]) 设 $\{A_t\}_{t\geqslant0}$ 和 $\{U_t\}_{t\geqslant0}$ 是两个连续自适应递增过程, 且 $A_0=U_0=0$ a.s.. 假设 $\{M_t\}_{t\geqslant0}$ 是一个实值连续局部鞅且 $M_0=0$ a.s.. 设 ξ 是一个非负的 $\mathscr{F}_0$ 可测随机变量. 当 $t\geqslant0$ 时定义

$$X_t=\xi+A_t-U_t+M_t.$$

如果 X_t 非负, 则

$$\left\{\lim_{t\to\infty}A_t<\infty\right\}\subset\left\{\lim_{t\to\infty}X_t存在且有限\right\}\cap\left\{\lim_{t\to\infty}U_t<\infty\right\} \quad \text{a.s.,}$$

其中, $B\subset D$ a.s., 意为 $\mathbb{P}(B\cap D^c)=0$. 特别地, 若 $\lim\limits_{t\to\infty}A_t<\infty$ a.s., 则对于几乎所有的 $\omega\in\Omega$,

$$\lim_{t\to\infty}X_t(\omega)存在且有限, \quad \lim_{t\to\infty}U_t(\omega)<\infty.$$

2.1.6 Markov 过程和 Brown 运动

随机微分方程的解是 Markov (马尔可夫[①]) 过程, 这就决定了 Markov 过程在随机微分方程理论中的重要性.

设 $x_0,\xi_1,\cdots,\xi_n$ 是 $\mathbf{R}^d$ 上的随机变量, 定义新的随机变量

$$x_{n+1}-x_n=a_{n+1}(x_n)+\sigma_{n+1}(x_n)\xi_{n+1} \quad (n=1,2,\cdots), \tag{2.1.10}$$

这里, 向量 $a_n(x)$ 和矩阵 $\sigma_n(x)$ 是 $\mathbf{R}^d$ 上的 $\mathscr{B}$-可测函数 ($\mathscr{B}$ 定义了 $\mathbf{R}^d$ 上的 Borel 集的 σ-代数).

一般情况下, 当 $x_0,\xi_1,\cdots,\xi_n$ 的联合分布是任意的, 给定 x_n 的条件分布 x_{n+1} 与给定 $x_0,x_1,\cdots,x_n$ 的条件分布 x_{n+1} 不同. 在这个意义上, 序列 $x_0,x_1,\cdots,x_n$

---

① 安德雷·马尔可夫 (1856.6.14—1922.7.20), 俄国数学家. 1874 年考入圣彼得堡大学, 师从俄罗斯数学家帕夫努季·切比雪夫, 毕业后留校任教, 研究数论和概率论. 马尔可夫首次提出了马尔可夫链并对其收敛性质进行了系统研究, 把概率论推进到现代化的门槛, 也是随机过程理论的开拓者.

可称为具有后效 (after-effect) 的随机过程. 但是, 如果 $x_0, \xi_1, \cdots, \xi_n$ 是独立的, 那么容易验证对于任意 $A \subset \mathscr{B}, k > 0$, 有

$$\mathbb{P}\{x_{n+k} \in A | x_0, x_1, \cdots, x_n\} = \mathbb{P}\{x_{n+k} \in A | x_n\} \quad \text{a.s..} \tag{2.1.11}$$

直观地说, (2.1.11) 意味着预测序列 $x_{n+1}, x_{n+2}, \cdots$ 的行为, 即当 $k < n$ 时, 如果过程的整个 "历史" 已知时, 则 x_n 保持不变. 换句话说, 当现在是固定的 (过去没有后效性) 时, 过去对未来没有影响.

定义 2.24   当 $A \subset \mathscr{B}$ 时, 称满足 (2.1.11) 的序列 $x_0, x_1, \cdots, x_n, \cdots$ 为 **Markov 链**.

假设 $P_n(x, A)$ 定义了随机变量 $x + a_n(x) + \sigma_n(x)\xi_n$ 的分布, 则对于任意 $A \subset \mathscr{B}$, 有

$$\mathbb{P}\{x_n \in A | x_{n-1}\} = P_n(x_{n-1}, A) \quad \text{a.s..} \tag{2.1.12}$$

显然, $P_n(x, A)$ 是 x 的 Borel 可测函数.

可以证明, 对于每一个 Markov 链, 都存在一个函数 $P_n(x, A)$, 它是 x 的 $\mathscr{B}$-可测函数, 并且对于每一个固定的 n, x, 测度满足条件 (2.1.12). 该函数是在时间 n 从 x 到 A 的一步转移概率. 此外, 这一函数可推广到从 k 时的 x 到 n 时的 A 的转移概率, 即满足关系式:

$$P(k, x, n, A) = \mathbb{P}\{x_n \in A | x_k = x\} \quad \text{a.s..} \tag{2.1.13}$$

显然, $P_n(x, A) = P(n, x, n+1, A)$.

定义 2.25   若 d 维适应过程 $\{X_t : t \in \mathbf{R}_+\}$ 满足

$$\mathbb{P}\{X(t, \omega) \in B | \mathscr{F}_s\} = \mathbb{P}\{X(t, \omega) \in B | X(s, \omega)\}, \quad 0 \leqslant s < t, \quad B \in \mathscr{B}^d, \tag{2.1.14}$$

则称 X_t 为一个 **Markov 过程**. 这里, $\mathscr{F}_s$ 是由下述事件生成的 σ-代数:

$$\{X(u, \omega) \in B\} \quad (u \leqslant s, B \subset \mathscr{B}^d).$$

Markov 性质 (2.1.14) 有多种等价形式, 例如

$$\mathbb{E}[\varphi(X_t) | \mathscr{F}_s] = \mathbb{E}[\varphi(X_t) | X_s], \quad 0 \leqslant s < t, \tag{2.1.15}$$

其中, $\varphi(\cdot)$ 取遍 $\mathbf{R}^d$ 上的有界 Borel 可测函数. 当取 $\varphi = \mathbf{1}_B (B \in \mathscr{B}^d)$ 时, 则由 (2.1.15) 可得出 (2.1.14).

直观上, X_t 是 Markov 过程意味着在给定当前状态 X_s 的条件下, 系统的未来状态 $X_t (t > s)$ 与系统的过去状态 $X_r (r < s)$ 无关.

若对任何有界 Borel 可测函数 $\varphi : \mathbf{R}^d \to \mathbf{R}$ 与任何有限停时 τ, 均有

$$\mathbb{E}\left[\varphi(X_{\tau+t})|\mathscr{F}_\tau\right] = \mathbb{E}\left[\varphi(X_{\tau+t})|X_\tau\right], \quad t \geqslant 0, \tag{2.1.16}$$

则称 X_t 为**强 Markov 过程**.

可以证明, 存在一个函数 $\mathbb{P}(s,x,t,B)$ $(0 \leqslant s \leqslant t, x \in \mathbf{R}^d, A \subset \mathscr{B})$, 对于每个固定的 s,t,B, 其关于 x 是 $\mathscr{B}$-可测的, 并且构成了集合 B 的一个可测函数, 且满足

$$\mathbb{P}\{X(t,\omega) \in B\,|\,X(s,\omega)\} = \mathbb{P}\{s, X(t,\omega), t, B\} \quad \text{a.s..}$$

我们还可以证明, 对于所有的除可能来自集合 A 使得 $\mathbb{P}\{x(t,\omega) \in A = 0\}$ 中的 x 之外, 其余 x 均满足 Chapman-Kolmogorov 方程:

$$\mathbb{P}(s,x,t,B) = \int_{\mathbf{R}^d} \mathbb{P}(r,y,t,B)\mathbb{P}(s,x,r,\mathrm{d}y). \tag{2.1.17}$$

函数 $\mathbb{P}(s,x,t,B)$ 表示从点 x (s 时刻所处位置) 到 B (t 时刻所处位置) 的 (转移) 概率, 称为 Markov 过程的**转移概率函数**. 通常总假设对于所有的 $x \in \mathbf{R}^d$, (2.1.17) 总是成立的, 否则, $\mathbb{P}(s,x,s,\mathbf{R}^d \setminus x) = 0$.

以下设 X_t 是给定的 d 维 Markov 过程. 对 $0 \leqslant s < t < \infty, x,y \in \mathbf{R}^d, B \in \mathscr{B}^d$, 称

$$F(s,x,t,y) = \mathbb{P}(X_i \leqslant y|X_s = x)$$

为 X_t 的**转移分布函数**. 如果 $F(s,x,t,y)$ 作为 y 的函数绝对连续, 则密度函数 $f(s,x,t,y)$ 存在, 称为**转移密度函数**, 并且满足如下 Chapman-Kolmogorov 方程:

$$F(s,x,t,y) = \int_{\mathbf{R}^d} F(r,z,t,y)\mathrm{d}_z F(s,x,r,z),$$
$$f(s,x,t,y) = \int_{\mathbf{R}^d} f(r,z,t,y)f(s,x,r,z)\mathrm{d}z,$$

其中, $0 \leqslant s \leqslant t < \infty, x,y \in \mathbf{R}^d, B \in \mathscr{B}$, $\mathbb{P}(s,x,r,\mathrm{d}z)$ 表示对 $\mathbb{P}(s,x,r,\cdot)$ 的积分.

若 $\forall r \geqslant 0$, $\mathbb{P}(s+r,x,t+r,B) = \mathbb{P}(s,x,t,B)$, 则称 X_t 为**时齐 Markov 过程** (time-homogeneous Markov process, 也译为**齐次 Markov 过程**). 简单地说, 时齐 Markov 过程就是转移概率函数 $\mathbb{P}(s,x,t+s,B)$ 不依赖于时间 s.

对于时齐 Markov 过程 X_t, 约定

$$\mathbb{E}_{s,x}\varphi(X_t) = \mathbb{E}\left[\varphi(X_t)|X_s = x\right].$$

若对任何有界连续函数 $\varphi : \mathbf{R}^d \to \mathbf{R}$, 当 $t > 0$ 时, $\mathbb{E}_{s,x}\varphi(X_{s+t})$ 是 (s,x) 的连续函数, 则称 Markov 过程 X_t 具有 **Feller 性质**. 若一个右连续的 Markov 过程具有 Feller 性质, 则必为强 Markov 过程.

定义 2.26   设 X_t 是 **R** 上的 Markov 过程, 具有转移函数 $\mathbb{P}(\Gamma, t|x, s)$. 如果下述条件满足:

(1) 对任意 x, 任给 $\varepsilon > 0$, 当 $s < t$ 时,

$$\int_{|y-x|\geqslant\varepsilon} \mathbb{P}(\mathrm{d}y, t|x, s) = o(t-s) \tag{2.1.18}$$

一致成立.

(2) 存在函数 $b(x, s)$, 使得对任意 x 以及任给 $\varepsilon > 0$, 当 $s < t$ 时,

$$\int_{|y-x|\geqslant\varepsilon} \mathbb{P}(\mathrm{d}y, t|x, s) = b(x, s)(t-s) + o(t-s) \tag{2.1.19}$$

一致成立.

(3) 存在函数 $\Sigma(x, s)$, 使得对任意 x 以及任给 $\varepsilon > 0$, 当 $s < t$ 时,

$$\int_{|y-x|\geqslant\varepsilon} \mathbb{P}(\mathrm{d}y, t|x, s) = \Sigma(x, s)(t-s) + o(t-s) \tag{2.1.20}$$

一致成立.

则称 X_t 为**扩散过程**. $b(x, t)$ 和 $\Sigma(x, t)$ 分别称为**漂移系数**和**扩散系数**. 若 X_t 为齐次扩散过程, 则 $b(x, t)$ 和 $\Sigma(x, t)$ 与 t 无关.

在定义 2.26 中, 设 X_t 表示一运动质点在 **R** 中的位置. 式 (2.1.18) 表示, $\forall \varepsilon > 0$, 在充分短的时间内, 质点不可能从点 x 移出圆 $B_\varepsilon(x) (= \{y \in \mathbf{R} : |y-x| < \varepsilon\})$ 外, 这反映了运动的非暴发性. 注意到, 当 ε 适当大时, 式 (2.1.19) 的积分可代之以 **R** 上的积分, 于是可得漂移系数

$$b(x, s) = \lim_{t\to s} \mathbb{E}\left[\frac{X_t - X_s}{t-s} \middle| X_s = x\right],$$

这表明 $b(x, s)$ 是质点在时刻 s 从点 x 移开的平均速度. 类似地, 可得扩散系数为

$$\Sigma(x, s) = \lim_{t\to s} \mathbb{E}\left[\frac{|X_t - X_s|^2}{t-s} \middle| X_s = x\right].$$

注 2.27   对于高维扩散过程而言, 假设 X_t 是 $\mathbf{R}^d$ 上的 Markov 过程, 任给 $\varepsilon > 0$, 有

$$\mathbf{b}(x, s) = \lim_{t\to s} \frac{1}{t-s} \int_{|y-x|<\varepsilon} (y-x)\mathbb{P}(\mathrm{d}y, t|x, s),$$

$$\boldsymbol{\Sigma}(x,s) = \lim_{t \to s} \frac{1}{t-s} \int_{|y-x|<\varepsilon} (y-x) \otimes (y-x) \mathbb{P}(\mathrm{d}y,t|x,s).$$

漂移系数 $\mathbf{b}(x,s)$ 是一个 d 维向量, 扩散系数 $\boldsymbol{\Sigma}(x,s)$ 是一个 $d \times d$ 非负对称矩阵. 这里, $\otimes$ 表示 Kronecker (克罗内克) 积[①].

d 维扩散过程的生成元为

$$\mathscr{L} := \sum_{j=1}^{d} b_j(x,s) \frac{\partial}{\partial x_j} + \frac{1}{2} \sum_{i,j=1}^{d} \Sigma_{ij}(x,s) \frac{\partial^2}{\partial x_i \partial x_j}. \tag{2.1.21}$$

假设扩散过程的一阶矩和二阶矩存在, 我们可以将上述漂移系数和扩散系数的计算公式写为

$$\mathbf{b}(x,s) = \lim_{t \to s} \mathbb{E}\left[\frac{X_t - X_s}{t-s} \,\middle|\, X_s = x \right],$$

$$\boldsymbol{\Sigma}(x,s) = \lim_{t \to s} \mathbb{E}\left[\frac{(X_t - X_s) \otimes (X_t - X_s)}{t-s} \,\middle|\, X_s = x \right].$$

定义 2.28 任给 $\mu = (\mu_1, \mu_2, \cdots, \mu_m)^{\mathrm{T}}$ 与正定矩阵 $\Sigma = (\sigma_{kl}) \in \mathbf{R}^{m \times m}$, 令

$$f(x) = \frac{1}{(2\pi)^{m/2} \sqrt{\det \Sigma}} \exp\left(-\frac{(x-\mu)^{\mathrm{T}} \Sigma^{-1} (x-\mu)}{2} \right), \quad x \in \mathbf{R}^m,$$

则 $f(x) > 0$, 且 $\displaystyle\int_{\mathbf{R}^m} f(x)\mathrm{d}x = 1$. 若 m 维随机变量 $X = (X_1, X_2, \cdots, X_m)^{\mathrm{T}}$ 以 $f(x)$ 为其密度函数, 则称 X 为 m 维正态变量, 或称 X 服从 m 维**正态分布**, 记作 $X \sim \mathbb{N}(\mu, \Sigma)$. 特别地, 当 $X \sim \mathbb{N}(\mu, \mathbb{I})$ 时, 称 X 服从 m 维**标准正态分布**.

定义 2.29 设 $\{w_t : t \in \mathbf{R}_+\}$ 是 m 维 $\mathscr{F}_t$ 适应过程, 且满足以下条件:

(1) $w_0 = 0$ a.s..

(2) (正态性) 若 $0 \leqslant t < \infty$, 则 $w_t - w_s \sim \mathbb{N}(0, (t-s)\Sigma)$, 其中, $\Sigma = (\delta_{kl}) \in \mathbf{R}^{m \times m}$ 是正定矩阵.

(3) (增量独立性) 若 $0 \leqslant s < t < \infty$, 则 $w_t - w_s$ 与 $\mathscr{F}_s$ 独立.

则称 w_t 是一个 m 维 **Brown 运动**或 **Wiener 过程**. 当 $\Sigma = \mathbb{I}$ 时, 称 w_t 为 m 维标准 Brown 运动.

[①] 克罗内克积是两个任意大小的矩阵间的运算. 例如, 矩阵 $A = (a_{ij})_{m \times n}$, $B = (b_{ij})_{p \times q}$ 则克罗内克积 $A \otimes B$ 是一个 $mp \times nq$ 分块矩阵: $A \otimes B = \begin{pmatrix} a_{11}b_{11} & \cdots & a_{1n}b_{1q} \\ \vdots & & \vdots \\ a_{m1}b_{p1} & \cdots & a_{mn}b_{pq} \end{pmatrix}$. 克罗内克积是张量积的特殊形式, 以德国数学家利奥波德·克罗内克命名.

命题 2.30　设 $w = (w_1, w_2, \cdots, w_m)^{\mathrm{T}}$ 是依定义 2.29 的 Brown 运动.

(1) $\forall\, t > 0$, 有 $w(t) \sim N(0, t\Sigma)$, 因此, $\mathbb{E}[w(t)] = 0, \mathrm{var}(w(t)) = t\Sigma$.

(2) 若 $A \in \mathbf{R}^{n \times m}$, $\mathrm{rank}(A) = n$, 则 Aw 是一个 n 维 Brown 运动, $Aw(t) \sim \mathbb{N}(0, tA\Sigma A^{\mathrm{T}})$. 特别地, 若 $0 \neq (b_1, b_2, \cdots, b_m)^{\mathrm{T}} \in \mathbf{R}^m$, 则 $\Sigma b_k w_k$ 是 1 维 Brown 运动, $\Sigma b_k w_k(t) \sim \mathbb{N}(0, t\Sigma \delta_{kl} b_k b_l)$; 若 A 是 Σ^{-1} 的正平方根, 则 Aw 是一个 m 维标准 Brown 运动.

(3) 每个分量 $w_k\,(1 \leqslant k \leqslant m)$ 是 1 维 Brown 运动, $w(t) \sim \mathbb{N}(0, t\delta_{kk})$, 且 $w_1, w_2, \cdots, w_m$ 互相独立 $\Leftrightarrow \Sigma$ 为对角形.

这里, δ_{ij} 是克罗内克 δ 函数:

$$\delta_{ij} = \begin{cases} 1, & i = j, \\ 0, & i \neq j. \end{cases} \tag{2.1.22}$$

定理 2.31　Brown 运动 $w(t)$ 有如下轨道性质:

(1) (连续性)　$w(t)$ 的几乎所有轨道在 $[0, \infty)$ 上连续.

(2) (不可微性)　设 $\alpha > 1/2$, 则对几乎所有轨道有

$$\varlimsup_{s \to t} \frac{|w(s) - w(t)|}{|s - t|^{\alpha}} = \infty, \quad \forall\, t \geqslant 0.$$

特别地, 当 $\alpha = 1$ 时可得: 几乎所有轨道在 $[0, \infty)$ 上处处不可微, 因而也不是有界变差.

(3) (渐近性质)　1 维标准 Brown 运动满足如下重对数律

$$\varliminf_{t \to \infty} \frac{w(t)}{\sqrt{2t \log\log t}} = -1, \quad \varlimsup_{t \to \infty} \frac{w(t)}{\sqrt{2t \log\log t}} = 1 \quad \text{a.s..}$$

对于 m 维标准 Brown 运动 $w(t)$, 有

$$\varlimsup_{t \to \infty} \frac{|w(t)|}{\sqrt{2t \log\log t}} = 1 \quad \text{a.s..}$$

基于定理 2.31 (1), 今后将认定 Brown 运动总是连续的, 即所有轨道均连续. 定理 2.31 (2) 表明, Brown 运动的轨道在任何时间段内都是高度紊乱的. 定理 2.31 (3) 说明, 当 $t \to \infty$ 时, Brown 运动的轨道无界地振荡, 但 $|w(t)|$ 的增长不会高于 $\sqrt{2t \log\log t}$. 因此, 当 $\alpha > 1/2$ 时,

$$\lim_{t \to \infty} \frac{w(t)}{t^{\alpha}} = 0 \quad \text{a.s..}$$

定理 2.32 设 $w(t)$ 是依定义 2.29 的 Brown 运动, 则 $w(t)$ 具有如下性质:

(1) **Markov 性** $w(t)$ 是一个时齐 Markov 过程, 而且是扩散过程, 其漂移系数和扩散系数分别为 0 和 Σ, 其转移概率密度为

$$f(t,x,y) = \frac{1}{(2\pi t)^{m/2}\sqrt{\det \Sigma}} \exp\left[-\frac{(x-y)^{\mathrm{T}}\Sigma^{-1}(x-y)}{2}\right].$$

(2) **鞅性质** $w(t)$ 是鞅, $\langle w_k(t), w_l(t)\rangle = t\delta_{kl}$ $(1 \leqslant k, l \leqslant m)$.

由定理 2.32 (2) 可知, 任何 Brown 运动都可以经过线性变换化为标准 Brown 运动. 因此, 今年提到的 Brown 运动总假定是标准的.

定理 2.33(Lévy 定理) 设 $w = (w_1, w_2, \cdots, w_m)^{\mathrm{T}}$ 是连续局部鞅, $w(0) = 0$ a.s., $\langle w_i(t), w_j(t)\rangle = t\delta_{ij}$ $(t \geqslant 0, 1 \leqslant i, j \leqslant m)$, 则 $w(t)$ 是标准 Brown 运动.

由 Lévy 定理直接推出:

推论 2.34 设 $w(t)\,(t \geqslant 0)$ 是实值连续局部鞅, $w(0) = 0$ a.s., $\langle w(t), w(t)\rangle \to \infty$ a.s. $(t \to \infty)$, 且

$$\tau(t) = \inf\{s \geqslant 0 : \langle w(s), w(s)\rangle > t\}, \quad t \geqslant 0, \quad `$$

则 $w(\tau(t))$ 是关于 σ-代数流 $\{\mathscr{F}_{\tau(t)} : t \geqslant 0\}$ 的 Brown 运动.

2.2 随机微积分

假设 $(\Omega, \mathscr{F}, \mathbb{P})$ 是给定的完备概率空间, $\{\mathscr{F}_t : t \in \mathbf{R}_+\}$ 是 $(\Omega, \mathscr{F}, \mathbb{P})$ 上的 σ-代数流. 此外, 设 $w = (w_1, w_2, \cdots, w_m)^{\mathrm{T}}$ 是给定的 m 维标准 Brown 运动, $J = [t_0, T] \subset \mathbf{R}$ 是取定的区间.

与经典微积分学不同, 对于随机微积分学来说, 本质概念是随机积分, 而且引入随机积分的方法也是多种多样的. 本书仅考虑应用上最重要的 Itô 积分, 形式上类似于通常的 Riemann-Stieltjes 积分[①], 但其性质和处理方法却有很大不同.

2.2.1 随机积分

设 $1 \leqslant p < \infty$, 约定 $x(t) \in L^p(J, \mathbf{R}^d) \Leftrightarrow \{x(t) : t \in J\}$ 是可测、$\mathscr{F}_t$ 适应的 $\mathbf{R}^d$ 值随机过程, 满足

[①] Riemann-Stieltjes 积分是 Riemann 积分的一个非常重要的推广. 设 $f(x)$ 和 $g(x)$ 是定义在 $[a,b]$ 上的两个有限函数. 在 $[a,b]$ 中任意插入分点 $a = x_0 < x_1 < x_2 < \cdots < x_n = b$, 任取 $\xi_k \in [x_k, x_{k+1}]$, 并作和 $\sigma = \sum_{k=0}^{n-1} f(\xi_k[g(x_{k+1}) - g(x_k)])$. 如果当 $\lambda = \max(x_{k+1} - x_k) \to 0$ 时, 不论分法如何, 也不论点 ξ_k 的取法如何, σ 常趋于同一有限的极限 S, 则称 S 为 $f(x)$ 关于 $g(x)$ 的 Riemann-Stieltjes 积分, 记为 $S = \int_a^b f(x)\mathrm{d}g(x)$. 显然, 当 $g(x) = x$ 时, Riemann-Stieltjes 积分就是我们熟悉的 Riemann 积分.

$$\int_{t_0}^{T} |x(t)|^p \mathrm{d}t < \infty \quad \text{a.s.},$$

上式中的积分是通常的 Lebesgue 积分. 其次, 再约定 $x(t) \in \mathscr{M}^p(J, \mathbf{R}^d) \Leftrightarrow x(t) \in L^p(J, \mathbf{R}^d)$, 且 $x(t)$ 满足

$$\mathbb{E}\left[\int_{t_0}^{T} |x(t)|^p \mathrm{d}t\right] < \infty.$$

显然, $L^p(J, \mathbf{R}^d)$ 与 $\mathscr{M}^p(J, \mathbf{R}^d)$ 都是向量空间. 而 $\mathscr{M}^p(J, \mathbf{R}^d)$ 依范数

$$\|x\|_p = \left(\mathbb{E} \int_{t_0}^{T} |x(t)|^p \mathrm{d}t\right)^{1/p} \tag{2.2.1}$$

是一个 Banach 空间. 范数 (2.2.1) 正是通常 Lebesgue 空间 $L^p(J \times \Omega, \mathbf{R}^d)$ 中的 L^p 范数, 这一事实对于理解 $\mathscr{M}^p(J, \mathbf{R}^d)$ 是重要的.

若 $x, y \in \mathscr{M}^p(J, \mathbf{R}^d)$, $\|x - y\|_p = 0$, 则在 $J \times \Omega$ 上 $x(t, \omega)$ 与 $y(t, \omega)$ 几乎处处相等, 二者作为空间 $\mathscr{M}^p(J, \mathbf{R}^d)$ 中的元素不加区别. 若进而 $x(t)$ 与 $y(t)$ 均连续, 则 $x(t)$ 与 $y(t)$ 作为随机过程无差别.

$L^p(J, \mathbf{R}^d)$ 依准范数

$$\|x\|_{(p)} = \left(\mathbb{E}\left[1 \wedge \int_{t_0}^{T} |x(t)|^p \mathrm{d}t\right]\right)^{1/p}$$

成为 Fréchet 空间. 在空间 $\mathscr{M}^p(J, \mathbf{R}^d)$ 与 $L^p(J, \mathbf{R}^d)$ 中的序列收敛可分别刻画为

$$\|x_n - x\|_p \to 0, \quad \text{即} \int_{t_0}^{T} |x_n(t) - x(t)|^p \mathrm{d}t \xrightarrow{L^1} 0, \tag{2.2.2}$$

$$\|x_n - x\|_{(p)} \to 0, \quad \text{即} \int_{t_0}^{T} |x_n(t) - x(t)|^p \mathrm{d}t \xrightarrow{\mathbb{P}} 0. \tag{2.2.3}$$

值得注意的是, 由 (2.2.2) 可以推出 (2.2.3).

约定 $L^p(J) := L^p(J, \mathbf{R})$, $\mathscr{M}^p(J) := \mathscr{M}^p(J, \mathbf{R})$. 若 $x = (x_1, x_2, \cdots, x_d)^{\mathrm{T}}$ 是一个 d 维随机过程, 则

$$\begin{cases} x \in L^p(J, \mathbf{R}^d) \Leftrightarrow x_i \in L^p(J), \\ x \in \mathscr{M}^p(J, \mathbf{R}^d) \Leftrightarrow x_i \in \mathscr{M}^p(J), \end{cases} \quad 1 \leqslant i \leqslant d.$$

给定区间 J 一个分划 $t_0 < t_1 < \cdots < t_n = T$. 设 $\alpha_i\,(i = 1, 2, \cdots, n)$ 为 $\mathscr{F}_{i-1}$ 可测实随机变量, 则称

$$x = \alpha_1 \mathbf{1}_{[t_0, t_1]} + \sum_{i=2}^{n} \alpha_i \mathbf{1}_{[t_{i-1}, t_i]} \tag{2.2.4}$$

为一个阶梯过程或简单过程, 其轨道均为阶梯函数. 以 $\mathscr{T}(J)$ 记形如 (2.2.4) 的阶梯过程全体, 显然, $\mathscr{T}(J) \subset L^p$. 约定 $\mathscr{T}^p(J) = \mathscr{T}(J) \cap \mathscr{M}^p(J)$. 若 x 依式 (2.2.4), 则

$$x \in \mathscr{T}^p(J) \Leftrightarrow \alpha_i \in L^p \quad (1 \leqslant i \leqslant n).$$

定义 2.35 (Itô 积分)

(1) 若 $x(t) \in \mathscr{T}(J)$, 则定义

$$\int_{t_0}^{T} x(t)\mathrm{d}w(t) = \sum_{i=1}^{n} \alpha_i \Delta w(t_i), \tag{2.2.5}$$

其中, $w(t)$ 是 1 维标准 Brown 运动, $\Delta w(t_i) = w(t_i) - w(t_{i-1})$.

(2) 若 $g(t) \in L^2(J)$, 则取序列 $\{g_n\} \subset \mathscr{T}(J)$, 使得

$$(\mathbb{P}) \lim_{n \to \infty} \int_{t_0}^{T} |g_n(t) - g(t)|^2 \mathrm{d}t = 0, \tag{2.2.6}$$

再定义

$$\int_{t_0}^{T} g(t)\mathrm{d}w(t) = (\mathbb{P}) \lim_{n \to \infty} \int_{t_0}^{T} g_n(t)\mathrm{d}w(t). \tag{2.2.7}$$

(3) 若 $g(t) = [g_{ij}] \in L^2(J, \mathbf{R}^{d \times m})$, $w = (w_1, w_2, \cdots, w_m)^{\mathrm{T}}$ 是 m 维标准 Brown 运动, 则定义

$$\int_{t_0}^{T} g(t)\mathrm{d}w(t) = \left(\sum_j \int_{t_0}^{T} g_{1j}(t)\mathrm{d}w_j(t), \cdots, \sum_j \int_{t_0}^{T} g_{dj}(t)\mathrm{d}w_j(t) \right), \tag{2.2.8}$$

其中, 积分 $\displaystyle\int_{t_0}^{T} g(t)\mathrm{d}w(t)$ 也可写作 $\displaystyle\int_{t_0}^{T} g(t)\mathrm{d}w$ 或 $\displaystyle\int_{t_0}^{T} g\mathrm{d}w$.

定理 2.36 (Itô 积分性质)

(1) (线性性) $\displaystyle\int_{t_0}^{T} \sum_i a_i g_i(t) \,\mathrm{d}\left(\sum_k b_k w_k(t) \right) = \sum_{i,k} a_i b_k \int_{t_0}^{T} g_i(t)\mathrm{d}w_k(t).$

(2) (可加性) $\int_{t_0}^{T} g(t)\,\mathrm{d}w(t) = \int_{t_0}^{c} g(t)\mathrm{d}w(t) + \int_{c}^{T} g(t)\mathrm{d}w(t)$ $(t_0 < c < T)$.

(3) 若 $g \in \mathscr{M}^2(J)$, 则存在 $\{g_n\} \subset \mathscr{T}^2(J)$, 使得 $\|g_n - g\|_2 \to 0$ 且

$$\int_{t_0}^{T} g(t)\mathrm{d}w(t) = \lim_{n\to\infty} \int_{t_0}^{T} g_n(t)\mathrm{d}w(t). \tag{2.2.9}$$

(4) 设 $g \in \mathscr{M}^2(J, \mathbf{R}^{d\times m})$, 则 $\mathbb{E} \int_{t_0}^{T} g(t)\mathrm{d}w(t) = 0$.

(5) 设 $g \in \mathscr{M}^2(J, \mathbf{R}^{d\times m})$, 则

$$\mathbb{E} \left| \int_{t_0}^{T} g(t)\mathrm{d}w(t) \right|^2 = \int_{t_0}^{T} \mathbb{E} |g(t)|^2 \mathrm{d}t, \tag{2.2.10}$$

其中, $|g(t)|$ 是迹范数. 因此, 有如下 Hilbert 空间之间的行距映射:

$$\mathscr{M}^2(J, \mathbf{R}^{d\times m}) \to L^2(\Omega, \mathbf{R}^d), \quad g \to \int_{t_0}^{T} g\mathrm{d}w.$$

(6) 设 $x(t) = \int_{t_0}^{t} g(s)\mathrm{d}w(s)$ $(t \in J)$. 若 $g \in L^2(J, \mathbf{R}^{d\times m})$, 则 $x(t)$ 随机连续且有连续修正; 若 $x(t)$ 是平方可积鞅, 且当 $d=1, t_0 = 0$ 时, $x(t)$ 有如下平方变差过程:

$$\langle x(t), x(t) \rangle = \int_{0}^{t} |g(s)|^2 \mathrm{d}s. \tag{2.2.11}$$

定理 2.36 对于 Itô 积分的应用具有重要作用. 定理 2.36 (4) 使得有可能通过取期望消去形如 $\int_{t_0}^{T} g\mathrm{d}w$ 的积分项; 定理 2.36 (5) 用于 Itô 积分的二阶矩估计; 定理 2.36 (6) 使得我们可将关于鞅的结论用于积分 $\int_{t_0}^{t} g(s)\mathrm{d}w(s)$. 不失一般性, 今后我们总认定这样的不定积分是一个连续鞅.

注意 (2.2.10) 和 (2.2.11) 依赖于 w 是标准 Brown 运动. 若 $\mathrm{var}(w(t)) = t^{-1}\Sigma$, 以 A 记 Σ 的正平方根, 则 $u = A^{-1}w$ 是一个标准 Brown 运动. 于是, 当 (2.2.10) 和 (2.2.11) 成立时, 可得

$$\mathbb{E} \left| \int_{t_0}^{T} g\mathrm{d}w \right|^2 = \mathbb{E} \left| \int_{t_0}^{T} gA\mathrm{d}u \right|^2 = \mathbb{E} \int_{t_0}^{T} |gA|^2 \mathrm{d}t$$

$$= \int_{t_0}^{T} \mathbb{E}\left[\text{tr}(gA^2 g^{\mathrm{T}})\right]\mathrm{d}t = \int_{t_0}^{T} \mathbb{E}\left[\text{tr}(g\Sigma g^{\mathrm{T}})\right]\mathrm{d}t. \tag{2.2.12}$$

$$\langle x(t), x(t) \rangle = \int_{0}^{t} \text{tr}\left(g(s)\Sigma g^{\mathrm{T}}(s)\right)\mathrm{d}s. \tag{2.2.13}$$

显然, (2.2.12), (2.2.13) 与 (2.2.10), (2.2.11) 的区别只是 $|g|^2$ 换成了 $\text{tr}(g\Sigma g^{\mathrm{T}})$. 这一转换是高度规范的. 基于此, 凡涉及 Itô 型随机积分时, 仅用标准 Brown 运动.

引理 2.37 设 $g(t, x(t)) : J \times \mathbf{R}^d \to \mathbf{R}^{d\times m}$ 是一个 Borel 可测函数.

(1) 若 $x(t) \in \mathscr{M}^p(J, \mathbf{R}^d)\,(p \geqslant 1)$, g 满足线性增长条件

$$|g(t, x(t))|^2 \leqslant c(1 + |x(t)|^2), \quad (t, x(t)) \in J \times \mathbf{R}^d,$$

则 $g(t, x(t)) \in \mathscr{M}^p(J, \mathbf{R}^{d\times m})$. 这里 c 是常数.

(2) 若 $x(t)\,(t \in J)$ 是连续适应过程, g 局部有界, 即 $\forall n \geqslant 1$ 时, $\displaystyle\sup_{t\in J, |x|\leqslant n} |g(t, x(t))| < \infty$, 且 $g(t, x(t)) \in L^2(J, \mathbf{R}^{d\times m})$, 则

$$M(t) = \int_{t_0}^{T} g(s, w(s))\mathrm{d}w(s), \quad t \in J$$

是一个连续局部鞅.

定理 2.38 (鞅表示定理) 设 $\mathscr{F}_t = \mathscr{F}_t^w$ (依 (2.1.5)), $M(t)\,(t \in [0, T])$ 是一个平方可积、右连左极的 $\mathbf{R}^d$ 值 $\mathscr{F}_t$ 鞅, 则存在 $g \in \mathscr{M}^2([0, T], \mathbf{R}^{d\times m})$, 使得

$$M(t) = M(0) + \int_{0}^{t} g(s)\mathrm{d}w(s), \quad t \in [0, T]. \tag{2.2.14}$$

上述 $g(\cdot)$ 依以下意义是唯一的: 若 $\bar{g} \in \mathscr{M}^2([0, T], \mathbf{R}^{d\times m})$ 满足 (2.2.14), 则 $\bar{g}$ 与 g 在空间 $\mathscr{M}^2([0, T], \mathbf{R}^{d\times m})$ 中是同一元, 即

$$\mathbb{E}\int_{0}^{T} |g(t) - \bar{g}(t)|^2 \mathrm{d}t = 0.$$

2.2.2 随机微分

定义 2.39 设 $f \in L^1(J, \mathbf{R}^d), g \in L^2(J, \mathbf{R}^{d\times m})$, 当 $t \in J$ 时,

$$x(t) = x(t_0) + \int_{t_0}^{t} f(s)\mathrm{d}s + \int_{t_0}^{t} g(s)\mathrm{d}w(s) \tag{2.2.15}$$

有定义, 且是一个 $\mathscr{F}_t$ 适应随机过程, 称其为 **Itô 过程**.

需要注意的是, $\int_{t_0}^t f(s)\mathrm{d}s$ 与 $\int_{t_0}^t g(s)\mathrm{d}w(s)$ 是性质上完全不同的两类积分: 前者是 Lebesgue 积分, 而后者是 Itô 积分. 此外, 对 (2.2.15) 中的 $x(t)$ 作 "形式约定":

$$\mathrm{d}x(t) = f(t)\mathrm{d}t + g(t)\mathrm{d}w(t),$$

并称 $\mathrm{d}x$ 为 x 的随机微分或 Itô 微分. 借助于这一记号, 可将 (2.2.15) 改写为

$$\int_{t_0}^t \mathrm{d}x(s) = x(s)\Big|_{t_0}^t = x(t) - x(t_0). \tag{2.2.16}$$

此即形式上的随机 "Newton-Leibniz 公式", 将在随机分析中发挥重要作用.

定义 2.40 (Itô 公式)　设 $V(t,x) \in C^{1,2}(\mathbf{R}_+ \times \mathbf{R}^d)$, $x(t)$ 依 (2.2.15) 定义, 则 $V(t, x(t))$ 是 Itô 过程, 且

$$\mathrm{d}V(t, x(t)) = LV(t, x(t))\mathrm{d}t + V_x(t, x(t))g(t, x(t))\mathrm{d}w(t), \tag{2.2.17}$$

其中

$$LV(t, x(t)) = V_t(t, x(t)) + V_x(t, x(t))f(t) + \frac{1}{2}\mathrm{tr}\left[g^{\mathrm{T}}(t)V_{xx}(t, x(t))g(t)\right]. \tag{2.2.18}$$

形式上颇为奇特的 Itô 公式有一个有趣的解释. 约定如下**乘法表**:

$$(\mathrm{d}t)^2 = 0, \quad \mathrm{d}t\mathrm{d}w = 0, \quad (\mathrm{d}w)(\mathrm{d}w)^{\mathrm{T}} = \mathbb{I}\mathrm{d}t, \tag{2.2.19}$$

即 $(\mathrm{d}t)^2 = \mathrm{d}t\mathrm{d}w_k = 0$, $\mathrm{d}w_k\mathrm{d}w_l = \delta_{kl}\mathrm{d}t$ $(1 \leqslant k, l \leqslant m)$, 则可验证:

$$LV\mathrm{d}t + V_x g\mathrm{d}w = V_t\mathrm{d}t + V_x\mathrm{d}t + \frac{1}{2}(\mathrm{d}x)^{\mathrm{T}}V_{xx}\mathrm{d}x.$$

这就得到如下形式规则: 写出 $V(t,x)$ 的 Taylor 展开式的 1, 2 阶项, 然后依乘法表 (2.2.19) 化简, 就得到随机微分 $\mathrm{d}V(t,x)$, 即

$$\mathrm{d}V(t,x) = V_t\mathrm{d}t + V_x\mathrm{d}x + \frac{1}{2}(\mathrm{d}x)^{\mathrm{T}}V_{xx}\mathrm{d}x.$$

在经典微分学中, **复合函数微分法则** 涵盖了所有其他函数微分规则. 在随机微分学中, Itô 公式具有类似的作用. 下面将 Itô 过程 $x(t), y(t), x_i(t)$ 简记为 x, y, x_i, 则有

(1) 设 $V(\cdot) \in C^2(\mathbf{R})$, 则

$$\mathrm{d}V(x) = V_x(x)\mathrm{d}x + \frac{1}{2}V_{xx}(\mathrm{d}x)^2.$$

(2) 对数微分法. 取 $V(x) = e^x$ 或 $\log x$, 则

$$\mathrm{d}e^x = e^x \left[\mathrm{d}x + \frac{1}{2}(\mathrm{d}x)^2\right], \tag{2.2.20}$$

$$\mathrm{d}\log x = \frac{\mathrm{d}x}{x} - \frac{(\mathrm{d}x)^2}{2x^2}. \tag{2.2.21}$$

令 $V = V(t, x(t))$, 以 $\log V$ 取代 (2.2.20) 中的 x, 可得

$$\frac{\mathrm{d}V}{V} = V^{-1}\mathrm{d}e^{\log V} = \mathrm{d}\log V + \frac{1}{2}(\mathrm{d}\log V)^2,$$

这就是对数微分公式, 特别适用于 V 表为连乘积的情况.

(3) 积规则. 设 $V = c\prod_{i=1}^{n} x_i^{\alpha_i}$, c, α_i 均为常数且 $c > 0$, 则由对数微分公式可得

$$\frac{\mathrm{d}V}{V} = \sum_i \frac{\alpha_i \mathrm{d}x_i}{x_i} + \frac{1}{2}\sum_i \alpha_i(\alpha_i - 1)\frac{(\mathrm{d}x_i)^2}{x_i^2} + \sum_{i<j} \alpha_i\alpha_j\frac{\mathrm{d}x_i\mathrm{d}x_j}{x_ix_j}. \tag{2.2.22}$$

特别地, 取 $V = x_1 x_2 \cdots x_n$, 由 (2.2.22) 可得

$$\frac{\mathrm{d}(x_1 x_2 \cdots x_n)}{x_1 x_2 \cdots x_n} = \sum_i \frac{\mathrm{d}x_i}{x_i} + \sum_{i<j} \frac{\mathrm{d}x_i\mathrm{d}x_j}{x_ix_j}. \tag{2.2.23}$$

当 $V = xy$ 时, 由 (2.2.23) 可得

$$\mathrm{d}(xy) = y\mathrm{d}x + x\mathrm{d}y + \mathrm{d}x\mathrm{d}y. \tag{2.2.24}$$

结合 (2.2.24) 与 (2.2.16) 即可得到分部积分公式:

$$\int_{t_0}^{T} y(t)\mathrm{d}x(t) = x(t)y(t)\Big|_{t_0}^{T} - \int_{t_0}^{T} [x(t)\mathrm{d}y(t) + \mathrm{d}x(t)\mathrm{d}y(t)]. \tag{2.2.25}$$

(4) 商规则. 取 $V = \dfrac{y}{x}$, 由 (2.2.22) 可得

$$\mathrm{d}\left(\frac{y}{x}\right) = \left(\frac{x\mathrm{d}y - y\mathrm{d}x}{x^2}\right)\left(1 - \frac{\mathrm{d}x}{x}\right) = \frac{x\mathrm{d}y - y\mathrm{d}x}{x^2} + \frac{y(\mathrm{d}x)^2 - x\mathrm{d}x\mathrm{d}y}{x^3}. \tag{2.2.26}$$

(5) 设 $V \in C^2(\mathbf{R}^d)$, 则依 (2.2.17) 和 (2.2.18) 可得

$$\mathrm{d}V(t, x) = LV(t, x)\mathrm{d}t + V_x g\mathrm{d}w, \tag{2.2.27}$$

其中

$$LV(t,x) = V_x f + \frac{1}{2}\mathrm{tr}(g^{\mathrm{T}} V_{xx} g).$$

由于 Itô 公式的重要性, 下面给出几个例子, 依 (2.2.15) 设 $x = x(t)$.

例 2.1　(1) 设 $V = (x^{\mathrm{T}} Q x)^{p/2}$, 其中 Q 是正定矩阵, 则

$$V_x = p(x^{\mathrm{T}} Q x)^{p/2-1} x^{\mathrm{T}} Q,$$

$$V_{xx} = p(x^{\mathrm{T}} Q x)^{p/2-1} Q + p(p-2)(x^{\mathrm{T}} Q x)^{p/2-2} Q x x^{\mathrm{T}} Q,$$

由公式 (2.2.27) 可得

$$\begin{cases} \mathrm{d}V(t,x) = LV(t,x)\mathrm{dt} + p(x^{\mathrm{T}} Q x)^{p/2-1} x^{\mathrm{T}} Q g \mathrm{d}w, \\ LV(t,x) = \dfrac{p}{2}(x^{\mathrm{T}} Q x)^{p/2-1} \left[2x^{\mathrm{T}} Q f + \mathrm{tr}(g^{\mathrm{T}} Q g) + (p-2)(x^{\mathrm{T}} Q x)^{-1} |x^{\mathrm{T}} Q g|^2 \right]. \end{cases}$$

$$\tag{2.2.28}$$

特别地, 若 $p = 2$, 则

$$\mathrm{d}(x^{\mathrm{T}} Q x) = L(x^{\mathrm{T}} Q x)\mathrm{dt} + 2x^{\mathrm{T}} Q g \mathrm{d}w,$$

$$L(x^{\mathrm{T}} Q x) = 2x^{\mathrm{T}} Q f + \mathrm{tr}(g^{\mathrm{T}} Q g).$$

若 $Q = \mathbb{I}$, 则

$$\mathrm{d}|x|^p = L|x|^p \mathrm{dt} + p|x|^{p-2} x^{\mathrm{T}} g \mathrm{d}w,$$

$$L|x|^p = \frac{p}{2}|x|^{p-2} \left[2x^{\mathrm{T}} f + |g|^2 + (p-2)x^{-2}|x^{\mathrm{T}} g|^2 \right].$$

(2) 设 $V = (1 + |x|^2)^{p/2}$, 则

$$\mathrm{d}V(t,x) = LV(t,x)\mathrm{dt} + p(1 + |x|^2)^{p/2-1} x^{\mathrm{T}} g \mathrm{d}w,$$

$$LV(t,x) = \frac{p}{2}(1 + |x|^2)^{p/2-1} \left[2x^{\mathrm{T}} f + |g|^2 + \frac{(p-2)|x^{\mathrm{T}} g|^2}{1 + |x|^2} \right].$$

(3) 设 $V(t,x) \in C^{1,2}(\mathbf{R}_+ \times \mathbf{R}^d)$, 则以 $\log V$ 代替 V, 由公式 (2.2.17) 可得

$$\mathrm{d}\log V = \frac{LV}{V}\mathrm{dt} + Z\mathrm{d}w - \frac{1}{2}|Z|^2\mathrm{dt}, \quad Z = \frac{V_x g}{V}.$$

(4) 设 $g \in C(J, \mathbf{R}^{1\times m})$, $t_0 \leqslant a \leqslant s < t \leqslant T$, 则

$$\mathbb{E}_a \left[\exp \int_s^t g(r)\mathrm{d}w(r) \right] = \exp \left[\frac{1}{2} \int_s^t |g(r)|^2 \mathrm{d}r \right],$$

$$\mathbb{E}\left[e^{\sigma w(t)} \right] = e^{\sigma^2 t/2}, \quad \sigma \in \mathbf{R}.$$

2.2.3 积分不等式

定理 2.41　设 $g(t) \in \mathscr{M}^2(J, \mathbf{R}^{d \times m})$, $\varepsilon, \delta > 0$, 则

$$\mathbb{P}\left(\sup_J \left| \int_{t_0}^t g(s)\mathrm{d}w(s) \right| \geqslant \varepsilon \right) \leqslant \varepsilon^{-2} \int_{t_0}^T \mathbb{E}\,|g(t)|^2 \mathrm{d}t,$$

$$\mathbb{E}\left[\sup_J \left| \int_{t_0}^t g(s)\mathrm{d}w(s) \right|^2 \right] \leqslant 4 \int_{t_0}^T \mathbb{E}\,|g(t)|^2 \mathrm{d}t,$$

$$\mathbb{P}\left(\sup_J \left| \int_{t_0}^t g(s)\mathrm{d}w(s) \right| \geqslant \varepsilon \right) \leqslant \mathbb{P}\left(\int_{t_0}^T |g(t)|^2 \mathrm{d}t \geqslant \delta \right) + \frac{\delta}{\varepsilon^2}.$$

定理 2.42　设 $g \in \mathscr{M}^p(J, \mathbf{R}^{d \times m})$, $p \geqslant 2$, 则成立如下**矩不等式**:

$$\mathbb{E}\left| \int_{t_0}^T g(t)\mathrm{d}w(t) \right|^p \leqslant \left[\frac{p(p-1)}{2} \right]^{p/2} (T-t_0)^{p/2-1} \int_{t_0}^T \mathbb{E}\,|g(t)|^p \mathrm{d}t,$$

$$\mathbb{E}\left[\sup_{t \in J} \left| \int_{t_0}^t g(s)\mathrm{d}w(s) \right|^p \right] \leqslant \left[\frac{p^3}{2(p-1)} \right]^{p/2} (T-t_0)^{p/2-1} \int_{t_0}^T \mathbb{E}\,|g(t)|^p \mathrm{d}t.$$

若 $g \in L^p(J, \mathbf{R}^{l \times m})$, $\varepsilon, \delta > 0$, 则成立如下**指数鞅不等式**:

$$\mathbb{P}\left(\sup_{t \in J} \left[\int_{t_0}^t g(s)\mathrm{d}w(s) - \frac{\delta}{2} \int_{t_0}^t |g(s)|^2 \mathrm{d}s \right] \geqslant \varepsilon \right) \leqslant e^{-\delta \varepsilon}. \tag{2.2.29}$$

定理 2.43　设 $g \in \mathscr{M}^p(J, \mathbf{R}^{d \times m})$, $p > 0$, 则成立如下 **Burkholder-Davis-Gundy 不等式**:

$$c_p \mathbb{E}\left[\int_{t_0}^T |g(t)|^2 \mathrm{d}t \right]^{p/2} \leqslant \mathbb{E}\left[\sup_{t \in J} \left| \int_{t_0}^t g(s)\mathrm{d}w(s) \right|^p \right] \leqslant C_p \mathbb{E}\left[\int_{t_0}^T |g(t)|^2 \mathrm{d}t \right]^{p/2}, \tag{2.2.30}$$

其中

$$c_p = \begin{cases} \left(\dfrac{p}{2} \right)^p, & 0 < p < 2, \\ 1, & p = 2, \\ (2p)^{-p/2}, & p > 2, \end{cases} \qquad C_p = \begin{cases} \left(\dfrac{32}{p} \right)^{p/2}, & 0 < p < 2, \\ 4, & p = 2, \\ \left(\dfrac{p^{p+1}}{2(p-1)^{p-1}} \right)^{p/2}, & p > 2. \end{cases}$$

定理 2.44 (Gronwall 不等式)　设 $\phi(\cdot)$ 是 J 上的有界非负 Borel 可测函数, $k(\cdot)$ 和 $\beta(\cdot)$ 是 J 上的非负可积函数, $c \geqslant 0$, 当 $t \in J$ 时, 若

$$\phi(t) \leqslant k(t) + \int_{t_0}^{t} \beta(s)\phi(s)\mathrm{d}s,$$

则

$$\phi(t) \leqslant k(t) + \int_{t_0}^{t} \beta(s)k(s) \exp\left(\int_{0}^{t} \beta(r)\mathrm{d}r\right)\mathrm{d}s.$$

2.3　随机微分方程

常微分方程 (ODE) 的一般形式是

$$\dot{x} = f(t, x) \quad \text{或} \quad \mathrm{d}x(t) = f(t, x(t))\mathrm{d}t, \quad t \in J, \tag{2.3.1}$$

其中, $f : J \times \mathbf{R}^d \to \mathbf{R}^d$.

为了刻画随机干扰的作用, 在 (2.3.1) 的右端加入一个随机干扰项即可得到下述随机微分方程 (SDE):

$$\mathrm{d}x(t) = f(t, x(t))\mathrm{d}t + g(t, x(t))\mathrm{d}w(t), \quad t \in J, \tag{2.3.2}$$

其中, $f : J \times \mathbf{R}^d \to \mathbf{R}^d$, $g : J \times \mathbf{R}^d \to \mathbf{R}^{d \times m}$ 是 Borel 可测函数, $w = (w_1, w_2, \cdots, w_m)^{\mathrm{T}}$ 是 m 维 Brown 运动, 当 f, g 不显含 t 时称为自治系统或时齐系统. 而当 f, g 显含 t 时称为非自治系统.

2.3.1　解的存在唯一性

定义 2.45　若 $\mathbf{R}^d$ 值随机过程 $x(t)$ $(t \in J)$ 满足以下条件:

(1) $x(t)$ 是连续适应过程;

(2) $f(t, x(t)) \in L^1(J, \mathbf{R})$, $g(t, x(t)) \in L^2(J, \mathbf{R}^{d \times m})$;

(3) $x(t)$ 在 a.s. 意义下满足随机微分方程

$$x(t) = x_0 + \int_{t_0}^{t} f(s, x(s))\mathrm{d}s + \int_{t_0}^{t} g(s, x(s))\mathrm{d}w(s), \quad x_0 \in L^2_{\mathscr{F}_{t_0}}, \ t \in J, \tag{2.3.3}$$

则称 $x(t)$ 为方程 (2.3.2) 的具有初值 x_0 的解 (或解过程). 若 $x(t)$ 与方程 (2.3.2) 的任何其他也具有初值 x_0 的解 $\bar{x}(t)$ 无差别, 则称 $x(t)$ 为方程 (2.3.2) 的具有初值 x_0 的唯一解.

定理 2.46(基本存在定理) 设函数 $f(x,t)$ 与 $g(t,x)$ 在 $J \times \mathbf{R}^d$ 上满足以下条件:

(1) **一致 Lipschitz 条件**: 存在正常数 $\bar{K}$, 使得

$$|f(t,x) - f(t,y)|^2 \vee |g(t,x) - g(t,y)|^2 \leqslant \bar{K}|x-y|^2; \tag{2.3.4}$$

(2) **线性增长条件**: 存在正常数 K, 使得

$$|f(t,x)|^2 \vee |g(t,x)|^2 \leqslant K|1+x|^2, \tag{2.3.5}$$

则任给 $x_0 \in L^2_{\mathscr{F}_{t_0}}$, (2.3.2) 存在唯一解 $x(t) \in \mathscr{M}^2(J, \mathbf{R}^d)$.

定理 2.46 中, $a \vee b = \max(a,b)$. 此外, 还约定 $a \wedge b = \min(a,b)$.

注 2.47 若 $f(t,0)$ 与 $g(t,0)$ 关于 $t \in J$ 有界, 则由 (2.3.4) 可推出 (2.3.5). 因此, Lipschitz 条件是基本存在定理 2.48 的主要条件.

定理 2.48 设 H 是以 t_0 为左端点的一个有限或无限区间, $f(x,t)$ 与 $g(t,x)$ 在 $J \times \mathbf{R}^d$ 上有定义且满足以下条件:

(1) **局部 Lipschitz 条件**: 任给紧区间 $J \subset H$ 与 $n \geqslant 1$, 存在正常数 K_{J_n}, 使得当 $t \in J, x, y \in \mathbf{R}^d, |x| \vee |y| \leqslant n$ 时有

$$|f(t,x) - f(t,y)|^2 \vee |g(t,x) - g(t,y)|^2 \leqslant K_{J_n}|x-y|^2; \tag{2.3.6}$$

(2) **单调性条件**: 任给紧区间 $J \subset H$, 存在正常数 K_J, 使得在 $J \times \mathbf{R}^d$ 上成立

$$2x^{\mathrm{T}}f(t,x) + |g(t,x)|^2 \leqslant K_J|1+x|^2, \tag{2.3.7}$$

则任给 $x_0 \in L^2_{\mathscr{F}_{t_0}}$, 方程 (2.3.2) 存在定义于 H 上具有初值 x_0 的唯一解 $x(t)$, 且 $x(t) \in \mathscr{M}^2(H, \mathbf{R}^d)$. 也就是, 对任给紧区间 $J \subset H, x(t) \in \mathscr{M}^2(H, \mathbf{R}^d)$.

定理 2.49(比较定理[142]) 假设 $(\Omega, \mathscr{F}, \mathbb{P})$ 是完备概率空间, 具有代数流 $\{\mathscr{F}_t\}$ 且满足通常条件, $\{W_t, \mathscr{F}_t : 0 \leqslant t < \infty\}$ 是一维标准 Borwn 运动, $X^{(j)}$ $(j = 1,2)$ 是两个连续适应过程, 使得

$$X_t^{(j)} = X_0^{(j)} + \int_0^t b_j(s, X_s^{(j)})\mathrm{d}s + \int_0^t \Sigma(s, X_s^{(j)})\mathrm{d}W_s \quad (0 \leqslant t < \infty, j = 1, 2)$$

几乎必然成立. 假设

(1) 系数 $\Sigma(t,x), b_j(t,x)$ 是 $[0, \infty) \times \mathbf{R}$ 上的实值连续函数;

(2) 扩散矩阵 $\Sigma(t,x)$ 满足

$$|\Sigma(t,x) - \Sigma(t,y)| \leqslant h(|x-y|),$$

其中, $h : [0, \infty) \to [0, \infty)$ 是严格单调递增函数且 $h(0) = 0$;

(3) $X_0^{(1)} \leqslant X_0^{(2)}$ a.s.;

(4) $b_1(t, x) \leqslant b_2(t, x)$, $\forall\, 0 \leqslant t < \infty$, $x \in \mathbf{R}$;

(5) $b_1(t, x)$ 或 $b_2(t, x)$ 满足

$$|b_1(t, x) - b_1(t, y)| \leqslant K|x - y| \text{ 或 } |b_2(t, x) - b_2(t, y)| \leqslant K|x - y| \ (K \text{ 是正常数}).$$

那么

$$\mathbb{P}\left(X_t^{(1)} \leqslant X_t^{(2)}, \, \forall\, 0 \leqslant t < \infty \right) = 1.$$

2.3.2 解的估计

引入记号

$$\mathscr{L}V(t, x(t)) = V_t(t, x(t)) + V_x(t, x(t))f(t) + \frac{1}{2}\mathrm{tr}\left[g^{\mathrm{T}}(t, x)V_{xx}(t, x(t))g(t, x) \right],$$
$$(2.3.8)$$

这相当于把算子 $\mathscr{L}$ 作用于 $V(t, x)$:

$$\mathscr{L} := \frac{\partial}{\partial t} + \sum_i f_i(t, x)\frac{\partial}{\partial x_i} + \frac{1}{2}\sum_{i,j} \left[g(t, x)g^{\mathrm{T}}(t, x) \right]_{ij} \frac{\partial^2}{\partial x_i \partial x_j}. \qquad (2.3.9)$$

注意算子 $\mathscr{L}$ 唯一地决定于函数 f 和 g, 称为结合方程 (2.3.2) 的**微分算子**或**扩散算子**. 若 $x(t)$ 是方程 (2.3.2) 的解, 则

$$LV(t, x(t)) = \mathscr{L}V(t, x(t)).$$

值得注意的是, 与式 (2.2.18) 定义的 $LV(t, x)$ 中的 (t, x) 不同, $\mathscr{L}V(t, x)$ 中的 t 与 x 是独立变量.

定理 2.50   设 $x(t) = x(t, x_0)$, $x_0 \in L^2 \cap L^p$, $p > 0$.

(1) 若存在正常数 α, 使得在 $J \times \mathbf{R}^d$ 上成立

$$x^{\mathrm{T}}f(t, x) + \frac{1 \vee (p-1)}{2}|g(t, x)|^2 \leqslant \alpha|1 + x|^2, \qquad (2.3.10)$$

则当 $t \in J$ 时,

$$\mathbb{E}\,|x(t)|^p \leqslant 2^{(p/2-1)\vee 0}(1 + \mathbb{E}\,|x_0|^p)e^{\alpha p(t - t_0)}. \qquad (2.3.11)$$

(2) 若线性增长条件 (2.3.5) 满足, 则估计式 (2.3.11) 成立, 其中

$$\alpha = \sqrt{K} + \frac{1 \vee (p-1)}{2}K.$$

由定理 2.50 可以得到更一般的矩估计结果.

定理 2.51 设 $p > 0$, 存在 $V(t, x) \in C^{1,2}(J \times \mathbf{R}^d)$ 与常数 $\alpha > 0$, 使得

$$|x|^p \vee \alpha^{-1} \mathscr{L} V(t, x) \leqslant V(t, x), \quad t \in J, \quad x \in \mathbf{R}^d,$$

则对任给 $x_0 \in L^2 \cap L^p$, 方程 (2.3.2) 的解满足

$$\mathbb{E} |x(t, x_0)|^p \leqslant \mathbb{E} V(t_0, x_0) e^{\alpha(t-t_0)}, \quad t \in J.$$

特别地, 若 $p \geqslant 2$ 且条件 (2.3.10) 满足, 则取 $V = (1 + |x|^2)^{p/2}$ 时即可得估计式 (2.3.11). 当取 $V = 1 + |x|^p$ 时, 可得

$$\mathbb{E} |x(t, x_0)|^p \leqslant (1 + \mathbb{E} |x_0|^p) e^{\beta(t-t_0)}, \quad \beta = 2^{p/2-1} \alpha p.$$

定理 2.52 设 $x(t) = x(t, x_0)$, $x_0 \in L^2 \cap L^p$, $p > 0$. 若线性增长条件 (2.3.5) 满足, 则有以下估计:

$$\mathbb{E} \left[\sup_{t_0 \leqslant s \leqslant t} |x(s)|^p \right] \leqslant 2\mathbb{E} \left[1 + |x_0|^2 \right]^{p/2} e^{\beta(t-t_0)}, \quad t \in J,$$

$$\beta = p[2\sqrt{K} + K(32p + 1 + |p - 2|)].$$

因此, 在线性增长条件下, 对任何 $p > 0$ 与 $x_0 \in L^2 \cup L^p$, 有

$$\mathbb{E} \left[\sup_{t_0 \leqslant s \leqslant t} |x(s, x_0)|^p \right] < \infty, \quad t \in J.$$

定理 2.53 设线性增长条件 (2.3.5) 满足, $x(t) = x(t, x_0)$, $x_0 \in L^2 \cap L^p$, $p > 0$, 则

$$\mathbb{E} |x(t) - x(s)|^p \leqslant C_p |t - s|^{p/2}, \quad t, s \in J,$$

其中, C_p 是与 s, t 无关的常数. 因此 $x(t)$ 在 J 上 p 阶矩连续.

为了理解当 $t \to \infty$ 时, $|x(t)|$ 或其 p 阶矩 $\mathbb{E} |x(t)|^p$ 的增长最多有多快? 为此, 引入两个数量指标:

(1) $x(t)$ 的轨道 Lyapunov 指数: $\varlimsup\limits_{t \to \infty} t^{-1} \log |x(t)|$;

(2) $x(t)$ 的 p 阶矩 Lyapunov 指数: $\varlimsup\limits_{t \to \infty} t^{-1} \log \mathbb{E} |x(t)|^p$.

并约定 $\log 0 = \infty$.

定理 2.54 设 $p > 0$, $\gamma \in \mathbf{R}$, $x(t) = x(t, x_0)$, $x_0 \in L^2 \cap L^p$, 则以下每个条件皆可使得

$$\varlimsup_{t \to \infty} t^{-1} |x(t)|^p \leqslant \gamma \quad \text{a.s.}$$

成立.

(1) f 与 g 在 $[t_0, \infty) \times \mathbf{R}^d$ 上满足线性增长条件 (2.3.5), $p = 2$ 且

$$\gamma = 4\sqrt{K} + 130K.$$

(2) 对 $x(t)$ 有矩估计 $\mathbb{E}\,|x(t)|^p \leqslant \text{const}\, e^{\gamma t}\ (t \geqslant t_0)$, 且 f 与 g 在 $[t_0, \infty) \times \mathbf{R}^d$ 上满足

$$|x^{\mathrm{T}} f(t, x)| \vee |g(t, x)|^2 \leqslant K|x|^2.$$

(3) 当 $p = 2$ 时, f 与 g 在 $[t_0, \infty) \times \mathbf{R}^d$ 上满足

$$2x^{\mathrm{T}} f(t, x) + |g(t, x)|^2 \leqslant \gamma(1 + |x|^2).$$

定理 2.55　设 f 与 g 在 $[t_0, \infty) \times \mathbf{R}^d$ 上满足条件

$$x^{\mathrm{T}} f(t, x) \leqslant \gamma|x|^2 + a, \quad \|g(t, x)\|^2 \leqslant b,$$

其中, $a, b \geqslant 0$. 则对于方程 (2.3.2) 的解 $x(t)$ 有以下估计:

$$\lim_{t \to \infty} \frac{e^{-\gamma t}|x(t)|}{\sqrt{\log \log t}} = 0 \quad \text{a.s.,} \quad \gamma > 0,$$

$$\overline{\lim_{t \to \infty}} \frac{|x(t)|}{\sqrt{2t \log \log t}} \leqslant \sqrt{be} \quad \text{a.s.,} \quad \gamma = 0,$$

$$\overline{\lim_{t \to \infty}} \frac{|x(t)|}{\sqrt{\log t}} \leqslant \sqrt{be/|\gamma|} \quad \text{a.s.,} \quad \gamma < 0.$$

下面考虑一维 SDE,

$$\mathrm{d}X(t) = b(X(t))\mathrm{d}t + \Sigma(X(t))\mathrm{d}B(t), \quad X(0) = X_0 \in \mathbf{R}, \tag{2.3.12}$$

并假设

(H1) $(\Sigma(x))^2 > 0,\ \forall\, x \in \mathbf{R}$;

(H2) $\forall\, x \in \mathbf{R},\ \exists\, \varepsilon > 0$, 使得

$$\int_{x-\varepsilon}^{x+\varepsilon} \frac{1 + |b(\xi)|}{(\Sigma(\xi))^2}\, \mathrm{d}\xi < \infty.$$

定义**标度函数** (scale function):

$$\psi(x) := \int_0^x \exp\left\{ -\int_0^\xi \frac{2b(s)}{(\Sigma(s))^2}\mathrm{d}s \right\} \mathrm{d}\xi, \quad x \in \mathbf{R}. \tag{2.3.13}$$

定理 2.56 (Feller 检验[97,142]) 假设 (H1) 和 (H2) 满足, 并假设 $X_0 \in \mathbf{R}$, 则
(1) 如果 $\psi(-\infty) > -\infty$ 且 $\psi(\infty) = \infty$, 则

$$\mathbb{P}\left\{\lim_{t \to \infty} X(t) = -\infty\right\} = 1.$$

(2) 如果 $\psi(-\infty) = -\infty$ 且 $\psi(\infty) = \infty$, 则

$$\mathbb{P}\left\{\sup_{0 \leqslant t < \infty} X(t) = \infty\right\} = \mathbb{P}\left\{\inf_{0 \leqslant t < \infty} X(t) = -\infty\right\} = 1.$$

2.3.3 线性方程例子

下面例举一些简单线性随机微分方程, 这些方程虽然很简单, 但它们的解是一些著名的随机过程, 在历史上曾受到高度关注. 本节, $w(t)$ 表示一维标准 Brown 运动.

(1) Ornstein-Uhlenbeck 过程.

Ornstein-Uhlenbeck 过程界定为随机微分方程

$$\mathrm{d}x(t) = -\alpha x(t)\mathrm{d}t + \sigma \mathrm{d}w(t), \quad t > 0 \tag{2.3.14}$$

的解. 方程 (2.3.14) 称为 Langevin 方程, 用于描述摩擦粒子的运动, $x(t)$ 表示粒子速度的某个分量, α, σ 是正常数. 方程 (2.3.14) 的解为

$$x(t) = x_0 e^{-\alpha t} + \sigma \int_0^t e^{\alpha(s-t)}\mathrm{d}w(s). \tag{2.3.15}$$

直接由 (2.3.15) 可得

$$\mathbb{E}\left[x(t)\right] = e^{-\alpha t}\, \mathbb{E}\left[x_0\right], \quad \mathrm{var}(x(t)) = e^{-2\alpha t}\mathrm{var}(x_0) + \frac{\sigma^2}{2\alpha}(1 - e^{-2\alpha t}).$$

注意到 (2.3.15) 右端两项独立, 而 $\mathrm{var}(x_0 e^{-\alpha t}) = e^{-2\alpha t}\mathrm{var}(x_0)$, 故有

$$\sigma \int_0^t e^{\alpha(s-t)}\mathrm{d}w(t) \sim \mathbb{N}\left(0, \frac{\sigma^2}{2\alpha}(1 - e^{-2\alpha t})\right).$$

因此, 当 $t \to \infty$ 时 $x(t)$ 趋近于正态变量 $\mathbb{N}\left(0, \dfrac{\sigma^2}{2\alpha}\right)$.

考虑比 (2.3.14) 更一般的方程

$$\mathrm{d}x(t) = -\alpha(x(t) - \mu)\mathrm{d}t + \sigma \mathrm{d}w(t), \tag{2.3.16}$$

其中 μ 是常数, (2.3.16) 的解称为均值回归的 Ornstein-Uhlenbeck 过程. 只需变换 $\tilde{x} = x - \mu$, 即可沿用关于方程 (2.3.14) 的结论.

(2) **Brown 桥**.

Brown 桥定义为

$$\mathrm{d}x = \frac{b - x}{1 - t}\mathrm{d}t + \mathrm{d}w(t), \quad 0 \leqslant t < 1, \quad x(0) = a$$

的解, 其中 a, b 是实常数. 则

$$x(t) = a(1 - t) + bt + \int_0^t \frac{1 - t}{1 - s}\mathrm{d}w(s), \quad 0 \leqslant t < 1.$$

于是

$$\mathbb{E}\left[x(t)\right] = a(1 - t) + bt, \quad \mathrm{var}(x(t)) = t(1 - t).$$

因此

$$x(t) \sim \mathbb{N}(a(1 - t) + bt,\ t(1 - t)).$$

(3) **几何 Brown 运动**.

几何 Brown 运动界定为 1 维齐次线性方程

$$\mathrm{d}x(t) = x(t)[\alpha\mathrm{d}t + \sigma\mathrm{d}w(t)]$$

的非零解, 其中 α, σ 是常数, $\sigma > 0$. 则

$$x(t) = x_0 \exp\left[(\alpha - \sigma^2/2)t + \sigma w(s)\right], \quad t \geqslant 0.$$

注意到 $x_0 \in L^2_{\mathscr{F}_0}(\Omega)$ 与 $w(t)\,(t > 0)$ 独立, 于是

$$\mathbb{E}\left|x(t)\right|^p = \mathbb{E}\left|x_0\right|^p \exp\left[pt\left(\alpha + \frac{\sigma^2}{2}(p - 1)\right)\right],$$

$$\lim_{t \to \infty} \frac{1}{t}\log|x(t)| = \alpha - \frac{\sigma^2}{2} \quad \mathrm{a.s.},$$

$$\lim_{t \to \infty} \frac{1}{t}\log\mathbb{E}\left|x(t)\right|^p = \alpha p + \frac{p(p - 1)}{2}\sigma^2.$$

2.3.4　随机稳定性

重新考虑 SDE 模型 (2.3.2), 并取 $J = \mathbf{R}_+$. 假定 f 和 g 能够保证方程 (2.3.2) 的初值问题的解 $x(t) = x(t, x_0)$ 唯一地存在, 且 $x(t) \in \mathscr{M}^2(\mathbf{R}_+, \mathbf{R}^d)$. 为了方便起见, 设初始时间 $t_0 = 0$, 并设

$$f(t, 0) \equiv 0, \quad g(t, 0) \equiv 0, \quad t \geqslant 0.$$

因而, $x(t, 0) \equiv 0$, 即方程 (2.3.2) 有零解或平凡解. 约定 $B_r := \{x \in \mathbf{R}^d : |x| < r\}$ 表示以原点为球心、以 r 为半径的球.

定义 2.57　(1) 若 $\forall r > 0, \forall \varepsilon \in (0, 1), \exists \delta > 0$, 使得

$$\mathbb{P}\left(x(t, x_0) \in B_r \, (\forall t \geqslant 0)\right) \geqslant 1 - \varepsilon, \quad \forall x_0 \in B_\delta,$$

则称方程 (2.3.2) 的零解**随机稳定**.

(2) 设方程 (2.3.2) 的零解随机稳定. 若 $\forall \varepsilon \in (0, 1), \exists \delta > 0$, 使得

$$\mathbb{P}\left(\lim_{t \to \infty} x(t, x_0) = 0\right) \geqslant 1 - \varepsilon, \quad \forall x_0 \in B_\delta,$$

则称方程 (2.3.2) 的零解**随机渐近稳定**; 若

$$\mathbb{P}\left(\lim_{t \to \infty} x(t, x_0) = 0\right) = 1, \quad \forall x_0 \in \mathbf{R}^d,$$

则称方程 (2.3.2) 的零解**全局随机渐近稳定**.

(3) 若 $\forall x_0 \in \mathbf{R}^d, x(t, x_0)$ 有负 Lyapunov 指数, 即

$$\varlimsup_{t \to \infty} t^{-1} \log |x(t, x_0)| < 0, \quad \text{a.s.} \quad \forall x_0 \in \mathbf{R}^d,$$

则称方程 (2.3.2) 的零解**指数稳定** a.s.; 若

$$\varliminf_{t \to \infty} t^{-1} \log |x(t, x_0)| > 0, \quad \text{a.s.} \quad \forall x_0 \, (\neq 0) \in \mathbf{R}^d,$$

则称方程 (2.3.2) 的零解**指数不稳定** a.s..

(4) 设 $p > 0$, 若 $\forall x_0 \in \mathbf{R}^d, x(t, x_0)$ 有负的 p 阶矩 Lyapunov 指数, 即

$$\varlimsup_{t \to \infty} t^{-1} \log \mathbb{E} |x(t, x_0)|^p < 0, \quad \text{a.s.} \quad \forall x_0 \in \mathbf{R}^d,$$

则称方程 (2.3.2) 的零解 p **阶矩指数稳定**; 若

$$\varliminf_{t \to \infty} t^{-1} \log \mathbb{E} |x(t, x_0)|^p > 0, \quad \text{a.s.} \quad \forall x_0 \, (\neq 0) \in \mathbf{R}^d,$$

则称方程 (2.3.2) 的零解 p **阶矩指数不稳定**. 二阶矩指数稳定 (或不稳定) 也称为**均方指数稳定** (不稳定).

由定义 2.57 可以看出:

a.s. 指数稳定 $\Rightarrow$ 全局随机渐近稳定 $\Rightarrow$ 随机渐近稳定 $\Rightarrow$ 随机稳定.

在稳定性判断中, 一个来自 ODE 理论的基本技巧是: 通过将函数 $|x(t)|$ 与某个适当选定的函数 $V(t, x(t))$ 进行比较, 可能更容易得出所需的估计. 这样的 $V(t, x)$ 就是所谓的 **Lyapunov 函数**. 下面给出与 Lyapunov 函数有关的一些术语, 它们均来自 ODE 理论.

定义 2.58　(1) 若 $\varphi \in C(\mathbf{R}_+)$ 为增函数且满足 $0 = \varphi(0) < \varphi(x)\,(\forall\, t > 0)$, 则称 φ 为 K 型函数, 其全体记为 $\mathscr{K}$.

(2) 设 $V(t,x) \in C(\mathbf{R}_+ \times \mathbf{R}^d), V(t,0) \equiv 0$. 若存在 $\varphi \in \mathscr{K}$, 使得

$$V(t,x) \geqslant \varphi(|x|), \quad (t,x) \in \mathbf{R}_+ \times \mathbf{R}^d,$$

则称 $V(t,x)$ 是**正定的**, 称 $-V(t,x)$ 是**负定的**. 若

$$0 \leqslant V(t,x) \leqslant \varphi(|x|), \quad (t,x) \in \mathbf{R}_+ \times \mathbf{R}^d,$$

则称 $V(t,x)$ **有任意小上界**. 若

$$\lim_{|x|\to\infty} \inf_{t\geqslant 0} V(t,x) = \infty,$$

则称 $V(t,x)$ **径向无界**.

本节所建立的各种稳定性判别法, 将首先用于线性方程

$$dx(t) = \left[A dt + \sum_k B_k dw_k \right] x(t), \tag{2.3.17}$$

以检验其有效性, 这种检验是基本的. 下面导出几个相关公式以备应用. 令

$$f(t,x) = Ax, \quad g(t,x) = [B_1 x, \cdots, B_m x].$$

取 $V = (x^{\mathrm{T}} Q x)^{p/2}$, Q 是正定矩阵, $p > 0$, 则依 (2.2.28) 有

$$\mathscr{L}V(x) = \frac{p}{2}(x^{\mathrm{T}} Q x)^{p/2-1} \left[2x^{\mathrm{T}} Q A x + \sum_i x^{\mathrm{T}} B_k^{\mathrm{T}} Q B_k x + (p-2) \sum_k \frac{(x^{\mathrm{T}} Q B_k x)^2}{x^{\mathrm{T}} Q x} \right].$$

特别地, 若取 $V = x^{\mathrm{T}} Q x$, 则

$$\mathscr{L}V(x) = x^{\mathrm{T}} M x, \quad M = QA + A^{\mathrm{T}} Q + \sum_k B_k^{\mathrm{T}} Q B_k.$$

若取 $V = |x|^p$, 则

$$\mathscr{L}V(x) = \frac{p}{2}\left[2x^{\mathrm{T}} A x + \sum_k |B_k x|^2 + (p-2)|x|^{-2} \sum_k (x^{\mathrm{T}} B_k x)^2 \right]$$

$$\leqslant \frac{p}{2}|x|^{p-2} x^{\mathrm{T}} M x,$$

$$M = A + A^{\mathrm{T}} + (1 + |p-2|)S, \quad S = \sum_k B_k^{\mathrm{T}} B_k,$$

若取 $V = |x|^2$, 则

$$\mathscr{L}V(x) = x^{\mathrm{T}} M x, \quad M = A + A^{\mathrm{T}} + S.$$

2.3.4.1 矩指数稳定

定理 2.59 设存在 $V(t,x) \in C^{1,2}(\mathbf{R}_+ \times \mathbf{R}^d)$ 与正常数 c_1, c_2, 使得

$$c_1|x|^p \leqslant V(t,x) \leqslant c_2|x|^p, \quad t \geqslant 0, \quad x \in \mathbf{R}^d. \tag{2.3.18}$$

(1) 若存在正常数 γ, 使得

$$\mathscr{L}V(t,x) \leqslant -\gamma V(t,x), \quad t \geqslant 0, \quad x \in \mathbf{R}^d, \tag{2.3.19}$$

则方程 (2.3.2) 的零解 p **阶矩指数稳定**, 且

$$\mathbb{E}|x(t,x_0)|^p \leqslant \frac{c_2}{c_1}|x_0|^p e^{-\gamma t}, \quad t \geqslant 0, \quad x \in \mathbf{R}^d.$$

(2) 若存在正常数 γ, 使得

$$\mathscr{L}V(t,x) \geqslant \gamma V(t,x), \quad t \geqslant 0, \quad x \in \mathbf{R}^d,$$

则方程 (2.3.2) 的零解 p **阶矩指数不稳定**, 且

$$\mathbb{E}|x(t,x_0)|^p \geqslant \frac{c_1}{c_2}|x_0|^p e^{\gamma t}, \quad t \geqslant 0, \quad x \in \mathbf{R}^d.$$

推论 2.60 设 $p > 0$, 存在正定矩阵 Q, 使得

$$\alpha_0 \leqslant \frac{2x^{\mathrm{T}}Qf + \mathrm{tr}(g^{\mathrm{T}}Qg)}{2x^{\mathrm{T}}Qx} \leqslant \alpha_1, \quad 0 \leqslant \alpha_2 \leqslant \frac{|x^{\mathrm{T}}Qg|}{x^{\mathrm{T}}Qx} \leqslant \alpha_3,$$

其中 $\alpha_i\,(i=1,2,3)$ 是常数. 若

$$2\alpha_1 < \alpha_2^2(2-p)^+ - \alpha_3^2(p-2)^+,$$

则方程 (2.3.2) 的零解 p **阶矩指数稳定**. 若

$$2\alpha_0 > \alpha_3^2(2-p)^+ - \alpha_2^2(p-2)^+,$$

则方程 (2.3.2) 的零解 p **阶矩指数不稳定**. 这里, $a^+ = a \vee 0$.

2.3.4.2 几乎必然数稳定

定理 2.61 设存在正常数 K, 使得以下条件满足

$$|x^{\mathrm{T}}f(t,x)| \vee |g(t,x)|^2 \leqslant K|x|^2, \quad t \geqslant 0, \quad x \in \mathbf{R}^d. \tag{2.3.20}$$

若方程 (2.3.2) 的一个解 $x(t)$ 满足 $\mathbb{E}|x(t)|^p \leqslant ce^{-\gamma t}$, $t \geqslant 0$, 其中 $p, c, \gamma > 0$ 与 t 无关, 则

$$\varlimsup_{t \to \infty} t^{-1} \log |x(t)|^p \leqslant -\gamma, \quad \text{a.s.}$$

因此, 由 (2.3.18)—(2.3.20) 可一起推出 (2.3.2) 的零解 **几乎必然指数稳定**.

显然, 条件 (2.3.20) 可代以更强的**线性增长条件**:

$$|f(t,x)| \vee |g(t,x)| \leqslant K|x|, \quad t \geqslant 0, \quad x \in \mathbf{R}^d. \tag{2.3.21}$$

引理 2.62　若条件 (2.3.21) 满足, $0 \neq x_0 \in \mathbf{R}^d, x(t) = x(t,x_0)$, 则

$$\mathbb{P}\left(x(t) \neq 0\right) = 1, \quad \forall t \geqslant 0.$$

定理 2.63　如果条件 (2.3.21) 满足, $0 \neq x_0 \in \mathbf{R}^d, x(t) = x(t,x_0)$.
(1) 设存在 $V(t,x) \in C^{1,2}(\mathbf{R}_+ \times \mathbf{R}^d)$ 与正常数 c,p 与 $\gamma \in \mathbf{R}$, 使得

$$c|x|^p \leqslant V(t,x), \quad t \geqslant 0, \quad x \in \mathbf{R}^d,$$

$$\bar{\beta} < \infty, \quad \alpha(t,x) - \beta(t,x) \leqslant -\gamma, \quad t \geqslant 0, \quad x \in \mathbf{R}^d, \tag{2.3.22}$$

则

$$\overline{\lim_{t\to\infty}} \, t^{-1} \log |x(t)|^p \leqslant -\gamma \quad \text{a.s.}.$$

因此, 当 $\gamma > 0$ 时方程 (2.3.2) 的零解**指数稳定** a.s..
(2) 设存在 $V(t,x) \in C^{1,2}(\mathbf{R}_+ \times \mathbf{R}^d)$ 与正常数 c,p 与 $\gamma \in \mathbf{R}$, 使得

$$0 < V(t,x) \leqslant c|x|^p, \quad t \geqslant 0, \quad 0 \neq x \in \mathbf{R}^d,$$

$$\bar{\beta} < \infty, \quad \alpha(t,x) - \beta(t,x) \geqslant \gamma, \quad t \geqslant 0, \quad x \in \mathbf{R}^d,$$

则

$$\varliminf_{t\to\infty} t^{-1} \log |x(t)|^p \geqslant \gamma \quad \text{a.s.}.$$

因此, 当 $\gamma > 0$ 时方程 (2.3.2) 的零解**指数不稳定** a.s..

2.3.4.3　随机渐近稳定性

定理 2.64　设存在正常数 ρ 与正定的 $V(t,x) \in C^{1,2}(\mathbf{R}_+ \times \beta_\rho)$, 使得在 $\mathbf{R}_+ \times \beta_\rho$ 上 $\mathscr{L}V(t,x) \leqslant 0$, 则方程 (2.3.2) 的零解**随机稳定**.

定理 2.65　设存在正定且有任意小上界的函数 $V(t,x) \in C^{1,2}(\mathbf{R}_+ \times \mathbf{R}^d)$, 使得 $\mathscr{L}V(t,x)$ 在 $\mathbf{R}_+ \times \beta_\rho$ $(\rho > 0)$ 上负定, 则方程 (2.3.2) 的零解**随机渐近稳定**. 若进而设 $V(t,x)$ 径向无界且 $\mathscr{L}V(t,x)$ 在 $\mathbf{R}_+ \times \mathbf{R}^d$ 上负定, 则方程 (2.3.2) 的零解**全局渐近稳定**.

2.4　Markov 半群

令 H 是 Banach 空间, $C_b(H)$ (或者 $B_b(H)$) 是所有一致连续有界映射 (或者 Borel 有界映射) $\varphi : H \to \mathbf{R}$ 形成的 Banach 空间, 且范数为

$$\|\varphi\|_0 = \sum_{x \in H} |\varphi(x)|.$$

$L(C_b(H))$ (或者 $L(B_b(H))$) 表示所有 $C_b(H) \to C_b(H)$ (或者 $B_b(H) \to B_b(H)$) 线性有界算子空间.

定义 2.66　如果 $k : \Omega \times \Omega \to [0, \infty)$ 是一个可测函数, 当 $y \in \Omega$ 时,

$$\int_{\Omega} k(x, y)m\,(\mathrm{d}x) = 1, \tag{2.4.1}$$

则称

$$P_t f(x) = \int_{\Omega} k(x, y) f(y)m\,(\mathrm{d}y)$$

是一个可积 Markov 算子, k 称为 Markov 算子 P_t 的核 (kernel).

定义 2.67　**Markov 半群** P_t 是 Borel 有界映射空间 $C_b(H)$ 上的映射:

$$[0, \infty) \to L(C_b(H)), \quad t \mapsto P_t,$$

满足:

(1) $P_0 = Id$ (identity operator, 恒等算子), 当 $s, t \geqslant 0$ 时, $P_{t+s} = P_t \circ P_s$;

(2) 任给 $t \geqslant 0$, $x \in H$, 存在一个概率测度 $\lambda_{t,x} \in \mathbb{P}(H)$, 当 $\varphi \in B_b(H)$ 时,

$$P_t \varphi(x) = \int_H \varphi(y)\lambda_{t,x}\mathrm{d}y; \tag{2.4.2}$$

(3) 任给 $\varphi \in C_b(H)$, $x \in H$, 映射 $(t, x) \mapsto P_t\varphi(x)$ 是连续的.

这里, 概率测度 $\lambda_{t,x}$ 也称为 Markov **概率核** (probability kernel). 特别地, $\lambda_{0,x} = \delta_x$, 其中, δ_x 表示 x 处的 **Dirac** 测度:

$$\delta_x(A) = \begin{cases} 1, & x \in A, \\ 0, & x \notin A. \end{cases}$$

假设 P_t 是 Markov 半群, 当 $\varphi \in C_b(H)$ 时,

$$-\|\varphi\|_0 \leqslant \varphi(x) \leqslant \|\varphi\|_0, \quad x \in H,$$

则

$$|P_t\varphi(x)| \leqslant \|\varphi\|_0, \quad x \in \mathbf{R}.$$

当 $t > 0$ 时, $\|P_t\|_{L(B_b(H))} \leqslant 1$, 称 P_t 是 $C_b(\mathbf{R})$ 上的**收缩半群**.

定义 2.68　假设 P_t 是 Markov 半群.

(1) 任给 $\varphi \in C_b(H)$, 当 $t > 0$ 时, 如果 $P_t\varphi \in C_b(H)$, 则称 P_t 是 **Feller** 的.

(2) 任给 $\varphi \in B_b(H)$, 当 $t > 0$ 时, 如果 $P_t\varphi \in C_b(H)$, 则称 P_t 是**强 Feller** 的.

(3) 如果任给球

$$B(z,\varepsilon) = \{x \in H|\ |z - x| < \varepsilon\}, \quad z \in H, \quad \varepsilon > 0,$$

都有 $P_t\mathbf{1}_{B(z,\varepsilon)}(x) > 0$. 或者等价地, $\lambda_{t,x}B(z,\varepsilon) > 0$, 则称 P_t 是**不可约的** (irreducible).

(4) 如果当 $t > 0$, $x \in H$ 时, 所有概率核 $\lambda_{t,x}$ 都是相等的, 则称 P_t 是**正则的** (regular).

定义 2.69　如果 $t > 0$ 时, P_t 是可积算子, 则称 Markov 半群 $\{P(t)\}_{t\geqslant 0}$ 为**可积半群**. 如果存在 $t_0 > 0$ 和一个非负可测函数 $q(x,y)$, 使得

$$\int_X \int_X q(x,y)m(\mathrm{d}x)m(\mathrm{d}y) > 0$$

和

$$P_{t_0}f(x) \geqslant \int_X q(x,y)f(y)m(\mathrm{d}y), \quad \forall f \in D$$

成立, 则 $\{P(t)\}_{t\geqslant 0}$ 称为**分部可积半群**.

下面给出几个 Markov 半群的例子.

例 2.2　(1) 假设 $P(t,\cdot)$ 是时齐 Markov 过程 X_t 的转移函数, $f \in C_b(\mathbf{R})$, 定义:

$$P_t f(x) := \mathbb{E}\left[f(X_t)|X_0 = x\right] = \int_{\mathbf{R}^d} f(y)P(t,x,\mathrm{d}y), \tag{2.4.3}$$

其中, $\int_{\mathbf{R}^d} f(y)P(t,x,\mathrm{d}y)$ 表示 $\int_{\mathbf{R}^d} f(y)P(t,x,\cdot)\mathrm{d}y$.

首先可以验证 (2.4.3) 是一个恒等算子. 因为

$$(P_0 f)(x) = \mathbb{E}(f(X_0)|X_0 = x) = f(x),$$

意即 $P_0 = Id$. 此外

$$(P_{t+s}f)(x) = \int_{\mathbf{R}^d} f(y)P(t+s,x,\mathrm{d}y) = \int_{\mathbf{R}^d} \int_{\mathbf{R}^d} f(y)P(s,z,\mathrm{d}y)P(t,x,\mathrm{d}z)$$

$$= \int_{\mathbf{R}^d} \left(\int_{\mathbf{R}^d} f(y) P(s, z, \mathrm{d}y) \right) P(t, x, \mathrm{d}z) = \int_{\mathbf{R}^d} (P_s f)(z) P(t, x, \mathrm{d}z)$$

$$= (P_t P_s f)(x).$$

从而

$$P_{t+s} = P_t P_s.$$

所以, (2.4.3) 满足定义 2.67 的所有条件, 是一个 Markov 半群.

(2) 考虑微分方程

$$X'(t) = b(X(t)), \quad X(0) = x, \tag{2.4.4}$$

其中, $b : H \to H$ ($H = \mathbf{R}^d$) 是 Lipschitz 连续的. 易知, (2.4.4) 存在唯一解 $X(t, x)$. 令

$$\lambda_{t,x} = \delta_{X(t,x)}, \quad x \in \mathbf{R}^d.$$

则容易验证转移半群

$$P_t \varphi(x) = \varphi(X(t, x)), \quad \varphi \in B_b(\mathbf{R}^d) \tag{2.4.5}$$

是一个 Markov 半群.

(3) 考虑随机微分方程

$$\mathrm{d}X = b(X)\mathrm{d}t + \sqrt{C}\,\mathrm{d}B(t), \quad X(0) = x, \tag{2.4.6}$$

其中, $b : H \to H$ ($H = \mathbf{R}^n$) 是局部 Lipschitz 连续的, $C \in L(H)$. 易知, 存在唯一连续随机过程 $X(\cdot, x)$ 是 (2.4.6) 的解. 令

$$\lambda_{t,x}(E) = \mathbb{P}(X(t, x) \in E), \quad x \in \mathbf{R}^d, \quad E \in \mathscr{B}(\mathbf{R}^d).$$

则容易验证转移半群

$$P_t \varphi(x) = \mathbb{E}\left[\varphi(X(t, x))\right] = \int_{\mathbf{R}^d} \varphi(y) \lambda_{t,x} \mathrm{d}y, \quad \varphi \in B_b(H) \tag{2.4.7}$$

是一个 Markov 半群.

2.4.1 Markov 半群的生成元

Markov 半群 P_t 的性质可以帮助我们理解时齐 Markov 过程 X_t 的性质. 设 X_t 是 $\mathbf{R}^d$ 中的时齐 Markov 过程, P_t 是 (2.4.3) 中定义的 Markov 半群. 假设 $P_t f \in C_b(\mathbf{R}^d)$. 用 $\mathscr{D}(\mathscr{L})$ 表示 $f \in C_b(\mathbf{R})$ 的集合, 使得强极限

$$\mathscr{L}f := \lim_{t \to 0} \frac{P_t f - f}{t} = \frac{\partial P_t}{\partial t}\bigg|_{t=0} \tag{2.4.8}$$

存在. 算子 $\mathscr{L} : \mathscr{D}(\mathscr{L}) \to C_b(\mathbf{R}^d)$ 称为算子半群 P_t 的 **生成元** (generator), 也称 $\mathscr{L}$ 为 Markov 过程 X_t 的生成元.

由 Markov 半群及其生成元的定义 (2.4.8) 可得

$$P_t = e^{t\mathscr{L}}.$$

考虑函数 $u(x,t) := (P_t f)(x) := \mathbb{E}\left[f(X_t)|X_0 = x\right]$ 关于时间的导数:

$$\frac{\partial u}{\partial t} = \frac{\mathrm{d}}{\mathrm{d}t}(P_t f) = \frac{\mathrm{d}}{\mathrm{d}t}(e^{t\mathscr{L}} f) = \mathscr{L}(e^{t\mathscr{L}} f) = \mathscr{L}P_t f = \mathscr{L}u.$$

而初值为 $u(x,0) = P_0 f = f(x)$, 因此, $u(x,t)$ 满足下述初值问题:

$$\begin{cases} \dfrac{\partial u}{\partial t} = \mathscr{L}u, \\ u(x,0) = f(x). \end{cases} \tag{2.4.9}$$

方程 (2.4.9) 就是 **后向 Kolmogorov**[①] **方程**. 当 Markov 过程是一个随机微分方程的解时, 生成元是一个 2 阶椭圆微分算子, 从而可将后向 Kolmogorov 方程转化为抛物型偏微分方程的初值问题.

应用扩散过程的定义可得到 Markov 过程的生成元的显式公式, 并由此可导出条件期望 $u(x,s) = \mathbb{E}\left[f(X_t)|X_s = x\right]$ 和转移概率密度 $p(\mathrm{d}y,t|x,s)$ 的偏微分方程. 接下来总假设 $u(x,s) \in C^{2,1}(\mathbf{R} \times \mathbf{R}_+)$ 是关于 x 和 s 的光滑函数.

定理 2.70   设 $f(x) \in C_b(\mathbf{R})$, 若 t 固定, 令

$$u(x,s) := \mathbb{E}\left[f(X_t)|X_s = x\right] = \int f(y)P(\mathrm{d}y,t|x,s). \tag{2.4.10}$$

假设 $b(x,s)$ 和 $\Sigma(x,s)$ 是关于 x 和 s 的光滑函数, 当 $s \in [0,t]$ 时, $u(x,s)$ 是初值问题

$$-\frac{\partial u}{\partial s} = b(x,s)\frac{\partial u}{\partial x} + \frac{1}{2}\Sigma(x,s)\frac{\partial^2 u}{\partial x^2}, \quad u(x,t) = f(x) \tag{2.4.11}$$

的解.

---

① A. N. Kolmogorov (柯尔莫哥洛夫, 1903.4.25—1987.10.20) 是苏联最伟大的数学家之一, 也是 20 世纪国际最伟大的数学家之一, 在实分析、泛函分析、概率论、动力系统等很多领域都有着开创性的贡献. 1931 年发表了《概率论的解析方法》一文, 奠定了马尔可夫过程论的基础, 马尔可夫过程对物理、化学、生物、工程技术和经济管理等有十分广泛的应用, 仍然是当今世界数学研究的热点和重点之一. 1934 年出版了《概率论基本概念》一书, 在世界上首次以测度论和积分论为基础建立了概率论公理结论, 这是一部具有划时代意义的巨著. 1955—1956 年他和他的学生, 苏联数学家 Y. V. Prokhorov 开创了取值于函数空间上概率测度的弱极限理论.

注 2.71 对于时齐 Markov 过程而言, 漂移系数 $b(x,s)$、扩散系数 $\Sigma(x,s)$ 均与时间无关, 即 $b = b(x), \Sigma = \Sigma(x)$. 于是, (2.4.11) 可变换为

$$-\frac{\partial u}{\partial t} = b(x)\frac{\partial u}{\partial x} + \frac{1}{2}\Sigma(x)\frac{\partial^2 u}{\partial x^2}, \quad u(x,0) = f(x), \tag{2.4.12}$$

注 2.72 假设 Markov 过程的转移函数具有密度 $p(y,t|x,s)$, 由 (2.4.10) 可知

$$u(x,s) = \int_{\mathbf{R}} f(y)p(y,t|x,s)\mathrm{d}y. \tag{2.4.13}$$

将 (2.4.13) 代入 (2.4.11) 可得

$$\int_{\mathbf{R}} f(y)\left(\frac{\partial p(y,t|x,s)}{\partial s} + \mathscr{L}_{s,x}p(y,t|x,s)\right) = 0, \tag{2.4.14}$$

其中

$$\mathscr{L}_{s,x} := b(x,s)\frac{\partial}{\partial x} + \frac{1}{2}\Sigma(x,s)\frac{\partial^2}{\partial x^2}.$$

方程 (2.4.14) 适用于任意连续有界函数 f. 因此, 从 (2.4.14) 中, 我们可得到关于转移概率密度 p 的偏微分方程:

$$-\frac{\partial p(y,t|x,s)}{\partial s} = b(x,s)\frac{\partial p(y,t|x,s)}{\partial x} + \frac{1}{2}\Sigma(x,s)\frac{\partial^2 p(y,t|x,s)}{\partial x^2}.$$

Markov 半群 P_t 作用于有界连续函数. 此外, 还可以定义伴随半群 P_t^*, 它作用于概率测度:

$$P_t^*\mu(\Gamma) := \int_{\mathbf{R}^d} \mathbb{P}(X_t \in \Gamma|X_0 = x)\mathrm{d}\mu(x) = \int_{\mathbf{R}^d} P(t,x,\Gamma)\mathrm{d}\mu(x). \tag{2.4.15}$$

概率测度 μ 在 P_t^* 作用下的像也是概率测度. 算子 P_t 和 P_t^* 在 L^2 意义下在形式上是伴随的:

$$\int_{\mathbf{R}^d} P_t f(x)\mathrm{d}\mu(x) = \int_{\mathbf{R}^d} f(x)\mathrm{d}(P_t^*\mu)(x).$$

于是, 可得

$$P_t^* = e^{t\mathscr{L}^*}, \tag{2.4.16}$$

这里, $\mathscr{L}^*$ 是随机过程

$$\int \mathscr{L}fh\mathrm{d}x = \int f\mathscr{L}^*h\mathrm{d}x$$

生成元的 L^2-伴随.

2.4.2   Fokker-Planck 方程

设 X_t 是 Markov 过程, 且初始分布为 $X_0 \sim \mu$, P_t^* 是由 (2.4.16) 定义的伴随半群. 于是可得

$$\mu_t := P_t^* \mu,$$

这正是 Markov 过程之定律.

类似于 (2.4.9), 可得

$$\frac{\partial \mu_t}{\partial t} = \mathscr{L}^* \mu_t, \quad \mu_0 = \mu.$$

假设初始分布 μ 和过程 μ_t 都有关于 Lebesgue 测度的密度, 分别用 $\rho_0(\cdot)$ 和 $\rho(\cdot, t)$ 表示. 于是上述方程变为

$$\frac{\partial \rho}{\partial t} = \mathscr{L}^* \rho, \quad \rho(y, 0) = \rho_0(y). \tag{2.4.17}$$

这是**前向 Kolmogorov 方程** (或 **Fokker-Planck 方程**). 当 Markov 过程开始于 $X_0 = x$, Fokker-Planck 方程的初始值变为 $\rho_0 = \delta(x - y)$. 与后向 Kolmogorov 方程 (2.4.9) 一样, 这个方程仍然是形式的, 因为没有 X_t 的生成元的伴随 $\mathscr{L}^*$ 的公式.

假设 Markov 过程的转移函数具有 Lebesgue 测度的密度函数, 且是关于其参数的光滑函数:

$$P(\mathrm{d}y, t | x, s) = p(y, t | x, s) \mathrm{d}y.$$

定理 2.73   设条件 (2.1.18)—(2.1.20) 满足, $p(y, t | \cdot, \cdot)$, $b(y, s)$ 和 $\Sigma(y, s)$ 是关于 y 和 t 的光滑函数, 则转移概率密度函数 $p(y, t | x, s)$ 是下述 Fokker-Planck 初值问题

$$\begin{cases} \dfrac{\partial p}{\partial t} = -\dfrac{\partial}{\partial y} (b(t, y)p) + \dfrac{1}{2} \dfrac{\partial^2}{\partial y^2} (\Sigma(t, y)p) \\ p(s, y | x, s) = \delta(x - y) \end{cases} \tag{2.4.18}$$

的解.

下面给出 Fokker-Planck 方程的基本性质. 假设 $X(t)$ 是 (2.3.12) 的解, 初值 X_0 的分布绝对连续且具有密度 $p_0(x)$, 则 $X(t)$ 具有密度 $p(t, x)$ 且满足下述 Fokker-Planck 方程:

$$\begin{cases} \dfrac{\mathrm{d}p}{\mathrm{d}t} = -\dfrac{\partial}{\partial x} (\mathbf{b}(x)p) + \dfrac{1}{2} \dfrac{\partial^2}{\partial x^2} (\mathbf{\Sigma}(x)^2 p), & t > 0, \ x \in \mathbf{R}, \\ p(0, x) = p_0(x), & x \in \mathbf{R}. \end{cases} \tag{2.4.19}$$

定理 2.74 [156] *假设方程 (2.4.19) 存在唯一经典解, 则任给 $p_0 \in L^1_+(\mathbf{R})$, 方程 (2.4.19) 存在唯一广义解 $p(t,x)$.*

当随机过程 $X_t \in \mathbf{R}^d$, 假设其漂移系数为 d 维向量

$$\mathbf{b}(x) = (b_1, b_2, \cdots, b_d),$$

扩散系数为 $d \times d$ 矩阵

$$\mathbf{\Sigma}(x) = \sigma(x)\sigma(x)^{\mathrm{T}} = (\Sigma_{ij})_{d \times d},$$

转移概率函数 $p(x,t) \in C^{2,1}(\mathbf{R}^d \times \mathbf{R}_+)$, 考虑 (2.4.18), Fokker-Planck 方程可重写为

$$\begin{cases} \dfrac{\partial p}{\partial t} = \nabla \cdot \left(-\mathbf{b}(x)p + \dfrac{1}{2}\nabla \cdot \mathbf{\Sigma}(x)p \right) \\ \qquad = -\displaystyle\sum_{j=1}^{d} \dfrac{\partial}{\partial x_j}(b_i(x)p) + \dfrac{1}{2}\displaystyle\sum_{i,j=1}^{d} \dfrac{\partial^2}{\partial x_i \partial x_j}(\Sigma_{ij}(x)p), \\ p(x,0) = \rho(x). \end{cases} \tag{2.4.20}$$

定义 2.75 对于 Fokker-Planck 方程 (2.4.20), 如果
(1) $p(x,t) \in C^{2,1}(\mathbf{R}^d \times \mathbf{R}_+)$;
(2) $\forall T > 0$, 存在 $c > 0$ 使得 $\|p(x,t)\|_{L^\infty(0,T)} \leqslant ce^{\alpha \|x\|^2}$;
(3) $\lim\limits_{t \to 0} p(x,t) = \rho_0(x)$,
则方程 (2.4.20) 初值问题的解称为**经典解**.

定义 2.76 [133] 假设存在一个非负 $C^2(\mathbf{R}^d)$ 函数 V 和一个正常数 c, 使得

$$\mathcal{L}_x V(x) \leqslant cV(x), \quad \forall x \in \mathbf{R}^d,$$

$$\lim_{N \to \infty} \inf_{|x| \geqslant N} V(x) = \infty,$$

则随机过程 $X(t)$ 是**保守的** (conservative), 即当 $t \geqslant 0$, $x \in \mathbf{R}^d$ 时, $P_x(X_t \in \mathbf{R}^d) = 1$. 这里

$$\mathcal{L}_x = \sum_{j=1}^{d} b_i(x)\frac{\partial}{\partial x_j} + \frac{1}{2}\sum_{i,j=1}^{d} \Sigma_{ij}(x)\frac{\partial^2}{\partial x_i \partial x_j}.$$

定理 2.77 [133] 如果一个随机过程是保守的且非奇异, 则其转移概率

$$p(t,x,A) = P_x(X_t \in A),$$

在 Lebesgue 测度

$$P(t, x, A) = \int_A p(t, x, y)\mathrm{d}y$$

意义下存在唯一密度 $p(t, x, y)$, 且是前向 Kolmogorov 方程

$$\frac{\partial p(t, x, y)}{\partial t} = \mathcal{L}_x p(t, x, y)$$

和 Fokker-Planck 方程

$$\frac{\partial p(t, x, y)}{\partial t} = \mathcal{L}_x^* p(t, x, y)$$

的唯一经典基本解. 这里, $\mathcal{L}_x^*$ 是 $\mathcal{L}_x$ 的伴随算子:

$$\mathcal{L}_x^* = -\sum_{j=1}^d \frac{\partial}{\partial x_j}(b_i(x)\cdot) + \frac{1}{2}\sum_{i,j=1}^d \frac{\partial^2}{\partial x_i \partial x_j}(\Sigma_{ij}(x)\cdot).$$

假设 X_t 的初始分布具有密度 $\rho_0(x)$, 在 (2.4.18) 中取时间初始值 $t = 0$. 定义

$$p(y, t) := \int p(y, t|x, 0)\rho_0(x)\mathrm{d}x. \tag{2.4.21}$$

用 $\rho_0(x)$ 乘以 (2.4.18), 关于 x 积分, 可得

$$\frac{\partial p(y, t)}{\partial t} = -\frac{\partial}{\partial y}(\mathbf{b}(y, t)p(y, t)) + \frac{1}{2}\frac{\partial^2}{\partial y^2}(\mathbf{\Sigma}(y, t)p(y, t)), \tag{2.4.22}$$

初值条件为 $p(y, 0) = \rho_0(y)$.

　　Fokker-Planck 方程 (2.4.22) 的解为我们提供了当初始分布的概率密度为 $\rho_0(x)$ 时, 扩散过程 X_t 在 t 时等于 y 的概率. 利用 (2.4.22), 可得扩散过程 X_t 的任意函数的期望值为

$$\mathbb{E}\left(f(X_t)\right) = \iint f(y)p(y, t|x, 0)p(x, 0)\mathrm{d}x\mathrm{d}y = \int f(y)p(y, t)\mathrm{d}y,$$

这里 $p(y, t)$ 定义于 (2.4.22).

　　Markov 性质使我们能够使用

$$p(x_0, t_0, \cdots, x_n, t_n) = \rho(x_0)\prod_{j=1}^n p(x_j, t_j|x_{j-1}, t_{j-1}) \tag{2.4.23}$$

计算联合概率密度. 设 X_t 表示扩散过程 $X_0 \sim \pi$, $0 = t_0 < t_1 < \cdots < t_n$, $f(x_0, \cdots, x_n)$ 是一个可测函数. 于是

$$\mathbb{E}_\pi f(X_{t_0}, X_{t_1}, \cdots, X_{t_n})$$
$$= \int \cdots \int f(x_0, \cdots, x_n) \pi(x_0) \mathrm{d}x_0 \prod_{j=1}^{n} p(x_j, t_j | x_{j-1}, t_{j-1}) \mathrm{d}x_j.$$

特别地, X_t 在时间 t 和 0 的自相关函数为

$$C(t) := \mathbb{E}_\pi(X_t X_0) = \iint xy p(y, t | x, 0) \pi(x) \mathrm{d}x \mathrm{d}y.$$

定义概率流 (probability flux) 为向量

$$\mathbf{J} := \mathbf{b}(x)p - \frac{1}{2} \nabla \cdot \mathbf{\Sigma}(x)p, \tag{2.4.24}$$

则 Fokker-Planck 方程 (2.4.20) 可写为

$$\frac{\partial p}{\partial t} + \nabla \cdot \mathbf{J} = 0. \tag{2.4.25}$$

于是

$$\frac{\mathrm{d}}{\mathrm{d}t} \int_{\mathbf{R}^d} p(x, t) \mathrm{d}x = 0.$$

因此,

$$\int_{\mathbf{R}^d} p(x, t) \mathrm{d}x = \int_{\mathbf{R}^d} \rho_0(x) \mathrm{d}x = 1. \tag{2.4.26}$$

所以, 总概率是守恒的.

稳态 Fokker-Planck 方程

$$\nabla \cdot \mathbf{J}(p_s) = 0 \tag{2.4.27}$$

的解给出了扩散过程 X_t 的平稳分布. 因此, 概率流的平衡态是一个无散度的向量场.

一般地, Fokker-Planck 方程在 $\Omega \subset \mathbf{R}^d$ (Ω 是具有光滑边界的有界区域) 上的边界条件描述为:

(1) 转移概率密度在吸收边界上消失: $p(x, t) = 0$, 在 $\partial\Omega$.

(2) 反射边界上没有概率流: $\mathbf{n} \cdot \mathbf{J}(x, t) = 0$, 在 $\partial\Omega$.

(3) 考虑 $\Omega = [0, L]^d$ 的情况, 假设转移概率函数在所有方向上都是周期为 L 的周期函数, 于是可以考虑 $\Omega = [0, L]^d$ 中具有周期边界条件的 Fokker-Planck 方程.

特别地, 如果 $\Omega = [0, L]^d$, 则上述边界条件分别为:

(a) **吸收边界**: $p(0, t) = p(L, t) = 0$.

(b) **反射边界**: $J(0, t) = J(L, t) = 0$.

(c) **周期边界**: $p(0, t) = p(L, t)$.

下面举例说明几种经典随机过程的 Fokker-Planck 方程.

例 2.3   Brown 运动的 Fokker-Planck 方程.

设 $b(x, t) \equiv 0$, $\Sigma(x, t) \equiv 2D > 0$. Brown 运动的 Fokker-Planck 方程是热方程. t 时刻在位置 x_0 处的转移概率密度 $p(x, t | x_0, s)$ 的 Fokker-Planck 方程为

$$\frac{\partial p}{\partial t} = D \frac{\partial^2 p}{\partial x^2}, \quad p(x, s | x_0, s) = \delta(x - x_0). \tag{2.4.28}$$

方程 (2.4.28) 的解是热方程的 Green 函数:

$$p(x, t | y, s) = \frac{1}{\sqrt{4\pi D(t - s)}} \exp\left(-\frac{(x - x_0)^2}{4D(t - s)} \right). \tag{2.4.29}$$

计算可得

$$\frac{\mathrm{d}}{\mathrm{d}t} \mathbb{E}\left[W_t^2 \right] = \frac{\mathrm{d}}{\mathrm{d}t} \int_{\mathbf{R}} x^2 p(x, t | x_0, 0) \mathrm{d}x = D \int_{\mathbf{R}} x^2 \frac{\partial^2 p(x, t | x_0, 0)}{\partial x^2} \mathrm{d}x$$

$$= 2D \int_{\mathbf{R}} p(x, t | x_0, 0) \mathrm{d}x = 2D.$$

由此, 扩散系数为 D 的一维 Brown 运动 W_t 满足

$$\mathbb{E}(W_t - x_0)^2 = 2Dt.$$

假设 Brown 粒子的初始条件 W_0 是分布具有密度 $\rho_0(x)$ 的随机变量. 为了计算 Brown 粒子的转移概率密度, 我们需要求解初始条件为 $\rho_0(x)$ 的 Fokker-Planck 方程. 换句话说, 需要取 Brown 粒子所有初始概率密度函数的平均值

$$p(x, t | x_0) := p(x, t | x_0, 0).$$

于是, 具有初始条件 $p(x, 0) = \rho_0(x)$ 的 Fokker-Planck 方程的解为

$$p(x, t) = \int p(x, t | x_0) \rho_0(x_0) \mathrm{d}x_0.$$

例 2.4 具有吸收边界的 Brown 运动.

在 $[0,1]$ 上考虑具有吸收边界的 Fokker-Planck 方程:

$$\frac{\partial p}{\partial t} = D\frac{\partial^2 p}{\partial x^2}, \quad p(0,t|x_0) = p(1,t|x_0) = 0, \quad p(x,0|x_0) = \delta(x - x_0). \quad (2.4.30)$$

设 $p(x,t)$ 具有 Fourier 级数形式的解:

$$p(x,t) = \sum_{k=1}^{\infty} p_n(t) \sin(n\pi x). \quad (2.4.31)$$

初始条件 $\delta(x - x_0)$ 的 Fourier 系数为

$$p_n(0) = 2\int_0^1 \delta(x - x_0)\sin(n\pi x)\mathrm{d}x = 2\sin(n\pi x_0).$$

将 (2.4.31) 代入 (2.4.30) 并利用 Fourier 基的正交性得到

$$\dot{p}_n = -n^2 D\pi^2 p_n, \quad n = 1,2,\cdots,$$

上述方程的解为

$$p_n(t) = p_n(0)e^{-n^2\pi^2 Dt}.$$

于是, (2.4.30) 的解为

$$p(x,t|x_0,0) = 2\sum_{n=1}^{\infty} e^{-n^2\pi^2 Dt}\sin(n\pi x_0)\sin(n\pi x).$$

显然

$$\lim_{t\to\infty} p(x,t|x_0) = 0,$$

这意味着所有的 Brown 粒子最终都会在边界处被吸收.

例 2.5 具有反射边界的 Brown 运动.

在 $[0,1]$ 上考虑具有反射边界的 Fokker-Planck 方程:

$$\frac{\partial p}{\partial t} = D\frac{\partial^2 p}{\partial x^2}, \quad \partial_x p(0,t|x_0) = \partial_x p(1,t|x_0) = 0, \quad p(x,0) = \delta(x - x_0). \quad (2.4.32)$$

设 $p(x,t)$ 是具有 Fourier 级数形式的解:

$$p(x,t) = \frac{1}{2}a_0 + \sum_{k=1}^{\infty} a_n(t)\cos(n\pi x). \quad (2.4.33)$$

由初始条件可得

$$a_n(0) = 2\int_0^1 \cos(n\pi x)\delta(x-x_0)\mathrm{d}x = 2\cos(n\pi x_0).$$

将 (2.4.33) 代入 (2.4.32) 并利用 Fourier 基的正交性得到

$$\dot{a}_n = -n^2\pi^2 D a_n, \quad n = 1, 2, \cdots,$$

由此可得 $a_n(t) = a_n(0)e^{-n^2\pi^2 Dt}$. 于是, (2.4.32) 的解为

$$p(x,t|x_0) = 1 + 2\sum_{n=1}^{\infty} \cos(n\pi x_0)\cos(n\pi x)e^{-n^2\pi^2 Dt}.$$

另一方面, $[0,1]$ 上具有反射边界条件的 Brown 运动是一个 Markov 遍历过程. 为此考虑稳态 Fokker-Planck 方程

$$\frac{\partial^2 p_s}{\partial x^2} = 0, \quad \partial_x p_s(0) = \partial_x p_s(1) = 0.$$

该边值问题的唯一正则解是 $p_s(x) = 1$. 进一步, 可得不变分布:

$$\lim_{t\to\infty} p(x,t|x_0) = 1.$$

平稳自相关函数为

$$\begin{aligned}
\mathbb{E}[W_t W_0] &= \int_0^1\int_0^1 xx_0 p(x,t|x_0)p_s(x_0)\mathrm{d}x\mathrm{d}x_0 \\
&= \int_0^1\int_0^1 xx_0\left(1 + 2\sum_{n=1}^{\infty}\cos(n\pi x_0)\cos(n\pi x)e^{-n^2\pi^2 Dt}\right)\mathrm{d}x\mathrm{d}x_0 \\
&= \frac{1}{4} + \frac{8}{\pi^4}\sum_{n=0}^{\infty}\frac{1}{(2n+1)^4}e^{-(2n+1)^2\pi^2 Dt}.
\end{aligned}$$

例 2.6　Ornstein-Uhlenbeck 过程的 Fokker-Planck 方程.

设 $b(x,t) = -\alpha x\,(\alpha > 0)$, $\Sigma(x,t) = 2D > 0$, 则转移概率密度 $p(x,t|x_0)$ 的 Fokker-Planck 方程为

$$\frac{\partial p}{\partial t} = \alpha\frac{\partial(xp)}{\partial x} + D\frac{\partial^2 p}{\partial x^2}, \quad p(x,0|x_0) = \delta(x-x_0). \tag{2.4.34}$$

其解为

$$p(x,t|x_0) = \sqrt{\frac{\alpha}{2\pi D(1-e^{-2\alpha t})}} \exp\left(-\frac{\alpha(x-x_0 e^{-\alpha t})^2}{2D(1-e^{-2\alpha t})}\right). \tag{2.4.35}$$

当摩擦系数 α 趋于 0 时, 转移概率 (2.4.35) 收敛于 Brown 运动的转移概率. 此外

$$\lim_{t\to+\infty} p(x,t|x_0) = \sqrt{\frac{\alpha}{2D}} \exp\left(-\frac{\alpha x^2}{2D}\right),$$

这说明 Ornstein-Uhlenbeck 过程是一个具有 Gauss 平稳分布

$$p_s(x) = \sqrt{\frac{\alpha}{2D}} \exp\left(-\frac{\alpha x^2}{2D}\right)$$

的 Markov 遍历过程. 由此可得平稳联合概率密度为

$$\begin{aligned}
p_2(x,t|x_0) &= p(x,t|x_0)p_s(x_0) \\
&= \frac{\alpha}{2\pi D(1-e^{-2\alpha t})} \exp\left(-\frac{\alpha(x^2+x_0^2-2xx_0 e^{-\alpha|t-s|})}{2D(1-e^{-2\alpha|t-s|})}\right).
\end{aligned}$$

或者, 从任意初始时间 s 开始,

$$p_2(x,t|x_0,s) = \frac{\alpha}{2\pi D(1-e^{-2\alpha t})} \exp\left(-\frac{\alpha(x^2+x_0^2-2xx_0 e^{-\alpha|t-s|})}{2D(1-e^{-2\alpha|t-s|})}\right).$$

由此可得 Ornstein-Uhlenbeck 过程的平稳自相关函数为

$$\mathbb{E}(X_t X_s) = \iint xx_0 p_2(x,t|x_0,s)\mathrm{d}x\mathrm{d}x_0 = \frac{D}{\alpha}e^{-\alpha|t-s|}.$$

2.4.3 不变测度和遍历性

定义 2.78 设 P_t 是 $C_b(H)$ 上的 Markov 半群. 如果概率测度 $\mu \in \mathbb{P}(H)$ 且满足

$$\int_H P_t \varphi \mathrm{d}\mu = \int_H \varphi \mathrm{d}\mu, \quad \varphi \in C_b(H),\ t \geqslant 0. \tag{2.4.36}$$

则称 μ 为 P_t 的**不变 (概率) 测度**.

注 2.79 如果 P_t 是 Feller 的, 则 (2.4.36) 等价于

$$P_t^* \mu = \mu, \quad t \leqslant 0, \tag{2.4.37}$$

其中, P_t^{T} 是 P_t 的转置算子 (transpose operator) 且满足

$$\langle \varphi, P_t^{\mathrm{T}} F \rangle = \langle P_t \varphi, F \rangle, \quad \varphi \in C_b(H), \quad F \in C_b^*(H).$$

这里, $C_b^*(H)$ 是 $C_b(H)$ 的拓扑对偶空间 (topological dual space).

定理 2.80 设 P_t 是 Markov 半群, 则 μ 是不变测度当且仅当

$$\mu(A) = \int_H \lambda_{t,x}(A)\mu(\mathrm{d}x), \quad A \in \mathcal{B}(H).$$

定理 2.81 (Von Neumann 定理) 假设 Markov 半群 P_t 具有不变测度 μ. 令

$$M(T)\varphi(x) := \frac{1}{T}\int_0^T P_s\varphi(x)\mathrm{d}s, \quad \varphi \in L^2(H,\mu), \quad x \in H.$$

则存在极限

$$\lim_{T\to\infty} M(T)\varphi := M_\infty\varphi, \quad \varphi \in L^2(H,\mu). \tag{2.4.38}$$

此外, $M_\infty^2 = M_\infty$, $M_\infty(L^2(H,\mu)) = \Sigma$, 且

$$\int_H M_\infty\varphi\mathrm{d}\mu = \int_H \varphi\mathrm{d}\mu, \tag{2.4.39}$$

其中, Σ 是 P_t 的平稳点 (stationary point) 集合的子集 (参见 (2.4.48)).

定义 2.82 设 Markov 半群 P_t 具有不变测度 μ, 若

$$\lim_{T\to\infty}\frac{1}{T}\int_0^T P_t\varphi(x)\mathrm{d}t = M_\infty\varphi = \bar{\varphi}, \quad \varphi \in L^2(H,\mu), \tag{2.4.40}$$

则称 μ 是**遍历的** (ergodic), 其中, $\bar{\varphi} = \int_H \varphi(x)\mu(\mathrm{d}x)$.

从物理学角度解释, 遍历性 (2.4.40) 意味着 $P_t\varphi$ 的 "时间" 平均值与 φ 的 "空间" 平均值是一致的.

由于随机过程遍历性的重要作用, 下面再给出利用分布定义的遍历性.

定义 2.83 [151] 设随机过程 X_t 具有不变分布 $F(\cdot)$, 任给可测函数 $h(\cdot)$ 且 $\mathbb{E}|h(\xi)| < \infty$ (这里 ξ 具有分布 $F(\cdot)$), 如果

$$\lim_{T\to\infty}\frac{1}{T}\int_0^T h(X_t)\mathrm{d}t = \mathbb{E}\,h(\xi) \tag{2.4.41}$$

依概率 1 成立, 则称 X_t 是遍历的.

定理 2.84 假设 μ 是 Markov 半群 P_t 的唯一不变测度, 则 μ 是遍历的.

定理 2.85 设 Λ 是 Markov 半群 P_t 的不变测度集, $\mu, \nu \in \Lambda$, 且 μ 是遍历的, ν 关于 μ 是绝对连续的, 则 $\mu = \nu$. 此外, 所有遍历不变测度集与 Λ 的极值点集一致.

定义 2.86 假设 μ 是 Markov 半群 P_t 的不变测度. 如果 Borel 集 $\Gamma \subset \mathscr{B}(H)$ 的特征函数 $1_\Gamma \in \Sigma$, 则称 Γ 为 P_t 的不变集, 此外, 如果 $\mu(\Gamma)$ 等于 0 或者 1, 则称 Γ 为平凡的, 否则称为非平凡的.

定理 2.87 设 μ 是 Markov 半群 P_t 的不变测度, 则 μ 是遍历的充要条件是 μ 的每一个不变集都是平凡的.

下面给出 Markov 半群 P_t 的不变测度的存在性和唯一性. 首先给出几个相关定义.

定义 2.88 一个序列 $\{\mu_k\} \subset M(H)$ **弱收敛**于 $\mu \in M(H)$, 如果

$$\lim_{k \to \infty} \int_H \varphi(x) \mu_k(\mathrm{d}x) = \int_H \varphi(x) \mu(\mathrm{d}x), \quad \varphi \in C_b(H).$$

此时, 记作 $\mu_k \rightharpoonup \mu$.

定义 2.89 一个子集 $\Lambda \subset M(H)$ 是**弱相对紧的** (weakly relatively compact), 如果 Λ 中的任意序列中存在弱收敛于 $M(H)$ 元素的子序列.

定义 2.90 一个子集 $\Lambda \subset M(H)$ 是**紧的** (tight), 如果存在紧集 H 的递增序列 (K_n), 使得

$$\lim_{n \to \infty} \mu(K_n) = 1, \quad 在 \Lambda 上一致成立.$$

或者, 等价地, 任给 $\varepsilon > 0$, 存在一个紧集 K_ε, 使得

$$\mu(K_\varepsilon) \geqslant 1 - \varepsilon, \quad \mu \in \Lambda.$$

定理 2.91 假设对一些 $x_0 \in H$, 集合

$$\mu_{T,x_0} = \frac{1}{T} \int_0^T \lambda_{t,x_0} \mathrm{d}t$$

是紧的, 则 Markov 半群 P_t 存在不变测度.

定理 2.92 (Krylov-Bogoliubov 定理) 假设存在一个非负 Borel 函数 $V : H \to \mathbf{R}$, 使得

(1) $\lim\limits_{|x| \to \infty} V(x) = \infty$.

(2) $\forall K > 0$, 集合 $\Gamma_K := \{x \in H \,|\, V(x) \leqslant K\}$ 是紧的.

(3) 存在 $x_0 \in H$ 和 $C > 0$, 使得

$$P_t V(x_0) = \int_H V(x) \lambda_{t,x_0} \leqslant C, \quad t \geqslant 0.$$

那么, $(\lambda_{t,x_0})_{t>0}$ 是紧的, 从而 Markov 半群 P_t 存在不变测度.

定理 2.93　假设 P_t 是正则的, 则至多有一个不变测度. 此外, 如果 μ 是 P_t 的不变测度, 则当 $t > 0$, $x \in H$ 时 $\mu = \lambda_{t,x}$, 且是遍历的.

定理 2.94　假设 P_t 是强 Feller 且是不可约的, 则它是正则的, 因而, 至多有一个不变测度.

接下来再考虑 Markov 过程 $X_t \in \mathbf{R}^d$ 及其生成元 $\mathscr{L}$ 和 Markov 半群 P_t.

如果 0 是 $\mathscr{L}$ 的简单特征值, 或者, 方程

$$\mathscr{L} g = 0 \tag{2.4.42}$$

只有常数解, 则 X_t 是遍历的.

因此, 可以通过研究生成元 $\mathscr{L}$ 的零空间研究 X_t 的性质. 由 (2.4.42) 以及生成元 $\mathscr{L}$ 的定义 (2.4.8) 可知随机过程 X_t 是遍历的, 如果方程

$$P_t g = g \quad (t \geqslant 0) \tag{2.4.43}$$

仅有常数解. 利用伴随半群的概念可知, 不变测度就是随机过程 X_t 在时间演化下不变的概率测度, 也就是, 伴随半群 P_t^* 的不动点:

$$P_t^* \mu = \mu \quad (t \geqslant 0). \tag{2.4.44}$$

事实上, Markov 过程 X_t 是遍历的, 则 (2.4.44) 存在不变测度且是唯一的. 假设测度 μ 有一个 Lebesgue 测度 ρ, 将 (2.4.44) 除以 t 并取极限 $t \to 0$, 可得

$$\mathscr{L}^* \rho = 0. \tag{2.4.45}$$

当 X_t 是扩散过程时, (2.4.45) 就是稳态 Fokker-Planck 方程 (参见 (2.4.27)). 方程 (2.4.45) 是 (2.4.42) 的伴随, 可用于计算不变测度 μ 的不变密度 ρ.

另一方面, 不变测度 (分布) 刻画了 Markov 过程 X_t 的长时间动力学行为. 特别地, 当初值 $X_0 \sim \mu_0$, 则

$$\lim_{t \to \infty} P_t^* \mu_0 = \mu. \tag{2.4.46}$$

此外, 可观测 f 的长时间平均收敛于不变测度的平衡期望:

$$\lim_{T \to \infty} \frac{1}{T} \int_0^T f(X_s) \mathrm{d}s = \int f(x) \mu(\mathrm{d}x). \tag{2.4.47}$$

这正是遍历性的定义, 参见 (2.4.40).

2.4.4 平稳分布

在定义 2.15 中, 我们给出了随机过程 "平稳" 的定义. 对于 Markov 半群 P_t, 也有同样的概念.

定义 2.95 假设 μ 是 P_t 的不变测度, 若存在 $\varphi \in L^2(H, \mu)$, 使得 $P_t\varphi = \varphi$, 则称 φ 是**平稳**的. P_t 的平稳点集合记为

$$\Sigma := \{\varphi \in L^2(H, \mu) : P_t\varphi = \varphi, \ \forall t \geqslant 0\}. \tag{2.4.48}$$

显然, Σ 是 $\varphi \in L^2(H, \mu)$ 的闭子集且 $\mathbb{I} \in \Sigma$.

定理 2.96 设 μ 是 Markov 半群 P_t 的不变测度, 则 μ 是遍历的当且仅当定义于 (2.4.48) 的 Σ 的维数等于 1.

下面讨论 Markov 过程的平稳分布 (stationary distribution) 存在性判定问题.

设 $\mathbf{R}^d$ 上的一个时齐 Markov 过程 $X(t)$ 是下述随机微分方程的解:

$$\mathrm{d}X(t) = \mathbf{b}(X)\mathrm{d}t + \sum_{r=1}^{k} \mathbf{\Sigma}_r(X)\mathrm{d}B_r(t), \tag{2.4.49}$$

该方程的扩散矩阵为

$$\Lambda(x) = (a_{ij}(x)), \quad a_{ij} = \sum_{r=1}^{k} \sigma_r^i(x)\sigma_r^j(x)$$

且是非奇异的.

假设 2.97[150] 假设存在具有正则边界 Γ 的有界区域 $U \subset \mathbf{R}^d$ 满足以下性质:

(B1) 在区域 U 和它的一些邻域, (2.4.49) 的扩散矩阵 $\Lambda(x)$ 的最小特征值是有界且非零的 (此时称 $X(t)$ 是**非奇异**的);

(B2) 当 $x \in \mathbf{R}^d \backslash U$ 时, 从 x 出发的轨道到达区域 U 的平均时间 τ 是有限的, 且对每个紧子集 $K \subset \mathbf{R}^d$ 有 $\sup\limits_{x \in K} \mathbb{E}_x\tau < \infty$.

定理 2.98[150] 若假设 2.97 成立, 则 Markov 过程 $X(t)$ 存在平稳分布 $\mu(\cdot)$. 如果 $f(\cdot)$ 是关于测度 μ 的可积函数, 当 $x \in \mathbf{R}^d$ 时,

$$\mathbb{P}\left\{\lim_{T \to \infty} \frac{1}{T} \int_0^T f(X(t))\mathrm{d}t = \int_{\mathbf{R}^d} f(x)\mu(\mathrm{d}x)\right\} = 1.$$

注 2.99[13] 要验证假设 2.97 (B1) 成立, 只需证明 F 在 U 中是一致椭圆的, 这里 $Fu = b(x)u_x + \frac{1}{2}\mathrm{tr}(A(x)u_{xx})$, 即证存在正数 M 满足

$$\sum_{i,j=1}^{l} a_{ij}(x)\xi_i\xi_j \geqslant M|\xi|^2, \quad x \in U, \quad \xi \in \mathbf{R}^l.$$

要验证假设 2.97 (B2), 只需证明存在领域 U 和非负 C^2-函数以及 $\vartheta > 0$, 使得对任意 $V \subset \mathbf{R}^d \backslash U$, $LV \leqslant -\vartheta$.

随机过程的常返 (recurrent) 状态和瞬态 (transient) 状态 (也就是非常返, nonrecurrent) 是研究大时间样本函数性质时极其重要的概念. 通俗地讲, 常返意味着返回到任何有界集的时间是几乎必然有限的.

下面给出常返/瞬态的两种定义. 其中第一种定义需要用到随机过程正则性的概念.

定义 2.100　如果 (2.4.49) 的扩散矩阵 $A(x)$ 是非奇异的, 如果存在一个有界域 U, 使得当 $x \in U^c$ 时, $\mathbb{P}(\tau_{U^c} < \infty) = 1$, 则称由 (2.4.49) 确定的正则过程 $X(t)$ 是**常返的**. 如果存在一个非空开域 U 以及一个点 $x \in U^c$, 使得 $\mathbb{P}(\tau_{U^c} < \infty) < 1$, 则称 $X(t)$ 是**瞬态的**.

定义 2.101　设 $\tau_a = \inf\{t \geqslant 0 \,|\, X(t) = a\}$, $\tau_{ab} = \inf\{t \geqslant \tau_a \,|\, X(t) = b\}$. 如果任给 $a, b \in \mathbf{R}$, $\mathbb{P}(\tau_{ab} < \infty) = 1$, 则称随机过程 $X(t)_{t \geqslant 0}$ 是**常返的**. 如果 $\mathbb{E}[\tau_{ab}] < \infty$, 则称常返过程 $X(t)$ 为**正常返过程**; 如果 $\mathbb{E}[\tau_{ab}] = \infty$, 则称常返过程 $X(t)$ 为**零常返** (null recurrent) 过程.

定理 2.102[94,151]　随机过程 $X(t)$ 是常返的当且仅当

$$V(x) := \lim_{x \to \pm\infty} \int_0^x \exp\Big\{-2\int_0^y \frac{\mathbf{b}(u)}{\Sigma^2(u)}du\Big\}dy \to \pm\infty \quad \text{a.s..} \tag{2.4.50}$$

常返过程 $X(t)$ 是正常返的当且仅当

$$G := \int_{-\infty}^{+\infty} \frac{1}{\Sigma^2(y)} \exp\Big\{2\int_0^y \frac{\mathbf{b}(u)}{\Sigma^2(u)}du\Big\}dy < \infty. \tag{2.4.51}$$

常返过程 $X(t)$ 是零常返的当且仅当

$$G := \int_{-\infty}^{+\infty} \frac{1}{\Sigma^2(y)} \exp\Big\{2\int_0^y \frac{\mathbf{b}(u)}{\Sigma^2(u)}du\Big\}dy = \infty. \tag{2.4.52}$$

定理 2.103[151,231]　如果 (2.4.50) 和 (2.4.51) 成立, 则随机过程 (2.3.12) 具有遍历性, 且不变密度为

$$f^*(\varphi) = \frac{1}{G\Sigma^2(\varphi)} \exp\Big\{2\int_0^\varphi \frac{\mathbf{b}(u)}{\Sigma^2(u)}du\Big\}. \tag{2.4.53}$$

定理 2.104[291]　随机微分方程 (2.4.49) 是正常返的, 如果在 $\mathbf{R}^n$ 中存在一个紧闭包 $\mathcal{D}$ 的有界开子集 D 具有正则有界性, 并且满足下述性质:

(1) 存在一些 $i \in \{1, 2, \cdots, n\}$ 和正常数 $\eta > 0$ 使得当 $x \in \mathcal{D}$ 时, $a_{ii} \geqslant \eta$.

(2) 存在一个非负函数 $V : \overline{\mathcal{D}} \to \mathbf{R}$ 使得 V 是两次连续可导的, 且对于一些 $\vartheta > 0$, 当 $x \in \mathcal{D}^c$ 时, 有

$$LV(x) \leqslant -\vartheta,$$

则 Markov 过程 $X(t)$ 存在唯一遍历平稳分布 $\pi(\cdot)$. 也就是, 如果 $g(\cdot)$ 是关于测度 π 的可积函数, 则当 $y \in \mathbf{R}^n$ 时,

$$\mathbb{P}\left(\lim_{t \to \infty} \frac{1}{t} \int_0^t g(x(u, y))\mathrm{d}u = \int_{\mathbf{R}^n} g(y)\pi(\mathrm{d}y)\right) = 1. \qquad (2.4.54)$$

值得注意的是, 瞬态过程不存在平稳分布. 而对于正常返状态随机过程, 无论初始分布如何, 最终都存在极限分布 π, 并且极限分布是平稳的.

2.4.5 不变密度及其渐近稳定性

不变测度是研究 Markov 半群 P_t 渐近行为的重要概念. 如果定义 2.1 中的 "测度" 是密度, 则相应地就有 "不变密度" (invariant density) 的概念.

定义 2.105 对于 Markov 半群 $\{P_t\}_{t \geqslant 0}$, 如果存在密度函数 $g_* \in L^1(\Omega, \mathscr{F}, m)$, 使得

$$P_t g_* = g_*, \quad \forall t > 0,$$

则称 g_* 为 P_t 的**不变密度**.

定义 2.106 Lyapunov 函数 $V : \mathbf{R} \to \mathbf{R} \in C^2$ 具有下述性质[183]:

(P1) $V(x) \geqslant 0, \forall x \in \mathbf{R}$;

(P2) $\lim\limits_{|x| \to \infty} V(x) = \infty$;

(P3) $\forall x \in \mathbf{R}$, 对一些正常数 δ_1, δ_2, 存在

$$V(x) \leqslant \delta_1 e^{\delta_2|x|}, \quad \left|\frac{\mathrm{d}V(x)}{\mathrm{d}x}\right| \leqslant \delta_1 e^{\delta_2|x|}.$$

定理 2.107 假设存在 Lyapunov 函数 V 和正常数 $c_1, c_2, \delta, \alpha_1$ 以及 α_2 使得

$$\begin{aligned} &-\alpha_1 + c_1|x|^\delta \leqslant V(x), \\ &b(x)V'(x) + \frac{1}{2}a^2(x)V''(x) \leqslant -c_2 V(x) + \alpha_2, \end{aligned} \qquad (2.4.55)$$

那么, (2.3.12) 存在唯一不变概率测度 ρ, 且在 Lebesgue 测度意义下其密度是 f_0. 如果

$$\lim_{t \to \infty} \int_{-\infty}^\infty \left|P_t f(x) - f_0(x)\right| \mathrm{d}x = 0, \quad \forall f \in L_+^1(\mathbf{R}),$$

则不变密度 f_0 是全局渐近稳定的. 此外, 随机过程 X_t 具有遍历性, 即任给 ρ-可积函数 F, 当 $X_0 = x \in \mathbf{R}$ 时, 都有

$$\mathbb{P}_x \left(\lim_{t \to \infty} \frac{1}{t} \int_0^t F(X_\tau) \mathrm{d}\tau = \int_{-\infty}^{\infty} F(y) \rho(\mathrm{d}y) \right) = 1.$$

应用 Markov 算子和 Markov 半群方法可以研究动力系统和随机动力系统的渐近行为. 接下来介绍应用不变密度的方法研究 Markov 半群的渐近行为, 主要包括渐近稳定性和消平性 (sweeping).

2.4.5.1　渐近稳定性

定义 2.108　设 $\{P_t\}_{t \geqslant 0}$ 是 Markov 半群, 如果存在不变密度 $g_* \in L^1(\Omega, \mathscr{F}, m)$, 使得

$$\lim_{t \to \infty} \|P_t\, g - g_*\| = 0, \tag{2.4.56}$$

则称 $\{P_t\}_{t \geqslant 0}$ **渐近稳定**.

注 2.109　如果 Markov 半群 $\{P(t)\}_{t \geqslant 0}$ 是由 SDE (2.2.15) 生成的, 那么渐近稳定性意味着从一个密度出发的 SDE (2.2.15) 的所有解最终都趋于不变密度 g_*.

定理 2.110　设 $\{P_t\}_{t \geqslant 0}$ 是分部可积 Markov 半群, 假设 $\{P_t\}_{t \geqslant 0}$ 有一个不变密度 g_* 且在密度集中没有其他周期点, 如果 $g_* > 0$ a.e., 那么 $\{P_t\}_{t \geqslant 0}$ 是渐近稳定的.

定理 2.111　设 $\{P_t\}_{t \geqslant 0}$ 是时间连续的分部可积 Markov 半群, 假设 $\{P_t\}_{t \geqslant 0}$ 存在唯一不变密度 g_*, 如果 $g_* > 0$ a.e., 那么 $\{P_t\}_{t \geqslant 0}$ 是渐近稳定的.

注 2.112　在实际应用中, 定理 2.111 中的不变密度的唯一性通常被下述条件替代: 当 $t > 0$ 时不存在集合 $E \in \mathcal{S}$ 使得 $m(E) > 0, m(X \setminus E) > 0$ 且 $P_t E = E$. 这里, P_t 是作用于 σ-代数 $\mathcal{S}$ 上的算子: 当 $f \geqslant 0, \mathrm{supp} f = A$ 且 $\mathrm{supp} P_t\, f = B$ 时, $P_t A = B$.

2.4.5.2　消平性

定义 2.113　如果任给 $g \in \mathcal{D}$, 使得

$$\lim_{t \to \infty} \int_A P_t\, g(x) m(\mathrm{d}x) = 0, \tag{2.4.57}$$

则称 Markov 半群 $\{P(t)\}_{t \geqslant 0}$ 关于集合 $A \in \mathscr{F}$ 是**消平的**. 这里, $\mathcal{D}$ 是包含所有密度函数的空间 $L^1 = L^1(\Omega, \Sigma, \mu)$ 的子集, 即

$$\mathcal{D} := \{f \in L^1 \,|\, f \geqslant 0, \|f\| = 1\}. \tag{2.4.58}$$

定理 2.114 设 $\{P_t\}_{t\geqslant 0}$ 是一个没有不变密度的 Markov 可积半群, 且对集合 $A \in \mathcal{F}$, 存在一个不变函数 f_* 使得 $0 < f_* < \infty$ a.e., 当 $t \geqslant 0$ 时, $P_t f_* \leqslant f_*$, $f_* \notin L^1$ 且

$$\int_A f_* \mathrm{d}m < \infty,$$

则 $\{P_t\}_{t\geqslant 0}$ 关于 A 是消平的.

定理 2.115 设 X 是一个度量空间, $\mathcal{S}$ 是 Borel 集的 σ-代数, 如果 Markov 可积半群 $\{P_t\}_{t\geqslant 0}$ 具有如下性质:

(1) 当 $f \in \mathcal{S}$ 时, $\displaystyle\int_0^\infty P_t f \mathrm{d}t > 0$ a.e.;

(2) 当 $y_0 \in X$ 时, 存在 $\varepsilon > 0$ 和一个可测函数 $\eta \geqslant 0$ 使得 $\displaystyle\int \eta \mathrm{d}m > 0$ 和

$$k(t,x,y) \geqslant \eta(x), \quad x \in X, \quad y \in B(y_0, \varepsilon)$$

成立. 其中, $B(y_0, \varepsilon)$ 是以 y_0 为球心、以 ε 为半径的开球;

(3) 半群 $\{P(t)\}_{t\geqslant 0}$ 不存在不变密度.

则 $\{P(t)\}_{t\geqslant 0}$ 关于紧集是消平的.

如果一个 Markov 半群在一个有限测度集上是消平的, 那么它就没有不变密度. 即使是一个具有严格正核且没有不变密度的可积 Markov 半群, 在紧集上也可以是非消平的. 而在紧集上是消平的也不等于在有限测度集上是消平的. 半群既可以是常返的, 也可以是消平的.

例如, 热方程 $\dfrac{\partial u}{\partial t} = \Delta u$ 在 $L^1(\mathbf{R}^n)$ 上生成一个 Markov 半群.

(1) 当 $n \geqslant 1$ 时是消平的;

(2) 当 $n = 1, 2$ 时是常返的;

(3) 当 $n \geqslant 3$ 时是瞬态的.

此外, 耗散性 (dissipativity) 并不意味着消平.

最后, 再给出一个判定 Markov 半群稳定性与消平性的定理.

定理 2.116[222] 假设 $\{P(t)\}_{t\geqslant 0}$ 是一个可积 Markov 半群, 当 $t > 0$ 时具有连续核 $k(t,x,y)$, 且当 $y \in \Omega$ 时满足 (2.4.1). 假设当 $g \in \mathcal{D}$ 时,

$$\int_0^\infty P(t)g(x)\mathrm{d}t > 0,$$

则 $\{P(t)\}_{t\geqslant 0}$ 是渐近稳定的, 或关于紧集是消平的. 这里, $\mathcal{D}$ 定义于 (2.4.58).

2.5　应用实例: 随机 Logistic 模型最优收获策略

考虑 Logistic 种群模型收获问题:

$$\frac{\mathrm{d}N(t)}{\mathrm{d}t} = rN\left(1 - \frac{K}{N}\right) - hN, \quad N(0) = N_0, \tag{2.5.1}$$

其中 r 是内禀增长率, h 是收获率.

模型 (2.5.1) 的解为

$$N(t) = \frac{K\,(r - h)}{r + N_0 K\,(r - h)\,e^{(h - r)t}}.$$

于是可得:

(A1) 模型 (2.5.1) 存在灭绝平衡点 $N_* = 0$ 和持久平衡点 $N^* = K\,(1 - h/r)$.

(A2) 如果 $h \geqslant r$, 则 $\lim\limits_{t \to \infty} N(t) = N_*$. 如果 $h < r$, 那么 $\lim\limits_{t \to \infty} N(t) = N^*$.

(A3) 如果 $h < r$, 持续收获量为 $Y(h) = hK\,(1 - h/r)$, 最优收获率为 $h^* = r/2$, 最大持续收获量为 $Y^* = Kr/4$.

详细推导过程参见 [40] 或 [96,165,166].

为了理解环境噪声的影响, 将模型 (2.5.1) 重写为

$$\frac{\mathrm{d}N(t)}{\mathrm{d}t} = N(t)(r(t) - h) - \frac{r_0 N^2(t)}{K}. \tag{2.5.2}$$

Beddington 和 May[40] 考虑到环境是随机变化的, 从而种群会受到连续谱的影响. 他们假设内禀增长率 r 受到高斯白噪声影响[①]:

$$r(t)\mathrm{d}t \to r_0\mathrm{d}t + \sigma\mathrm{d}B(t). \tag{2.5.3}$$

于是可得下述随机微分方程模型:

$$\mathrm{d}N(t) = \left[N(t)(r_0 - h) - r_0\frac{N^2(t)}{K}\right]\mathrm{d}t + \sigma N(t)\mathrm{d}B(t). \tag{2.5.4}$$

(B1) 随机模型 (2.5.4) 存在最优收获策略当且仅当 $h < r_0 - \sigma^2/2$ ([40], [166, 定理 1], [174, 注 5]).

(B2) (2.5.4) 的持续收获期望值为 $\tilde{Y}_s(h) = K\sigma^2 h(2(r_0 - h)/(\sigma^2 - 1))/2r_0$, 最优收获率为 $\tilde{h}_s^* = (r_0 - \sigma^2/2)/2$, 最大持续收获量的期望为 $\tilde{Y}_s^* = K(r_0 - \sigma^2/2)^2/4r_0$

---

① 原文 [40] 中给出的扰动为 $r(t) = r_0 + \gamma(t)$, 这里, r_0 表示 $r(t)$ 的均值, $\gamma(t)$ 是期望为 0、方差为 σ^2 的高斯白噪声. (2.5.3) 是这一扰动方法的一种数学表述.

([40], [166, 定理 1 和注 1], [174, 注 5]), 方差为 $\tilde{D}_s^* = \sigma^2(r_0 - \sigma^2/2)^2/(16b^2)$ ([166, 定理 1 和注 1]).

特别地, 如果 $\sigma = 0$, 很容易由 (B2) 得到 (A3). 换言之, (A3) 是 (B2) 的特殊形式.

另一方面, 如同 1.3.1 节关于扰动方法 (1.3.3) 的剖析, 重新考虑模型 (2.5.1), 并假设 r 受到高斯白噪声的扰动为

$$rdt \to rdt + \sigma dB(t), \tag{2.5.5}$$

于是可得

$$dN(t) = N\left(r - h - \frac{rN}{K}\right)dt + \sigma N\left(1 - \frac{N}{K}\right)dB(t). \tag{2.5.6}$$

显然, 随机模型 (2.5.6) 与 (2.5.4) 不同, 这是由参数扰动 (2.5.5) 引起的. 关于扰动方法 (2.5.5) 的数学解释参见 1.3.1 节.

为了便于进一步熟悉及应用前述基础知识, 将方程 (2.5.6) 改为 (2.3.12) 的形式, 其中

$$b(N(t)) = N\left(r - h - \frac{rN}{K}\right), \quad \Sigma(N(t)) = \left[\sigma N\left(1 - \frac{N}{K}\right)\right]. \tag{2.5.7}$$

2.5.1 全局阈值动力学

为了得到 SDE 模型 (2.5.6) 的阈值动力学性质 (即种群持久或灭绝的临界条件), 首先给出其全局正解的存在唯一性定理.

引理 2.117 任给初值 $N_0 \in (0, K)$, 当 $t \geqslant 0$ 时, SDE 模型 (2.5.6) 依概率 1 存在唯一正解 $N(t) \in (0, K)$, 即

$$\mathbb{P}\Big\{N(t) \in (0, K) : \forall t \geqslant 0\Big\} = 1.$$

证明 SDE 模型 (2.5.6) 的系数是局部 Lipschitz 连续的, 则对任意给定的初值 $N_0 \in (0, K)$, 在 $t \in [0, \tau_e)$ 内 (2.5.6) 存在唯一最大局部解 $N(t)$, 其中 τ_e 是爆炸时间.

令 n_0 足够大使得 $1/n_0 < N_0 < K - 1/n_0$. 对于每个整数 $n > n_0$, 定义停时:

$$\tau_n = \inf\{t \in [0, \tau_e) : N(t) \notin (1/n, K - 1/n)\},$$

此处及以后总假设 $\inf\varnothing = \infty$ ($\varnothing$ 表示空集). 显然 τ_n 是 n 的单调递增函数. 令 $\tau_\infty = \lim\limits_{n \to \infty} \tau_n$, 则 $\tau_\infty < \tau_e$ a.s.. 如果 $\tau_\infty = \infty$ a.s., 则 $\tau_e = \infty$ a.s., 并且当 $t \geqslant 0$

时, $N(t) \in (0, K)$ a.s.. 换言之, 只需证明 $\tau_e = \infty$ a.s. 即可. 如若不然, 则存在常数 $T > 0$ 和 $\varepsilon \in (0, 1)$ 使得

$$\mathbb{P}\{\tau_\infty \leqslant T\} > \varepsilon.$$

从而, 存在一个整数 $n_1 \geqslant n_0$ 满足

$$\mathbb{P}\{\tau_n \leqslant T\} \geqslant \varepsilon, \quad n \geqslant n_1. \tag{2.5.8}$$

定义 C^2-函数 $V : (0, K) \to \mathbf{R}_+$:

$$V(N) = \frac{1}{N} + \frac{1}{K - N}.$$

由 Itô 公式, 对 $\forall t \in [0, T], n \geqslant n_1$, 有

$$\mathbb{E}V(N(t \wedge \tau_n)) = V(N_0) + \mathbb{E}\int_0^{t \wedge \tau_n} LV(N(s))\mathrm{d}s, \tag{2.5.9}$$

其中, $LV : (0, K) \to \mathbf{R}$ 定义为

$$LV(N) = N\left(-\frac{1}{N^2} + \frac{1}{(K - N)^2}\right)\left(r - h - \frac{rN}{K}\right)$$
$$+ \sigma^2 N^2 \left(1 - \frac{N}{K}\right)^2 \left(\frac{1}{N^3} + \frac{1}{(K - N)^3}\right).$$

经过计算, 可得

$$LV(N) \leqslant \frac{h}{N} + \frac{r}{K - N} + \sigma^2 \left(\frac{1}{N} + \frac{1}{K - N}\right) \leqslant CV(N), \tag{2.5.10}$$

其中, $C = r \vee h + \sigma^2$. 把 (2.5.10) 代入 (2.5.9) 可得

$$\mathbb{E}V(N(t \wedge \tau_n)) \leqslant V(N_0) + \mathbb{E}\int_0^{t \wedge \tau_n} CV(N(s))\mathrm{d}s \leqslant V(N_0) + C\int_0^{t \wedge \tau_n} \mathbb{E}V(N(s))\mathrm{d}s.$$

由 Gronwall 不等式可得

$$\mathbb{E}V(N(t \wedge \tau_n)) \leqslant V(N_0)e^{CT}. \tag{2.5.11}$$

对所有的 $n > n_1$, 令 $\Omega_n = \{\tau_n \leqslant T\}$, 由 (2.5.8) 可知 $\mathbb{P}(\Omega_n) \geqslant \varepsilon$. 注意到对每个 $\omega \in \Omega_n$, $N(\tau_n, \omega)$ 等于 $1/n$ 或者 $K - 1/n$. 因此

$$V(N(\tau_n, \omega)) \geqslant n.$$

由 (2.5.11) 可得

$$V(N_0)e^{CT} \geqslant \mathbb{E}\left[\mathbf{1}_{\Omega_n} V(N(\tau_n, \omega))\right] \geqslant n\mathbb{P}(\Omega_n) \geqslant \varepsilon n.$$

令 $n \to \infty$, 可得

$$\infty > V(N_0)e^{CT} = \infty,$$

矛盾. 因此必有 $\tau_\infty = \infty$ a.s.. □

定理 2.118 (1) 若 $h \geqslant r - \sigma^2/2$, 则任给初值 $N_0 \in (0, K)$, 都有

$$\mathbb{P}\left\{\lim_{t \to \infty} N(t) = 0\right\} = 1.$$

也就是, 种群将依概率 1 灭绝.

(2) 若 $h < r - \sigma^2/2$, 则任给初值 $N_0 \in (0, K)$, 都有

$$\mathbb{P}\left\{\sup_{0 \leqslant t < \infty} N(t) = K\right\} = \mathbb{P}\left\{\inf_{0 \leqslant t < \infty} N(t) = 0\right\} = 1.$$

特别地, 随机过程 $N(t)$ 是常返的, 即对任意 $\theta \in (0, K)$, 有

$$\mathbb{P}\left\{N(t) = \theta : \exists t \in [0, \infty)\right\} = 1.$$

也就是, 种群将依概率 1 持久.

证明 设

$$Y(t) := \log \frac{N}{K - N},$$

则 $N(t) = \dfrac{Ke^{Y(t)}}{1 + e^{Y(t)}}$ 且

$$\lim_{Y \to -\infty} N(t) = 0, \quad \lim_{Y \to \infty} N(t) = K. \tag{2.5.12}$$

对 $Y(t)$ 应用 Itô 公式, 可得

$$\begin{aligned}
\mathrm{d}Y(t) &= \left(\left(\frac{1}{N} + \frac{1}{K - N}\right) N \left(r - h - \frac{rN}{K}\right) + \frac{1}{2}\left(\frac{1}{(K - N)^2} - \frac{1}{N^2}\right)\right. \\
&\quad \left. \cdot \sigma^2 N^2 \left(1 - \frac{N}{K}\right)^2\right) \mathrm{d}t + \sigma \mathrm{d}B(t) \\
&= \left(r - h - \frac{1}{2}\sigma^2 - \frac{hN(t)}{K - N(t)} + \frac{\sigma^2}{K} N(t)\right) \mathrm{d}t + \sigma \mathrm{d}B(t). \tag{2.5.13}
\end{aligned}$$

将 $N(t) = \dfrac{Ke^{Y(t)}}{1 + e^{Y(t)}}$ 代入 (2.5.13), 可得

$$\mathrm{d}Y(t) = \left(r - h - \frac{1}{2}\sigma^2 - he^{Y(t)} + \frac{\sigma^2 e^{Y(t)}}{1 + e^{Y(t)}} \right)\mathrm{d}t + \sigma\mathrm{d}B(t). \qquad (2.5.14)$$

根据 (2.3.13) 定义 (2.5.14) 的标度函数为

$$\psi(x) := \int_0^x \exp\left\{ -\int_0^\xi \frac{2\mathbf{b}(s)}{(\mathbf{\Sigma}(s))^2}\mathrm{d}s \right\}\mathrm{d}\xi = \int_0^x \phi(\xi)\mathrm{d}\xi,$$

其中

$$\phi(\xi) := \exp\left\{ -\frac{2}{\sigma^2}\int_0^\xi \left(r - h - \frac{1}{2}\sigma^2 - he^s + \frac{\sigma^2 e^s}{1 + e^s} \right)\mathrm{d}s \right\}$$

$$= \exp\left\{ -\frac{2}{\sigma^2}\left(r - h - \frac{1}{2}\sigma^2 \right)\xi + \frac{2h}{\sigma^2}(e^\xi - 1) + 2\log 2 - 2\log(1 + e^\xi) \right\}.$$

易知 $\psi(\infty) = \infty$.

如果 $h < r - \sigma^2/2$, 则

$$\psi(-\infty) = -\int_0^\infty \phi(-\xi)\mathrm{d}\xi = -\infty.$$

若 $\xi > 0$ 且 $h \geqslant r - \sigma^2/2$, 那么

$$\phi(-\xi) = \exp\left\{ \frac{2}{\sigma^2}\left(r - h - \frac{1}{2}\sigma^2 \right)\xi + \frac{2h}{\sigma^2}(e^{-\xi} - 1) + 2\log 2 - 2\log(1 + e^{-\xi}) \right\}$$

$$< 4.$$

从而, 当 $h \geqslant r - \sigma^2/2$ 时,

$$\psi(-\infty) = -\int_0^\infty \phi(-\xi)\mathrm{d}\xi \geqslant -4\int_0^\infty \mathrm{d}\xi = -\infty.$$

由 (2.5.12) 和引理 2.117 即可得所证结论. □

注 2.119 由定理 2.118 可知

$$h^* := r - \frac{\sigma^2}{2}$$

可用于判定 SDE 模型 (2.5.6) 的阈值动力学行为: 若 $h \geqslant h^*$, $N(t)$ 将几乎灭绝; 若 $h < h^*$, $N(t)$ 将几乎必然持久. 这一结果与 Beddington 和 May[40] 的经典结果是一致的.

2.5.2 不变测度

本节将主要关注当 $h < r - \dfrac{\sigma^2}{2}$ 成立, 即 $N(t)$ 几乎必然持久时, SDE 模型 (2.5.6) 的解 $N(t)$ 的不变测度的性质. 需要说明的是, 我们将不直接研究 SDE 模型 (2.5.6), 取而代之的研究与 (2.5.6) 对应的 Fokker-Planck 方程的相关性质.

由 (2.4.22) 以及 (2.5.7) 可得与 (2.5.6) 对应的 Fokker-Planck 方程为

$$
\frac{\partial p(t,x)}{\partial t} = -\frac{\partial}{\partial x}\left\{ x\left(r - h - \frac{rx}{K}\right)p(t,x)\right\} + \frac{1}{2}\sigma^2 \frac{\partial^2}{\partial x^2}\left(x^2\left(1 - \frac{x}{K}\right)^2 p(t,x)\right).
$$
(2.5.15)

并记 $\{P(t)\}_{t \geqslant 0}$ 是由 (2.5.15) 定义的 Markov 半群.

定义

$$
L_+^1(\mathbf{R}) := \left\{ f \in L^1(\mathbf{R}) \,\middle|\, \int_{-\infty}^{\infty} f(x)\mathrm{d}x = 1, \ \text{且当 } x \in \mathbf{R} \text{ 时 } f(x) \geqslant 0 \right\}, \quad (2.5.16)
$$

$$
L_+^1((0,K)) := \left\{ w \in L^1(\mathbf{R}) \,\middle|\, \int_0^K w(x)\mathrm{d}x = 1, \ \text{且当 } x \geqslant K \text{ 或 } x \leqslant 0 \text{ 时}, w(x) = 0; \right.
$$
$$
\left. \text{当 } x \in (0,K) \text{ 时}, w(x) \geqslant 0 \right\}.
$$
(2.5.17)

我们首先研究与 SDE (2.5.14) 对应的 Fokker-Planck 方程:

$$
\frac{\partial u(t,\xi)}{\partial t} = -\frac{\partial}{\partial \xi}\left\{ \left(r - h - \frac{1}{2}\sigma^2 - he^{\xi} + \frac{\sigma^2 e^{\xi}}{1 + e^{\xi}}\right) u(t,\xi)\right\} + \frac{1}{2}\sigma^2 \frac{\partial^2 u(t,\xi)}{\partial \xi^2}
$$
(2.5.18)

的性质, 并记 $\{U(t)\}_{t \geqslant 0}$ 为 (2.5.18) 定义的 Markov 半群.

引理 2.120 如果 $h < r - \sigma^2/2$, 那么 (2.5.18) 存在唯一不变概率测度 κ_σ^s, 在 Lebesgue 测度意义下具有密度 u_σ^s. 进一步, 有:

(1) 任给 $v \in L_+^1(\mathbf{R})$, 如果

$$
\lim_{t \to \infty} \int_{-\infty}^{\infty} \left| U(t)v(\xi) - u_\sigma^s(\xi)\right| \mathrm{d}\xi = 0,
$$

那么, 不变密度 u_σ^s 全局渐近稳定.

(2) Markov 半群 $\{U(t)\}_{t \geqslant 0}$ 的唯一不变密度 u_σ^s 由

$$
u_\sigma^s(\xi) := C(e^{\xi} + 1)^2 e^{c_0(h^p - 1)\xi - c_0 e^{\xi}}
$$
(2.5.19)

给出, 其中

$$C^{-1} := c_0^{-c_0(h^p-1)} \left[(h^p)^2 + c_0^{-1}(h^p - 1) \right] \Gamma(c_0(h^p - 1)), \qquad (2.5.20)$$

这里, $c_0 = 2h/\sigma^2$, $h^p = (2r - \sigma^2)/(2h)$, 而 $\Gamma(\cdot)$ 表示 Gamma 函数[①].

(3) 随机过程 $Y(t)$ 具有遍历性, 即任给 κ_σ^s-可积函数 H, 当 $Y_0 \in \mathbf{R}$ 时,

$$\mathbb{P}_{Y_0} \left(\lim_{t \to \infty} \frac{1}{t} \int_0^t H(Y_\tau) \mathrm{d}\tau = \int_{-\infty}^\infty H(\eta) \kappa_\sigma^s(\mathrm{d}\eta) \right) = 1.$$

证明   由定义 2.76 可知 Y_t 是保守的, 而 $\frac{1}{2}\sigma^2 > 0$, 所以 Y_t 是非退化的, 由定理 2.77 可知, (2.5.18) 存在唯一经典基本解. 从而, 由定理 2.74 可知, 当 $t > 0, \xi \in \mathbf{R}$ 时, (2.5.18) 存在广义解 $u(t,\xi) \in L_+^1(\mathbf{R})$, 所以, 初始密度 $u_0 \in L_+^1(\mathbf{R})$.

由定理 2.107 可证结论 (1) 和 (3). 受文献 [275] 的启示, 定义 Lyapunov 函数 V:

$$V(\xi) = e^{-\alpha\xi} + \xi^2,$$

其中, $\alpha = (r - h)/\sigma^2 > 0$.

在 (2.4.55) 中取 $\alpha_1 = c_1 = 1, \delta = 2$ 且 $c_2 = (r - h - \sigma^2/2)^2/(4\sigma^2)$, 则存在足够大的 $\alpha_2 > 0$, 使得 (2.4.55) 中所有条件满足. 从而由定理 2.107 可得不变密度 u_σ^s 的唯一性和全局渐近稳定性.

下面证明结论 (2).

SDE 模型 (2.5.14) 对应的稳态 Fokker-Planck 方程为

$$-\frac{\partial}{\partial t} \left\{ \left(r - h - \frac{1}{2}\sigma^2 - he^\xi + \frac{\sigma^2 e^\xi}{1 + e^\xi} \right) u(t,\xi) \right\} + \frac{1}{2}\sigma^2 \frac{\partial^2 u(t,\xi)}{\partial \xi^2} = 0. \quad (2.5.21)$$

将 (2.5.21) 重写为

$$\frac{\mathrm{d}y}{\mathrm{d}\xi} - a(\xi)y = -c, \qquad (2.5.22)$$

其中

$$y = u_\sigma^s(\xi), \quad a(\xi) = c_0 \left(\frac{r}{h} - \frac{\sigma^2}{2h} - 1 - e^\xi - \frac{2e^\xi}{c_0(1 + e^\xi)} \right),$$

这里 c 是常数. 由此可得

$$u_\sigma^s(\xi) = A(\xi) \left(K_1 - c \int_1^\xi \frac{1}{A(z)} \mathrm{d}z \right),$$

---

① Gamma 函数, 也叫欧拉第二积分, 是阶乘函数在实数与复数上扩展的一类函数. 该函数在分析学、概率论、偏微分方程中有重要的应用. 实数域上 Gamma 函数定义为: $\Gamma(x) = \int_0^\infty t^{x-1}e^{-t}\mathrm{d}t$.

其中

$$A(\xi) = c_2(e^\xi + 1)^2 e^{c_0(h^p-1)\xi - c_0 e^\xi},$$

这里, c_2 是常数.

由 $u(\xi) \geqslant 0$, $\int_0^\infty u(\xi)\mathrm{d}\xi = 1$ 可知 $c = 0$ 且

$$K_1^{-1} = c_2 \int_0^\infty (e^\xi + 1)^2 e^{c_0(h^p-1)\xi - c_0 e^\xi} \mathrm{d}\xi$$

$$= c_2\Big(c_0^{-c_0(h^p-1)}\Gamma(c_0(h^p-1)+2) + 2c_0^{-(c_0(h^p-1)+1)}\Gamma(c_0(h^p-1)+1)$$

$$+ c_0^{-c_0(h^p-1)}\Gamma(c_0(h^p-1))\Big)$$

$$= c_2 c_0^{-c_0(h^p-1)}((h^p)^2 + c_0^{-1}(h^p-1))\Gamma(c_0(h^p-1)).$$

注意到当 $h < r - \sigma^2/2$ 时, $\Gamma(c_0(h^p-1)) > 0$, 因而定义于 (2.5.20) 中的 C 是有限的. 所以, (2.5.19) 中的 u_σ^s 是不变的. $\qquad\square$

接下来, 我们研究由 (2.5.15) 定义的 Markov 半群 $\{P(t)\}_{t\geqslant 0}$ 的不变密度的存在性、唯一性和渐近稳定性.

首先给出 (2.5.15) 的解 $p(t,\xi)$ 与 (2.5.18) 的解 $u(t,\xi)$ 之间的关系.

引理 2.121 对所有的 $t > 0, x \in (0, K)$, 设 $g(x) = \log\dfrac{x}{K-x}$, 且初始不变密度满足

$$p_0(x) = \frac{K}{x(K-x)}u_0\left(\log\frac{x}{K-x}\right),$$

则

$$p(t,x) = g'(x)u(t,g(x)) = \frac{K}{x(K-x)}u\left(t, \log\frac{x}{K-x}\right).$$

特别地, 不变密度满足

$$p_\sigma^s(x) = \frac{K}{x(K-x)}u_\sigma^s\left(\log\frac{x}{K-x}\right).$$

证明 令 $F_1(t,x) = \int_0^x p(t,y)\mathrm{d}y$, $F_2(t,\xi) = \int_{-\infty}^\xi u(t,\eta)\mathrm{d}\eta$, 则

$$F_1(t,x) = F_2(t,g(x)), \quad \forall t > 0, \quad x \in (0, K).$$

因此, 对所有的 $t > 0$, 当 $x \in (0, K)$ 时,

$$\frac{\partial F_1(t,x)}{\partial x} = \frac{\partial F_2(t, g(x))}{\partial g(x)} \frac{\mathrm{d} g(x)}{\mathrm{d} x} = g'(x) \frac{\partial F_2(t, g(x))}{\partial \xi},$$

即得 $p(t,x) = g'(x) u(t, g(x))$. □

引理 2.122 (1) κ 是 (2.5.13) 的不变测度当且仅当 $\nu = \kappa \circ g$ 是 (2.5.6) 的不变测度.

(2) u_σ^s 是渐近稳定的当且仅当 p_σ^s 是渐近稳定的.

(3) $Y(t)$ 是遍历的当且仅当 $N(t)$ 是遍历的.

证明 我们只证明 (2). 假设 u_σ^s 是渐近稳定的, 即

$$\lim_{t \to \infty} \int_{-\infty}^{\infty} |U(t) f_0(\xi) - u_\sigma^s(\xi)| \mathrm{d}\xi = 0, \quad \forall f_0 \in L_+^1(\mathbf{R}).$$

对 $\forall w_0 \in L_+^1((0, K))$, 令 $f_0(\xi) = [g^{-1}(\xi)]' w_0(g^{-1}(\xi))$, 容易验证 $f_0 \in L_+^1(\mathbf{R})$. 此外, 经过计算可得

$$\int_0^K |P(t) w_0(x) - p_\sigma^s(x)| \mathrm{d}\xi = \int_{-\infty}^{\infty} |\mathcal{U}(t) f_0(\xi) - u_\sigma^s(\xi)| \mathrm{d}\xi.$$

对上式两边取极限, 可得

$$\lim_{t \to \infty} \int_0^K |P(t) w_0(x) - p_\sigma^s(x)| \mathrm{d} x = 0,$$

即 p_σ^s 是渐近稳定的. 反过来, 可以证明若 p_σ^s 是渐近稳定的, u_σ^s 也是渐近稳定的. □

定理 2.123 若 $h < r - \sigma^2/2$, 则 (2.5.15) 存在唯一不变概率测度 ν_σ^s, 在 Lebesgue 测度意义下具有密度 p_σ^s. 进一步, 有

(1) 任给 $g \in L_+^1((0, K))$, 如果

$$\lim_{t \to \infty} \int_0^K \left| P(t) g(x) - p_\sigma^s(x) \right| \mathrm{d} x = 0,$$

则不变密度 p_σ^s 是全局渐近稳定的.

(2) Markov 半群 $\{P(t)\}_{t \geqslant 0}$ 的唯一不变密度 p_σ^s 由

$$p_\sigma^s(x) := CK^3 \frac{x^{c_0(h^p - 1) - 1}}{(K - x)^{c_0(h^p - 1) + 3}} e^{-\frac{c_0 x}{K - x}} \tag{2.5.23}$$

给出, 其中 C 定义于 (2.5.20).

(3) 随机过程 $N(t)$ 具有遍历性, 即任给 ν_σ^s-可积函数 G, 对任意 $N_0 \in (0, K)$, 有

$$\mathbb{P}_{N_0} \left(\lim_{t \to \infty} \frac{1}{t} \int_0^t G(N_\tau) \mathrm{d}\tau = \int_0^K G(y) \nu_\sigma^s(\mathrm{d}y) \right) = 1.$$

注 2.124 定理 2.123 给出了与 SDE 模型 (2.5.6) 对应的 Fokker-Planck 方程 (2.5.15) 的非退化解的密度函数 p_σ^s (定义于式 (2.5.23)). 关于随机模型 (2.5.4) 在 $r_0 = r$ 时的类似结果参见 [165, 166, 211], 其中密度函数为

$$\tilde{p}(x) := \frac{\left(\dfrac{2r}{K\sigma^2} \right)^{\frac{2(r-h)}{\sigma^2} - 1}}{\Gamma \left(\dfrac{2(r-h)}{\sigma^2} - 1 \right)} x^{\frac{2(r-h)}{\sigma^2} - 2} e^{-\frac{2r}{K\sigma^2} x}. \tag{2.5.24}$$

显然, SDE 模型 (2.5.6) 的密度函数 (2.5.23) 与 (2.5.4) 的密度函数 (2.5.24) 完全不同. 这种差异性正是由参数扰动方法 (2.5.3) 与 (2.5.5) 的不同引起的.

2.5.3 最优收获策略

本小节, 我们将通过与 SDE 模型 (2.5.6) 对应的 Fokker-Planck 方程 (2.5.15) 的不变密度的均值和方差来研究最优收获策略. 首先, 给出密度函数 $p_\sigma^s(x)$ 的性质.

引理 2.125 假设 $h < r - \sigma^2/2$, 那么

$$\lim_{x \uparrow K} p_\sigma^s(x) = \lim_{x \downarrow 0} x p_\sigma^s(x) = \lim_{x \downarrow 0} x^2 p_\sigma^s(x) = 0.$$

证明 注意到

$$p_\sigma^s(x) = \frac{CK^3}{e^{h_\sigma(x)}},$$

其中

$$h_\sigma(x) = (c_0 (h^p - 1) + 3) \log(K - x) + \frac{c_0 x}{K - x} - c_0 (h^p - 1) \log x.$$

从而, $\lim_{x \uparrow K} h_\sigma(x) = \infty$. 于是

$$\lim_{x \uparrow K} p_\sigma^s(x) = 0.$$

如果 $h < r - \sigma^2/2$, 易得

$$\lim_{x \downarrow 0} x p_\sigma^s(x) = \frac{CK^3 x^{c_0 (h^p - 1)}}{(K - x)^{c_0 (h^p - 1) + 3}} e^{-\frac{c_0 x}{K - x}} = 0$$

和

$$\lim_{x\downarrow 0} x^2 p_\sigma^s(x) = \frac{CK^3 x^{c_0(h^p-1)+1}}{(K-x)^{c_0(h^p-1)+3}} e^{-\frac{c_0 x}{K-x}} = 0. \qquad \Box$$

定理 2.126 如果 $h < r - \sigma^2/2$, 那么唯一最优收获策略为

$$h_s^* := \frac{(2r-\sigma^2)(2r-\sqrt{2r(2r-\sigma^2)})}{2\sigma^2}, \qquad (2.5.25)$$

对应的最大持续收获量期望为

$$Y_s^* := \frac{Kr(2r-\sigma^2)(2r-\sqrt{2r(2r-\sigma^2)})(\sqrt{2r(2r-\sigma^2)}-(2r-\sigma^2))}{\sigma^4\sqrt{2r(2r-\sigma^2)}}, \quad (2.5.26)$$

对应的最大持续收获量的方差为

$$D_s^* := \frac{K^2(2r-\sigma^2)^2(\sqrt{2r(2r-\sigma^2)}-(2r-\sigma^2))(2r-\sqrt{2r(2r-\sigma^2)})^4}{8r\sigma^8}. \quad (2.5.27)$$

证明 与 SDE 模型 (2.5.6) 对应的 Fokker-Planck 方程 (2.5.15) 的不变密度满足

$$\frac{\partial p_\sigma^s(x)}{\partial t} = -\frac{\partial}{\partial x}\left\{x\left(r-h-\frac{rx}{K}\right)p_\sigma^s(x)\right\} + \frac{1}{2}\sigma^2\frac{\partial^2}{\partial x^2}\left(x^2\left(1-\frac{x}{K}\right)^2 p_\sigma^s(x)\right),$$
$$(2.5.28)$$

由此可得

$$x\left(r-h-\frac{rx}{K}\right)p_\sigma^s(x)\mathrm{d}x - \frac{\sigma^2}{2K^2}\mathrm{d}\left(x^2(K-x)^2 p_\sigma^s(x)\right) = 0. \qquad (2.5.29)$$

对方程 (2.5.29) 两端关于 x 从 0 到 K 积分, 则由引理 2.125 可得

$$\int_0^K x\left(r-h-\frac{rx}{K}\right)p_\sigma^s(x)\mathrm{d}x = 0.$$

于是

$$\int_0^K x^2 p_\sigma^s(x)\mathrm{d}x = \frac{K}{r}(r-h)\int_0^K x p_\sigma^s(x)\mathrm{d}x. \qquad (2.5.30)$$

方程 (2.5.29) 两端同除以 x, 然后再从 0 到 K 积分, 可得

$$\int_0^K \left(r-h-\frac{r}{K}x\right)p_\sigma^s(x)\mathrm{d}x$$

$$- \frac{\sigma^2}{2K^2} \left(x(K-x)^2 p_\sigma^s(x) \Big|_0^K + \int_0^K (K-x)^2 p_\sigma^s(x) \mathrm{d}x \right) = 0. \qquad (2.5.31)$$

由此, 持续产量的期望是

$$Y_s(h) := \mathbb{E}[hN] = h \int_0^{+\infty} x p_\sigma^s(x) \mathrm{d}x = h \int_0^K x p_\sigma^s(x) \mathrm{d}x.$$

将 (2.5.30) 代入 (2.5.31) 并应用引理 2.125, 可得

$$Y_s(h) = \frac{2Krh \left(r - h - \dfrac{\sigma^2}{2} \right)}{2r^2 - \sigma^2(r+h)}. \qquad (2.5.32)$$

显然, $Y_s(0) = Y_s\left(r - \sigma^2/2 \right) = 0$ 且在 $\left(0, r - \sigma^2/2 \right)$ 内 $Y_s(h) > 0$.

经过计算可得

$$Y_s'(h) = \frac{Krg(h)}{(\sigma^2 h + r\sigma^2 - 2r^2)^2},$$

其中

$$g(h) = 2\sigma^2 h^2 - 4r(2r - \sigma^2)h + r(2r - \sigma^2)^2.$$

由于 $g(0) = r(2r - \sigma^2)^2 > 0$ 且 $g\left(r - \dfrac{\sigma^2}{2} \right) = -\dfrac{1}{2}(2r - \sigma^2)^3 < 0$, 因此, $Y_s'(h)$ 在 $\left(0, r - \sigma^2/2 \right)$ 内存在唯一正根 h_s^*:

$$h_s^* := \frac{(2r - \sigma^2)(2r - \sqrt{2r(2r - \sigma^2)})}{2\sigma^2},$$

这是 $Y_s(h)$ 的唯一极点, 从而即可得唯一最优收获策略. 相应的最大持续产量的期望为

$$Y_s^* = \frac{Kr(2r - \sigma^2)(2r - \sqrt{2r(2r - \sigma^2)})(\sqrt{2r(2r - \sigma^2)} - (2r - \sigma^2))}{\sigma^4 \sqrt{2r(2r - \sigma^2)}}.$$

另一方面, 由 (2.5.30) 可得

$$\mathrm{var}[hN] = \mathbb{E}[hN]^2 - (\mathbb{E}[hN])^2 = h^2 \int_0^K x^2 p_\sigma^s(x) \mathrm{d}x - h^2 \left(\int_0^K x p_\sigma^s(x) \mathrm{d}x \right)^2$$

$$= \frac{2K^2 h^4 \sigma^2 \left(r - h - \dfrac{\sigma^2}{2} \right)}{(h\sigma^2 + \sigma^2 r - 2r^2)^2}.$$

对应的最大持续收获量的方差为

$$D_s^* = \text{var}[h^* N]$$

$$= \frac{K^2(2r-\sigma^2)^2(\sqrt{2r(2r-\sigma^2)}-(2r-\sigma^2))(2r-\sqrt{2r(2r-\sigma^2)})^4}{8r\sigma^8}. \qquad \square$$

注 2.127　考虑列示于 (B2) 中的关于 SDE 模型 (2.5.4) 的最优收获策略. 为了简单起见, 我们将 (B2) 中的 r_0 重写为 r. 易知, SDE 模型 (2.5.6) 的最优收获策略的存在条件 (参见定理 2.126) 与 (B2) 中的关于 SDE 模型 (2.5.4) 的条件相同. 也就是, $h < r - \sigma^2/2$, 这也是种群持久的充分条件 (参见定理 2.117). 这些结果说明, 只有在种群持久的前提下, 我们才可以讨论最优收获策略.

定理 2.128　假设 $h < r - \sigma^2/2$, 则 h_s^* 和 Y_s^* 关于 σ 均为严格单调递减函数, 且

$$\lim_{\sigma \to 0} h_s^* = \frac{r}{2}, \quad \lim_{\sigma \to 0} Y_s^* = \frac{Kr}{4}.$$

证明　设 $h_s^* = h_s^*(\sigma)$, $Y_s^* = Y_s^*(\sigma)$, 且 $\sigma_1 = \sqrt{r(2r-\sigma^2)}$, 意味着 σ_1 是 σ 的严格单调递减函数. 直接计算可得

$$h_s^*(\sigma) = \hat{h}_s(\sigma_1) = \frac{\sigma_1^2}{\sqrt{2}\sigma_1 + 2r}, \quad Y_s^*(\sigma) = \hat{Y}_s(\sigma_1) = \frac{2Kr\sigma_1^2}{\left(\sqrt{2}\sigma_1 + 2r\right)^2}.$$

于是,

$$\frac{\mathrm{d}\hat{h}(\sigma_1)}{\mathrm{d}\sigma_1} = \frac{\sigma_1\left(\sqrt{2}\sigma_1 + 4r\right)}{\left(\sqrt{2}\sigma_1 + 2r\right)^2} > 0, \quad \frac{\mathrm{d}\hat{Y}_s(\sigma_1)}{\mathrm{d}\sigma_1} = \frac{8Kr^2\sigma_1}{\left(\sqrt{2}\sigma_1 + 2r\right)^3} > 0,$$

因此, $h_s^*(\sigma)$ 和 $Y_s^*(\sigma)$ 关于 σ 严格单调递减.

另一方面, 由 L'Hospital 法则可得

$$\lim_{\sigma \to 0} h_s^*(\sigma) = \lim_{\sigma \to 0} \frac{(2r-\sigma^2)(2r-\sqrt{2r(2r-\sigma^2)})}{2\sigma^2} = \frac{r}{2},$$

$$\lim_{\sigma \to 0} Y_s^*(\sigma) = \lim_{\sigma \to 0} \frac{Kr(2r-\sigma^2)(2r-\sqrt{2r(2r-\sigma^2)})(\sqrt{2r(2r-\sigma^2)}-(2r-\sigma^2))}{\sigma^4\sqrt{2r(2r-\sigma^2)}}$$

$$= \frac{Kr}{4}. \qquad \square$$

注 2.129　由定理 2.128 可知, 对于 SDE 模型 (2.5.6), 当噪声强度 σ 趋于 0 时, $h_s^*(\sigma) \to r/2$, $Y_s^*(\sigma) \to Kr/4$, 这与 (A3) 中关于确定性模型 (2.5.1) 的结果一

致[40]. 另一方面, 由定理 2.128 可知, 当 σ 递增时, $Y_s^*(\sigma)$ 严格单调递减, 这意味着噪声 σ 越大, 最大可持续收获量 Y_s^* 越小. 这说明环境噪声对可再生资源的开发是不利的.

2.5.4 数值分析

本节我们将借助数值分析进一步研究 SDE 模型 (2.5.6) 的复杂动力学行为. 相关算法和程序代码罗列于第 8 章. 作为例子, 参数固定为 $r = 0.5, K = 0.625$, 初值为 $N(0) = 0.1$.

2.5.4.1 随机阈值动力学行为

我们首先考虑噪声强度 σ 对 SDE 模型 (2.5.6) 动力学行为的影响.

例 2.7 选取 $h = 0.2$, 由定理 2.118 可知, 当 $\sigma^2 < 0.6$ (即 $\sigma < 0.7746$) 时, $h < r - \sigma^2/2$, 从而种群 $N(t)$ 将依概率 1 持久生存; 而当 $\sigma^2 \geqslant 0.6$ (即 $\sigma \geqslant 0.7746$) 时, $h \geqslant r - \sigma^2/2$, 即 $N(t)$ 将依概率 1 灭绝. 在图 2.2 中, 我们分别给出了 ODE 模型 (2.5.4) 和对应的随机模型 (2.5.6) 当 $\sigma = 0.1, 0.2, 0.4, 0.6, 0.8, 1.0$ 时的轨道图. 容易看出, 在图 2.2(a)、图 2.2(b)、图 2.2(c) 和图 2.2(d) 中, SDE 模型 (2.5.6) 依概率 1 持久生存; 在图 2.2(e) 和图 2.2(f) 中, $N(t)$ 依概率 1 灭绝. 相关算法和代码参见 8.1.2 节.

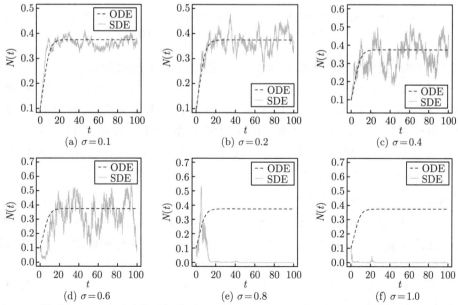

图 2.2 模型 (2.5.4) 和对应的随机模型 (2.5.6) 当 $\sigma = 0.1, 0.2, 0.4, 0.6, 0.8, 1.0$ 时的轨道图. 参数值为 $r = 0.5, K = 0.625, h = 0.2$

　　下面, 我们进一步研究当 $h \geqslant r - \dfrac{\sigma^2}{2}$ 时, SDE 模型 (2.5.6) 中 $N(t)$ 的随机灭绝时间. 相关算法和代码参见 8.2.5 节.

　　例 2.8　首先取 $h = 0.2$, σ 从 0.775 变到 1, 重复 10000 次数值模拟 (相关算法和代码参见 8.2.5 节) 并计算 $N(t)$ 的灭绝时间 (Extinct time), 箱线图列示于图 2.3(a). 例如, 当 $\sigma = 0.775$ 时, 中位数和置信区间为 130.05 (95% CI:[15.30, 706.04]), 平均灭绝时间为 191. 其次固定 $\sigma = 0.2$, 图 2.3(b) 给出了相应的数值结果, 显然灭绝时间随着 h 的增加而减少.

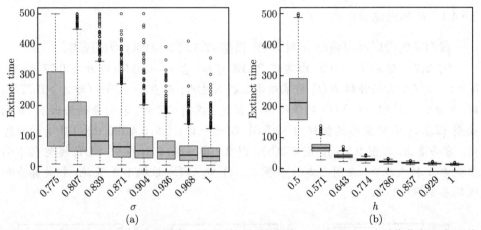

图 2.3　(a) 当 $h = 0.2$ 时噪声强度 σ 与灭绝时间的关系; (b) 当 $\sigma = 0.2$ 时收获率 h 与灭绝时间的关系. 参数为 $r = 0.5, K = 0.625$

　　接下来, 我们研究收获率 h 对 (2.5.6) 的随机动力学的影响.

　　例 2.9　取 $\sigma = 0.2$, 当 $h < r - \sigma^2/2 = 0.48$ 时, 由定理 2.118 可知, 种群 $N(t)$ 将依概率 1 持久; 当 $h \geqslant 0.48$ 时, $N(t)$ 将依概率 1 灭绝. 在图 2.4 中, 我们分别给出了 $h = 0, 0.1, 0.2, 0.4$ 和 0.6 时 SDE 模型 (2.5.6) 的样本轨道. 容易看出, 当 $h = 0, 0.1, 0.2$ 和 0.4 时, (2.5.6) 的解依概率 1 持久; 当 $h = 0.6$ 时, $N(t)$ 依概率 1 灭绝. 因此, 较大的收获率 h 将导致种群 $N(t)$ 几乎必然灭绝.

2.5.4.2　不变密度和平稳分布

　　定理 2.123 给出了与 SDE 模型 (2.5.6) 对应的 Fokker-Planck 方程 (2.5.15) 的不变密度 p_σ^s (2.5.23) 的性质. 这自然产生一个问题: 不变密度 p_σ^s (2.5.23) 与随机过程 $N(t)$ 之间有什么关系? 本小节将通过数值模拟回答这一问题.

　　例 2.10　选取与图 2.2(a) 相同的参数, 即 $\sigma = 0.1$, $h = 0.2$, 由 (2.5.23) 可得 $\sigma = 0.1$ 时的密度函数的表达式为

$$p_{0.1}^s(x) = 560081233200000\, x^{58}\, (0.625 - x)^{-62}\, e^{-40\frac{x}{0.625-x}}. \tag{2.5.33}$$

我们重复数值求解 SDE 模型 (2.5.6) 5000 次, 当 $t = 100$ 时, 未曾发现灭绝情形, 从而得到包含 5000 个样本点的随机变量 X_1 (相关算法和代码参见 8.2.1 节). 在 R 下, 我们可以获得随机变量 X_1 的密度函数 $p_1(x)$ (图 2.5(a) 中的虚线). 可以看到, 对 $p_{0.1}^s(x)$ 的拟合效果并不理想. 接下来, 我们用同样的方法重复数值求解 SDE 模型 (2.5.6) 50000 次, 得到随机变量 X_2 (含有 50000 个样本点) 的密度函数 $p_2(x)$ (图 2.5(b)). 显然, $p_2(x)$ 更符合 Fokker-Planck 方程 (2.5.15) 的密度函数 $p_{0.1}^s(x)$. 这些结果可以帮助我们进一步理解 SDE 模型 (2.5.6) 与其对应的 Fokker-Planck 方程 (2.5.15) 的关系.

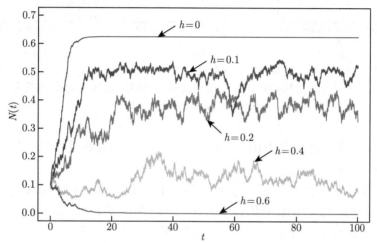

图 2.4 当 $h = 0, 0.1, 0.2, 0.4$ 和 0.6 时, SDE 模型 (2.5.6) 的样本轨道. 参数为 $r = 0.5, K = 0.625, \sigma = 0.2$

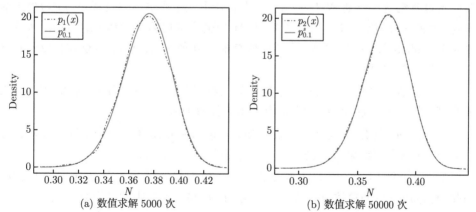

(a) 数值求解 5000 次   (b) 数值求解 50000 次

图 2.5 当 $t = 100$ 时, Fokker-Planck 方程 (2.5.15) 的密度函数 $p_{0.1}^s(x)$ (实线) 与重复求解 SDE 模型 (2.5.6) 获取的随机变量 $X_i \, (i = 1, 2)$ 的密度函数 $p_i(x) \, (i = 1, 2)$ (虚线) 之间的关系. 参数与图 2.2(a) 相同

　　为了更进一步理解 Fokker-Planck 方程 (2.5.15) 的不变密度 p_σ^s (2.5.23) 与随机过程 $N(t)$ 的关系, 选取 $\sigma = 0.2, 0.4$ 和 0.6, 重复图 2.5(b) 中的数值求解过程, 相应的结果列示于图 2.6 中.

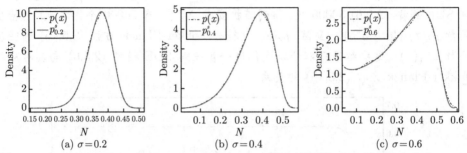

图 2.6　当 $t = 100$ 时, Fokker-Planck 方程 (2.5.15) 的密度函数 $p_\sigma^s(x)$(实线) 与包含 50000 个样本点的随机变量 X 的密度函数 $p(x)$ (虚线) 之间的关系. 参数为
$$r = 0.5, K = 0.625, h = 0.2$$

　　由图 2.5 和 2.6 可以看出, 当 σ 足够小, $N(t)$ 的分布类似于正态分布, 但 σ 较大时并非如此.

　　为了说明这一点, 我们进一步研究噪声强度 σ 和收获率 h 对 $N(t)$ 的分布的影响. 更确切地说, 我们将利用偏度 (skewness) 和峰度 (kurtosis) 来研究 $N(t)$ 的分布与正态分布之间的关系. 相关算法和代码参见 8.2.3 节.

　　例 2.11　固定 $\sigma = 0.01$, 取步长 0.02, h 从 0.01 变到 0.43 重复求解 SDE 模型 (2.5.6) 20000 次, 从而得到 25 组 20000 维数据 (即 SDE 模型 (2.5.6) 的数值解), 用以研究随机变量 $N(t)$ 的分布. 在软件 R 下, 我们可以获得 $N(t)$ 的偏度和峰度, 参见图 2.7(a). 简单计算可知 $N(t)$ 的偏度范围为 $[-0.0518, 0.114]$, 峰度范围为 $[-0.0579, 0.0862]$. 显然, 偏度和峰度都在 0 的附近, $N(t)$ 的分布类似于正态分布, 参见图 2.7(b).

　　为了更清楚地显现 $N(t)$ 的分布规律, 我们将这些分布绘制在图 2.8 中, 结果表明, 随着 h 的增加, $N(t)$ 的分布从右到左迅速移动.

　　另一方面, 在 R 下, 我们可以用 Shapiro-Wilk 正态性检验来验证上述随机过程分布的正态性 (结果参见表 2.1). 算法及代码参见 8.2.4 节.

　　显然, 在表 2.1 中列示的 6 种情况下, W 值均充分接近 1, 且 p-值均大于 0.05, 因此, 样本所来自的总体分布服从正态分布. 这与图 2.7 中的结果是一致的.

　　例 2.12　选取 $\sigma = 0.2$, 重复例 2.11 中的过程, 结果列于图 2.9 中. 结果表明, 与图 2.7(a) 不同, 在图 2.9(a) 中, 随着 h 的减少, 偏度在区间 $[-0.7795, 8.5652]$ 内严格单调递增, 并且当 $0.01 < h \leqslant 0.33$ 时, 偏度小于 0, $N(t)$ 分布的左尾较长且

分布集中在图形右侧 (参见图 2.9(b) 中 $h = 0.03, 0.11, 0.19$ 和 0.27 时的情形); 当 $0.33 < h \leqslant 0.5$ 时, 偏度大于 0, $N(t)$ 分布的右尾较长且分布集中在图形左侧 (参见图 2.9(b) 中 $h = 0.43$ 的情形); 当 h 在 0.33 附近, 偏度几乎等于 0, 分布集中于图形中部且存在正态分布 (参见图 2.9(b) 中 $h = 0.35$ 时的情形). 由图 2.10 可见, 当 h 增加时, $N(t)$ 的分布由右向左移动.

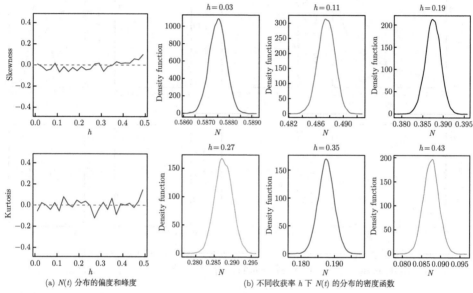

(a) $N(t)$ 分布的偏度和峰度   (b) 不同收获率 h 下 $N(t)$ 的分布的密度函数

图 2.7   SDE 模型 (2.5.6) 中 $N(t)$ 分布的性质. 参数为 $r = 0.5, K = 0.625, \sigma = 0.01$

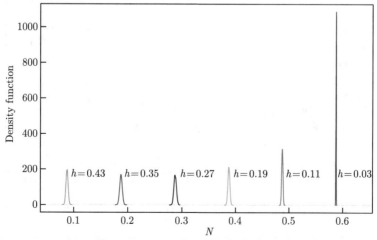

图 2.8 $N(t)$ 的分布与 h 的关系. 参数为 $r = 0.5, K = 0.625, \sigma = 0.01$

表 2.1   **Shapiro-Wilk 正态性检验结果**

	$h = 0.03$	$h = 0.11$	$h = 0.19$	$h = 0.27$	$h = 0.35$	$h = 0.43$
W	0.99949	0.99902	0.99913	0.99929	0.99868	0.99945
p-值	0.9009	0.3559	0.4326	0.6641	0.1259	0.9024

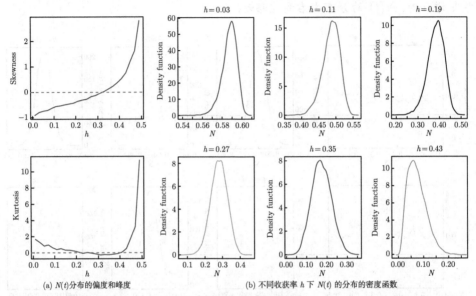

(a) $N(t)$分布的偏度和峰度   (b) 不同收获率 h 下 $N(t)$ 的分布的密度函数

图 2.9   SDE 模型 (2.5.6) 中 $N(t)$ 分布的性质. 参数为 $r = 0.5, K = 0.625, \sigma = 0.20$

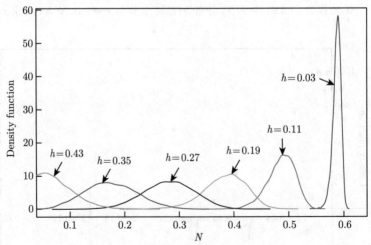

图 2.10 $N(t)$ 的分布与 h 的关系. 参数为 $r = 0.5, K = 0.625, \sigma = 0.20$

接下来, 我们进一步研究噪声强度 σ 对 SDE 模型 (2.5.6) 中 $N(t)$ 分布的影响.

例 2.13 选取 $h = 0.01$, 由图 2.11(a) 可见, 与图 2.7 完全不同, 偏度总是负的, 这意味着分布呈现左偏 (图 2.11(b)). 当 σ 从 0.03 变到 0.53 时, 分布由正态分布 (参见图 2.11(b) 中 $\sigma = 0.03$ 的情形, 此时, 偏度 $= -0.0635 \approx 0$, 峰度 $= 0.00275 \approx 0$) 变为负偏态分布 (参见图 2.11(b) 中 $\sigma = 0.13, 0.23, 0.33, 0.43$ 以及 0.53 的情形). 由图 2.12 可见, 随着 σ 的增加, $N(t)$ 集中分布于区间 $(0.6, 0.625)$ 且变得越来越左偏.

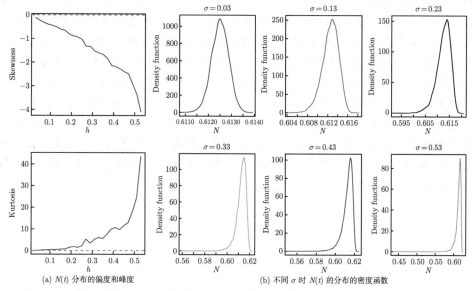

(a) $N(t)$ 分布的偏度和峰度　　　　(b) 不同 σ 时 $N(t)$ 的分布的密度函数

图 2.11 SDE 模型 (2.5.6) 中 $N(t)$ 分布的性质. 参数 $r = 0.5, K = 0.625, h = 0.01$

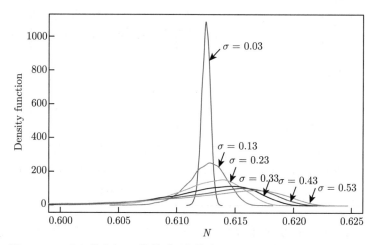

图 2.12 $N(t)$ 分布与 σ 的关系. 参数为 $r = 0.5, K = 0.625, h = 0.01$

需要指出的是, 如果选取其他 h 值, 例如, $h = 0.2$, $N(t)$ 的分布与图 2.11 类似.

2.5.4.3　最优收获策略

定理 2.126 给出了 SDE 模型 (2.5.6) 的唯一最优收获策略. 本小节, 我们将进一步数值地研究最优收获问题.

例 2.14　我们首先研究 SDE 模型 (2.5.6) 的最优收获量 Y_s^*. 作为例子, 我们取 $\sigma = 0.6$, 则当 $h < r - \sigma^2/2 = 0.32$ 时, 由定理 2.126 和 (B2) 可知, SDE 模型 (2.5.6) 和 (2.5.4) 分别存在最优收获量 Y_s^* 和 $\tilde{Y}_s^*$. 数值结果列示于图 2.13 和图 2.14. 结果表明, 最优收获量 $Y_s(h)$ 和 $\tilde{Y}_s(h)$ 关于收获率 h 均为开口向下的抛物线. 对于 SDE 模型 (2.5.6), 存在唯一最优收获率 $h_s^* = 0.1778$——这是抛物线的对称轴, 对应的可持续收益预期最大值为 $Y_s^* = 0.0617$ (图 2.13 中的 $Y_s(h)$ 线). 对 SDE 模型 (2.5.4), 存在唯一最优收获率 $\tilde{h}_s^* = 0.16$, 对应的可持续收益预期最大值为 $\tilde{Y}_s^* = 0.032$ (图 2.13 中的 $\tilde{Y}_s(h)$ 线). 显然, 当 $h < h_s^*$ 时, $Y_s(h)$ 关于 h 严格单调递增, 这意味着, 随着收获率 h 的增大, 最大可持续产量 Y_s^* 增加. 但是当 $h > h_s^*$ 时, $Y_s(h)$ 关于 h 严格单调递减, 这意味着过度开发将会导致种群 $N(t)$ 被控制在最大可持续产量水平 Y_s^* 之下.

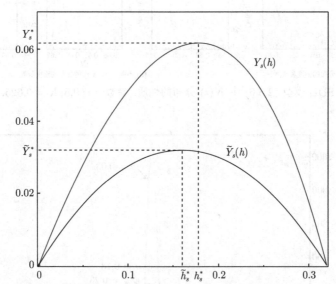

图 2.13　SDE 模型 (2.5.6) 和 (2.5.4) 的可持续预期收益 Y_s^* 和 $\tilde{Y}_s^*$ 与收获率 h 之间的关系. 参数为 $r = 0.5, K = 0.625, \sigma = 0.6$

另一方面, 由图 2.13 可知, $h_s^* > \tilde{h}_s^*$ 且 $Y_s^* > \tilde{Y}_s^*$. 这并非特别的巧合. 进一步计算可知, 如果 $h < r - \sigma^2/2$, 那么 $h_s^* > \tilde{h}_s^*$ 和 $Y_s^* > \tilde{Y}_s^*$ 依概率 1 成立 (图 2.14).

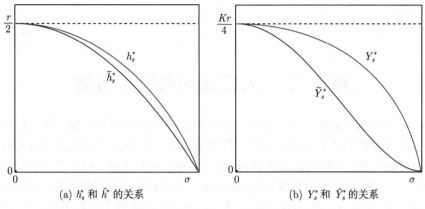

(a) h_s^* 和 $\tilde{h}^*$ 的关系   (b) Y_s^* 和 $\tilde{Y}_s^*$ 的关系

图 2.14   SDE 模型 (2.5.6) 和 (2.5.4) 的最优收获策略的关系

第 3 章　人口流动与流感传播

　　流行性感冒 (简称流感) 是流感病毒引起的急性呼吸道感染, 是一种传染性强、传播速度快的疾病. 主要通过空气中的飞沫、人与人之间的接触或与被污染物品的接触传播. 典型的临床症状是: 急起高热、全身疼痛、显著乏力和轻度呼吸道症状. 一般秋冬季节是其高发期, 所引起的并发症和死亡现象非常严重. 流感病毒可分为甲 (A)、乙 (B)、丙 (C) 三型, 甲型病毒经常发生抗原变异、传染性大、传播迅速, 极易发生大范围流行. 流感具有自限性, 但婴幼儿、老年人和有心肺基础疾病的患者容易并发肺炎等严重并发症而导致死亡[1]. 世界卫生组织在 2014 年的报告指出, 成人年流感发病率为 5%—10%, 儿童年发病率为 20%—30%, 估计造成约 300 万至 500 万例重症病例, 其中 25 万至 50 万人死亡[209].

　　人口流动性与流感的传播有着错综复杂的联系. Meloni 等[191] 的研究表明, 人口流动是流感传播中的一个关键因素. 一方面, 在全球一体化的今天, 人类的远距离流动是流感迅速传播的罪魁祸首[57], 国际航空旅行在季节性和大流行性流感病毒的全球传播中起着至关重要的作用[253], 每周有超过 6000 万人乘坐超过 200 万次的国际航班旅行数十亿英里 (1 英里 ≈ 1.61 千米), 新发传染病数小时即可通过旅行从一个国家传播到另一个国家[192]. 另一方面, 流感的蔓延及其潜在的风险会促使人类改变行为, 并采取诸如改变旅行计划、居家或外出时戴口罩等防护措施, 减少接触感染者, 以降低感染风险. 这些行为改变可以帮助个人远离与高风险群体的接触机会, 从而有可能减少流感发生规模[103,104].

　　本章将研究人口流动性和环境波动对流感传播的影响, 主要材料来源于 [65,69].

3.1　模型建立

王稳地教授考虑了人口流动性, 构建了描述流感传播的 SIR 传染病模型[260]:

$$\begin{cases} \dfrac{\mathrm{d}S}{\mathrm{d}t} = \mu N - \mu S - \lambda(t)S, \\[2mm] \dfrac{\mathrm{d}I}{\mathrm{d}t} = \lambda(t)S - (\mu + \gamma)I, \\[2mm] \dfrac{\mathrm{d}R}{\mathrm{d}t} = \gamma I - \mu R, \end{cases} \tag{3.1.1}$$

其中, S, I 和 R 分别代表易感者、感染者和恢复者数量, 种群总数为 $N = S+I+R$ 在相对较短的流感暴发期间是一个正常数, $\mu > 0$ 表示死亡率, $\gamma > 0$ 代表恢复率. $\lambda(t)$ 表示传染率, 一般形式为

$$\lambda(t) = pC\frac{I}{N},$$

其中 C 表示单位时间内一个感染者与所有个体的接触数. 由于 I/N 表示总人口中感染者所占比例, 所以 CI/N 度量了这些接触中的感染接触数. p 表示在感染接触 (CI/N) 中的有效传播概率. 注意到感染病例的增加会促使人们在流感暴发期间使用更好的防护措施, 例如戴口罩、加强卫生习惯和使用预防性药物等[104]. 这意味着传播概率 p 是感染者 I 的递减函数. 作为例子, 假设 $p = p_0/(1+hI)$ (其中 p_0 和 h 是正常数). 于是

$$\lambda(t) = C\frac{p_0 I}{(1 + hI)N}.$$

设 m 表示人口流动强度, 可以用单位时间内在公共场所停留时间的比例分数来度量. 假设接触数 C 是总成员 N 和人口流动强度 m 的双线性函数, 即 $C = k_1 mN$, 其中 k_1 是比例系数, 从而

$$\lambda(t) = \frac{mk_1 p_0 I}{1 + hI}. \tag{3.1.2}$$

显然, 人口流动强度 m 受到传染病感染风险和经济效益的影响. 与人类在物理距离方面的流动模式不同, 后者通常是严格减少的[109]. 假设在没有传染病时, 人口流动强度只取决于经济效益, 此时可由下述方程刻画:

$$\frac{\mathrm{d}m}{\mathrm{d}t} = m(b - am), \tag{3.1.3}$$

其中, a 和 b 均为与人类活动有关的正常数, b/a 从整体经济角度 (例如可用设施、商业活动和财务承受能力等) 定义了旅游活动增长的最大值. 显然, 最大经济容量 b/a 设定了旅行者的极限状态, 流动密度服从 Logistic 增长. 而随着传染病的发生, 人类活动强度必然受到感染风险的负面影响, 假设经济损失率与感染力成正比, 即 $\omega\lambda(t)$, 其中 ω 用来衡量人们对影响出行的感染风险的反应, 于是, (3.1.3) 可修正为

$$\frac{\mathrm{d}m}{\mathrm{d}t} = m\left(b - am - \frac{\alpha I}{1 + hI}\right), \tag{3.1.4}$$

其中, $\alpha = \omega k_1 p_0$. 由于 k_1, p_0 均为常数, 所以 α 与 ω 的流行病学意义相同, 用以刻画人们对感染风险的反应.

令 $\beta := k_1 p_0$ 表示最大传染概率, 对应于移动性最小值 $\min\{b - \alpha I/(1 + hI)|$ $0 \leqslant I < +\infty\} = b - \alpha/h$. 于是, (3.1.2) 改写为

$$\lambda(t) = \frac{\beta m I}{1 + hI}.$$

显然, β 与 α 成比例, 两者之间只相差一个比例常数 ω.

基于上述讨论, 模型 (3.1.1) 重写为

$$\begin{cases} \dfrac{\mathrm{d}S}{\mathrm{d}t} = \Lambda - \mu S - \dfrac{\beta m S I}{1 + hI}, \\ \dfrac{\mathrm{d}I}{\mathrm{d}t} = \dfrac{\beta m S I}{1 + hI} - (\mu + \gamma)I, \\ \dfrac{\mathrm{d}R}{\mathrm{d}t} = \gamma I - \mu R, \\ \dfrac{\mathrm{d}m}{\mathrm{d}t} = m\left(b - am - \dfrac{\alpha I}{1 + hI}\right), \end{cases} \tag{3.1.5}$$

注意到输入率为 $\Lambda := \mu N$, 即与总人口 N 成比例, 因此模型 (3.1.5) 中的第三个方程是冗余的, 删去后可得

$$\begin{cases} \dfrac{\mathrm{d}S}{\mathrm{d}t} = \Lambda - \mu S - \dfrac{\beta m S I}{1 + hI}, \\ \dfrac{\mathrm{d}I}{\mathrm{d}t} = \dfrac{\beta m S I}{1 + hI} - (\mu + \gamma)I, \\ \dfrac{\mathrm{d}m}{\mathrm{d}t} = m\left(b - am - \dfrac{\alpha I}{1 + hI}\right). \end{cases} \tag{3.1.6}$$

为了研究环境波动对流感传播速率的影响, 假设由于白噪声在环境中的连续波动导致发生率系数 β 在某个平均值附近波动: $\beta\mathrm{d}t \to \beta\mathrm{d}t + \sigma\mathrm{d}B(t)$, 于是, 确定性模型 (3.1.6) 即变为下述随机模型:

$$\begin{cases} \mathrm{d}S = \left(\Lambda - \mu S - \dfrac{\beta m S I}{1 + hI}\right)\mathrm{d}t - \dfrac{\sigma m S I}{1 + hI}\mathrm{d}B(t), \\ \mathrm{d}I = \left(\dfrac{\beta m S I}{1 + hI} - (\mu + \gamma)I\right)\mathrm{d}t + \dfrac{\sigma m S I}{1 + hI}\mathrm{d}B(t), \\ \mathrm{d}m = m\left(b - am - \dfrac{\alpha I}{1 + hI}\right)\mathrm{d}t, \end{cases} \tag{3.1.7}$$

其中, σ 环境噪声强度, $B(t)$ 是标准 Brown 运动.

3.2 确定性模型全局阈值动力学

确定性模型 (3.1.6) 的基本再生数为[260]:

$$R_0 := \frac{\Lambda \beta b}{a\mu(\mu+\gamma)}. \tag{3.2.1}$$

确定性模型 (3.1.6) 有三个平衡点:

(1) 半平凡平衡点 $E_0 = (\Lambda/\mu, 0, 0)$ 对应于无人的行为变化;

(2) 无病平衡点 $E_1 = (\Lambda/\mu, 0, b/a)$;

(3) 地方病平衡点 $E^* = (S^*, I^*, m^*)$, 其中

$$S^* = \frac{a(\mu+\gamma)(1+hI^*)^2}{\beta(b+(bh-\alpha)I^*)}, \quad m^* = \frac{b+(bh-\alpha)I^*}{a(1+hI^*)},$$

而 $I^* > 0$ 且满足

$$(\mu+\gamma)(a\mu h^2+b\beta h-\alpha\beta)I^{*2}+((\mu+\gamma)(2ah\mu+b\beta)-\beta(bh-\alpha))I^*+a\mu\gamma-\Lambda b\beta+a\mu^2=0.$$

文献 [260] 证明了以下定理.

定理 3.1 E_0 总是不稳定的. 如果 $R_0 < 1$, E_1 是全局渐近稳定的; 如果 $R_0 > 1$, 模型 (3.1.6) 存在唯一地方病平衡点 E^* 且是局部渐近稳定的, E_1 不稳定.

下面我们证明 E^* 的全局稳定性, 首先引入如下引理.

引理 3.2 模型 (3.1.6) 的解 $(S(t), I(t), m(t))$ 满足

$$\frac{\Lambda ah}{ah\mu+b\beta} \leqslant \liminf_{t\to\infty} S(t) \leqslant \limsup_{t\to\infty} S(t) \leqslant \frac{\Lambda}{\mu},$$

$$\limsup_{t\to\infty} I(t) \leqslant R_0, \tag{3.2.2}$$

$$\limsup_{t\to\infty} m(t) \leqslant \frac{b}{a}.$$

此外, 如果 $\alpha < bh$ 且 $R_0 > \dfrac{b(ah\mu+b\beta)}{a\mu(bh-\alpha)} > 1$, 则 $I(t)$ 和 $m(t)$ 满足

$$\liminf_{t\to\infty} I(t) \geqslant \frac{R_0 a\mu(bh-\alpha)-(ah\mu+b\beta)}{h(ah\mu+b\beta)},$$

$$\liminf_{t\to\infty} m(t) \geqslant \frac{bh-\alpha}{ah}. \tag{3.2.3}$$

证明　由模型 (3.1.6) 可知, 当 $t > 0$ 时, $S(t) > 0$, $I(t) \geqslant 0$, $m(t) \geqslant 0$ 时,

$$\limsup_{t \to \infty} S(t) \leqslant \frac{\Lambda}{\mu}$$

且

$$\limsup_{t \to \infty} m(t) \leqslant \frac{b}{a}.$$

从而, 任给 $\varepsilon_1, \varepsilon_2 > 0$, 存在 $T > 0$, 使得当 $t \geqslant T$ 时,

$$S(t) \leqslant \frac{\Lambda}{\mu} + \varepsilon_1, \quad m(t) \leqslant \frac{b}{a} + \varepsilon_2.$$

所以, I 和 S 分别满足

$$\frac{\mathrm{d}I}{\mathrm{d}t} \leqslant \beta \left(\frac{\Lambda}{\mu} + \varepsilon_1 \right) \left(\frac{b}{a} + \varepsilon_2 \right) - (\mu + \gamma) I$$

和

$$\frac{\mathrm{d}S}{\mathrm{d}t} \geqslant \Lambda - \left(\mu + \frac{\beta}{h} \left(\frac{b}{a} + \varepsilon_2 \right) \right) S.$$

由比较原理可知

$$\limsup_{t \to \infty} I(t) \leqslant R_0$$

且

$$\liminf_{t \to \infty} S(t) \geqslant \frac{\Lambda a h}{a h \mu + b \beta} := \hat{S}. \tag{3.2.4}$$

由模型 (3.1.6) 可知, 当 $\alpha < bh$ 时,

$$\frac{\mathrm{d}m}{\mathrm{d}t} \geqslant m \left(b - am - \frac{\alpha}{h} \right),$$

从而

$$\liminf_{t \to \infty} m(t) \geqslant \frac{bh - \alpha}{a} := \hat{m}.$$

因此, 任给 $0 < \varepsilon_3 < \hat{S}$ 和 $0 < \varepsilon_4 < \hat{m}$, 存在 $T_1 > 0$, 使得当 $t \geqslant T_1$ 时,

$$S(t) \geqslant \hat{S} - \varepsilon_3, \quad m(t) \geqslant \hat{m} - \varepsilon_4.$$

从而 I 满足

$$\frac{\mathrm{d}I}{\mathrm{d}t} \geqslant \frac{\beta(\hat{S} - \varepsilon_3)(\hat{m} - \varepsilon_4) - (\mu + \gamma) - h(\mu + \gamma)I}{1 + hI} I.$$

于是

$$\liminf_{t \to \infty} I(t) \geqslant \frac{\beta \hat{S} \hat{m} - (\mu + \gamma)}{h(\mu + \gamma)}. \qquad \Box$$

定理 3.3 当 $R_0 > 1$ 时, 模型 (3.1.6) 的地方病平衡点 $E^* = (S^*, I^*, m^*)$ 是全局渐近稳定的.

证明 设 $\tilde{N}(t) = S(t) + I(t)$. 由模型 (3.1.6) 的前两个方程可得

$$\frac{\mathrm{d}\tilde{N}}{\mathrm{d}t} = \Lambda - \mu\tilde{N} - \gamma I.$$

于是, 模型 (3.1.6) 等价于

$$\begin{cases} \dfrac{\mathrm{d}\tilde{N}}{\mathrm{d}t} = \Lambda - \mu\tilde{N} - \gamma I, \\ \dfrac{\mathrm{d}I}{\mathrm{d}t} = \dfrac{\beta m(\tilde{N} - I)I}{1 + hI} - (\mu + \gamma)I, \\ \dfrac{\mathrm{d}m}{\mathrm{d}t} = m\left(b - am - \dfrac{\alpha I}{1 + hI}\right), \end{cases} \qquad (3.2.5)$$

且 $\tilde{N}^* = S^* + I^*$.

显然, 模型 (3.2.5) 的正平衡点 $\hat{E}^* = (\tilde{N}^*, I^*, m^*)$ 与模型 (3.1.6) 的地方病平衡点具有相同的动力学行为.

下面, 我们证明模型 (3.2.5) 的正平衡点 $E^{*\prime}$ 是全局渐近稳定的. 考虑定义于 $\mathbf{R}_+^3$ 上的 Lyapunov 函数:

$$V(\tilde{N}, I, m) = \frac{\lambda_1}{2}(\tilde{N} - \tilde{N}^*)^2 + \left(I - I^* - I^* \log \frac{I}{I^*}\right) + \lambda_2\left(m - m^* - m^* \log \frac{m}{m^*}\right),$$

其中, $\lambda_1 = \dfrac{\beta m^*}{\gamma(1 + hI^*)}$, $\lambda_2 = \dfrac{\hat{S}\beta(1 + hI^*)}{\alpha}$.

容易验证 $V(\tilde{N}, I, m)$ 在 $(\tilde{N}^*, I^*, m^*)$ 处等于 0, 且当 $\tilde{N}, I$ 和 m 大于 0 时是正的. 从而 $\hat{E}^* = (\tilde{N}^*, I^*, m^*)$ 是 V 的全局最小值.

考虑到

$$\Lambda = \mu\tilde{N}^* + \gamma I^*, \quad \mu + \gamma = \frac{\beta m^*(\tilde{N}^* - I^*)}{1 + hI^*}, \quad b = am^* + \frac{\alpha I^*}{1 + hI^*},$$

沿着模型 (3.2.5) 的解对 V 关于 t 求导, 可得

$$\frac{\mathrm{d}V}{\mathrm{d}t} = \lambda_1(\tilde{N} - N^*)\frac{\mathrm{d}N}{\mathrm{d}t} + \frac{I - I^*}{I}\frac{\mathrm{d}I}{\mathrm{d}t} + \frac{\lambda_2(m - m^*)}{m}\frac{\mathrm{d}m}{\mathrm{d}t}$$

$$= \lambda_1(\tilde{N} - N^*)(\Lambda - \mu\tilde{N} - \gamma I) + (I - I^*)\left(\frac{\beta m(\tilde{N} - I)}{1 + hI} - (\mu + \gamma)\right)$$

$$+ \lambda_2(m - m^*)\left(b - am - \frac{\alpha I}{1 + hI}\right)$$

$$= -\lambda_1\mu(\tilde{N} - N^*)^2 - \lambda_1\gamma(\tilde{N} - N^*)(I - I^*) + (I - I^*)\left(\frac{\beta m(\tilde{N} - I)}{1 + hI}\right.$$

$$\left. - \frac{\beta m^*(\tilde{N}^* - I^*)}{1 + hI^*}\right) - \lambda_2 a(m - m^*)^2 - \lambda_2\alpha\left(\frac{I^*}{1 + hI^*} - \frac{I}{1 + hI}\right).$$

设 $X = \tilde{N} - \tilde{N}^*, Y = I - I^*, Z = m - m^*$, 则

$$\frac{\beta m\tilde{N}}{1 + hI} - \frac{\beta m^*\tilde{N}^*}{1 + hI^*} = \frac{\beta\tilde{N}}{1 + hI}Z + \frac{\beta m^*}{1 + hI^*}X - \frac{\beta hm^*\tilde{N}}{(1 + hI)(1 + hI^*)}Y,$$

$$\frac{\beta m^*I^*}{1 + hI^*} - \frac{\beta mI}{1 + hI} = -\frac{\beta I}{1 + hI}Z - \frac{\beta m^*}{(1 + hI)(1 + hI^*)}Y,$$

$$\frac{I^*}{1 + hI^*} - \frac{I}{1 + hI} = -\frac{1}{(1 + hI)(1 + hI^*)}Y.$$

于是可得

$$\frac{\mathrm{d}V}{\mathrm{d}t} = -\lambda_1\mu X^2 - \frac{\beta m^*(1 + hN)}{(1 + hI)(1 + hI^*)}Y^2 - \lambda_2 aZ^2 - \frac{\beta(\hat{S} - \tilde{N} + I)}{1 + hI}YZ$$

$$< -A_1X^2 - A_2Y^2 - A_3Z^2 - A_4YZ, \tag{3.2.6}$$

其中

$$A_1 = \lambda_1\mu > 0, \quad A_2 = \frac{\beta m^*}{1 + hI^*} > 0, \quad A_3 = \lambda_2 a > 0, \quad A_4 = \frac{\beta(\hat{S} - S)}{1 + hI}.$$

由引理 3.2 证明中 (3.2.4) 可知 $A_4 \leqslant 0$ 且 $|A_4| \leqslant \beta\hat{S}\frac{b\beta}{ah\mu}$.

当 $YZ \leqslant 0$ 时, $\frac{\mathrm{d}V}{\mathrm{d}t} < 0$. 当 $YZ > 0$ 时, 由带 ε 的鞍不等式可得

$$-A_4YZ \leqslant |A_4| \cdot |Y| \cdot |Z| \leqslant \frac{\varepsilon\beta\hat{S}(b\beta/(ah\mu))^p}{2}Y^2 + \frac{\beta\hat{S}(b\beta/(ah\mu))^{2-p}}{2\varepsilon}Z^2, \quad p \in \mathbf{R},$$

因此

$$\frac{\mathrm{d}V}{\mathrm{d}t} < -\frac{\beta m^*\mu}{\gamma(1+hI^*)}X^2 - \beta\left(\frac{m^*}{1+hI^*} - \frac{\varepsilon\hat{S}(b\beta/(ah\mu))^p}{2}\right)Y^2$$
$$- \beta\hat{S}\left(\frac{a(1+hI^*)}{\alpha} - \frac{(b\beta/(ah\mu))^{2-p}}{2\varepsilon}\right)Z^2. \tag{3.2.7}$$

选择足够小的 ε 以及合适的 p 使得

$$\frac{m^*}{1+hI^*} > \frac{\varepsilon\hat{S}(b\beta/(ah\mu))^p}{2}, \quad \frac{a(1+hI^*)}{\alpha} > \frac{(b\beta/(ah\mu))^{2-p}}{2\varepsilon},$$

于是

$$\frac{\mathrm{d}V}{\mathrm{d}t} < 0.$$

由 Lyapunov-LaSalle 渐近稳定性定理[155,182] 可知模型 (3.2.5) 的正平衡点 $\widehat{E}^* = (\tilde{N}^*, I^*, m^*)$ 是全局渐近稳定的. 从而, 模型 (3.1.6) 的地方病平衡点 E^* 也是全局渐近稳定的. □

例 3.1 参考 [260], 选取参数

$$\Lambda = 0.5, \quad \mu = 0.0005, \quad \gamma = 0.2, \quad \beta = 0.0025, \quad b = 2,$$
$$a = 1, \quad h = 0.1, \quad \alpha = 0.00001.$$

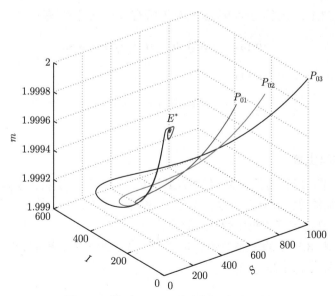

图 3.1 模型 (3.1.6) 的全局动力学行为

当选取 $p=1$ 时, 式 (3.2.7) 中 ε 满足 $0.0004042016349 < \varepsilon < 0.003265917987$. 这种情况下, $R_0 = 24.93765586$. 由定理 3.3 可知, 对于任意初值 $(S(0), I(0), m(0))$, 模型 (3.1.6) 的解将趋向于地方病平衡点 $E^* = (49.60443, 2.37006, 1.99998)$. 图 3.1 给出了选取三个不同的初值 $P_{01} = (500, 1, 2)$, $P_{02} = (700, 1, 2)$, $P_{03} = (1000, 1, 2)$ 时模型 (3.1.6) 的全局动力学行为.

3.3　随机模型动力学

引理 3.4　设

$$\Gamma := \left\{ (S, I, m) \in \mathbf{R}_+^3 \,\middle|\, S + I \leqslant \frac{\Lambda}{\mu}, m \leqslant \frac{b}{a} \right\},$$

则 Γ 几乎必然是模型 (3.1.7) 的一个正不变集. 也就是, 如果初值 $(S(0), I(0), m(0)) \in \Gamma$, 则当 $t \geqslant 0$ 时, $\mathbb{P}\Big((S(t), I(t), m(t)) \in \Gamma\Big) = 1$.

证明　将模型 (3.1.7) 的前两个方程相加并定义 $N(t) := S(t) + I(t)$, 可得

$$\mathrm{d}N(t) = (\Lambda - \mu N - \gamma I)\mathrm{d}t.$$

当 $0 \leqslant s \leqslant t$ 时, $\mathrm{d}N(s) \leqslant (\Lambda - \mu N(s))\mathrm{d}s$ a.s.. 因此, $N(s) \leqslant \Lambda/\mu$. 从而对于所有 $s \in [0, t]$, 有

$$S(s), I(s) \in (0, \Lambda/\mu] \quad \text{a.s..} \tag{3.3.1}$$

再考虑模型 (3.1.7) 的第三个方程, 则对于所有 $s \in [0, t]$, 都有

$$\mathrm{d}m(s) \leqslant m(s)(b - am(s))\,\mathrm{d}s \quad \text{a.s..}$$

于是, 对于所有 $s \in [0, t]$, 均有

$$m(s) \in (0, b/a] \quad \text{a.s..} \tag{3.3.2}$$

$\square$

3.3.1　基本再生数

在 1.2.2 节已经详述了基本再生数及其计算. 然而, 对于随机传染病模型, 尚未见到基本再生数的算法化计算方法. 为此, 依据 1.2.2 节介绍之算法, 以模型 (3.1.7) 为例, 首先建立随机基本再生数 R_0^s 的计算方法.

随机模型 (3.1.7) 的无病平衡点为 $E_1 = (\Lambda/\mu, 0, b/a)$. 染病仓室为 I, 无病仓室为 S. 于是, 根据模型 (3.1.7) 可得

$$\left(\frac{\mathrm{d}I}{\mathrm{d}t}\right) = \mathcal{F} - \mathcal{V}, \tag{3.3.3}$$

其中

$$\mathcal{F} = \left(\left(\beta + \sigma \frac{\mathrm{d}B(t)}{\mathrm{d}t} \right) \frac{mSI}{1+hI} \right), \quad \mathcal{V} = ((\mu+\gamma)I). \tag{3.3.4}$$

这里, $\mathcal{F}$ 和 $\mathcal{V}$ 的意义与 1.2.1 节相同.

由 $\mathcal{F}$ 的定义可知, 继发感染者的变化遵循随机模型

$$\frac{\mathrm{d}I}{I\mathrm{d}t} = \left(\beta + \sigma \frac{\mathrm{d}B(t)}{\mathrm{d}t} \right) \frac{mS}{1+hI}. \tag{3.3.5}$$

应用 Itô 公式对 (3.3.5) 求导, 可得

$$\mathrm{d}\log I(t) = \left(\frac{\beta mS}{1+hI} - \frac{\sigma^2 m^2 S^2}{2(1+hI)^2} \right) \mathrm{d}t + \frac{\sigma mS}{1+hI} \mathrm{d}B(t).$$

于是, 忽略 Brown 运动项, 在无病平稳点 E_1 处求值, 即可得

$$F = \left(\frac{\beta mS}{1+hI} - \frac{\sigma^2 m^2 S^2}{2(1+hI)^2} \right) \bigg|_{E_1} = \frac{\Lambda\beta b}{a\mu} - \frac{\sigma^2 b^2 \Lambda^2}{2a^2\mu^2}.$$

同理, 由 $\mathcal{V}$ 的定义可得

$$\frac{\mathrm{d}I}{I\mathrm{d}t} = \mu + \gamma.$$

应用 Itô 公式对上式求导, 并将 E_1 代入, 即得

$$V = (\mu+\gamma)|_{E_1} = \mu + \gamma.$$

定义随机模型 (3.1.7) 的基本再生数为下一代矩阵的谱半径:

$$R_0^s := \rho(FV^{-1}) = \frac{\Lambda\beta b}{a\mu(\mu+\gamma)} - \frac{b^2\Lambda^2\sigma^2}{2a^2\mu^2(\mu+\gamma)} = R_0 \left(1 - \frac{b\Lambda\sigma^2}{2a\beta\mu} \right). \tag{3.3.6}$$

注 3.5 随机模型 (3.1.7) 的基本再生数 R_0^s 与确定性模型 (3.1.6) 的基本再生数 R_0 的流行病学意义类似, 都是一个感染者在其平均患病期内所能感染的易感者的人数. 随机模型 (3.1.7) 的基本再生数 R_0^s 的计算公式 (3.3.6) 是基于 1.2 节中的下一代矩阵 FV^{-1} 的谱半径方法建立的, 但有所不同. 在 1.2 节中是通过研究无病平衡点处的线性化方程得到 $I(t)$ 的性质, 但我们的方法是通过研究无病平衡点处的线性化方程得到的 $\log I(t)$ 的几乎必然性质. 应用这一方法可以得到 [60,61] 和 [110] 中的随机基本再生数 R_0^s.

注 3.6　由基本再生数 R_0^s 的计算公式 (3.3.6) 可知 :

(1) 如果 $\sigma > \sqrt{\dfrac{2a\beta\mu}{b\Lambda}}$, 随机基本再生数 R_0^s 没有定义.

(2) 当 R_0^s 有定义时, $R_0^s \leqslant R_0$. 由于 $\Lambda > 0$, $\sigma > 0$, 因此, $R_0^s = R_0$ 当且仅当 $b = 0$ (此时必有 $b/a = 0$), 这意味着没有经济能力就不存在人口流动. 此时, $m(t) < \dfrac{1}{m_0^{-1} + a(t - t_0)}$ 从 $m_0 = m(t_0) > 0$ 快速趋于 0. 因此, 在这种情况下 (即 $b = 0$), 人口流动的影响非常有限, 不久就会变得微不足道. 因此, 随机基本再生数与确定性模型的基本再生数相同是合理的.

(3) R_0^s 中不包含参数 α (刻画人们对感染风险的反应) 和 h (刻画心理作用或抑制效应), 也就是说, α 和 h 对模型 (3.1.7) 的基本再生数 R_0^s 没有影响, 从而对 SDE 模型 (3.1.7) 长时间动力学行为也没有影响, 但是短期动力学行为未必如此. 我们将在 3.4 节运用数值方法讨论 α 对流感动力学行为的影响.

3.3.2　随机灭绝性

通过基本再生数 R_0^s, 我们将重点讨论如何调节流感传播动态, 从而根除流感.

定理 3.7　如果下述条件之一成立 :

(H1) $R_0^s < 1$ 且 $\sigma < \sqrt{\dfrac{a\beta\mu}{b\Lambda}}$;

(H2) $\sigma > \hat{\sigma} := \max\left\{ \sqrt{\dfrac{a\beta\mu}{b\Lambda}}, \sqrt{\dfrac{\beta^2}{2(\mu + \gamma)}} \right\}$.

则具有初值 $(S(0), I(0), m(0)) \in \Gamma$ 的模型 (3.1.7) 的解 $(S(t), I(t), m(t))$ 满足

$$\lim_{t \to \infty} S(t) = \frac{\Lambda}{\mu}, \quad \lim_{t \to \infty} I(t) = 0, \quad \lim_{t \to \infty} m(t) = \frac{b}{a} \quad \text{a.s..} \tag{3.3.7}$$

证明　考虑 SDE 模型 (3.1.7) 中第二个方程, 对 $\log I(t)$ 应用 Itô 公式, 可得

$$\mathrm{d}\log I(t) = \left(\frac{\beta mS}{1 + hI} - (\mu + \gamma) - \frac{\sigma^2}{2}\left(\frac{mS}{1 + hI} \right)^2 \right)\mathrm{d}t + \frac{\sigma mS}{1 + hI}\mathrm{d}B(t)$$

$$= \Psi\left(\frac{mS}{1 + hI} \right)\mathrm{d}t + \frac{\sigma mS}{1 + hI}\mathrm{d}B(t), \tag{3.3.8}$$

其中, 函数 $\Psi(x)$ 定义为

$$\Psi : x \mapsto -\frac{1}{2}\sigma^2 x^2 + \beta x - (\mu + \gamma). \tag{3.3.9}$$

我们分别考虑以下两种情况.

情形 1 当满足假设条件 (H1) 时, 首先证明 $\lim\limits_{t\to\infty} I(t) = 0$ 几乎必然成立. 注意到 $\Psi(x)$ 在 $x \in \left[0, \dfrac{\beta}{\sigma^2}\right]$ 上单调递增, 且由 (H1) 可得 $\sigma^2 < \dfrac{a\beta\mu}{b\Lambda}$, 从而

$$\Psi\left(\frac{mS}{1+hI}\right) \leqslant \Psi(mS) \leqslant \Psi\left(\frac{b\Lambda}{a\mu}\right),$$

所以

$$S(t) \leqslant \frac{\Lambda}{\mu}, \quad m(t) \leqslant \frac{b}{a}.$$

由 (3.3.8) 可得

$$\mathrm{d}\log I(t) \leqslant \Psi\left(\frac{b\Lambda}{a\mu}\right)\mathrm{d}t + \frac{\sigma mS}{1+hI}\mathrm{d}B(t) = (\mu+\gamma)(R_0^s - 1)\mathrm{d}t + \frac{\sigma mS}{1+hI}\mathrm{d}B(t).$$

设 $G(t) := \displaystyle\int_0^t \frac{\sigma m(s)S(s)}{1+hI(s)}\mathrm{d}B(s)$, 则

$$\frac{\langle G, G\rangle_t}{t} = \frac{1}{t}\int_0^t \frac{\sigma^2 m^2(s)S^2(s)}{(1+hI(s))^2}\mathrm{d}s \leqslant \frac{b^2\Lambda^2\sigma^2}{a^2\mu^2} < \infty.$$

由鞅的强大数定律可得

$$\limsup_{t\to\infty} \frac{G(t)}{t} = 0 \quad \text{a.s.}.$$

因此

$$\limsup_{t\to\infty} \frac{\log I(t)}{t} \leqslant (\mu+\gamma)(R_0^s - 1) < 0 \quad \text{a.s.},$$

从而

$$\lim_{t\to\infty} I(t) = 0 \quad \text{a.s.}. \tag{3.3.10}$$

接下来证明 $\lim\limits_{t\to\infty} m(t) = \dfrac{b}{a}$ a.s..

设 $\bar{\Omega} = \left\{\omega \in \Omega \,\middle|\, \lim\limits_{t\to\infty} I(t) = 0\right\}$, 由 (3.3.10) 可知

$$\mathbb{P}(\bar{\Omega}) = 1. \tag{3.3.11}$$

因此, 任给 $\omega \in \bar{\Omega}$ 和任意常数 $\varepsilon > 0$, 存在一个常数 $T = T(\omega, \varepsilon) > 0$, 使得当 $t > T$ 时, $I(\omega, t) < \varepsilon$. 将其代入模型 (3.1.7) 的第三个方程, 可得

$$\mathrm{d}m(\omega, t) \geqslant m(\omega, t) \left(b - am(\omega, t) - \frac{a\varepsilon}{1 + \varepsilon h} \right) \mathrm{d}t.$$

从而, $\forall \omega \in \bar{\Omega}$, 由比较原理可知

$$\liminf_{t \to \infty} m(\omega, t) \geqslant \frac{b - \dfrac{a\varepsilon}{1 + \varepsilon h}}{a}.$$

由 $\varepsilon > 0$ 的任意性可知, $\forall \omega \in \bar{\Omega}$, 都有

$$\liminf_{t \to \infty} m(\omega, t) \geqslant \frac{b}{a}.$$

上式与 (3.3.11) 一起证明

$$\liminf_{t \to \infty} m(t) \geqslant \frac{b}{a} \quad \text{a.s..}$$

另一方面, 根据引理 3.4 以及比较原理可得

$$\limsup_{t \to \infty} m(t) \leqslant \frac{b}{a} \quad \text{a.s.,}$$

因此

$$\lim_{t \to \infty} m(t) = \frac{b}{a} \quad \text{a.s..}$$

同理可证

$$\lim_{t \to \infty} S(t) = \frac{\Lambda}{\mu} \quad \text{a.s..}$$

情形 2   假设条件 (H2) 成立. 由于

$$\Psi(x) = -\frac{1}{2}\sigma^2 \left(x - \frac{\beta}{\sigma^2} \right)^2 + \frac{\beta}{2\sigma^2} - \mu - \gamma \leqslant \frac{\beta}{2\sigma^2} - \mu - \gamma,$$

因此

$$\Psi\left(\frac{mS}{1 + hI} \right) \leqslant \frac{\beta}{2\sigma^2} - \mu - \gamma < 0.$$

将其代入 (3.3.8) 可得

$$\mathrm{d}\log I(t) \leqslant \left(\frac{\beta}{2\sigma^2} - \mu - \gamma\right)\mathrm{d}t + \frac{\sigma mS}{1+hI}\mathrm{d}B(t),$$

将上式关于 t 积分, 由局部鞅的强大数定律可得

$$\limsup_{t\to\infty}\frac{\log I(t)}{t} \leqslant \frac{\beta}{2\sigma^2} - \mu - \gamma < 0 \quad \text{a.s.},$$

与情形 1 类似, 即可证明结论. □

注 3.8 定理 3.7 显示, 当 (H1) 或者 (H2) 成立时, 流感几乎必然灭绝. 假设 (H1) $R_0^s < 1$ 意味着波动较小 : $\sigma < \sqrt{a\beta\mu/(b\Lambda)}$; 而假设 (H2) 表明振荡幅度很大 : $\sigma > \hat{\sigma}$. 进一步, 当 (H1) 成立时, $R_0^s < R_0$ 成立, 当噪声系数 $\sigma < \sqrt{a\beta\mu/(b\Lambda)}$ 时, $R_0^s < 1 < R_0$. 此时, 确定性模型和随机模型的预测结果是相反的. 这些看似矛盾的预测结果显然是由于发生率系数 β 的间歇性波动导致的. 而假设 (H2) 指出, 较大的噪声, $\sigma > \hat{\sigma}$, 特别是当 $\sigma > \sqrt{2a\beta\mu/(b\Lambda)}$ 时会导致 R_0^s 没有定义, 流感动力学行为可参看 3.4 节的图 3.3. 其发生机制可能是由于发生率系数 β 波动大, 导致传染率几乎必然会时不时地达到较低水平, 从而导致传染力较弱. 因此, 随着时间的推移, 流感最终会灭绝.

3.3.3 随机持久性

模型 (3.1.4) 可重写为

$$\frac{\mathrm{d}m}{\mathrm{d}t} = \left(b - \frac{\alpha}{h}\frac{I}{h^{-1}+I}\right)m - am^2. \tag{3.3.12}$$

当最小增长率

$$k_* := b - \frac{\alpha}{h} > 0, \tag{3.3.13}$$

或者流感传染力

$$\lambda := \frac{\alpha}{h}\frac{mI}{h^{-1}+I} \tag{3.3.14}$$

强度较小时, 人们就会 "认为" 流感的危险不大, 从而导致流动性增强.

众所周知, 传染病蔓延的主要特征是动力学模型的基本再生数大于 1. 虽然, 我们已经证明, 无论 $R_0^s > 1$ 与否, 噪声强度较大 (即 $\sigma > \sqrt{2a\beta\mu/(b\Lambda)}$) 时都可能导致疾病灭绝 (参见定理 3.7). 接下来, 我们证明随机基本再生数 R_0^s 在模型 (3.1.7) 的动力学行为研究中依然起着最关键的作用, 也就是, 当环境波动幅度较小时, $R_0^s > 1$ 可确保疾病依概率 1 持续存在, 而且无论初始感染人数的多寡. 特别是, 当增长速度最小值 $k^* > 0$ 时, 将导致流感长期的持久性和非周期性复发.

定理 3.9　假设 $R_0^s > 1$ 成立, 则任给初值 $(S(0), I(0), m(0)) \in \Gamma$, 模型 (3.1.7) 的解 $(S(t), I(t), m(t))$ 具有如下性质:

(1) $\displaystyle \liminf_{t \to \infty} \frac{1}{t} \int_0^t S(s)\mathrm{d}s \geqslant \frac{ah\Lambda}{ah\mu + b\beta} > 0$　a.s..

(2) $\displaystyle \liminf_{t \to \infty} \frac{1}{t} \int_0^t I(s)\mathrm{d}s \geqslant \frac{(\mu+\gamma)(R_0^s - 1)}{\dfrac{b^2\beta\Lambda}{a^2\mu^2}\left(\beta - \dfrac{b\Lambda\sigma^2}{2a\mu}\right)\left(\dfrac{bh+\alpha}{b} + \dfrac{\beta b}{a\mu}\right)} > 0$　a.s..

此外, 如果 $k_* > 0$, 则

(3) $\displaystyle \liminf_{t \to \infty} \frac{1}{t} \int_0^t m(s)\mathrm{d}s \geqslant \frac{bh - \alpha}{ah} > 0$　a.s..

也就是说, 模型 (3.1.7) 依概率 1 均值持久.

证明　设 $(S(0), I(0), m(0)) \in \Gamma$. 根据引理 3.4, 模型 (3.1.7) 的解 $(S(t), I(t), m(t))$ 依然保留在 Γ. 由模型 (3.1.7) 的第一个方程可得

$$\mathrm{d}S(t) = \left(\Lambda - \mu S - \frac{\beta m}{h}S + \frac{\beta m}{h(1+hI)}S\right)\mathrm{d}t - \frac{\sigma mI}{1+hI}S\mathrm{d}B(t)$$
$$\geqslant \left(\Lambda - \left(\mu + \frac{b\beta}{ah}\right)S\right)\mathrm{d}t - \frac{\sigma mI}{1+hI}S\mathrm{d}B(t).$$

将上述不等式的两边积分, 然后再除以 t, 可得

$$\left(\mu + \frac{b\beta}{ah}\right)\frac{1}{t}\int_0^t S(s)\mathrm{d}s \geqslant \Lambda - \frac{S(t)-S(0)}{t} - \frac{1}{t}\int_0^t \frac{\sigma mI}{1+hI}S\mathrm{d}B(s). \quad (3.3.15)$$

由引理 3.4 以及局部鞅的强大数定律可得

$$\lim_{t\to\infty}\left(\frac{S(t)-S(0)}{t} + \frac{1}{t}\int_0^t \frac{\sigma mI}{1+hI}S\mathrm{d}B(s)\right) = 0 \quad \text{a.s..}$$

于是, 由 (3.3.15) 可得

$$\liminf_{t\to\infty}\frac{1}{t}\int_0^t S(s)\mathrm{d}s \geqslant \frac{ah\Lambda}{ah\mu + b\beta} \quad \text{a.s.,}$$

从而证明了 (1).

接下来证明 (2). 对 (3.3.8) 两边积分可得

$$\log I(t) = \log I(0) + \int_0^t \Psi\left(\frac{mS}{1+hI}\right)\mathrm{d}s + \int_0^t \frac{\sigma mS}{1+hI}\mathrm{d}B(s). \quad (3.3.16)$$

由此

$$\Psi\left(\frac{mS}{1+hI}\right) - \Psi\left(\frac{b\Lambda}{a\mu}\right)$$

$$= \frac{\sigma^2}{2}\left(\frac{b\Lambda}{a\mu}\right)^2\left(1 - \left(\frac{a\mu}{b\Lambda}\frac{mS}{1+hI}\right)^2\right) - \frac{\beta b\Lambda}{a\mu}\left(1 - \frac{a\mu}{b\Lambda}\frac{mS}{1+hI}\right)$$

$$= \left(\frac{b\Lambda}{a\mu} - \frac{mS}{1+hI}\right)\left(\frac{\sigma^2}{2}\frac{b\Lambda}{a\mu}\left(1 + \frac{a\mu}{b\Lambda}\cdot\frac{mS}{1+hI}\right) - \beta\right). \qquad (3.3.17)$$

由引理 3.4 可得, 当 $t > 0$ 时,

$$S(t) \leqslant \frac{\Lambda}{\mu}, \quad m(t) \leqslant \frac{b}{a} \quad \text{a.s.}. \qquad (3.3.18)$$

因此, $\dfrac{mS}{1+hI} \leqslant \dfrac{b\Lambda}{a\mu}$. 于是 (3.3.17) 变为

$$\Psi\left(\frac{mS}{1+hI}\right) \geqslant \Psi\left(\frac{b\Lambda}{a\mu}\right) - \left(\beta - \frac{b\Lambda\sigma^2}{2a\mu}\right)\left(\frac{b\Lambda}{a\mu} - \frac{mS}{1+hI}\right)$$

$$= (\mu+\gamma)(R_0^s - 1) - \left(\beta - \frac{b\Lambda\sigma^2}{2a\mu}\right)\left(\frac{b\Lambda}{a\mu} - \frac{mS}{1+hI}\right). \qquad (3.3.19)$$

将 (3.3.19) 代入 (3.3.16), 可得

$$\log I(t) \geqslant \log I(0) + (\mu+\gamma)(R_0^s - 1)t - \left(\beta - \frac{b\Lambda\sigma^2}{2a\mu}\right)\int_0^t\left(\frac{b\Lambda}{a\mu} - \frac{mS}{1+hI}\right)\mathrm{d}s$$

$$+ \int_0^t \frac{\sigma mS}{1+hI}\mathrm{d}B(s). \qquad (3.3.20)$$

另一方面, 由模型 (3.1.7) 的第一个方程和 (3.3.18), 可得

$$\mathrm{d}S = \left(\Lambda - \mu S - \frac{\beta mI}{1+hI}S\right)\mathrm{d}t - \frac{\sigma mI}{1+hI}S\mathrm{d}B(t)$$

$$= \left[\frac{a\mu}{b}\left(\frac{b\Lambda}{a\mu} - \frac{mS}{1+hI}\right) - \mu S\left(1 - \frac{am}{b(1+hI)}\right) - \frac{\beta mSI}{1+hI}\right]\mathrm{d}t - \frac{\sigma mI}{1+hI}S\mathrm{d}B(t)$$

$$\geqslant \left[\frac{a\mu}{b}\left(\frac{b\Lambda}{a\mu} - \frac{mS}{1+hI}\right) - \Lambda\left(1 - \frac{am}{b(1+hI)}\right) - \frac{\beta b\Lambda}{a\mu}I\right]\mathrm{d}t - \frac{\sigma mI}{1+hI}S\mathrm{d}B(t).$$

应用 Itô 公式于 $\log m(t)$, 可得

$$\mathrm{d}\log m(t) = b - am(t) - \frac{\alpha I}{1+hI}, \qquad (3.3.21)$$

因此

$$m(t) = \frac{b}{a} - \frac{1}{a}\left(\mathrm{d}\log m(t) + \frac{\alpha I}{1 + hI}\right).$$

将其代入 $1 - \dfrac{am}{b(1 + hI)}$, 可得

$$1 - \frac{am}{b(1 + hI)} = 1 - \frac{1}{1 + hI} + \frac{1}{b(1 + hI)}\left(\mathrm{d}\log m(t) + \frac{\alpha I}{1 + hI}\right)$$

$$\leqslant \frac{bh + \alpha}{b}I + \frac{\mathrm{d}\log m(t)}{b}. \tag{3.3.22}$$

于是

$$\mathrm{d}S \geqslant \left(\frac{a\mu}{b}\left(\frac{b\Lambda}{a\mu} - \frac{mS}{1 + hI}\right) - \left(\frac{\Lambda(bh + \alpha)}{b} + \frac{\beta b\Lambda}{a\mu}\right)I - \frac{\Lambda\mathrm{d}\log m(t)}{b}\right)\mathrm{d}t$$

$$- \frac{\sigma mI}{1 + hI}S\mathrm{d}B(t). \tag{3.3.23}$$

由此可得

$$\frac{a\mu}{b}\int_0^t \left(\frac{b\Lambda}{a\mu} - \frac{mS}{1 + hI}\right)\mathrm{d}s \leqslant S(t) - S(0) + \left(\frac{\Lambda(bh + \alpha)}{b} + \frac{\beta b\Lambda}{a\mu}\right)\int_0^t I(s)\mathrm{d}s$$

$$+ \frac{\Lambda}{b}\left(\log m(t) - \log m(0)\right) + \int_0^t \frac{\sigma mSI}{1 + hI}\mathrm{d}B(t), \tag{3.3.24}$$

综合 (3.3.20) 和 (3.3.23), 可得

$$\log I(t) \geqslant (\mu + \gamma)(R_0^s - 1)t - \frac{b^2\beta\Lambda}{a^2\mu^2}\left(\beta - \frac{b\Lambda\sigma^2}{2a\mu}\right)\left(\frac{bh + \alpha}{b} + \frac{\beta b}{a\mu}\right)\int_0^t I(s)\mathrm{d}s$$

$$+ \varphi_1(t) - \varphi_2(t), \tag{3.3.25}$$

其中

$$\varphi_1(t) = \log I(0) - \frac{b}{a\mu}\left(\beta - \frac{b\Lambda\sigma^2}{2a\mu}\right)\left(S(t) - S(0) + \int_0^t \frac{\sigma mSI}{1 + hI}\mathrm{d}B(t)\right)$$

$$+ \int_0^t \frac{\sigma mS}{1 + hI}\mathrm{d}B(s),$$

$$\varphi_2(t) = \frac{\Lambda}{a\mu}\left(\beta - \frac{b\Lambda\sigma^2}{2a\mu}\right)\left(\log m(t) - \log m(0)\right).$$

由引理 3.4 和局部鞅的强大数定律可得

$$\lim_{t\to\infty}\frac{\varphi_1(t)}{t}=0,\quad \limsup_{t\to\infty}\frac{\varphi_2(t)}{t}\leqslant 0,\quad \limsup_{t\to\infty}\frac{\log S(t)}{t}\leqslant 0.$$

再考虑 (3.3.25), 可得

$$\liminf_{t\to\infty}\frac{1}{t}\int_0^t I(s)\mathrm{d}s\geqslant \frac{(\mu+\gamma)(R_0^s-1)}{\frac{b^2\beta\Lambda}{a^2\mu^2}\left(\beta-\frac{b\Lambda\sigma^2}{2a\mu}\right)\left(\frac{bh+\alpha}{b}+\frac{\beta b}{a\mu}\right)}>0\quad \text{a.s.,}\quad (3.3.26)$$

其中, $\beta-\dfrac{b\Lambda\sigma^2}{2a\mu}>0$ 可由 $R_0^s>1$ 而得. 这就证明了 (2).

最后我们证明当 $k_*:=b-\alpha/h>0$ 时 (3) 成立. 将 (3.3.21) 两边从 0 到 t 积分, 并同除以 t, 可得

$$\frac{a}{t}\int_0^t m(s)\mathrm{d}s=b-\frac{\log m(t)-\log m(0)}{t}-\frac{1}{t}\int_0^t\frac{\alpha I}{1+hI}\mathrm{d}s$$
$$\geqslant b-\frac{\alpha}{h}-\frac{\log m(t)-\log m(0)}{t}.$$

由引理 3.4 可知

$$\liminf_{t\to\infty}\frac{1}{t}\int_0^t m(s)\mathrm{d}s\geqslant\frac{bh-\alpha}{ah}>0\quad\text{a.s..}\qquad\square$$

注 3.10 值得注意的是, 在定理 3.9 中, $k_*>0$ 仅仅是人口流动强度 m 随机持续的一个充分条件. 换句话说, 当 $R_0^s>1$ 时, 无论 k_* 是否大于 0, 易感者 S 和感染者 I 都将依概率 1 持久共存. 这在流行病学上是有意义的, 因为当流感持久存在时, 人口流动性将无法消除它, 虽然减少人口流动会对疫情有一定的抑制作用.

注 3.11 当 $R_0^s>1$ 时, 较小的波动, 即 $\sigma<\sqrt{2a\beta\mu/(b\Lambda)}$ 时, 可确保 $R_0^s=R_0\left(1-b\Lambda\sigma^2/(2a\beta\mu)\right)>1$, 因此, 由定理 3.9 可知, 无论 k_* 是否大于 0, 模型 (3.1.7) 中 $I(t)$ 都将几乎必然持久. 这一点与文献 [260] 中关于确定性模型 (3.1.3) 的定理 3.4 的结论相符. 另一方面, 由定理 3.7 可知, 当噪声强度较大, 即 $\sigma>\hat\sigma$ 时, 将使感染者的数量依概率 1 趋近 0, 这意味着无论 R_0^s 是否大于 1, 较大的环境波动最终都能够抑制流感的暴发.

3.3.4 平稳分布

定理 3.12 如果 $R_0^s>1$ 且 $k_*>0$, 则模型 (3.1.7) 的具有初值 $(S(0),I(0),m(0))\in\Gamma$ 的解 $(S(t),I(t),m(t))$ 是正常返的且在 Γ 中存在唯一的遍历平稳分布.

证明   设 θ_1 和 θ_2 是两个足够大的数. 定义

$$\mathcal{D} := \left\{ (x_1, x_2, x_3) \in \Gamma \,\middle|\, \frac{1}{\theta_1} < x_1,\ x_2 < \frac{\Lambda}{\mu} - \frac{1}{\theta_1},\ \frac{1}{\theta_2} < x_3 < \frac{b}{a} - \frac{1}{\theta_2} \right\}.$$

模型 (3.1.7) 的扩散矩阵为

$$A(S, I, m) = \left(\frac{\sigma m S I}{1 + hI} \right)^2 \begin{pmatrix} 1 & -1 & 0 \\ -1 & 1 & 0 \\ 0 & 0 & 0 \end{pmatrix}.$$

由于 $\overline{\mathcal{D}} \subset \mathbf{R}_+^3$, 因此可得

$$a_{11}(S, I, m) = \left(\frac{\sigma m S I}{1 + hI} \right)^2 \geqslant \min_{(S,I,m) \in \overline{\mathcal{D}}} \left(\frac{\sigma m S I}{1 + hI} \right)^2 = \frac{\sigma^2}{\theta_1^2 \theta_2^2 (\theta_1 + h)^2}.$$

由此, 定理 2.104 中条件 (1) 满足.

接下来验证定理 2.104 中条件 (2) 也满足. 定义非负函数:

$$V(S, I, m) := V_1(S) + V_2(I) + V_3(m) + V_4(S, I, m),$$

其中

$$V_1(S) = \frac{1}{S}, \quad V_2(I) = \frac{1}{v} I^{-v}, \quad V_3(m) = \frac{1}{m}, \quad V_4(S, I, m) = \frac{1}{v} I^{-v} \left(\frac{b\Lambda}{a\mu} - Sm \right),$$

常数 $v > 0$ 待定.

将 Itô 微分算子 L 作用于 Lyapunov 函数 $V_1(S)$, 可得

$$LV_1(S) = -\frac{1}{S^2} \left(\Lambda - \mu S - \frac{\beta m S I}{1 + hI} \right) + \frac{\sigma^2 m^2 I^2}{S(1 + hI)^2}$$

$$\leqslant -\frac{\mu}{S^2} + \frac{\mu + \dfrac{\beta b}{a} + \dfrac{\sigma^2 \beta^2 b^2}{a^2}}{S}$$

$$\leqslant -\frac{\mu}{2S^2} + \frac{\left(\mu + \dfrac{\beta b}{a} + \dfrac{\sigma^2 \beta^2 b^2}{a^2} \right)^2}{2\mu}, \tag{3.3.27}$$

其中, 最后一个不等式是由下述初等不等式导出的:

$$\frac{\mu + \dfrac{\beta b}{a} + \dfrac{\sigma^2 \beta^2 b^2}{a^2}}{S} \leqslant \frac{\mu}{2S^2} + \frac{\left(\mu + \dfrac{\beta b}{a} + \dfrac{\sigma^2 \beta^2 b^2}{a^2} \right)^2}{2\mu}.$$

由于 $1 - \dfrac{1}{1+hI} \leqslant hI$, 且 $(S(t), I(t), m(t)) \in \Gamma$, 可得

$$
\begin{aligned}
LV_2(I) &= -I^{-v-1}\left(\frac{\beta mSI}{1+hI} - (\mu+\gamma)I\right) + \frac{\sigma^2}{2}(1+v)I^{-v}\left(\frac{mS}{1+hI}\right)^2 \\
&\leqslant I^{-v}\left(\mu+\gamma - \frac{\beta mSI}{1+hI} + \frac{\sigma^2}{2}(1+v)\left(\frac{b\Lambda}{a\mu}\right)^2\right) \\
&\leqslant I^{-v}\left(-(\mu+\gamma)(R_0^s - 1) + \frac{v}{2}\left(\frac{\sigma b\Lambda}{a\mu}\right)^2\right) + \beta I^{-v}\left(\frac{b\Lambda}{a\mu} - mS\right) + \frac{h\beta b\Lambda}{a\mu}I^{1-v}.
\end{aligned}
$$

$$(3.3.28)$$

另一方面

$$
\frac{\alpha}{m} \leqslant \frac{b}{2m} + \frac{\alpha^2}{2bm}, \quad m(t) \geqslant \frac{bh-\alpha}{ah}.
$$

因此

$$
\begin{aligned}
LV_3(m) &= -\frac{1}{m}\left(b - am - \frac{\alpha I}{1+hI}\right) \\
&\leqslant -\frac{b}{m} + \frac{\alpha}{m} + a \leqslant -\frac{b}{2m} + \frac{ah\alpha^2}{2b(bh-\alpha)} + a.
\end{aligned}
$$

$$(3.3.29)$$

此外

$$
\begin{aligned}
LV_4(S, I, m) &= I^{-v}\left(\frac{b\Lambda}{a\mu} - mS\right)\left(\mu+\gamma - \frac{\beta mSI}{1+hI} + \frac{\sigma^2}{2}(1+v)\left(\frac{mS}{1+hI}\right)^2\right) \\
&\quad -\frac{1}{v}I^{-v}m\left(\Lambda - \mu S - \frac{\beta mSI}{1+hI}\right) - \frac{1}{v}I^{-v}mS\left(b - am - \frac{\alpha I}{1+hI}\right) \\
&\leqslant I^{-v}\left(\frac{b\Lambda}{a\mu} - mS\right)\left(\mu+\gamma + \frac{1}{2}(1+v)\left(\frac{\sigma b\Lambda}{a\mu}\right)^2\right) \\
&\quad -\frac{\mu}{v}I^{-v}\left(\frac{m\Lambda}{\mu} - mS\right) + \frac{1}{v}I^{1-v}mS(\alpha+\beta m) \\
&\leqslant I^{-v}\left(\frac{b\Lambda}{a\mu} - mS\right)\left(\mu+\gamma + \frac{1}{2}(1+v)\left(\frac{\sigma b\Lambda}{a\mu}\right)^2 - \frac{\mu}{v}\right) + \frac{\alpha\Lambda}{ahv}I^{-v} \\
&\quad + \frac{b\Lambda}{a^2\mu v}(a\alpha+\beta b)I^{1-v}.
\end{aligned}
$$

$$(3.3.30)$$

由不等式 (3.3.27)—(3.3.30), 可得

$$LV(S,I,m) \leqslant I^{-v}\left(\frac{b\Lambda}{a\mu}-mS\right)\left(\beta+\mu+\gamma+\frac{1}{2}(1+v)\left(\frac{\sigma b\Lambda}{a\mu}\right)^2-\frac{\mu}{v}\right)-\frac{\mu}{2S^2}$$

$$+I^{-v}\left(-(\mu+\gamma)(R_0^s-1)+\frac{v}{2}\left(\frac{\sigma b\Lambda}{a\mu}\right)^2+\frac{\alpha\Lambda}{ahv}\right)-\frac{b}{2m}$$

$$+\frac{b\Lambda}{a\mu}\left(\frac{1}{av}(a\alpha+\beta b)+h\beta\right)I^{1-v}+\xi, \tag{3.3.31}$$

其中, $\xi=\dfrac{\left(\mu+\dfrac{\beta b}{a}+\dfrac{\sigma^2\beta^2 b^2}{a^2}\right)^2}{2\mu}+\dfrac{ah\alpha^2}{2b(bh-\alpha)}+a.$

选取 v 足够小, 使得

$$\beta+\mu+\gamma+\frac{1}{2}(1+v)\left(\frac{\sigma b\Lambda}{a\mu}\right)^2-\frac{\mu}{v}<0,$$

由于 $R_0^s>1$, 所以

$$-(\mu+\gamma)(R_0^s-1)+\frac{v}{2}\left(\frac{\sigma b\Lambda}{a\mu}\right)^2+\frac{\alpha\Lambda}{ahv}<0.$$

因此

$$LV(S,I,m) \leqslant I^{-v}\left(-(\mu+\gamma)(R_0^s-1)+\frac{v}{2}\left(\frac{\sigma b\Lambda}{a\mu}\right)^2+\frac{\alpha\Lambda}{ahv}\right)-\frac{\mu}{2S^2}-\frac{b}{2m}$$

$$+\frac{b\Lambda}{a\mu}\left(\frac{1}{av}(a\alpha+\beta b)+h\beta\right)I^{1-v}+\xi. \tag{3.3.32}$$

注意到 $(S(t),I(t),m(t))\in\Gamma$, 因此, 当 $(S(t),I(t),m(t))\in\overline{\mathcal{D}}^c$ 时, $S(t)<\dfrac{1}{\theta_1}$, $I(t)<\dfrac{1}{\theta_1}$ 以及 $m(t)<\dfrac{1}{\theta_2}$ 成立.

所以, 由 (3.3.32) 可知, 对于足够大的 θ_1 或者 θ_2, 当 $(S(t),I(t),m(t))\in\overline{\mathcal{D}}^c$ 时,

$$LV(S,I,m) \leqslant -1.$$

因而, 定理 2.104 中所有条件均成立. 所以, 模型 (3.1.7) 存在唯一的遍历平稳分布 $\pi(\cdot)$. 由 $(S(t),I(t),m(t))$ 的遍历性, 并在 (2.4.54) 中取 $g(y)=\mathbf{1}_{\{(S(u),I(u),m(u))\in\Gamma\}}(y)$, 可得

$$\mathbb{P}\left(\lim_{t\to\infty}\frac{1}{t}\int_0^t\mathbf{1}_{\{(S(u),I(u),m(u))\in\Gamma\}}(y)\mathrm{d}u=\int_{\mathbf{R}^3}\mathbf{1}_\Gamma(y)\pi\mathrm{d}y\right)=1,$$

其中, $\mathbf{1}_{\{(S(u),I(u),m(u))\in\Gamma\}}$ 是 $\{(S(u),I(u),m(u))\in\Gamma\}$ 的示性函数.

由 [291, 定理 4.4] 可得

$$\lim_{t\to\infty}\frac{1}{t}\int_0^t \mathbf{1}_{\{(S(u),I(u),m(u))\in\Gamma\}}(y)\mathrm{d}u = \int_{\mathbf{R}^3}\mathbf{1}_{\Gamma}(y)\pi(\mathrm{d}y) = \pi(\Gamma).$$

考虑到 $\{(S(t),I(t),m(t))\in\Gamma\}$, 于是, $\lim_{t\to\infty}\frac{1}{t}\int_0^t \mathbf{1}_{\{(S(u),I(u),m(u))\in\Gamma\}}(y)\mathrm{d}u = 1$, 也就是, $\pi(\Gamma)=1$. □

注 3.13 定理 3.12 阐明了当考虑发生率 β 的随机波动时, 人口流动性的最小内禀增长率 k_* 对随机基本再生数 $R_0^s > 1$ 起着关键作用. 这与确定性模型 (3.1.6) 不同, 因为当 $R_0 > 1$ 时, 流感将蔓延.

3.4 数 值 分 析

本节, 我们将通过数值模拟研究模型 (3.1.7) 的动力学行为, 目的是研究环境波动对流感传播的影响机制, 以及人们对感染风险的反应 (用参数 α 刻画) 对流感动力学的影响. 我们首先比较从确定性模型 (3.1.6) 和随机模型 (3.1.7) 获得的具有相同参数值的动力学行为概貌, 然后利用随机模型 (3.1.7) 的独特性, 揭示流感传播动力学行为.

注意到 $R_0^s = R_0(1 - b\Lambda\sigma^2/(2a\beta\mu)) < R_0$. 当 $R_0 < 1$ 时, 文献 [260] 中定理 3.1 指出确定性模型 (3.1.6) 中 $I(t)$ 灭绝, 而定理 3.7 阐明随机模型 (3.1.7) 中 $I(t)$ 依概率 1 灭绝. 所以, 本节的数值模拟仅考虑 $R_0 > 1$ 时的情形.

所有的参数均取自文献 [216, 260], 表 3.1 给出了这些参数的流行病学意义以及出处. 假设人口总量为 $N = \Lambda/\mu = 5000$, $b = 2$, $a = 1$, 模型 (3.1.6) 的基本再生数 $R_0 = 12.5$ (有研究表明, 流感的基本再生数估计值从 1.68 到 20.0 不等[194]).

表 3.1 模型 (3.1.7) 中的参数值

参数	生物学意义	值	来源
Λ	出生率	0.25 天$^{-1}$	[216,260]
μ	自然死亡率	5.0×10^{-5} 天$^{-1}$	[216,260]
β	发生率系数	2.5×10^{-4} 天$^{-1}$	[260]
γ	恢复率与治疗率之和	0.2 天$^{-1}$	[216,260]
h	心理效应	0.01	[260]
α	人们对感染风险的反应	0.10	[260]
a	常数	1	[260]
b	常数	2	[260]

易知模型 (3.1.6) 存在唯一地方病平衡点 $E^* = (428.8947, 1.1425, 1.8870)$ 是全局渐近稳定的, 而无病平衡点 $E_1 = (5000, 0, 2)$ 是不稳定的.

对于随机模型 (3.1.7), 我们首先讨论噪声强度 σ 对随机动力学的影响. 值得注意的是, $R_0^s = 1$ 对应于 $\sigma^* := 2.1447 \times 10^{-4}$, 而 $\sigma < \sigma^*$ 等价于 $R_0^s > 1$, $\sigma > \sigma^*$ 等价于 $R_0^s < 1$.

选取三个不同的 $\sigma = 2.5 \times 10^{-5}, 7.5 \times 10^{-5}$ 和 1.5×10^{-4} 使得 $\sigma < \sigma^*$, 相应的随机基本再生数分别为 $R_0^s = 12.3407, 11.0910$ 和 6.8733. 根据定理 3.9, 流感将几乎必然蔓延, 数值结果参见图 3.2.

图 3.2(a)、图 3.2(c) 和图 3.2(e) 分别给出了随机模型 (3.1.7) 选取三个不同的 $\sigma < \sigma^*$ 时的样本轨道以及对应的确定性模型 (3.1.6) 的轨线. 由图可见, 感染者 $I(t)$ 围绕 (3.1.6) 的轨线振荡、随机变化的不规则性和波动范围随噪声强度 σ 的增大而增大.

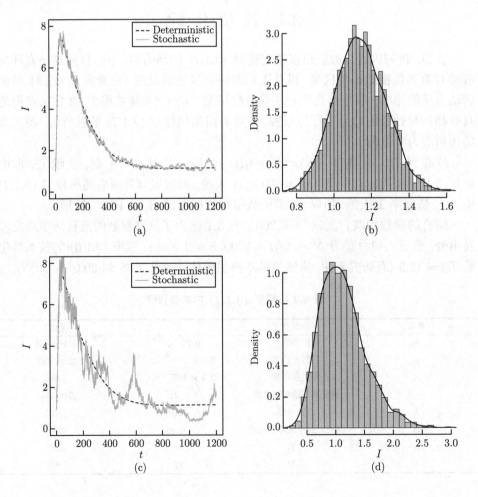

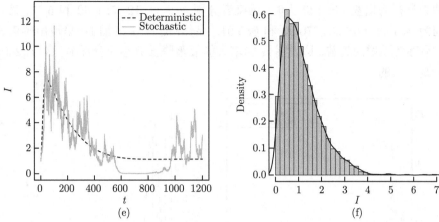

图 3.2　(a), (c), (e): 随机模型 (3.1.7) 及其对应的确定性模型 (3.1.6) 的 $I(t)$ 的轨线图. (b), (d), (f): 随机模型 (3.1.7) 的 $I(t)$ 在 $t = 1200$ 时分布的直方图和概率密度函数图

(a), (b) $\sigma = 2.5 \times 10^{-5}$; (c), (d) $\sigma = 7.5 \times 10^{-5}$; (e), (f) $\sigma = 1.5 \times 10^{-4}$. 初值为 $(S_0, I_0, R_0) = (700, 1, 2)$

图例中, Deterministic 表示确定性模型, Stochastic 表示随机模型, 其余图中同此

　　图 3.2 的右列显示了随机模型 (3.1.7) 在 $t = 1200$ 时 10000 次数值模拟得到的 $I(t)$ 分布的直方图和概率密度函数图. 由图 3.2(b)、图 3.2(d) 和图 3.2(f) 可以看出, $I(t)$ 分布在 $I^* = 2.3835$ 附近. 与预期的一样, 较大的噪声会导致解的波动幅度较大, 并且解的分布是偏正态的 (图 3.2(f)); 与之相反, 噪声越小, 波动幅度越小, 解的分布越对称, 越接近正态分布 (图 3.2(b)). 显然, 当随机持久时, SDE 模型 (3.1.7) 存在唯一平稳分布.

　　很明显, 不管 R_0^s 小于 1 还是不存在, 定理 3.7 指出, 当假设 (H2) 成立, 即 $\sigma > \hat{\sigma}$, $I(t)$ 将随机灭绝. 数值地说, 选择足够大的噪声强度 $\sigma = 4 \times 10^{-4} > \hat{\sigma} = \max \left\{ \sqrt{a\beta\mu/(b\Lambda)}, \sqrt{\beta^2/(2(\mu + \gamma))} \right\} = 3.9524 \times 10^{-4}$, 则 R_0^s 不存在, 而相应的 $R_0 = 12.5$, 图 3.3 演示了 $I(t)$ 几乎必然灭绝过程 (图 3.3(a)), 并且 $I(t)$ 分布集中在 0 的小邻域上 (图 3.3(b)). 连同定理 3.7 一起, 我们的数值研究表明, 即使从确定性模型得到 $R_0 > 1$, 较大的噪声强度能够抑制流感的传播.

　　接下来, 我们用数值方法研究人们对感染风险的反应 (用参数 α 刻画) 对流感动力学的影响. 为了进一步研究随机性对流感传播的影响, 我们比较研究确定性模型 (3.1.6) 和随机模型 (3.1.7).

　　值得注意的是, α 与 β 成正比: $\alpha = \omega k_1 p_0 = \omega\beta$. 但是, 定义于 (3.2.1) 的基本再生数 R_0 计算公式中不包含参数 α, 也就是说, α 不直接作用于 R_0. 为了研究 α 对流感传播动力学的影响机制, 我们分别选取 $\alpha = 0, 0.05, 0.1$ 和 0.199, 并固定发生率系数 $\beta = 2.3 \times 10^{-4}$. 此时, $R_0 = 11.4971$. 图 3.4 给出了确定性模型 (3.1.6)

的动力学行为概貌, 第 120 天时, 感染者分别为 2.38, 12.85, 9.60 和 5.57, 易感者分别为 324.44, 608.20, 770.90 和 885.91. 显然, 随着 α 的增加, 呈现出感染者递减、易感者递增的趋势. 这说明 α 的增大能显著降低流感的流行率, 这与 [260] 的结论是一致的.

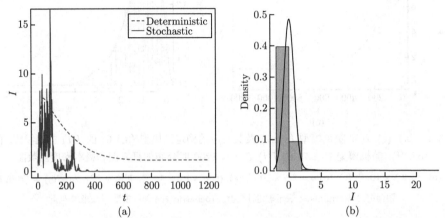

图 3.3　(a) 当 $\sigma = 4 \times 10^{-4}$ 时模型 (3.1.7) 的 $I(t)$ 随机灭绝过程. (b) 模型 (3.1.7) 的 $I(t)$
　　　　在 $t = 1200$ 时分布的直方图和概率密度函数图. 初值为 $(700, 1, 2)$

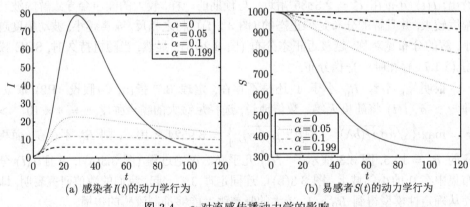

图 3.4　α 对流感传播动力学的影响

初值 $(1000, 1, 2)$. 时间单位: 天

毫无疑问, 与确定性模型相同, α 不影响模型 (3.1.7) 的随机基本再生数 R_0^s. 为了进一步研究 α 对随机模型 (3.1.7) 的动力学行为的影响机制, 选取 $\sigma = 7.5 \times 10^{-5}$, 则 $1 < R_0^s = 10.0912 < R_0 = 11.4971$. 图 3.5 分别给出了 $\alpha = 0, 0.05, 0.1$ 和 0.199 时模型 (3.1.7) 的动力学行为. 由图可以看出, 在所有这些情况下, 样本轨道都围绕确定性模型轨线轻微波动, 没有观察到灭绝现象.

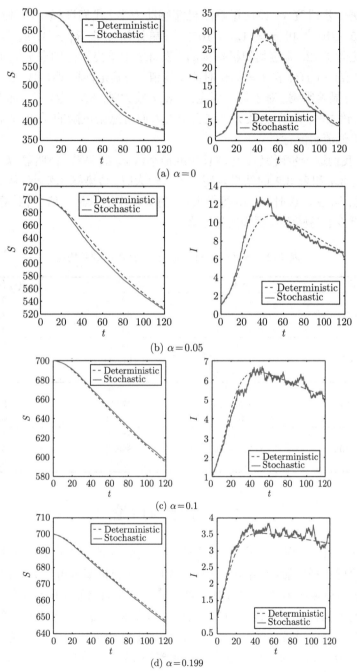

图 3.5 随机模型 (3.1.7) 及其对应的确定性模型 (3.1.6) 当 $\beta = 2.3 \times 10^{-4}$ 时的 $S(t)$ 和 $I(t)$ 的时间序列图

初值 $(1000, 1, 2)$. 时间单位: 天

为了进一步研究 α 如何影响随机流感动力学, 我们选择了两种环境噪声强度 $\sigma = 7.5 \times 10^{-5}$ 和 $\sigma = 1.5 \times 10^{-4}$, 简单计算可得 $R_0^s > 1$, $k_* > 0$, 根据定理 3.9 和定理 3.12, 流感是随机持久的. 表 3.2 中给出了分别取 $\alpha = 0, 0.05, 0.1$ 和 0.199, $S(t)$ 和 $I(t)$ 在 $t = 120$ 时的平均值. 与确定性模型类似, 表 3.2 α 对易感者 $S(t)$ 有显著影响. 对于每一固定的 α, σ 较大时, $S(t)$ 也较大; 而对于每一固定的 σ, α 较大时, $S(t)$ 也较大. 这意味着人们对感染风险的反应 α 和白噪声 σ 都能显著降低流感流行.

最后, 我们进一步研究 α 与增长速度最小值 k_* 的关系. 很明显, k_* 是 α 的递减函数. 图 3.4 和表 3.2 的结果表明, 当 α 较大时, 传染概率变小, 从而易感者 S 较大. 显然, 当 $\alpha = 0$ 时, k_* 取得最大值, 感染概率达到最大值, 导致更多的死亡, 同时导致更少的易感者和更少的感染者.

表 3.2　$S(t)$ 和 $I(t)$ 在 $t = 120$ 时的平均值

α 值	σ 值	$S(t)$ 的平均值	$I(t)$ 的平均值
	$\sigma = 0$	324.44	2.38
$\alpha = 0$	$\sigma = 7.5 \times 10^{-5}$	326.94	2.55
	$\sigma = 1.5 \times 10^{-4}$	337.04	4.00
	$\sigma = 0$	608.20	12.85
$\alpha = 0.05$	$\sigma = 7.5 \times 10^{-5}$	612.34	12.88
	$\sigma = 1.5 \times 10^{-4}$	625.07	12.79
	$\sigma = 0$	770.90	9.60
$\alpha = 0.1$	$\sigma = 7.5 \times 10^{-5}$	772.59	9.55
	$\sigma = 1.5 \times 10^{-4}$	780.12	9.16
	$\sigma = 0$	885.91	5.57
$\alpha = 0.199$	$\sigma = 7.5 \times 10^{-5}$	886.92	5.53
	$\sigma = 1.5 \times 10^{-4}$	890.72	5.34

3.5　小结与讨论

本章在 [260] 研究的基础上, 我们建立了随机模型 (3.1.7) 研究环境驱动的随机波动对流感传播的影响, 给出了模型 (3.1.7) 的随机基本再生数的定义 (3.3.6), 并且与增长速度最小值 k_* (3.3.13) 一起界定流感是否会发生随机灭绝或持续.

本章的随机分析和数值分析结果表明, 在随机环境中, 噪声水平的强度对流感的暴发起着至关重要的作用. 众所周知, 确定性传染病模型的定性动力学行为完全由阈值 R_0 决定, 由 [260] 建立的流感模型 (3.1.6) 就是其中之一. 然而, 当考虑随机因素时, 这未必成真. 由于 $R_0^s = R_0(1 - b\Lambda\sigma^2/(2a\mu)) < R_0$, 容易找到合适的 σ 使得 $R_0^s < 1 < R_0$. 这意味着在 $R_0 > 1$ 的情况下, 噪声强度超过一定水平将会导致流感疾病灭绝, 这是确定性模型 (3.1.6) 无法预知的结果. 图 3.3 给出了在

模型 (3.1.7) 中大的环境波动依概率 1 抑制流感的暴发, 而确定性模型 (3.1.6) 则预测疫情将暴发. 这可能是由于环境波动会减少有效感染者数量, 不能产生足够数量的新感染者传播疾病, 从而导致疾病最终灭绝 (图 3.3). 这也表明一定水平的环境波动会抑制疾病的暴发, 因此某些随机波动可能是阻止疾病传播的不可忽视的有利因素.

另一方面, 如果噪声强度 σ 足够小使得 $R_0 > R_0^s > 1$, 确定性模型 (3.1.6) 和随机模型 (3.1.7) 均预测了地方病动力学. 更确切地说, 在相同的初值条件下, 随机模型 (3.1.7) 的解最终围绕确定性模型 (3.1.6) 的地方病平衡点 $E^* = (S^*, I^*, m^*)$ 振荡 (图 3.2(a)、图 3.2(c) 和图 3.2(e)). 并且, 从这些数值例子可以看出, 随机变化的不规则性和波动范围随着 σ 的增加而增加. 图 3.2(b)、图 3.2(d) 和图 3.2(f), 与定理 3.9 和定理 3.12 的结果一致, 说明随机模型 (3.1.7) 存在一个地方病平稳分布, 预示着流感的随机持久. 与之相反, 当噪声强度 σ 足够大以致 $R_0^s < 1$ 时, 流感疾病 $I(t)$ 将依概率 1 灭绝 (图 3.3(b)). 因此, 随机模型 (3.1.7) 平稳分布由 R_0^s 确定. 这些结果表明, 一定水平的噪声有利于控制流感的传播, 而小扰动则不一定. 图 3.2 和图 3.3 中 $I(t)$ 的数值结果表明小的环境扰动不会影响流感疾病的持续现象, 而大的环境扰动会消除流感. 换言之, 白噪声的小扰动可以维持疾病在大流行之间的不规则复发, 而较大的扰动则可能导致疾病灭绝.

此外, 在模型 (3.1.6) 中, 当没有流感时, 人口流动强度服从 Logistic 方程:

$$\frac{\mathrm{d}m}{\mathrm{d}t} = m(b - am).$$

因此, $K := b/a$ 表示在经济背景下人口流动强度的最大值. 换言之, K 值越大表示流动性越活跃. 显然 R_0 是 K 的线性函数, 但是与此不同, R_0^s 是 K 的二次函数 (参见图 3.6).

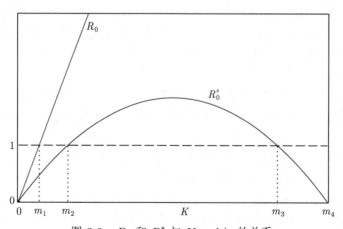

图 3.6　R_0 和 R_0^s 与 $K := b/a$ 的关系

记 $R_0(K) = 1$ 的根为 m_1, $R_0^s(K) = 1$ 的根为 m_2 和 m_3, $R_0^s(K) = 0$ 的根为 m_4. 简单计算可得

$$m_1 = \frac{\mu(\mu + \gamma)}{\beta \Lambda}, \quad m_2 = \mu \frac{\beta - \sqrt{\beta^2 - 2\sigma^2(\mu + \gamma)}}{\sigma^2 \Lambda},$$

$$m_3 = \mu \frac{\beta + \sqrt{\beta^2 - 2\sigma^2(\mu + \gamma)}}{\sigma^2 \Lambda}, \quad m_4 = \frac{2\beta\mu}{\sigma^2 \Lambda}.$$

当 $\sigma^2 < \min \left\{ \dfrac{\beta^2}{2(\mu + \gamma)}, \dfrac{2a\beta\mu}{b\Lambda} \right\}$ 时,

$$m_1 < m_2 < m_3 < m_4.$$

确定性模型中的基本再生数 $R_0 < 1$ 等价于 $K \in (0, m_1)$, 这也是模型 (3.1.6) 中感染者 $I(t)$ 的灭绝区域. 然而, 对于随机模型 (3.1.7), $R_0^s < 1$ 等价于

$$K \in (0, m_2) \cup (m_3, m_4).$$

显然, 随机模型 (3.1.7) 中的感染者 $I(t)$ 的灭绝区域比确定性模型的灭绝区域大很多 (图 3.6).

另一方面, 图 3.6 更清楚地阐明了假设 (H2) 的含义. 当 $K \in (m_1, m_2) \cup (m_3, m_4)$ 时, 随机模型 (3.1.7) 中的感染者 $I(t)$ 依概率 1 灭绝, 但确定性模型 (3.1.6) 中的感染者 $I(t)$ 却持久存在. 上述分析至少说明, 看似不规则的人口流动性, 加上足够及时的交通设施, 有利于易感人群逃离疫区, 从而抑制疾病的传播.

再次考虑方程 (3.3.12), $b - \dfrac{\alpha}{h} \dfrac{I}{h^{-1} + I}$ 可以认为是传染病暴发时期人口流动性的内禀增长率. 由于参数 α 与发生率系数 β 成正比, 人口流动的最小内禀增长率可表示为 $k_* := b - \alpha/h$. 当 $k_* > 0$ 时, 随机模型 (3.1.7) 随机持久 (定理 3.9) 且存在唯一平稳分布 (定理 3.12). 由此可知, 最小内禀增长率 k_* 的正性是流感疾病随机持续的关键因素.

尽管随机模型 (3.1.7) 的基本再生数 R_0^s 的公式没有明确涉及 α, 但是 α 与 β 成正比, 因此 R_0^s 与 α 隐式相关. 根据图 3.5 和表 3.2 可以看出, 人们对感染风险的反应 α 和噪声强度 σ 的增大都能显著降低流感的传播.

在所有的传染病模型中, 当基本再生数大于 1 时, 疾病就会蔓延. 为了减少流感的影响, 广泛接受的有效措施是接种疫苗、服用抗病毒药物或佩戴口罩, 以防止流感大规模暴发, 避免流感引起严重并发症. 为了达到最佳的效果和效率, De la Sen 等[153] 提出了一种混合控制律, 通过具有时间依赖发生率的时滞 SEIR 模型, 将常规接种和脉冲接种相结合, 结果发现混合控制策略可以有效减少疾病的蔓延.

　　另一方面, 一种虽有争议但已被大多数人接受的观点是, 对于简单传染病模型 (即所有的个体都是相同的, 种群数量大并且个体间无差异), 只要疫苗是 100% 有效的, 接种 $(1-1/R_0)$ 部分的个体就可以预防传染病暴发 (也称为 **群体免疫** [①]). Ball 等[36] 指出, 对于包含多种类型的社会结构的模型, 接种比例 $(1-1/R_0)$ 这个值是不够的, 并进一步为划分临界疫苗接种覆盖率提供了相对更清晰的界限. 本章研究结果表明, 当 $R_0^s > 1$ 时, 临界接种覆盖率达到 $(1-1/R_0^s)$ 即可有效控制流感蔓延. 注意到 $R_0^s < R_0$, 所以, 接种比例 $(1-1/R_0^s)$ 比 $(1-1/R_0)$ 要小一些.

---

　　① 群体免疫 (herd immunity, group immunity) 是指当人群中有足够比例的个体已经对某种传染病病原体形成免疫力时, 可以保护整个人群中的其他易感个体免受感染. 换言之, 由于无法接触到足够多的易感个体, 感染者也无法再将疾病传播给其他人, 从而使某种传染病终止流行. 具体到个体的免疫力, 可以通过自然感染获得, 也可以通过疫苗接种获得. 一般地, 疾病传染性越强, 达到群体免疫所需的已免疫人群比例就越高.

第 4 章　干预策略与传染病传播

众所周知, 传染病的暴发会使社会和经济成本遭受重大损失[39]. 因此, 当传染病来临时, 一系列防控措施或干预策略 (例如媒体宣传、边境检查、佩戴口罩、隔离等) 广泛部署, 而干预策略又导致人们行为的改变, 从避免与感染者的接触到戴上防护面具或接种疫苗等, 从而有效降低传染病发生率, 为传染病防控做出了积极的贡献[81,82,114,168,176,239,240,269,273,274,278,282,286]. 例如, 2003 年的 SARS[45,114,261,286], 2009 年的 H1N1 流感[239,273] 以及 2019 年底的新型冠状病毒肺炎等传染病暴发时, 中国政府迅速采取了一系列行之有效的疫情防控措施，这些措施为有效迅捷控制疫情传播做出了重要贡献.

近年来, 许多学者建立了描述干预策略对传染病传播动态影响的数学模型[39,81,82,149,239,259,269,274]. 其中, 崔景安等[81,82] 的研究表明媒体报道对抑制传染病的暴发至关重要. Khanam 等[149] 的研究表明媒体和教育对提高居民对 AIDS 的防范意识起着很大的作用. 唐三一和肖燕妮等的研究表明严格的干预措施 (例如 "封校", campus quarantine) 对于减缓传染病的初期蔓延具有重要的作用, 并发现媒体和教育可以有效改变人们的行为或接触方式, 大大推迟了疫情高峰的到来时间, 降低疫情的严重程度, 从而遏制传染病的传播[239,273,274]. 特别是, 王稳地[259] 构建了一个 SIRS 传染病模型并研究了干预策略对传染病传播的影响, 发现干预策略降低了地方病流行水平.

本章主要研究环境波动对考虑干预策略的传染病传播动态的影响机制, 主要材料来源于 [60,63,64].

4.1　模型建立

假设总人群 N 分为三个仓室: 易感者 S、感染者 I 和恢复者 R, 则 $N = S + I + R$, 并且部分恢复者会失去免疫力重新进入易感者仓室, 于是, 可建立如下 SIRS 传染病模型:

$$\begin{cases} \dfrac{dS}{dt} = \Lambda - \mu S - H(I)S + \gamma R, \\[2mm] \dfrac{dI}{dt} = H(I)S - (\mu + \nu + \delta)I, \\[2mm] \dfrac{dR}{dt} = \nu I - (\mu + \gamma)R, \end{cases} \tag{4.1.1}$$

其中, $\Lambda, \mu, \nu, \delta, \gamma$ 都是正常数. Λ 表示输入率, μ 是人群的自然死亡率, ν 表示恢复率, δ 为因病死亡率, γ 表示恢复者中丧失免疫力而成为易感者的比例, 而 $1/\gamma$ 为平均免疫期. 模型 (4.1.1) 中的传染率函数 $H(I)$ 在决定疾病传播中起着关键作用.

接下来, 在模型 (4.1.1) 中进一步考虑行政干预策略诱发的人的行为变化对传染病传播的影响. 事实上, 传染病初期, 感染人数随着时间而迅速增加. 在此情况下, 相关行政干预策略出台, 特别是随着人们对传染病的了解, 行为也将随之变化 (例如减少外出等), 可有效减少单位时间的接触人数, 从而使得感染人数将减少. 这种现象就是所谓的 "心理效应" (psychological effect)[269]. 从数学角度来说, 这种现象可以通过对发病率 $H(I)$ 的建模来描述: 当 I 较小时, $H(I)$ 单调递增; 当 I 较大时, $H(I)$ 单调递减. 假设 $H(I)$ 可表示为 $\beta I / f(I)$, 这里 $1/f(I)$ 表示干预策略对有效接触系数 β 的影响程度[259]. 值得注意的是, 在没有干预策略, 即 $f(I) = 1$ 时, 传染率就是经典的双线性发生率 βSI. 为了刻画传染率的这种非单调性, 作如下假设.

(H1) $f(0) > 0$, 且当 $I > 0$ 时 $f'(I) > 0$.

(H2) 存在一个 $\xi > 0$, 使得当 $0 < I \leqslant \xi$ 时 $(I/f(I))' > 0$, 而当 $I > \xi$ 时 $(I/f(I))' < 0$.

在流行病学中, 上述假设阐明了干预策略对传染病传播的影响由临界值 ξ 决定: 如果 $0 < I \leqslant \xi$, 发病率增加; 而如果 $I > \xi$, 发病率降低.

因此, 模型 (4.1.1) 可重写为

$$\begin{cases} \dfrac{dS}{dt} = \Lambda - \mu S - \dfrac{\beta I}{f(I)}S + \gamma R, \\[3mm] \dfrac{dI}{dt} = \dfrac{\beta I}{f(I)}S - (\mu + \nu + \delta)I, \\[3mm] \dfrac{dR}{dt} = \nu I - (\mu + \gamma)R, \end{cases} \tag{4.1.2}$$

模型 (4.1.2) 的状态空间为第一卦限:

$$\mathbf{X} := \mathbf{R}_+^3 = \{(S, I, R) : S > 0, \ I \geqslant 0, \ R \geqslant 0\}. \tag{4.1.3}$$

为了考虑环境波动对传染病的影响, 假设由于环境的持续波动, 传染率系数 β 将在某个平均值上下波动:

$$\bar{\beta}\mathrm{d}t = \beta\mathrm{d}t + \sigma\mathrm{d}B(t). \tag{4.1.4}$$

从而可得与模型 (4.1.2) 对应的随机模型, 为了方便起见将 $\bar{\beta}$ 仍写为 β, 即可得

$$\begin{cases} \mathrm{d}S_t = \left(\Lambda - \mu S_t - \dfrac{\beta I_t}{f(I_t)}S_t + \gamma R_t\right)\mathrm{d}t - \dfrac{\sigma I_t}{f(I_t)}S_t\mathrm{d}B_t, \\[3mm] \mathrm{d}I_t = \left(\dfrac{\beta I_t}{f(I_t)}S_t - (\mu + \nu + \delta)I_t\right)\mathrm{d}t + \dfrac{\sigma I_t}{f(I_t)}S_t\mathrm{d}B_t, \\[3mm] \mathrm{d}R_t = (\nu I_t - (\mu + \gamma)R_t)\mathrm{d}t, \end{cases} \tag{4.1.5}$$

随机模型 (4.1.5) 状态空间也是 $\mathbf{X}$.

4.2 确定性模型的全局阈值动力学

4.2.1 基本再生数

易知确定性模型 (4.1.2) 存在一个无病平衡点 $E_0 = (\Lambda/\mu, 0, 0)$. 基本再生数为

$$R_0 = \frac{\Lambda\beta}{\mu f(0)(\mu + \nu + \delta)}. \tag{4.2.1}$$

定义状态空间 $\mathbf{X}$ 的一个有界子集:

$$\Gamma := \left\{(S, I, R) \in \mathbf{X} \,\middle|\, 0 < S + I + R \leqslant \frac{\Lambda}{\mu}\right\} \subset \mathbf{X}. \tag{4.2.2}$$

模型 (4.1.2) 存在一个地方病平衡点 $E^* = (S^*, I^*, R^*)$, 是下述系统的正解:

$$\begin{cases} \Lambda - \mu S^* - \dfrac{\beta I^*}{f(I^*)}S^* + \gamma R^* = 0, \\[3mm] \dfrac{\beta I^*}{f(I^*)}S^* - (\mu + \nu + \delta)I^* = 0, \\[3mm] \nu I^* - (\mu + \gamma)R^* = 0, \end{cases}$$

其中, S^*, R^* 的表达式分别为

$$S^* = \frac{1}{\beta}f(I^*)(\mu + \nu + \delta), \quad R^* = \frac{\nu}{\mu + \gamma}I^*. \tag{4.2.3}$$

而 I^* 是下述方程的正解:

$$\Lambda - \frac{\mu}{\beta}f(I^*)(\mu+\nu+\delta) - (\mu+\nu+\delta)I^* + \frac{\gamma\nu}{\mu+\gamma}I^* = 0.$$

设

$$F(I) := \Lambda - \frac{\mu}{\beta}(\mu+\nu+\delta)f(I) - \left((\mu+\nu+\delta) - \frac{\gamma\nu}{\mu+\gamma}\right)I. \tag{4.2.4}$$

由假设 (H1) 和 (H2) 可知 $F(I)$ 是递减函数. 由于

$$F(0) = \Lambda - \frac{\mu}{\beta}(\mu+\nu+\delta)f(0) = \frac{1}{\beta}\mu(\mu+\nu+\delta)(R_0 - 1)f(0),$$

所以当 $R_0 > 1$ 时, $F(I) = 0$ 有唯一的正解 I^*. 因此, 模型 (4.1.2) 有唯一的地方病平衡点 $E^* = (S^*, I^*, R^*)$.

引理 4.1 模型 (4.1.2) 在 Γ 中是正不变的, 即对于每个初始条件从其状态空间 **X** 开始的解是吸引的. 此外, 模型 (4.1.2) 的每条轨道最终停留在紧集 Γ 中.

证明 将模型 (4.1.2) 中的三个方程相加并考虑到 $N(t) = S(t) + I(t) + R(t)$, 可得

$$\Lambda - (\mu+\delta)N \leqslant \frac{\mathrm{d}N}{\mathrm{d}t} = \Lambda - \mu N - \delta I \leqslant \Lambda - \mu N.$$

对上式积分可得

$$\frac{\Lambda}{\mu+\delta} + \left(N(0) - \frac{\Lambda}{\mu+\delta}\right)e^{-(\mu+\delta)t} \leqslant N(t) \leqslant \frac{\Lambda}{\mu} + \left(N(0) - \frac{\Lambda}{\mu}\right)e^{-\mu t}.$$

则

$$\frac{\Lambda}{\mu+\delta} \leqslant \liminf_{t\to\infty} N(t) \leqslant \limsup_{t\to\infty} N(t) \leqslant \frac{\Lambda}{\mu}. \qquad \square$$

注 4.2 引理 4.1 说明模型 (4.1.2) 的解是有界的, 且在紧集 Γ 中是连续的. 因此, 可以在有界集 Γ 中研究模型 (4.1.2) 的动力学行为.

4.2.2 确定性模型全局动力学

定理 4.3 (1) 如果 $R_0 \leqslant 1$, 则模型 (4.1.2) 的无病平衡点 $E_0 = (\Lambda/\mu, 0, 0)$ 是全局渐近稳定的.

(2) 如果 $R_0 > 1$, 模型 (4.1.2) 存在唯一的地方病平衡点 $E^* = (S^*, I^*, R^*)$ 且是全局渐近稳定的, 而 E_0 不稳定.

证明   (1) 定义 Lyapunov 函数

$$V(S, I, R) = \frac{1}{2}(S - \Lambda/\mu)^2 + \theta_1 I + \theta_2 R,$$

其中, $\theta_1 = \Lambda/\mu$, 且对充分小的 $\varepsilon > 0$, 定义

$$\theta_2 = \begin{cases} \dfrac{\theta_1}{\nu}(\mu + \nu + \delta)(1 - R_0) - \varepsilon, & R_0 < 1, \\ 0, & R_0 = 1. \end{cases}$$

注意到

$$\frac{\beta SI}{f(I)} = \frac{\beta I}{f(I)}(S - \Lambda/\mu) + \frac{\Lambda \beta I}{\mu f(I)}, \quad \gamma(S - \Lambda/\mu)R \leqslant 0,$$

则 V 沿着模型 (4.1.2) 的解求导可得

$$\begin{aligned} \frac{\mathrm{d}V}{\mathrm{d}t} &= (S - \Lambda/\mu)\left(\Lambda - \mu S - \frac{\beta SI}{f(I)} + \gamma R\right) \\ &\quad + \theta_1\left(\frac{\beta SI}{f(I)} - (\mu + \nu + \delta)I\right) + \theta_2(\nu I - (\mu + \gamma)R), \\ &= -\mu(S - \Lambda/\mu)^2 - (S - \Lambda/\mu)\frac{\beta SI}{f(I)} + \gamma(S - \Lambda/\mu)R + \frac{\theta_1 \beta SI}{f(I)} \\ &\quad - (\theta_1(\mu + \nu + \delta) - \theta_2\nu)I - \theta_2(\mu + \gamma)R \\ &\leqslant -\left(\mu + \frac{\beta I}{f(I)}\right)(S - \Lambda/\mu)^2 \\ &\quad + \frac{\theta_1\Lambda\beta - \mu f(I)(\theta_1(\mu + \nu + \delta) - \theta_2\nu)}{\mu f(I)}I - \theta_2(\mu + \gamma)R. \end{aligned}$$

情形 1   当 $R_0 < 1$ 时, 由于 $f(I) = f(0) + f'(0)I + o(I)$, 可得

$$\theta_1\Lambda\beta - \mu f(I)(\theta_1(\mu + \nu + \delta) - \theta_2\nu)$$

$$= \theta_1(\Lambda\beta - \mu f(0)(\mu + \nu + \delta)) + \mu f(0)\theta_2\nu - \mu(\theta_1(\mu + \nu + \delta) - \theta_2\nu)(f'(0)I + o(I))$$

$$\leqslant -\theta_1\mu f(0)(\mu + \nu + \delta)(1 - R_0) + \mu f(0)\theta_2\nu - \mu f'(0)(\theta_1(\mu + \nu + \delta) - \theta_2\nu)I.$$

因为 $\theta_2 = \dfrac{\theta_1}{\nu}(\mu + \nu + \delta)(1 - R_0) - \varepsilon$, 所以

$$-\theta_1\mu f(0)(\mu + \nu + \delta)(1 - R_0) + \mu f(0)\theta_2\nu = -\nu f(0)\varepsilon,$$
$$\theta_1(\mu + \nu + \delta) - \theta_2\nu = R_0\theta_1(\mu + \nu + \delta) + \varepsilon\mu f(0).$$

从而

$$
\begin{aligned}
\frac{\mathrm{d}V}{\mathrm{d}t} \leqslant &- \left(\mu + \frac{\beta I}{f(I)}\right)(S - \Lambda/\mu)^2 - \frac{\nu f(0)\varepsilon}{\mu f(I)}I - \theta_2(\mu + \gamma)R \\
&- \frac{R_0\theta_1(\mu + \nu + \delta) + \varepsilon\mu f(0)}{f(I)}f'(0)I^2.
\end{aligned} \tag{4.2.5}
$$

注意到 S, I, R 是非负的, 所以

$$
\frac{\mathrm{d}V}{\mathrm{d}t} \leqslant 0, \ \text{且} \ \frac{\mathrm{d}V}{\mathrm{d}t} = 0 \ \text{当且仅当} \ S = \Lambda/\mu, I = 0, R = 0.
$$

于是, $\left\{(S, I, R)\left|\frac{\mathrm{d}V}{\mathrm{d}t} = 0\right.\right\}$ 的最大不变集是单点集 $\{E_0\}$.

情形 2 当 $R_0 = 1$ 时,

$$
\frac{\mathrm{d}V}{\mathrm{d}t} \leqslant -\left(\mu + \frac{\beta I}{f(I)}\right)(S - \Lambda/\mu)^2 - \frac{\theta_1 f'(0)(\mu + \nu + \delta)}{f(I)}I^2 - \theta_2(\mu + \gamma)R, \tag{4.2.6}
$$

则 $\frac{\mathrm{d}V}{\mathrm{d}t} \leqslant 0$, 且 $\frac{\mathrm{d}V}{\mathrm{d}t} = 0$ 当且仅当 $S = \Lambda/\mu, I = 0, R = 0$.

由 LaSalle 不变原理[155,182] 可知, 当 $R_0 \leqslant 1$ 时, E_0 在 Γ 上是全局渐近稳定的.

情形 3 当 $R_0 > 1$ 时, 模型 (4.1.2) 在 E_0 处的 Jacobian 矩阵

$$
J(E_0) = \begin{pmatrix} -\mu & -\dfrac{\beta\Lambda}{\mu f(0)} & \gamma \\ 0 & \dfrac{\beta\Lambda}{\mu f(0)} - (\mu + \nu + \delta) & 0 \\ 0 & \nu & -\mu - \gamma \end{pmatrix}
$$

有三个特征值 $-\mu < 0, \ -(\mu + \gamma) < 0, \ \dfrac{\beta\Lambda}{\mu f(0)} - (\mu + \nu + \delta) = (R_0 - 1)(\mu + \nu + \delta) > 0$,

所以, 当 $R_0 > 1$ 时, 无病平衡点 E_0 是不稳定的. (1) 证毕.

(2) 模型 (4.1.2) 在地方病平衡点 E^* 处的 Jacobian 矩阵为

$$
J(E^*) = \begin{pmatrix} -\mu - \dfrac{\beta I^*}{f(I^*)} & \dfrac{(\mu + \nu + \delta)(I^*f'(I^*) - f(I^*))}{f(I^*)} & \gamma \\ \dfrac{\beta I^*}{f(I^*)} & -\dfrac{I^*(\mu + \nu + \delta)f'(I^*)}{f(I^*)} & 0 \\ 0 & \nu & -(\mu + \gamma) \end{pmatrix},
$$

其特征方程为

$$\lambda^3 + c_1\lambda^2 + c_2\lambda + c_3 = 0,$$

其中

$$
\begin{aligned}
c_1 &= \mu + \frac{\beta I^*}{f(I^*)} + \frac{I^*(\mu+\nu+\delta)f'(I^*)}{f(I^*)} + (\mu+\gamma) > 0, \\
c_2 &= (\mu+\gamma)\left(\mu + \frac{\beta I^*}{f(I^*)} + \frac{I^*(\mu+\nu+\delta)f'(I^*)}{f(I^*)}\right) \\
&\quad + \frac{I^*(\mu+\nu+\delta)(\mu f'(I^*)+\beta)}{f(I^*)} > 0, \\
c_3 &= \frac{I^*}{f(I^*)}(\mu+\gamma)(\mu+\nu+\delta)(\mu f'(I^*)+\beta) - \frac{\beta\gamma\nu I^*}{f(I^*)} > 0.
\end{aligned}
\tag{4.2.7}
$$

易证 $c_1c_2 - c_3 > 0$. 从而由 Routh-Hurwitz 判据可知 E^* 是局部渐近稳定的.

将模型 (4.1.2) 的三个方程相加可知 $N(t) = S(t) + I(t) + R(t)$ 满足

$$\frac{\mathrm{d}N}{\mathrm{d}t} = \Lambda - \mu N - \delta I.$$

从而, 模型 (4.1.2) 与下述系统等价:

$$
\begin{cases}
\dfrac{\mathrm{d}N}{\mathrm{d}t} = \Lambda - \mu N - \delta I, \\[2mm]
\dfrac{\mathrm{d}I}{\mathrm{d}t} = \dfrac{\beta I}{f(I)}(N - I - R) - (\mu+\nu+\delta)I, \\[2mm]
\dfrac{\mathrm{d}R}{\mathrm{d}t} = \nu I - (\mu+\gamma)R,
\end{cases}
\tag{4.2.8}
$$

且 $N^* = S^* + I^* + R^*$.

接下来证明模型 (4.2.8) 的正平衡点 (N^*, I^*, R^*) 的全局渐近稳定性, 由此即可知模型 (4.1.2) 的地方病平衡点 E^* 也是全局渐近稳定的.

考虑函数

$$V(N, I, R) = \frac{1}{2}(N - N^*)^2 + k_1\left(I - I^* - I^*\log\frac{I}{I^*}\right) + \frac{1}{2}k_2(R - R^*)^2,$$

其中 k_1 和 k_2 是正常数, 将在后面确定. 将 V 沿着 (4.2.8) 的解求导, 并考虑到

$$\Lambda = \mu N^* + \delta I^*, \quad \mu+\nu+\delta = \frac{\beta}{f(I^*)}(N^* - I^* - R^*), \quad \nu I^* = (\mu+\gamma)R^*,$$

即可得

$$\frac{\mathrm{d}V}{\mathrm{d}t} = (N - N^*)\frac{\mathrm{d}N}{\mathrm{d}t} + k_1\frac{I - I^*}{I}\frac{\mathrm{d}I}{\mathrm{d}t} + k_2(R - R^*)\frac{\mathrm{d}R}{\mathrm{d}t}$$

$$= -\mu(N - N^*)^2 - \frac{\beta k_1}{f(I^*)}(I - I^*)^2 - k_2(\mu + \gamma)(R - R^*)^2$$

$$+ k_1\beta(N - I - R)(I - I^*)\left(\frac{1}{f(I)} - \frac{1}{f(I^*)}\right) + \left(\frac{\beta k_1}{f(I^*)} - \delta\right)(N - N^*)$$

$$\cdot (I - I^*) + \left(k_2\nu - \frac{\beta k_1}{f(I^*)}\right)(I - I^*)(R - R^*).$$

选取 $k_1 = \dfrac{1}{\beta}\delta f(I^*)$, $k_2 = \dfrac{\delta}{\nu}$, 由 $f(I)$ 的单调性即可得

$$\frac{\mathrm{d}V}{\mathrm{d}t} \leqslant -\mu(N - N^*)^2 - \delta(I - I^*)^2 - \frac{1}{\nu}\delta(\mu + \gamma)(R - R^*)^2 \leqslant 0.$$

应用 Lyapunov-LaSalle 渐近性定理[155,182] 可知 (N^*, I^*, R^*) 是全局渐近稳定的. 由此, 模型 (4.1.2) 的地方病平衡点 E^* 也是全局渐近稳定的. $\qquad\square$

注 4.4 定理 4.3 说明基本再生数 R_0 是判定模型 (4.1.2) 全局动力学行为的阈值参数. 此外, 定理 4.3 (2) 说明当 $R_0 > 1$ 时模型 (4.1.2) 存在地方病, 疾病将会蔓延. 然而, 这一点对于随机传染病模型 (4.1.5) 而言未必成立.

4.3 随机模型的阈值动力学

4.3.1 正解的性质

定理 4.5 对于任意初值 $(S_0, I_0, R_0) \in \Gamma$, 当 $t \geqslant 0$ 时, 模型 (4.1.5) 在 $\mathbf{X}$ 中存在唯一正解 (S_t, I_t, R_t) 并依概率 1 保留在 $\mathbf{X}$ 中.

证明 设 $(S_0, I_0, R_0) \in \Gamma$. 将模型 (4.1.5) 中的三个方程相加并定义 $N_t = S_t + I_t + R_t$, 可得

$$\mathrm{d}N_t = (\Lambda - \mu N_t - \delta I_t)\mathrm{d}t.$$

如果当 $0 \leqslant t_1 \leqslant t$ 时, $(S_{t_1}, I_{t_1}, R_{t_1}) \in \mathbf{X}$ a.s., 则

$$(\Lambda - (\mu + \delta)N_{t_1})\mathrm{d}t \leqslant \mathrm{d}N_{t_1} \leqslant (\Lambda - \mu N_{t_1})\mathrm{d}t \quad \text{a.s..}$$

对上式应用 Itô 积分, 可得

$$\frac{\Lambda}{\mu + \delta} \leqslant N_t \leqslant \frac{\Lambda}{\mu},$$

于是, 当 $t_1 \in [0, t]$ 时, 几乎必然有

$$S_{t_1}, I_{t_1}, R_{t_1} \in (0, \Lambda/\mu].$$ (4.3.1)

由于模型 (4.1.5) 中的系数均满足局部 Lipschitz 条件, 所以, 当 $t \in [0, \tau_e)$ 时, (4.1.5) 存在唯一局部解, 这里 τ_e 是爆破时间. 因此, 由 Itô 公式可知模型 (4.1.5) 的唯一局部解是正的. 接下来证明这个解是全局的, 即 $\tau_e = \infty$ a.s..

设 $n_0 > 0$ 足够大, 使得 S_0, I_0 和 R_0 位于区间 $[1/n_0, n_0]$ 内. 任给 $n > n_0$, 定义停时:

$$\tau_n = \inf\left\{t \in [0, \tau_e] \,|\, \min\{S_t, I_t, R_t\} \leqslant 1/n \text{ 或 } \max\{S_t, I_t, R_t\} \geqslant n\right\}.$$

设 $\inf \varnothing = \infty$. 当 $n \to \infty$ 时 τ_n 递增. 记 $\tau_\infty = \lim_{n\to\infty} \tau_n$, 则 $\tau_\infty \leqslant \tau_e$ a.s..

接下来需要证明 $\tau_\infty = \infty$ a.s.. 用反证法. 若否, 则存在一个常数 $T > 0$, 使得任给 $\varepsilon \in (0,1)$ 都有 $\mathbb{P}\{\tau_\infty \leqslant T\} > \varepsilon$. 因此, 存在一个正数 $n_1 \geqslant n_0$, 当 $n \geqslant n_1$ 时,

$$\mathbb{P}\{\tau_n \leqslant T\} \geqslant \varepsilon.$$ (4.3.2)

定义一个 C^2-函数 $V: \mathbf{X} \to \mathbf{R}_+$:

$$V(S_t, I_t, R_t) = \left(S_t - 1 - \log S_t\right) + \left(I_t - 1 - \log I_t\right) + \left(R_t - 1 - \log R_t\right),$$

显然 V 是一个非负函数.

如果 $(S_t, I_t, R_t) \in \mathbf{X}$, 由 Itô 公式可得

$$\begin{aligned}
\mathrm{d}V = &\left(\left(1 - \frac{1}{S_t}\right)\left(\Lambda - \mu S_t - \frac{\beta I_t}{f(I_t)}S_t + \gamma R_t\right) + \frac{\sigma^2 I^2}{2f^2(I)}\right)\mathrm{d}t \\
&+ \left(\left(1 - \frac{1}{I_t}\right)\left(\frac{\beta I}{f(I_t)}S_t - (\mu+\nu+\delta)I_t\right) + \frac{\sigma^2 S_t^2}{2f^2(I_t)}\right)\mathrm{d}t \\
&+ \left(1 - \frac{1}{R_t}\right)\left(\nu I_t - (\mu+\gamma)R_t\right)\mathrm{d}t \\
&+ \left(-\left(1 - \frac{1}{S_t}\right)\frac{\sigma S_t I_t}{f(I_t)} + \left(1 - \frac{1}{I_t}\right)\frac{\sigma S_t I_t}{f(I_t)}\right)\mathrm{d}B_t \\
:= &LV\mathrm{d}t + \frac{\sigma(I_t - S_t)}{f(I_t)}\mathrm{d}B_t,
\end{aligned}$$ (4.3.3)

其中

$$LV = \Lambda + 3\mu + 2\gamma + \delta + \frac{\beta I_t}{f(I_t)} + \frac{\sigma^2 I_t^2}{2f^2(I_t)} + \frac{\sigma^2 S_t^2}{2f^2(I_t)}$$

$$- \mu(S_t + I_t + R_t) - \delta I_t - \frac{\Lambda}{S_t} - \frac{\gamma R_t}{S_t} - \frac{\beta S_t}{f(I_t)} - \frac{I_t}{R_t}$$

$$< \Lambda + 3\mu + 2\gamma + \delta + \frac{\beta \xi}{f(\xi)} + \frac{\sigma^2 \xi^2}{2 f^2(\xi)} + \frac{\sigma^2 \Lambda^2}{2\mu^2 f^2(0)} := K.$$

将上式代入 (4.3.3), 可得

$$\mathrm{d}V(S_t, I_t, R_t) \leqslant K \mathrm{d}t + \frac{\sigma(I_t - S_t)}{f(I_t)} \mathrm{d}B_t,$$

上式满足

$$\int_0^{\tau_n \wedge T} \mathrm{d}V(S_r, I_r, R_r) \leqslant \int_0^{\tau_n \wedge T} K \mathrm{d}t + \int_0^{\tau_n \wedge T} \frac{\sigma(I_r - S_r)}{f(I_r)} \mathrm{d}B_r.$$

对上式求期望, 可得

$$\mathbb{E}V(S_{\tau_n \wedge T}, I_{\tau_n \wedge T}, R_{\tau_n \wedge T}) \leqslant V(S_0, I_0, R_0) + KT. \tag{4.3.4}$$

当 $n \geqslant n_1$ 时, 记 $\Omega_n = \{\tau_n \leqslant T\}$. 由 (4.3.2) 可得 $\mathbb{P}(\Omega_n) \geqslant \varepsilon$. 注意到对任意的 $\omega \in \Omega_n$, 至少存在一个 $S_{\tau_n}(\omega)$, $I_{\tau_n}(\omega)$ 和 $R_{\tau_n}(\omega)$ 等于 n 或 $1/n$, 因此

$$V\left(S_{\tau_n}(\omega), I_{\tau_n}(\omega), R_{\tau_n}, (\omega)\right) \geqslant (n - 1 - \log n) \wedge \left(\frac{1}{n} - 1 - \log \frac{1}{n}\right).$$

由 (4.3.4) 可得

$$V(S_0, I_0, R_0) + KT \geqslant \mathbb{E}\left[\mathbf{1}_{\Omega_n}(\omega)V(S_{\tau_n}, I_{\tau_n}, R_{\tau_n})\right]$$

$$\geqslant \varepsilon\left((n - 1 - \log n) \wedge \left(\frac{1}{n} - 1 - \log \frac{1}{n}\right)\right),$$

其中, $\mathbf{1}_{\Omega_n}$ 是 Ω_n 的示性函数. 当 $n \to \infty$ 时,

$$\infty > V(S_0, I_0, R_0) + KT = \infty \quad \text{a.s.}$$

产生矛盾, 因此必有 $\tau_\infty = \infty$. 所以, 模型 (4.1.5) 的解在有限时间内不会依概率 1 爆破. □

注 4.6 由定理 4.5 可知集合 Γ 几乎必然是随机模型 (4.1.5) 的正不变集. 也就是说, 如果 $(S_0, I_0, R_0) \in \Gamma$, 当 $t \geqslant 0$ 时, $\mathbb{P}\{(S_t, I_t, R_t) \in \Gamma\} = 1$.

4.3.2　阈值动力学

定义

$$R_0^s := R_0 - \frac{\sigma^2 \Lambda^2}{2\mu^2 f^2(0)(\mu + \nu + \delta)}. \tag{4.3.5}$$

定理 4.7　设 (S_t, I_t, R_t) 是模型 (4.1.5) 具有初值 $(S_0, I_0, R_0) \in \Gamma$ 的一个解. 如果

$$R_0^s < 1 \quad \text{且} \quad \sigma^2 \leqslant \frac{\beta \mu f(0)}{\Lambda} \tag{4.3.6}$$

或

$$\sigma^2 > \max\left\{ \frac{\beta \mu f(0)}{\Lambda}, \frac{\beta^2}{2(\mu + \nu + \delta)} \right\}, \tag{4.3.7}$$

则模型 (4.1.5) 的解 (S_t, I_t, R_t) 具有如下性质：

$$\limsup_{t \to \infty} \frac{\log I_t}{t} \leqslant -c_1 < 0 \quad \text{a.s.,}$$

$$\limsup_{t \to \infty} \frac{\log R_t}{t} \leqslant \min\{-(\mu + \gamma), -c_2\} < 0 \quad \text{a.s.,} \tag{4.3.8}$$

$$\lim_{t \to \infty} \frac{1}{t} \int_0^t S_s \mathrm{d}s = \frac{\Lambda}{\mu} \quad \text{a.s.,}$$

其中, $c_1 := (\mu + \nu + \delta)(1 - R_0^s)$, $c_2 := \mu + \nu + \delta - \frac{\beta^2}{2\sigma^2}$. 也就是, 疾病依概率 1 灭绝.

证明　根据 Itô 公式可得

$$\mathrm{d} \log I_t = \phi(S_t, I_t) \mathrm{d}t + \frac{\sigma S_t}{f(I_t)} \mathrm{d}B_t, \tag{4.3.9}$$

其中, $\phi : \mathbf{R}_+^2 \to \mathbf{R}$ 定义为

$$\phi(u, v) = \frac{\beta u}{f(v)} - (\mu + \nu + \delta) - \frac{\sigma^2 u^2}{2f^2(v)}. \tag{4.3.10}$$

因此

$$\log I_t = \log I_0 + \int_0^t \phi(S_s, I_s) \mathrm{d}s + \int_0^t \frac{\sigma S_s}{f(I_s)} \mathrm{d}B(s). \tag{4.3.11}$$

假设 $G(t) := \int_0^t \frac{\sigma S_s}{f(I_s)} \mathrm{d}B(s)$, 则 $\frac{\langle G, G \rangle_t}{t} = \frac{1}{t} \int_0^t \frac{\sigma^2 S_s^2}{f^2(s)} \mathrm{d}s \leqslant \frac{\sigma^2 \Lambda^2}{\mu^2 f^2(0)} < \infty$. 由鞅的强大数定律可得 $\limsup\limits_{t \to \infty} \frac{G(t)}{t} = 0$ a.s..

由条件 (4.3.7) 可知

$$\phi(S_s, I_s) = \frac{\beta S_t}{f(I_t)} - (\mu + \nu + \delta) - \frac{\sigma^2 S_t^2}{2f^2(I_t)}$$

$$= -\frac{\sigma^2}{2}\left(\frac{S_s}{f(I_s)} - \frac{\beta}{\sigma^2}\right)^2 + \frac{\beta^2}{2\sigma^2} - (\mu + \nu + \delta)$$

$$\leqslant \frac{\beta^2}{2\sigma^2} - (\mu + \nu + \delta).$$

由 (4.3.11) 可得

$$\log I_t \leqslant \log I_0 + \int_0^t \left(\frac{\beta^2}{2\sigma^2} - (\mu + \nu + \delta)\right) \mathrm{d}s + G(t).$$

两边同除以 t 并取极限 $t \to \infty$, 可得

$$\limsup_{t\to\infty} \frac{\log I_t}{t} \leqslant \frac{\beta^2}{2\sigma^2} - (\mu + \nu + \delta) < 0 \quad \text{a.s..} \tag{4.3.12}$$

当 $\sigma^2 < \dfrac{\beta\mu f(0)}{\Lambda}$ 时,

$$\phi(S_s, I_s) = -\frac{\sigma^2}{2}\left(\frac{S_s}{f(I_s)} - \frac{\beta}{\sigma^2}\right)^2 + \frac{\beta}{2\sigma^2} - (\mu + \nu + \delta)$$

$$\leqslant -\frac{\sigma^2}{2}\left(\frac{\Lambda}{\mu f(0)} - \frac{\beta}{\sigma^2}\right)^2 + \frac{\beta}{2\sigma^2} - (\mu + \nu + \delta)$$

$$= \frac{\Lambda\beta}{\mu f(0)} - \frac{\sigma^2\Lambda^2}{2\mu^2 f^2(0)} - (\mu + \nu + \delta)$$

$$= (\mu + \nu + \delta)\left(R_0 - \frac{\sigma^2\Lambda^2}{2\mu^2 f^2(0)(\mu + \nu + \delta)} - 1\right)$$

$$= -(\mu + \nu + \delta)(1 - R_0^s) := -c_1.$$

由 (4.3.11) 可得

$$\log I_t \leqslant \log I_0 - (\mu + \nu + \delta)(1 - R_0^s)t + G(t) = \log I_0 - c_1 t + G(t).$$

再考虑 (4.3.6), 可得

$$\limsup_{t\to\infty} \frac{\log I_t}{t} \leqslant -c_1 < 0 \quad \text{a.s..} \tag{4.3.13}$$

综合考虑 (4.3.12) 和 (4.3.13), 可知存在常数 $\lambda > 0$ 以及零测度集 $\mathcal{N}_1$, 使得 $\mathbb{P}(\mathcal{N}_1) = 0$. 当 $\omega \notin \mathcal{N}_1$ 时,

$$\limsup_{t \to \infty} \frac{\log I_t(\omega)}{t} < -\lambda \quad \text{a.s..}$$

于是任给足够小的 $\varepsilon > 0$, 存在 $T_1 = T_1(\omega)$, 使得

$$I_t(\omega) \leqslant e^{(-\lambda+\varepsilon)t}, \quad \forall\, t \geqslant T_1. \tag{4.3.14}$$

由模型 (4.1.5) 的第三个方程可知, 任给 $\omega \in \Omega$, 当 $t \geqslant T_1(\omega)$ 时,

$$
\begin{aligned}
R_t(\omega) &= e^{-(\mu+\gamma)t}\left(\nu\int_0^t e^{(\mu+\gamma)s}I_s\mathrm{d}s + R_0\right)\\
&\leqslant R_0 e^{-(\mu+\gamma)t} + \nu e^{-(\mu+\gamma)t}\int_0^{T_1} e^{(\mu+\gamma)s}I_s\mathrm{d}s + \nu e^{-(\mu+\gamma)t}\int_{T_1}^t e^{(\mu+\gamma-\lambda+\varepsilon)s}\mathrm{d}s.
\end{aligned}
$$

于是, 当 $\omega \notin \mathcal{N}_1$ 时,

$$\limsup_{t\to\infty}\frac{1}{t}\log R_t(\omega) \leqslant \min\{-(\mu+\gamma), -c_2+\varepsilon\}\quad \text{a.s.,}$$

其中, $c_2 := \mu + \nu + \delta - \dfrac{\beta^2}{2\sigma^2}$. 对上式取极限 $\varepsilon \to 0$, 可得

$$\limsup_{t\to\infty}\frac{1}{t}\log R_t \leqslant \min\{-(\mu+\gamma), -c_2\}\quad \text{a.s..}$$

同样地, 存在零测度集 $\mathcal{N}_2$, 使得 $\mathbb{P}(\mathcal{N}_2) = 0$, 当 $\omega \notin \mathcal{N}_2$ 时, 对于常数 $\tilde{\lambda} > 0$, 有

$$\limsup_{t\to\infty}\frac{\log R_t(\omega)}{t} < -\tilde{\lambda}\quad \text{a.s..}$$

因此, 对于足够小的 $\varepsilon > 0$, 存在 $T_2 = T_2(\omega)$, 当 $t \geqslant T_2$ 时,

$$R_t(\omega) \leqslant e^{(-\tilde{\lambda}+\varepsilon)t}. \tag{4.3.15}$$

最后我们考虑 S_t. 由 (4.3.14) 和 (4.3.15) 可知, 存在零测集 $\mathcal{N} = \mathcal{N}_1 \cup \mathcal{N}_2$ 以及 $T = T(\omega) = \max\{T_1, T_2\}$, 使得 $\mathbb{P}(\mathcal{N}) = 0$. 当 $\omega \notin \mathcal{N}$ 时, 任给 $t \geqslant T$, 有

$$
\begin{aligned}
\mathrm{d}(S_t + I_t + R_t) &= (\Lambda - \delta I_t - \mu(S_t + I_t + R_t))\mathrm{d}t,\\
&\geqslant (\Lambda - \delta e^{(-\lambda+\varepsilon)t} - \mu(S_t + I_t + R_t))\mathrm{d}t. \tag{4.3.16}
\end{aligned}
$$

于是

$$\frac{1}{t}\int_0^t (S_s + I_s + R_s)\mathrm{d}s \geqslant \frac{\Lambda}{\mu} - \frac{\delta}{t}\int_0^t e^{(-\lambda+\varepsilon)t}\mathrm{d}s - \varphi(t),$$

其中, $\varphi(t) = \dfrac{1}{\mu}\left(\dfrac{S_t + I_t + R_t}{t} - \dfrac{S_0 + I_0 + R_0}{t}\right)$, $\lim\limits_{t\to\infty}\varphi(t) = 0$ a.s.. 由 ε 的任意性可知

$$\liminf_{t\to\infty}\frac{1}{t}\int_0^t (S_s + I_s + R_s)\mathrm{d}s \geqslant \Lambda/\mu \quad \text{a.s..}$$

由注 4.6 可知

$$\lim_{t\to\infty}\frac{1}{t}\int_0^t (S_s + I_s + R_s)\mathrm{d}s = \Lambda/\mu \quad \text{a.s.,}$$

再次考虑 (4.3.14) 和 (4.3.15), 可得

$$\lim_{t\to\infty}\frac{1}{t}\int_0^t S_s\mathrm{d}s = \Lambda/\mu \quad \text{a.s..} \qquad \square$$

注 4.8 定理 4.7 给出了模型 (4.1.5) 的解的无病动力学的充分条件, 即模型 (4.1.5) 几乎所有的解都趋于吸引集 $(\Lambda/\mu, 0, 0)$.

注 4.9 值得注意的是, 确定性模型 (4.1.2) 当 $R_0 \leqslant 1$ 时疾病灭绝 (参见定理 4.3(1)), 当 $R_0 > 1$ 时疾病蔓延 (参见定理 4.3(2)). 然而, 根据定理 4.7, 对于随机模型 (4.1.5) 来说, 因为 $R_0^s = R_0 - \dfrac{\sigma^2\Lambda^2}{2\mu^2 f^2(0)(\mu+\nu+\delta)}$, 我们容易找到满足 $R_0 > 1$ 但 $R_0^s < 1$ 的例子, 此时, $I(t)$ 将几乎必然灭绝, 这说明较大的环境噪声有助于抑制疾病的暴发.

4.3.3 随机渐近稳定性

非线性种群模型可以归结为一个 Markov 半群[184]. 如果我们考虑种群分布概率密度的一个迁移方程, 那么这个方程就产生了一个 Markov 半群. Markov 半群理论提供了一种研究其渐近性的简单而有效的方法[223].

令 $\Sigma = \mathcal{B}(\mathbf{X})$ 是 Borel 集 $\mathbf{X}$ 上的一个 σ-代数, m 是 $(\mathbf{X}, \Sigma)$ 上的 Lebesgue 测度. 定义 $\mathcal{D} = \mathcal{D}(\mathbf{X}, \Sigma, m)$ 是空间 $L^1 = L^1(\mathbf{X}, \Sigma, m)$ 上的一个子集. 任给 $A \in \Sigma$, 定义扩散过程 (S_t, I_t, R_t) 的转移概率函数为 $\mathbb{P}(t, x, y, z, A)$, 即对于任意初值 $(S_0, I_0, R_0) = (x, y, z)$, 有

$$\mathbb{P}(t, x, y, z, A) = \mathbb{P}\{(S_t, I_t, R_t) \in A\}.$$

假设 (S_t, I_t, R_t) 是 (4.1.5) 的解, 初值 (S_0, I_0, R_0) 的分布是绝对连续并且具有密度函数 $v(x, y, z)$, 那么 (S_t, I_t, R_t) 具有密度 $U(t, x, y, z)$ 且满足 Fokker-Planck 方程:

$$\frac{\partial U}{\partial t} = \frac{1}{2}\sigma^2 \left(\frac{\partial^2(\varphi U)}{\partial x^2} - 2\frac{\partial^2(\varphi U)}{\partial x \partial y} + \frac{\partial^2(\varphi U)}{\partial y^2} \right) - \frac{\partial(f_1 U)}{\partial x} - \frac{\partial(f_2 U)}{\partial y} - \frac{\partial(f_3 U)}{\partial z},$$

$$(4.3.17)$$

其中, $\varphi(x,y,z) = \dfrac{x^2 y^2}{f^2(y)}$, 且

$$f_1(x,y,z) = \Lambda - \mu x - \frac{\beta y}{f(y)}x + \gamma z,$$
$$f_2(x,y,z) = \frac{\beta y}{f(y)}x - (\mu + \nu + \delta)y, \qquad (4.3.18)$$
$$f_3(x,y,z) = \nu y - (\mu + \gamma)z.$$

接下来, 我们研究与 (4.3.17) 对应的 Markov 半群 $P(t)$ 的性质. 假设当 $V(x,y,z) \in \mathcal{D}$ 时, $P(t)V(x,y,z) = U(x,y,z,t)$. 由于算子 $P(t)$ 在 $\mathcal{D}$ 上收缩, 因此可以将其扩展为 L^1 上的收缩. 所以, $\{P(t)\}_{t \geqslant 0}$ 构成 Markov 半群. 假设 $\mathscr{L}$ 是 $\{P(t)\}_{t \geqslant 0}$ 的无穷小生成元, 即

$$\mathscr{L}V = \frac{1}{2}\sigma^2 \left(\frac{\partial^2(\varphi V)}{\partial x^2} - 2\frac{\partial^2(\varphi V)}{\partial x \partial y} + \frac{\partial^2(\varphi V)}{\partial y^2} \right) - \frac{\partial(f_1 V)}{\partial x} - \frac{\partial(f_2 V)}{\partial y} - \frac{\partial(f_3 V)}{\partial z}.$$

$\mathscr{L}$ 的伴随算子为

$$\mathscr{L}^*V = \frac{1}{2}\sigma^2 \varphi \left(\frac{\partial^2 V}{\partial x^2} - 2\frac{\partial^2 V}{\partial x \partial y} + \frac{\partial^2 V}{\partial y^2} \right) + \frac{\partial(f_1 V)}{\partial x} + \frac{\partial(f_2 V)}{\partial y} + \frac{\partial(f_3 V)}{\partial z}.$$

引理 4.10　任给 $(x_0, y_0, z_0) \in \mathbf{X}$, 当 $t > 0$ 时, 转移概率函数 $\mathbb{P}(t, x_0, y_0, z_0, A)$ 在 Lebesgue 测度意义下具有一个连续密度 $k(t, x, y, z; x_0, y_0, z_0) \in C^\infty(\mathbf{R}_+, \mathbf{X}, \mathbf{X})$.

证明　设

$$a_0(S_t, I_t, R_t) = \begin{pmatrix} \Lambda - \mu S_t - \dfrac{\beta I_t}{f(I_t)}S_t + \gamma R_t \\ \dfrac{\beta I_t}{f(I_t)}S_t - (\mu + \nu + \delta)I_t \\ \nu I_t - (\mu + \gamma)R_t \end{pmatrix}, \quad a_1(S_t, I_t, R_t) = \begin{pmatrix} -\dfrac{\sigma S_t I_t}{f(I_t)} \\ \dfrac{\sigma S_t I_t}{f(I_t)} \\ 0 \end{pmatrix}.$$

直接计算可知李括号 (Lie bracket) $[a_0, a_1]$ 是一个由下式定义的向量场:

$$a_2 = [a_0, a_1] = \begin{pmatrix} -\dfrac{\sigma I_t}{f^2(I_t)}\Big(f(I_t)(\Lambda + \gamma R_t - (\mu+\nu+\delta)S_t) + f'(I_t)(\mu+\nu+\delta)S_t I_t \Big) \\ \dfrac{\sigma I_t}{f^2(I_t)}\Big(f(I_t)(\Lambda + \gamma R_t - \mu S_t) + f'(I_t)(\mu + \nu + \delta)S_t I_t \Big) \\ -\dfrac{\sigma \nu}{f(I_t)}S_t I_t \end{pmatrix}$$

和

$$a_3 = [a_1, a_2] = \begin{pmatrix} -\dfrac{\sigma^2 I_t}{f^4(I_t)} a_{11} \\[2mm] \dfrac{\sigma^2 I_t^2}{f^4(I_t)} a_{22} \\[2mm] -\dfrac{\sigma^2 \nu}{f^3(I_t)} (f(I_t)(S_t - I_t) - f'(I_t)S_t I_t)S_t I_t \end{pmatrix},$$

其中

$$
\begin{aligned}
a_{11} &= f^2(I_t)(\gamma I_t R_t + \Lambda I_t - \nu S_t^2 - \delta S_t^2) + (\mu + \nu + \delta)(f''(I_t)f(I_t) - f'^2(I_t))S_t^2 I_t^2 \\
&\quad + (\mu + 2\nu + 2\delta)f'(I_t)f(I_t)S^2 I_t, \\
a_{22} &= f^2(I_t)(\gamma R_t + \Lambda - \nu S_t^2 - \delta S_t^2) + (\mu + \nu + \delta)(f'(I_t)f(I_t) - I_t f'^2(I_t)) \\
&\quad + I_t f''(I_t)f(I_t)).
\end{aligned}
$$

所以, a_1, a_2, a_3 在 $\mathbf{X}$ 上线性无关. 于是, 任给 $(S_t, I_t, R_t) \in \mathbf{X}$, 向量 $a_1(S_t, I_t, R_t)$, $a_2(S_t, I_t, R_t)$, $a_3(S_t, I_t, R_t)$ 跨越空间 $\mathbf{X}$. 由 Hörmander 定理[42] 可知 $\mathbb{P}(t, x_0, y_0, z_0, A)$ 存在一个连续的密度函数 $k(t, x, y, z; x_0, y_0, z_0)$ 且 $k \in C^{\infty}((0, \infty) \times \mathbf{X} \times \mathbf{X})$. $\square$

接下来应用支撑定理 (参看 [32, 234]) 验证密度函数 $k(t, x, y, z; x_0, y_0, z_0)$ 的正性.

固定点 $(x_0, y_0, z_0) \in \mathbf{X}$ 和控制函数 $\phi \in L^2([0, T], \mathbf{R})$, 考虑下述积分方程:

$$
\begin{cases}
x_\phi(t) = x_0 + \displaystyle\int_0^t \left(f_1(x_\phi(s), y_\phi(s), z_\phi(s)) - \sigma\phi \dfrac{x_\phi(s)y_\phi(s)}{f(y_\phi(s))} \right) \mathrm{d}s, \\[4mm]
y_\phi(t) = y_0 + \displaystyle\int_0^t \left(f_2(x_\phi(s), y_\phi(s), z_\phi(s)) + \sigma\phi \dfrac{x_\phi(s)y_\phi(s)}{f(y_\phi(s))} \right) \mathrm{d}s, \qquad (4.3.19) \\[4mm]
z_\phi(t) = z_0 + \displaystyle\int_0^t f_3(x_\phi(s), t_\phi(s), z_\phi(s))\mathrm{d}s,
\end{cases}
$$

其中, $f_1(x, y, z)$, $f_2(x, y, z)$, $f_3(x, y, z)$ 定义见 (4.3.18).

令 $X = (x, y, z)^{\mathrm{T}}$, $X_0 = (x_0, y_0, z_0)^{\mathrm{T}}$. 假设 $D_{X_0;\phi}$ 是 $L^2([0, T], \mathbf{R}) \to \mathbf{X}$ 上的函数 $h \mapsto X_{\phi+h}(T)$ 的 Fréchet 导数.

如果对于一些 $\phi \in L^2([0, T], \mathbf{R})$, 导数 $D_{X_0;\phi}$ 的秩是 3, 则当 $X = X_\phi(T)$ 时, $k(T, x, y, z; x_0, y_0, z_0) > 0$.

设

$$\Psi(t) = \mathbf{f}'(X_\phi(t)) + \phi\mathbf{g}'(X_\phi(t)),$$

其中 $\mathbf{f} = \begin{pmatrix} f_1(x,y,z) \\ f_2(x,y,z) \\ f_3(x,y,z) \end{pmatrix}$ 和 $\mathbf{g} = \begin{pmatrix} -\dfrac{\sigma xy}{f(y)} \\ \dfrac{\sigma xy}{f(y)} \\ 0 \end{pmatrix}$ 的 Jacobian 式分别为 $\mathbf{f}'$ 和 $\mathbf{g}'$.

当 $0 \leqslant t_0 \leqslant t \leqslant T$ 时, 取矩阵函数 $Q(t,t_0)$, 使得 $Q(t_0,t_0) = \mathbb{I}$ 且 $\dfrac{\partial Q(t,t_0)}{\partial t} = \Psi(t)Q(t,t_0)$ 成立, 则

$$D_{X_0;\phi}h = \int_0^T Q(T,s)\mathbf{g}(s)h(s)\mathrm{d}s. \tag{4.3.20}$$

引理 4.11　令

$$\Pi := \mathrm{supp}\, U_* = \left\{ (x,y,z) \in \mathbf{X} : \frac{\Lambda}{\mu+\delta} < x+y+z < \frac{\Lambda}{\mu} \right\}. \tag{4.3.21}$$

任给 $(x_0,y_0,z_0) \in \Pi$, $(x,y,z) \in \Pi$, 存在 $T > 0$ 使得 $k(T,x,y,z;x_0,y_0,z_0) > 0$. 这里, supp 表示支撑集 (support set. 或简称为支集)[①].

证明　由于我们只需要考虑连续控制函数 ϕ, 因此, 模型 (4.3.19) 可被下述系统替代:

$$\begin{cases} x'_\phi(t) = f_1(x_\phi(t), y_\phi(t), z_\phi(t)) - \sigma\phi\dfrac{x_\phi(t)y_\phi(t)}{f(y_\phi(t))}, \\[2mm] y'_\phi(t) = f_2(x_\phi(t), y_\phi(t), z_\phi(t)) + \sigma\phi\dfrac{x_\phi(t)y_\phi(t)}{f(y_\phi(t))}, \\[2mm] z'_\phi(t) = f_3(x_\phi(t), y_\phi(t), z_\phi(t)). \end{cases} \tag{4.3.22}$$

首先, 我们证明 $D_{X_0;\phi}$ 的秩等于 3. 当 $t \in [0,T]$ 时, 若 $\varepsilon \in (0,T)$, 设

$$h(t) = \frac{\mathbf{1}_{[T-\varepsilon,T]}(t)f(y_\phi(t))}{x_\phi(t)y_\phi(t)}.$$

由于

$$Q(T,s) = \mathbb{I} + \Psi(T)(s-T) + \frac{1}{2}\Psi^2(T)(s-T)^2 + o((s-T)^2),$$

于是

$$D_{X_0;\phi}h = \varepsilon\mathbf{v} - \frac{1}{2}\varepsilon^2\Psi(T)\mathbf{v} + \frac{1}{6}\varepsilon^3\Psi^2(T)\mathbf{v} + o(\varepsilon^3),$$

---

① 假设实值函数 f 定义为 $f : A \to \mathbf{R}$, 则 f 的支撑集的定义为: $\mathrm{supp}(f) = \{x \in A \mid f(x) \neq 0\}$. 在概率论中, 一个概率分布的支撑集是随机变量的所有可能值组成的集合的闭包.

其中, $\mathbf{v} = (-\sigma, \sigma, 0)^{\mathrm{T}}$. 简单计算可得

$$\Psi(T)\mathbf{v} = \sigma \begin{pmatrix} \dfrac{1}{f^2(y)}\big(\mu f^2(y) + (\beta + \sigma\phi)(f'(y)xy + yf(y) - xf(y))\big) \\ -\dfrac{1}{f^2(y)}\big(f^2(y)(\mu + \nu + \delta) + (\beta + \sigma\phi)(f'(y)xy + xf(y) - xf(y))\big) \\ \nu \end{pmatrix},$$

$$\Psi^2(T)\mathbf{v} = \dfrac{\sigma}{f^4(y)} \begin{pmatrix} -b_{11} \\ b_{22} \\ -\nu f^2(y)b_{33} \end{pmatrix},$$

其中

$$\begin{aligned}
b_{11} &= (\beta + \sigma\phi)^2 f'^2(y)x^2y^2 + (\beta + \sigma\phi)\big(f(y)(2\mu + \nu + \delta) - 2(\beta + \sigma\phi)(x - y)\big) \\
&\quad \cdot f(y)f'(y)xy + (\mu^2 - \nu\gamma)f^4(y) - (\beta + \sigma\phi)((2\mu + \nu + \delta)x - 2\mu y)f^3(y) \\
&\quad + (\beta + \sigma\phi)^2 f^2(y)(x - y)^2, \\
b_{22} &= (\beta + \sigma\phi)^2 f'^2(y)x^2y^2 + 2(\beta + \sigma\phi)\big(f(y)(\mu + \nu + \delta) - (\beta + \sigma\phi)(x - y)\big) \\
&\quad \cdot f(y)f'(y)xy + (\mu + \nu + \delta)^2 f^4(y) - (\beta + \sigma\phi)(2(\mu + \nu + \delta)x \\
&\quad - (2\mu + \nu + \delta)y)f^3(y) + (\beta + \sigma\phi)^2 f^2(y)(x - y)^2, \\
b_{33} &= f^2(y)(2\mu + \nu + \delta + \gamma) + (\beta + \sigma\phi)(f'(y)xy + yf(y) - xf(y)).
\end{aligned}$$

由此可知 $\mathbf{v}$, $\Psi(T)\mathbf{v}$ 和 $\Psi^2(T)\mathbf{v}$ 线性无关, 从而 $D_{X_0;\phi}$ 的秩等于 3.

接下来, 我们证明对于任意的两个点 $X_0 \in \Pi$ 和 $X \in \Pi$, 存在一个控制函数 ϕ, 当 $T > 0$ 时, $X_\phi(0) = X_0, X_\phi(T) = X$.

设 $w_\phi = x_\phi + y_\phi + z_\phi$, 模型 (4.3.22) 可重写为

$$\begin{cases}
x'_\phi(t) = g_1(x_\phi(t), w_\phi(t), z_\phi(t)) - \sigma\phi \dfrac{x_\phi(t)(w_\phi(t) - x_\phi(t) - z_\phi(t))}{f(w_\phi(t) - x_\phi(t) - z_\phi(t))}, \\
w'_\phi(t) = g_2(x_\phi(t), w_\phi(t), z_\phi(t)), \\
z'_\phi(t) = g_3(x_\phi(t), w_\phi(t), z_\phi(t)),
\end{cases} \tag{4.3.23}$$

其中

$$\begin{aligned}
g_1(x, w, z) &= \Lambda - \mu x - \dfrac{\beta(w - x - z)}{f(w - x - z)}x + \gamma z, \\
g_2(x, w, z) &= \Lambda + \delta(x + z) - (\mu + \delta)w, \\
g_3(x, w, z) &= \nu(w - x) - (\mu + \nu + \gamma)z.
\end{aligned} \tag{4.3.24}$$

设

$$\Pi_0 = \left\{ (x, w, z) \in \mathbf{X} \,\middle|\, 0 < x, z < \dfrac{\Lambda}{\mu}, \ \dfrac{\Lambda}{\mu + \delta} < w < \dfrac{\Lambda}{\mu} \text{ 且 } x, z < w \right\},$$

任给 $(x_0, w_0, z_0) \in \Pi_0$ 和 $(x_1, w_1, z_1) \in \Pi_0$, 存在控制函数 ϕ, 当 $T > 0$ 时,

$$\big(x_\phi(0), w_\phi(0), z_\phi(0)\big) = (x_0, w_0, z_0), \quad (x_\phi(T), w_\phi(T), z_\phi(T)) = (x_1, w_1, z_1).$$

接下来构建控制函数 ϕ. 首先, 找到一个正常数 T 以及导数

$$w_\phi : [0, T] \to (\Lambda/(\mu+\delta), \Lambda/\mu),$$

使得

$$w_\phi(0) = w_0, \quad w_\phi(T) = w_1,$$
$$w'_\phi(0) = g_2(x_0, w_0, z_0) = w_0^d, \quad w'_\phi(T) = g_2(x_1, w_1, z_1) = w_T^d,$$

且当 $t \in [0, T]$ 时,

$$\Lambda - (\mu+\delta)w_\phi(t) < w'_\phi(t) < \Lambda - \mu w_\phi(t). \tag{4.3.25}$$

为此将 w_ϕ 分开在三个区间 $[0, \varepsilon], [\varepsilon, T-\varepsilon]$ 和 $[T-\varepsilon, T]$, 这里, $0 < \varepsilon < T/2$. 假设

$$\eta = \frac{1}{2}\min\left\{ w_0 - \frac{\Lambda}{\mu+\delta}, w_1 - \frac{\Lambda}{\mu+\delta}, \frac{\Lambda}{\mu} - w_0, \frac{\Lambda}{\mu} - w_1 \right\}.$$

如果 $w_\phi \in (\Lambda/(\mu+\delta) + \eta, \Lambda/\mu - \eta)$, 则当 $t \in [0, T]$ 时,

$$\Lambda - (\mu+\delta)w_\phi(t) < -(\mu+\delta)\eta < 0, \quad \Lambda - \mu w_\phi(t) > \mu\eta > 0. \tag{4.3.26}$$

由 (4.3.26) 可构造一个 C^2-函数 $w_\phi : [0, \varepsilon] \to (\Lambda/(\mu+\delta) + \eta, \Lambda/\mu - \eta)$, 使得

$$w_\phi(0) = w_0, \quad w'_\phi(0) = w_0^d, \quad w'_\phi(\varepsilon) = 0,$$

且当 $t \in [0, \varepsilon]$ 时, w_ϕ 满足 (4.3.25).

类似地, 可构造一个 C^2-函数 $w_\phi : [T-\varepsilon, T] \to (\Lambda/(\mu+\delta) + \eta, \Lambda/\mu - \eta)$ 使得

$$w_\phi(T) = w_1, \quad w'_\phi(T) = w_T^d, \quad w'_\phi(T-\varepsilon) = 0,$$

且当 $t \in [T-\varepsilon, T]$ 时, w_ϕ 满足 (4.3.25).

假设 T 足够大, 我们可延拓函数

$$w_\phi : [0, \varepsilon] \cap [T-\varepsilon, T] \to (\Lambda/(\mu+\delta) + \eta, \Lambda/\mu - \eta)$$

至一个定义于整个区间 $[0, T]$ 上的 C^2-函数 w_ϕ, 使得当 $t \in [\varepsilon, T-\varepsilon]$ 时,

$$\Lambda - (\mu+\delta)w_\phi(t) < -(\mu+\delta)\eta < w'_\phi(t) < \mu\eta < \Lambda - \mu w_\phi(t),$$

从而函数 w_ϕ 在区间 $[0, T]$ 上满足 (4.3.25). 由此, 我们可找到两个 C^1-函数 x_ϕ 和 z_ϕ, 满足 (4.3.23) 的第二、第三方程, 并且可由 (4.3.23) 的第一个方程确定连续函数 ϕ. □

引理 4.12 设 $R_0^s > 1$. 对于半群 $\{P(t)\}_{t \geqslant 0}$ 和任意密度函数 g, 都有

$$\lim_{t \to \infty} \iiint_\Pi P(t)g(x,y,z)\mathrm{d}x\mathrm{d}y\mathrm{d}z = 1, \tag{4.3.27}$$

其中, Π 定义于 (4.3.21).

证明 类似引理 4.11 的证明, 设 $Z_t = S_t + I_t + R_t$, 则模型 (4.1.5) 可重写为

$$\begin{cases} \mathrm{d}S_t = g_1(S_t, Z_t, R_t)\mathrm{d}t - \dfrac{\sigma S_t(Z_t - S_t - R_t)}{f(Z_t - S_t - R_t)}\mathrm{d}B_t, \\[2mm] \mathrm{d}Z_t = g_2(S_t, Z_t, R_t)\mathrm{d}t, \\[1mm] \mathrm{d}R_t = g_2(S_t, Z_t, R_t)\mathrm{d}t, \end{cases} \tag{4.3.28}$$

其中 $g_1(x,w,z)$, $g_2(x,w,z)$ 和 $g_3(x,w,z)$ 定义于 (4.3.24). 因为 (S_t, I_t, R_t) 是模型 (4.1.5) 的一个正解的概率为 1, 由 g_2 的表达式可得

$$\Lambda - (\mu + \delta)Z_t < \frac{\mathrm{d}Z_t}{\mathrm{d}t} < \Lambda - \mu Z_t, \quad t \in (0, \infty) \quad \text{a.s..} \tag{4.3.29}$$

于是可断言对几乎任意的 $\omega \in \Omega$, 存在 $t_0 = t_0(\omega)$, 使得当 $t > t_0$ 时,

$$\frac{\Lambda}{\mu + \delta} < Z_t(\omega) < \frac{\Lambda}{\mu}.$$

事实上, 共有以下三种情形.

(a) $Z_0 \in (\Lambda/(\mu + \delta), \Lambda/\mu)$. 在此情形下, 由 (4.3.29) 即可知断言为真.

(b) $Z_0 \in (0, \Lambda/(\mu + \delta))$. 假设断言非真, 则存在 $\Omega' \subset \Omega$ 且 $\mathbb{P}(\Omega') > 0$, 使得 $Z_t(\omega) \in (0, \Lambda/(\mu + \delta))$, $\omega \in \Omega'$. 由 (4.3.29) 可知对任意的 $\omega \in \Omega'$, $Z_t(\omega)$ 在 $[0, \infty)$ 上严格单调递增, 从而

$$\lim_{t \to \infty} Z_t(\omega) = \frac{\Lambda}{\mu + \delta}, \quad \omega \in \Omega'.$$

由 (4.3.28) 的第二个方程可得 $\lim_{t \to \infty} S_t(\omega) = \lim_{t \to \infty} R_t(\omega) = 0$, $\omega \in \Omega'$, 因此, $\lim_{t \to \infty} I_t(\omega) = \dfrac{\Lambda}{\mu + \delta}$, $\omega \in \Omega'$. 由 Itô 公式可得

$$\mathrm{d}\log I_t = \left(\frac{\beta S_t}{f(I_t)} - (\mu + \nu + \delta) - \frac{\sigma^2 S_t^2}{2f^2(I_t)} \right)\mathrm{d}t + \frac{\sigma S_t}{f(I_t)}\mathrm{d}B_t.$$

所以

$$\frac{\log I_t - \log I_0}{t} = \frac{1}{t}\int_0^t \left(\frac{\beta S_s}{f(I_s)} - (\mu+\nu+\delta) - \frac{\sigma^2 S_s^2}{2f^2(I_s)} \right) \mathrm{d}s + \frac{1}{t}\int_0^t \frac{\sigma S_s}{f(I_s)} \mathrm{d}B(s).$$

$$(4.3.30)$$

再考虑到 $\dfrac{1}{t}\displaystyle\int_0^t \dfrac{\sigma^2 S_s^2}{f^2(I_s)}\mathrm{d}s \leqslant \dfrac{\sigma^2 \Lambda^2}{\mu^2 f^2(0)} < \infty$, 由鞅的强大数定律可得

$$\lim_{t\to\infty} \frac{1}{t}\int_0^t \frac{\sigma S_s}{f(I_s)}\mathrm{d}B(s) = 0. \qquad (4.3.31)$$

于是, 由 S_t, I_t 和 $f(I_t)$ 的连续性可得

$$\lim_{t\to\infty} \left(\frac{1}{t}\int_0^t \left(\frac{\beta S_s}{f(I_s)} - (\mu+\nu+\delta) - \frac{\sigma^2 S_s^2}{2f^2(I_s)} \right) \mathrm{d}s + \frac{1}{t}\int_0^t \frac{\sigma S_s}{f(I_s)}\mathrm{d}B(s) \right)$$

$$= -(\mu+\nu+\delta).$$

这与 $\displaystyle\lim_{t\to\infty} \frac{\log I_t - \log I_0}{t} = 0$ 矛盾, 从而证明了结论.

　　(c) $Z_0 \in (\Lambda/\mu, \infty)$. 与 (b) 类似, 用反证法. 假设存在 $\Omega' \subset \Omega$ 且 $\mathbb{P}(\Omega') > 0$, 使得

$$\lim_{t\to\infty} Z_t(\omega) = \frac{\Lambda}{\mu}, \quad \omega \in \Omega'.$$

　　由 (4.3.28) 第二、第三个方程可得, 任给 $\omega \in \Omega'$, 有

$$Z_t(\omega) = e^{-(\mu+\delta)t}\left(Z_0 + \int_0^t e^{(\mu+\delta)s}\big(\Lambda + \delta(S_s(\omega) + R_s(\omega))\big)\mathrm{d}s \right),$$

$$R_t(\omega) = e^{-(\mu+\nu+\gamma)t}\left(R_0 + \nu\int_0^t e^{(\mu+\nu+\gamma)s}\big(Z_s(\omega) - S_s(\omega)\big)\mathrm{d}s \right).$$

因此, 任给 $\omega \in \Omega'$, 则

$$\lim_{t\to\infty} S_t(\omega) = \frac{\Lambda}{\mu}, \quad \lim_{t\to\infty} I_t(\omega) = \lim_{t\to\infty} R_t(\omega) = 0.$$

于是

$$\lim_{t\to\infty} \frac{1}{t}(\log I_t - \log I_0)$$

$$= \lim_{t\to\infty} \left(\frac{1}{t}\int_0^t \left(\frac{\beta S_s}{f(I_s)} - (\mu+\nu+\delta) - \frac{\sigma^2 S_s^2}{2f^2(I_s)} \right)\mathrm{d}s + \frac{1}{t}\int_0^t \frac{\sigma S_s}{f(I_s)}\mathrm{d}B(s) \right)$$

$$= \frac{\beta\Lambda}{\mu f(0)} - (\mu + \nu + \delta) - \frac{\sigma^2\Lambda^2}{2\mu^2 f^2(0)} = (\mu + \nu + \delta)(R_0^s - 1) > 0 \text{ a.s.}$$

与假设 $\lim\limits_{t\to\infty} I_t = 0$ 几乎必然矛盾. □

注 4.13 由引理 4.11 和引理 4.12 可知, 如果 Fokker-Planck 方程 (4.3.17) 有一个稳态解 U_*, 则 $\text{supp}\, U_* = \Pi$.

引理 4.14 假设 $R_0^s > 1$, 则半群 $\{P(t)\}_{t\geqslant 0}$ 或是渐近稳定的, 或关于紧集是消平的.

证明 由引理 4.10 可知, 当 $t > 0$ 时, $\{P(t)\}_{t\geqslant 0}$ 是具有连续核 $k(t, x, y, z; x_0, y_0, z_0)$ 的可积 Markov 半群. 于是, (S_t, I_t, R_t) 的分布具有密度 $U(x, y, z, t)$ 满足 (4.3.17). 由引理 4.12 可知研究半群 $\{P(t)\}_{t\geqslant 0}$ 对空间 $L^1(\Pi)$ 的约束是充分的. 由引理 4.11, 任给 $f \in \mathcal{D}$, 在 Π 上,

$$\int_0^\infty P(t) f \, \mathrm{d}t > 0 \quad \text{a.s..}$$

由定理 2.116 可知半群 $\{P(t)\}_{t\geqslant 0}$ 或是渐近稳定的, 或关于紧集是消平的. □

引理 4.15 假设

(1) $R_0^s > 1$

和

(2) $\sigma^2 < \dfrac{2f^2(0)\mu(1 + \lambda_1)}{\lambda_2 I^*} \min\{1, A_1, A_2\}$ 满足, 则半群 $\{P(t)\}_{t\geqslant 0}$ 是渐近稳定的. 这里

$$\lambda_1 = \frac{2\mu}{\gamma}, \quad \lambda_2 = \frac{1}{\beta\gamma} f(I^*)(\gamma(2\mu + \delta) + 2\mu(2\mu + \nu + \delta)), \quad \lambda_3 = \frac{\delta}{\nu}.$$

证明 由引理 4.14 可知, 半群 $\{P(t)\}_{t\geqslant 0}$ 满足 Foguel 二择一条件. 为了排除 $\{P(t)\}_{t\geqslant 0}$ 的消平性, 构造一个非负 C^2-函数 V 和一个闭集 $O \in \Sigma$ 使得

$$\sup_{(S,I,R)\in\mathbf{X}\backslash O} \mathscr{L}^* V < 0.$$

该函数被称为 Khasminskiǐ 函数[215]. 由 [215] 可知, Khasminskiǐ 函数的存在性说明半群在集合 O 上不是消平的.

事实上, 当 $R_0 > 1$ 时, 模型 (4.1.2) 存在一个地方病平衡点 $E^* = (S^*, I^*, R^*)$, 并且

$$\Lambda = \mu S^* + \frac{\beta S^* I^*}{f(I^*)} - \gamma R^*, \quad \frac{\beta S^* I^*}{f(I^*)} = (\mu + \nu + \delta) I^*, \quad \nu I^* = (\mu + \gamma) R^*. \quad (4.3.32)$$

设

$$V(S_t, I_t, R_t) = \frac{1}{2}(S_t - S^* + I_t - I^* + R_t - R^*)^2 + \frac{\lambda_1}{2}(S_t - S^* + I_t - I^*)^2$$

$$+ \lambda_2 \left(I_t - I^* - I^* \log \frac{I_t}{I^*} \right) + \frac{\lambda_3}{2}(R_t - R^*)^2$$

$$:= V_1 + \lambda_1 V_2 + \lambda_2 V_3 + \lambda_3 V_4, \tag{4.3.33}$$

其中, $\lambda_1, \lambda_2, \lambda_3$ 定义于引理 4.15. V 是一个非负 C^2-函数, 则

$$\mathscr{L}^* V_1 = (S_t - S^* + I_t - I^* + R_t - R^*)(\Lambda - \mu S_t - (\mu + \delta)I_t - \mu R_t)$$

$$= -\mu(S_t - S^*)^2 - (\mu + \delta)(I_t - I^*)^2 - \nu(R_t - R^*)^2 - (2\mu + \delta)(S_t - S^*)$$

$$\cdot (I_t - I^*) - 2\mu(S_t - S^*)(R_t - R^*) - (2\mu + \delta)(I_t - I^*)(R_t - R^*),$$

$$\mathscr{L}^* V_2 = (S_t - S^* + I_t - I^*)(\Lambda - \mu S_t - (\mu + \nu + \delta)I_t + \gamma R_t)$$

$$= -\mu(S_t - S^*)^2 - (\mu + \nu + \delta)(I_t - I^*)^2 - (2\mu + \nu + \delta)(S_t - S^*)(I_t - I^*)$$

$$+ \gamma(S_t - S^*)(R_t - R^*) + \gamma(I_t - I^*)(R_t - R^*),$$

$$\mathscr{L}^* V_3 = (I_t - I^*) \left(\frac{\beta S_t}{f(I_t)} - (\mu + \nu + \delta) \right) + \frac{I^* \sigma^2 S^2}{2f^2(I_t)}$$

$$= \beta(I_t - I^*) \left(\frac{S_t}{f(I_t)} - \frac{S^*}{f(I^*)} \right) + \frac{I^* \sigma^2 S^2}{2f^2(I_t)}$$

$$= -\frac{\beta}{f(I_t)f(I^*)}(f(I_t) - f(I^*))(I_t - I^*) + \frac{\beta}{f(I^*)}(S_t - S^*)(I_t - I^*) + \frac{I^* \sigma^2 S_t^2}{2f^2(I_t)}$$

$$\leqslant \frac{\beta}{f(I^*)}(S - S^*)(I - I^*) + \frac{I^* \sigma^2 S_t^2}{2f^2(0)},$$

$$\mathscr{L}^* V_4 = (R_t - R^*)(\nu I_t - (\mu + \gamma)R_t) = \nu(I_t - I^*)(R_t - R^*) - (\mu + \gamma)(R_t - R^*)^2.$$

于是可得

$$\mathscr{L}^* V = \mathscr{L}^* V_1 + \lambda_1 \mathscr{L}^* V_2 + \lambda_2 \mathscr{L}^* V_3 + \lambda_3 \mathscr{L}^* V_4$$

$$\leqslant -\mu(1 + \lambda_1)(S_t - S^*)^2 - (\mu + \delta + \lambda_1(\mu + \nu + \delta))(I_t - I^*)^2$$

$$- (\nu + \lambda_3(\mu + \gamma))(R_t - R^*)^2 + \frac{\lambda_2 I^* \sigma^2 S^2}{2f^2(0)}$$

$$= -\frac{1}{2f^2(0)}(2f^2(0)\mu(1 + \lambda_1) - \lambda_2 I^* \sigma^2)$$

$$\cdot \left(S_t - \frac{2f^2(0)\mu(1 + \lambda_1)}{2f^2(0)\mu(1 + \lambda_1) - \lambda_2 I^* \sigma^2} S^* \right)^2$$

$$- (\mu + \delta + \lambda_1(\mu + \nu + \delta))(I_t - I^*)^2 - (\nu + \lambda_3(\mu + \gamma))(R_t - R^*)^2$$

$$+ \frac{\lambda_2 I^* \mu (1 + \lambda_1)\sigma^2}{2f^2(0)\mu(1 + \lambda_1) - \lambda_2 I^* \sigma^2} S^{*2}$$

$$:= -b_1 \left(S_t - c_2 S^*\right)^2 - b_2(I_t - I^*)^2 - b_3(R_t - R^*)^2 + b_4.$$

由引理 4.15(2) 可得

$$\frac{\lambda_2 I^* \mu (1 + \lambda_1)\sigma^2}{2f^2(0)\mu(1 + \lambda_1) - \lambda_2 I^* \sigma^2} S^{*2}$$

$$< \min \left\{ \frac{2f^2(0)\mu^2(1 + \lambda_1)^2 S^{*2}}{2f^2(0)\mu(1 + \lambda_1) - \lambda_2 I^* \sigma^2}, \ \mu + \delta + \lambda_1(\mu + \nu + \delta), \nu + \lambda_3(\mu + \gamma) \right\}.$$

从而可知椭球体

$$-b_1 \left(S_t - c_2 S^*\right)^2 - b_2(I_t - I^*)^2 - b_3(R_t - R^*)^2 + b_4 = 0$$

完全位于 **X** 内. 因此, 存在一个闭集 $O \in \Sigma$ 包含椭球体且 $c > 0$, 使得

$$\sup_{(S_t, I_t, R_t) \in \mathbf{X} \backslash O} \mathscr{L}^* V \leqslant -c < 0. \qquad \square$$

注 4.16 由引理 4.15 中的第二个条件可知, 如果我们想要得到一个平稳分布, 噪声强度不宜过大.

定理 4.17 任给 $t > 0$, 模型 (4.1.5) 的解 (S_t, I_t, R_t) 的分布具有密度 $U(t, x, y, z)$. 如果 $R_0^s > 1$ 且满足

$$
\begin{aligned}
&\sigma^2 < \frac{2f^2(0)\mu(1 + \lambda_1)}{\lambda_2 I^*} \min \left\{1, A_1, A_2\right\}, \\
&A_1 = \frac{\mu + \delta + \lambda_1(\mu + \nu + \delta)}{\mu(1 + \lambda_1)S^{*2} + \mu + \delta + \lambda_1(\mu + \nu + \delta)}, \\
&A_2 = \frac{\nu + \lambda_3(\mu + \gamma)}{\mu(1 + \lambda_1)S^{*2} + \nu + \lambda_3(\mu + \gamma)},
\end{aligned}
\tag{4.3.34}
$$

其中, $\lambda_1 = \dfrac{2\mu}{\gamma}$, $\lambda_2 = \dfrac{1}{\beta\gamma} f(I^*)(\gamma(2\mu + \delta) + 2\mu(2\mu + \nu + \delta))$, $\lambda_3 = \dfrac{\delta}{\nu}$, 则模型 (4.1.5) 的稳态解存在唯一密度 $U_*(x, y, z)$ 且

$$\lim_{t \to \infty} \iiint_{\mathbf{X}} |U(t, x, y, z) - U_*(x, y, z)| \mathrm{d}x\mathrm{d}y\mathrm{d}z = 0.$$

证明 由引理 4.14 和引理 4.15, 定理即可得证. $\qquad \square$

4.4   应用实例和数值仿真

本节, 我们将前面的理论研究结果应用于两个 SIRS 模型.

4.4.1   考虑心理效应的传染病模型

受肖冬梅和阮世贵[269] 关于心理效应对传染病传播的影响机制的工作的启示, 函数 $f(I)$ 固定为 $f(I) = 1 + \alpha I^2$, 则确定性模型 (4.1.2) 为

$$
\begin{cases}
\dfrac{\mathrm{d}S}{\mathrm{d}t} = \Lambda - \mu S - \dfrac{\beta S I}{1 + \alpha I^2} + \gamma R, \\
\dfrac{\mathrm{d}I}{\mathrm{d}t} = \dfrac{\beta S I}{1 + \alpha I^2} - (\mu + \nu + \delta)I, \\
\dfrac{\mathrm{d}R}{\mathrm{d}t} = \nu I - (\mu + \gamma)R,
\end{cases}
\tag{4.4.1}
$$

与 (4.4.1) 对应的随机模型为

$$
\begin{cases}
\mathrm{d}S_t = \left(\Lambda - \mu S_t - \dfrac{\beta S_t I_t}{1 + \alpha I_t^2} + \gamma R_t \right) \mathrm{d}t - \dfrac{\sigma S_t I_t}{1 + \alpha I_t^2} \mathrm{d}B_t, \\
\mathrm{d}I_t = \left(\dfrac{\beta S_t I_t}{1 + \alpha I_t^2} - (\mu + \nu + \delta)I_t \right) \mathrm{d}t + \dfrac{\sigma S_t I_t}{1 + \alpha I_t^2} \mathrm{d}B_t, \\
\mathrm{d}R_t = (\nu I_t - (\mu + \gamma)R_t)\mathrm{d}t.
\end{cases}
\tag{4.4.2}
$$

容易验证假设 (H1) 和 (H2) 是满足的, 并且 $\xi = \sqrt{1/\alpha}$,

$$
R_0 = \frac{\Lambda \beta}{\mu(\mu + \nu + \delta)}.
$$

模型 (4.4.1) 有一个无病平衡点 $E_0 = (\Lambda/\mu, 0, 0)$, 当 $R_0 > 1$ 时有一个地方病平衡点 $E^* = (S^*, I^*, R^*)$, 且

$$
\begin{aligned}
S^* &= \frac{1}{\beta}(1 + \alpha I^{*2})(\mu + \nu + \delta), \\
I^* &= \frac{\sqrt{B^2 + 4\alpha \mu^2 (\mu + \gamma)^2 (\mu + \nu + \delta)^2 (R_0 - 1)} - B}{2\alpha \mu(\mu + \gamma)(\mu + \nu + \delta)}, \\
R^* &= \frac{\nu}{\mu + \gamma} I^*,
\end{aligned}
\tag{4.4.3}
$$

其中, $B = \beta\big(\mu(\mu + \nu + \delta) + \delta(\mu + \gamma)\big)$.

由 4.2.2 节和 4.3.2 节的结果, 可得下述结论.

定理 4.18 (1) 对于确定性模型 (4.4.1),

(1-1) 如果 $R_0 \leqslant 1$, 无病平衡点 E_0 全局渐近稳定; 如果 $R_0 > 1$, 是不稳定的;

(1-2) 如果 $R_0 > 1$, 地方病平衡点 E^* 是全局渐近稳定的.

(2) 对于随机模型 (4.4.2),

(2-1) 如果 $R_0^s = R_0 - \dfrac{\sigma^2 \Lambda^2}{2\mu^2(\mu+\nu+\delta)} < 1$ 且 $\sigma^2 \leqslant \dfrac{\beta\mu}{\Lambda}$ 或 $\sigma^2 > \max\left\{\dfrac{\beta\mu}{\Lambda},\right.$

$\left.\dfrac{\beta^2}{2(\mu+\nu+\delta)}\right\}$, 则疾病依概率 1 灭绝.

(2-2) 当 $t > 0$ 时, (S_t, I_t, R_t) 的分布有密度 $U(t, x, y, z)$. 当 $R_0^s > 1$ 且

$$\sigma^2 < \frac{2\mu(1+\lambda_1)}{\lambda_2 I^*}$$
$$\cdot \min\left\{1, \frac{\mu+\delta+\lambda_1(\mu+\nu+\delta)}{\mu(1+\lambda_1)S^{*2}+(\mu+\delta+\lambda_1(\mu+\nu+\delta))} \frac{\nu+\lambda_3(\mu+\gamma)}{\mu(1+\lambda_1)S^{*2}+(\nu+\lambda_3(\mu+\gamma))}\right\},$$

其中, $\lambda_1 = \dfrac{2\mu}{\gamma}$, $\lambda_2 = \dfrac{1}{\beta\gamma}(1+\alpha I^{*2})(\gamma(2\mu+\delta)+2\mu(2\mu+\nu+\delta))$, $\lambda_3 = \dfrac{\delta}{\nu}$, 模型 (4.4.2) 的稳态解存在唯一密度 $U_*(x, y, z)$, 且

$$\lim_{t\to\infty} \iiint_\Pi |U(t, x, y, z) - U_*(x, y, z)| \mathrm{d}x\mathrm{d}y\mathrm{d}z = 0,$$

其中 Π 定义于 (4.3.21).

4.4.2 考虑媒体报道的传染病模型

受崔景安等[81] 关于媒体报道对传染病传播的影响机制的工作的启示, 函数 $f(I)$ 固定为

$$f(I) = e^{\alpha I}, \tag{4.4.4}$$

则确定性模型 (4.1.2) 为

$$\begin{cases} \dfrac{\mathrm{d}S}{\mathrm{d}t} = \Lambda - \mu S - \beta e^{-\alpha I} SI + \gamma R, \\[2mm] \dfrac{\mathrm{d}I}{\mathrm{d}t} = \beta e^{-\alpha I} SI - (\mu+\nu+\delta)I, \\[2mm] \dfrac{\mathrm{d}R}{\mathrm{d}t} = \nu I - (\mu+\gamma)R, \end{cases} \tag{4.4.5}$$

与 (4.4.5) 对应的随机模型为

$$\begin{cases} \mathrm{d}S_t = \left(\Lambda - \mu S_t - \beta e^{-\alpha I_t} S_t I_t + \gamma R_t\right)\mathrm{d}t - \sigma e^{-\alpha I_t} S_t I_t \mathrm{d}B_t, \\ \mathrm{d}I_t = \left(\beta e^{-\alpha I_t} S_t I_t - (\mu + \nu + \delta)I_t\right)\mathrm{d}t + \sigma e^{-\alpha I_t} S_t I_t \mathrm{d}B_t, \\ \mathrm{d}R_t = (\nu I_t - (\mu + \gamma)R_t)\mathrm{d}t. \end{cases} \qquad (4.4.6)$$

容易验证假设 (H1) 和 (H2) 满足, 且 $\xi = 1/\alpha$, $R_0 = \dfrac{\Lambda\beta}{\mu(\mu+\nu+\delta)}$.

模型 (4.4.5) 有一个无病平衡点 $E_0 = (\Lambda/\mu, 0, 0)$; 如果 $R_0 > 1$, 有一个地方病平衡点 $E^* = (S^*, I^*, R^*)$ 且

$$S^* = \frac{1}{\beta}(1 + \alpha I^{*2})(\mu + \nu + \delta),$$

$$R^* = \frac{\nu}{\mu + \gamma}I^*.$$

$$\Lambda - \frac{\mu}{\beta}e^{-\alpha I^*}(\mu + \nu + \delta) - \left((\mu + \nu + \delta) - \frac{\gamma\nu}{\mu + \gamma}\right)I^* = 0.$$

定理 4.19　(1) 对于确定性模型 (4.4.5),

(1-1) 如果 $R_0 \leqslant 1$, E_0 全局渐近稳定; 如果 $R_0 > 1$, 是不稳定的;

(1-2) 如果 $R_0 > 1$, E^* 是全局渐近稳定的.

(2) 对于随机模型 (4.4.6),

(2-1) 如果 $R_0^s = R_0 - \dfrac{\sigma^2\Lambda^2}{2\mu^2(\mu+\nu+\delta)} < 1$ 且 $\sigma^2 \leqslant \dfrac{\beta\mu}{\Lambda}$ 或者

$$\sigma^2 > \max\left\{\frac{\beta\mu}{\Lambda}, \frac{\beta^2}{2(\mu+\nu+\delta)}\right\},$$

疾病依概率 1 灭绝.

(2-2) 当 $t > 0$ 时, (S_t, I_t, R_t) 的分布具有密度 $U(t, x, y, z)$. 如果 $R_0^s > 1$ 且

$$\sigma^2 < \frac{2\mu(1+\lambda_1)}{\lambda_2 I^*}$$

$$\cdot \min\left\{1, \frac{\mu+\delta+\lambda_1(\mu+\nu+\delta)}{\mu(1+\lambda_1)S^{*2}+(\mu+\delta+\lambda_1(\mu+\nu+\delta))} \frac{\nu+\lambda_3(\mu+\gamma)}{\mu(1+\lambda_1)S^{*2}+(\nu+\lambda_3(\mu+\gamma))}\right\},$$

其中, $\lambda_1 = \dfrac{2\mu}{\gamma}$, $\lambda_2 = \dfrac{1}{\beta\gamma}e^{-\alpha I^*}(\gamma(2\mu+\delta)+2\mu(2\mu+\nu+\delta))$, $\lambda_3 = \dfrac{\delta}{\nu}$, 模型 (4.4.6) 的稳态解存在唯一密度 $U_*(x, y, z)$, 且 $\lim\limits_{t\to\infty}\iiint_\Pi |U(t, x, y, z) - U_*(x, y, z)|\mathrm{d}x\mathrm{d}y\mathrm{d}z = 0$, 其中 Π 定义于 (4.3.21).

4.4.3 数值模拟结果

本节, 我们借助数值仿真技术研究干预策略下确定性模型 (4.4.1) (无噪声干扰) 及其对应的随机模型 (4.4.2) (有噪声干扰) 的全局动力学, 进一步探讨环境波动对疾病传播的影响机制. 参数值取为

$$\Lambda = 1, \quad \mu = 0.2, \quad \beta = 0.1, \quad \delta = 0.05, \quad \nu = 0.1, \quad \gamma = 0.25, \quad \alpha = 0.001.$$
$$(4.4.7)$$

考虑到 $R_0^s = R_0 - \dfrac{\sigma^2 \Lambda^2}{2\mu^2(\mu + \nu + \delta)} < R_0$, 如果 $R_0 < 1$, 则 $R_0^s < 1$, 则对于确定性模型 (4.4.1), 如果 $I(t)$ 灭绝, 根据定理 4.18 (1-1), 对于随机模型 (4.4.2), $I(t)$ 几乎必然灭绝. 因此, 本节仅考虑 $R_0 > 1$ 时的情形.

对于模型 (4.4.1), $R_0 = 1.4286 > 1$. 由定理 4.18 (2-2) 可知, 存在唯一全局稳定的地方病平衡点 $E^* = (3.5041, 1.0850, 0.1396)$ (图 4.1).

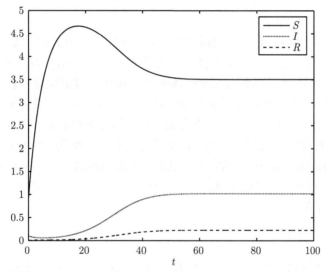

图 4.1 确定性模型 (4.4.1) 具有初值 $(S_0, I_0, R_0) = (0.9, 0.1, 0)$ 时 $S(t)$, $I(t)$ 和 $R(t)$ 的时间序列图. 参数值见 (4.4.7)

4.4.3.1 随机地方病动力学

首先取噪声强度 $\sigma = 0.01$, 则 $\sigma^2 = 0.0001 < \min\{1, 0.0222, 0.0109\}$, 且 $R_0^s = 1.425 > 1$. 根据定理 4.18 (2-2) 可知疾病将蔓延. 图 4.2(a) 中的数值结果显示 $S(t)$, $I(t)$ 和 $R(t)$ 的值随时间的推移作小幅度波动. 重复的数值模拟实验揭示了相似的动力学行为. 接着, 我们将噪声强度 σ 分别增加到 0.03 (此时, $R_0^s = $

$1.3964 > 1$, $\sigma^2 = 0.0009 < \min\{1, 0.0222, 0.0109\}$) (图 4.2(b)) 和 0.05 (此时,
$R_0^s = 1.3393 > 1$, $\sigma^2 = 0.0025 < \min\{1, 0.0222, 0.0109\}$) (图 4.2(c)). 可以看到,
随机模型 (4.4.2) 的解在确定性模型 (4.4.1) 地方病平衡点 $E^* = (3.5041, 1.0850,$
$0.1396)$ 附近的非平衡波动随着噪声强度的增加而增大.

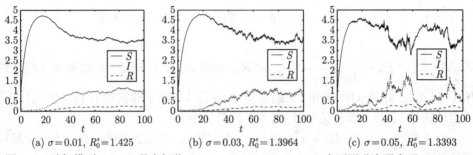

(a) $\sigma = 0.01$, $R_0^s = 1.425$ (b) $\sigma = 0.03$, $R_0^s = 1.3964$ (c) $\sigma = 0.05$, $R_0^s = 1.3393$

图 4.2   随机模型 (4.4.2) 具有初值 $(S_0, I_0, R_0) = (0.9, 0.1, 0)$ 在不同噪声强度下 $S(t), I(t)$
和 $R(t)$ 的轨道. 参数见 (4.4.7)

在图 4.2 中, 噪声强度 σ 使得 $R_0^s > 1$ 和 $\sigma^2 < \min\{1, 0.0222, 0.0109\}$ 成立,
由定理 4.18 (2-2) 可知随机模型 (4.4.2) 存在平稳分布. $S(t), I(t)$ 和 $R(t)$ 三个分
量的平稳分布是针对三种不同的噪声强度从 10000 次数值运算中在 $t = 100$ 时获
得的 (图 4.3), 图中的光滑曲线分别是 $S(t)$, $I(t)$ 和 $R(t)$ 的概率密度函数. 数值
结果表明, 在 $t = 100$ 时得到的分布是稳态的. 但却不尽相同. 图 4.3 (a)—(c) 中
的分布表明, 随着噪声强度 σ 的增加, 平稳分布有显著变化, 即 $S(t), I(t)$ 和 $R(t)$
的均值和分布的偏度随着 σ 的增大而变化. 更准确地说, 当 $\sigma = 0.01$ 时, 分布看
起来更接近正态分布 (参见图 4.3 (a)), 但当 σ 增加到 0.05 时, 分布是偏正态分
布 (参见图 4.3 (c)).

4.4.3.2   随机无病动力学

当噪声强度增加为 $\sigma = 0.12$, 则 $R_0^s = 0.9143 < 1$ 且 $\sigma^2 = 0.0144 < \beta\mu/\Lambda =$
0.02, 由定理 4.18 (2-1) 可知, $I(t)$ 几乎必然灭绝. 当然, 易感者 I 的几乎必然灭
绝也就意味着恢复者 R 的几乎必然灭绝.

在图 4.4 中, 我们给出了在相同参数下, 两次数值模拟运算所得的灭绝动力
学. 另外, 当 $\sigma = 0.12$ 时, 同组参数下 10000 次数值模拟运算可得 I 的平均灭绝
时间为 85.3. 通过大量的数值计算, 我们发现平均灭绝时间随着噪声强度的增加
而减少. 为了进一步理解随机模型 (4.4.2) 的无病动力学行为, 分别取 t 等于 100,
200, 300, 400, 500, 对于每个 t, 重复模拟 10000 次且保持所有参数不变. 对于
易感者 $S(t)$ 而言, 通过 10000 次数值模拟分别计算 $t = 100, 200, 300, 400, 500$

时 $S(t)$ 的平均值, 结果列于图 4.5 (a) 中. 显然, $S(t)$ 的平均值最终几乎必然趋向于 $\Lambda/\mu = 5.0$. 对于感染者 $I(t)$ 和 $R(t)$, 分别统计 10000 次数值模拟结果中 $I(t) < 0.0001$ 和 $R(t) < 0.0001$ 的次数 $m_i\,(i=1,2,3,4,5)$, 并将 $(\log(m_i/10000), t)$ 结果分别列示于图 4.5(b) 和图 4.5(c) 中. 可以看出, 当 t 充分大时, $\log(m_i/10000)$ 几乎必须趋向于 0. 这表明 m_i 几乎必然趋近于 10000. 也就是说, $I(t)$ 和 $R(t)$ 将依概率 1 灭绝.

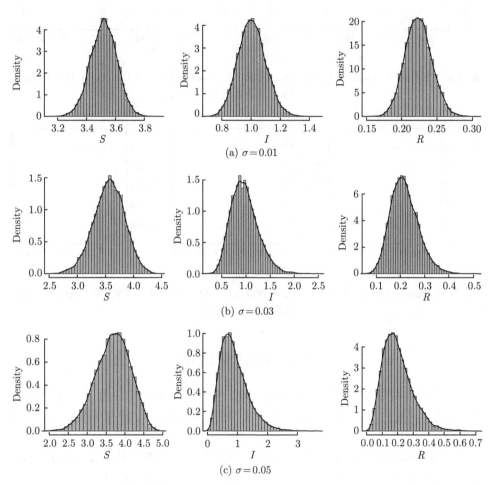

图 4.3 随机模型 (4.4.2) 在不同噪声强度下 S (左列), I (中列) 和 R (右列) 在 $t=100$ 时分布的直方图和概率密度函数. 参数见 (4.4.7)

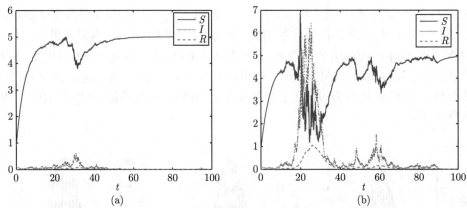

图 4.4　随机模型 (4.4.2) 具有初值 $(S_0, I_0, R_0) = (0.9, 0.1, 0)$ 时 $S(t), I(t)$ 和 $R(t)$ 的轨道. $\sigma = 0.12$, 其余参数见 (4.4.7)

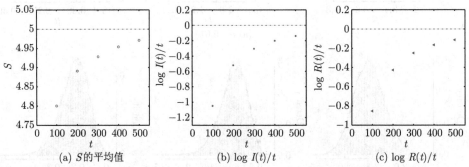

图 4.5　随机模型 (4.4.2) 在 $t = 100, 200, 300, 400, 500$ 时 10000 次数值模拟结果. $\sigma = 0.12$, 其余参数见 (4.4.7)

4.5　小结与讨论

环境噪声对传染病的流行有重要影响. 本章假设传染率系数 β 受白噪声影响, 这是一种被广泛应用的将随机环境噪声引入种群动力学模型或传染病模型的建模方法[111,187].

在传染病动力学研究中, 许多经典确定性模型, 例如模型 (4.1.2), 存在阈值动力学: 如果 $R_0 \leqslant 1$, 疾病灭绝; 如果 $R_0 > 1$ 疾病蔓延 (参见定理 4.3). 对于随机传染病模型 (4.1.5), 我们根据再生算子理论给出了随机基本再生数的计算公式 $R_0^s = R_0 - \dfrac{\sigma^2 \Lambda^2}{2\mu^2 f^2(0)(\mu + \nu + \delta)}$, 并证明了其可以作为阈值参数判定随机模型 (4.1.5) 的阈值动力学. 也就是, 如果 $R_0^s < 1$, 在适当的条件下, $I(t)$ 几乎必然灭绝; 如果 $R_0^s > 1$, $I(t)$ 几乎必然蔓延 (参见定理 4.7).

值得注意的是, 在定理 4.7(1) 中, $I(t)$ 通过两条途径 (4.3.6), (4.3.7) 产生几乎必然灭绝的动力学行为. 第二条途径 (4.3.7), 即当 $\sigma^2 > \max\left\{\dfrac{\beta\mu f(0)}{\Lambda}, \dfrac{\beta^2}{2(\mu+\nu+\delta)}\right\}$ 时, $R_0^s < 0$. 换句话说, 在这种情况下, 随机基本再生数没有定义.

特别地, 模型 (4.1.5) 对应的 Fokker-Planck 方程是退化的. 在此情况下, 本章运用 Markov 半群理论研究了模型 (4.1.5) 的平稳分布的存在性及其渐近性 (参见定理 4.17). 显然这种方法是有效的.

从流行病学来说, 我们主要有以下发现点.

(1) 噪声有助于抑制传染病暴发: 定理 4.7 指出随机模型 (4.1.5) 的疾病灭绝发生在 $R_0^s = R_0 - \dfrac{\sigma^2\Lambda^2}{2\mu^2 f^2(0)(\mu+\nu+\delta)} < 1$ 的情况下, 而定理 4.3 (2) 给出了确定性模型 (4.1.2) 在 $R_0 > 1$ 时存在唯一地方病平稳点 E^* 并且是全局渐近稳定的. 注意到 $R_0^s < R_0$, 则 $R_0^s < 1 < R_0$ 可能成立. 在此情况下, 对于确定性模型 (4.1.2) 存在地方病平稳点 (图 4.1), 但随机模型 (4.1.5) 则预示着疾病依概率 1 灭绝 (图 4.4 和图 4.5).

(2) 噪声强度的作用: 由定理 4.17(1) 可知, 当条件 (4.3.7) 成立时, 疾病依概率 1 灭绝; 而当噪声强度较小即条件 $R_0^s < 1$, $\sigma^2 \leqslant \beta\mu f(0)/\Lambda$ 满足时, 疾病几乎必然灭绝. 显然, 在这些情况下, 噪声影响是不可忽略的. 特别地, 当噪声强度较大时, 我们不能应用确定性模型而只能应用随机模型描述传染病动力学 (图 4.4). 另一方面, 由定理 4.3 (2) 可知, 确定性模型 (4.1.2) 在 $R_0 > 1$ 时存在唯一全局渐近稳定的地方病平稳点 E^*. 在此情况下, 如果噪声强度 σ 足够小使得 $R_0^s = R_0 - \dfrac{\sigma^2\Lambda^2}{2\mu^2 f^2(0)(\mu+\nu+\delta)} > 1$ 成立, 由定理 4.17 可知, 随机模型 (4.1.5) 保留了全局稳定性的性质, 并且数值结果显示噪声会迫使模型的解在地方病平衡点附近振荡 (图 4.2 和图 4.3). 此外, 由图 4.2 和图 4.3 可以看出, 噪声强度 σ 的增加对模型 (4.1.5) 随机动力学中非平衡振荡幅度有很大的影响.

(3) 平稳分布可由 R_0^s 确定: 由定理 4.17 可知, 模型 (4.1.5) 存在地方病平稳分布, 从而导致疾病的随机持续 (图 4.3). 由图 4.5 可知系统存在无病吸收集, 意味着疾病灭绝的概率为 1.

另一方面, Murray 等[202] 建立了一个确定性模型来预测英国狐狸狂犬病流行的动态, 发现受感染的狐狸数量会迅速增加, 直到可用的易感狐狸数量过低, 然后疾病似乎消失, 但在大约两年后又会突然出现狐狸狂犬病疫情. Mollison[197] 称这种动力学行为为 "阿托狐"(atto-fox. atto-, 微微微, 即 10^{-18}) 现象. 也就是说, 疫源地的感染密度从来没有变为零, 每平方公里感染者下降到一只 "阿托狐" (相当于 10^{-18} 只狐狸) 左右的最小值, 但 "阿托狐" 在易感者充分再生后会开始第二波疫情. 在 4.4.3.2 节关于模型 (4.4.2) 的随机无病动力学数值模拟过程中, $I(t)$ 和 $R(t)$ 的值可能会很小, 但由于随机模型的连续性而永远不会为 0, 随机模型 (4.4.2) 中不会发生 "阿托狐" 现象, 这是因为由定理 4.7 或者定理 4.18 (2-1) 以及图 4.5 可知, 随机模型 (4.4.2) 的所有解在一定的条件下几乎必然趋于无病吸收集 $(\Lambda/\mu, 0, 0)$.

第 5 章　媒体报道与传染病传播

当传染病在一个地区出现并开始传播时, 政府相关部门会采取一切可能的措施阻止疾病蔓延, 行之有效的措施就是通过媒体 (网络、电视、收音机、报纸、广告牌、小册子) 宣传报道, 尽快让人们了解正确的传染病防控知识, 及时发布突发性传染病的传播途径、发病机理、高危人群, 特别是及时更新新增病例数、疑似病例数、医学观察数、死亡病例数等数据及其相关详细信息[39,53,81,82,168,180,269,282].

简单地说, 媒体报道对传染病疫情的影响主要通过两条途径: 一是媒体直接向公众报道相关疫情观察结果; 二是疫情暴发期间公共卫生部门使用媒体或互联网与公众沟通[30,235]. 事实上, 媒体是公众获取疫情信息的主要来源, 并由此提高疾病防范意识[39]. 媒体对人的行为存在潜在影响, 当疫情发生时, 人们会更少去人口密集的公共场所, 也会采用佩戴口罩、勤洗手等预防策略来保护自己[53,105,239,240,269,273,274,278]. 人们对疾病威胁的反应依赖于他们对风险的感知, 这些感知受到媒体传播的公共和私密信息广泛的影响[195,243]. 例如, 在疫苗可有效预防疾病的情况下, 人们就会及时选择接种疫苗; 当感知疾病风险高, 人们就会减少出行或前往疫情高发地区旅行[89,278]. 有研究表明媒体报道和教育有助于降低接触率, 能够帮助政府制定干预策略以遏制传染病传播[53,274].

当然, 媒体报道不可能消除传染病, 但其在传染病防控中的作用却不容忽视. 在有大量感染者的情况下, 一方面, 密集的媒体报道可能会引起社会对传染病疫情的恐慌情绪; 另一方面, 媒体报道可以促使人们减少外出从而减少易感者与感染者人群之间的接触机会, 有助于控制和预防疾病的传播[81]. 崔景安等[81,82,168]系统研究了媒体报道对传染病模型动力学行为的影响, 并发现媒体报道有利于控制传染病. 也有研究发现媒体报道可以减轻疫情规模、缩短疫情持续时间[235].

本章将重点关注媒体报道以及环境波动对传染病传播的影响, 主要材料来源于 [61,115,236,279].

5.1　模 型 建 立

将总人群 $N(t)$ 分为两个仓室, 分别用 $S(t)$ 和 $I(t)$ 表示 t 时刻易感者和感染者的数量. 在不考虑媒体报道时, 假设新感染发生率是标准发生率 $\beta SI/(S+I)$. 当考虑媒体报道时, 由于前述原因, 传染率随着感染者的增加而减小. 为了理解媒

体报道对疾病传播动态的影响机制, 崔景安等[82] 建立了下述有效接触率函数:

$$\beta(I) = \beta_1 - \beta_2 f(I), \tag{5.1.1}$$

其中, β_1 表示易感者与感染者的最大接触率, β_2 表示由于媒体报道而降低的最大接触率. 由于在任何情况下, 每个人都不能避免与其他人接触, 因此假设 $\beta_1 > \beta_2$. 此外, 函数 $f(I)$ 满足

$$f(0) = 0, \quad \lim_{I \to \infty} f(I) = 1, \quad 0 < f'(I) \leqslant 1 \quad \text{以及} \quad f''(I) < 0.$$

于是, 可建立如下考虑媒体报道的 SIS 传染病模型:

$$\begin{cases} \dfrac{\mathrm{d}S}{\mathrm{d}t} = \Lambda - \mu S - \beta(I)\dfrac{SI}{S+I} + \gamma I, \\ \dfrac{\mathrm{d}I}{\mathrm{d}t} = \beta(I)\dfrac{SI}{S+I} - (\mu + \gamma)I, \end{cases} \tag{5.1.2}$$

其中, Λ 表示输入率, μ 是自然死亡率, γ 表示恢复率. 模型 (5.1.2) 的基本再生数为

$$R_0 = \frac{\beta_1}{\mu + \gamma}. \tag{5.1.3}$$

易证

$$\lim_{t \to \infty} N(t) = S(t) + I(t) = \frac{\Lambda}{\mu},$$

因此, 平面 $S + I = \Lambda/\mu$ 是模型 (5.1.2) 的不变流形.

关于模型 (5.1.2) 的平衡点的稳定性有下述结果.

定理 5.1　对于模型 (5.1.2), 如果 $R_0 < 1$, 无病平衡点 $E_0 = (\Lambda/\mu, 0)$ 全局渐近稳定; 如果 $R_0 > 1$, 存在唯一地方病平衡点 $E^* = (S^*, I^*)$ 且是全局渐近稳定的, E_0 不稳定.

在 4.1 节中述及发生率, 例如模型 (5.1.2) 中的 $\dfrac{SI}{S+I}$, 在传染病动力学模型中具有重要的作用. 一般地, 可将发生率表述为非负函数 $g(S,I) \in [0, +\infty) \times [0, +\infty)$ 且满足:

(H1) $g(S, 0) = g(0, I) = 0$;

(H2) 当 $I > 0$ 时, $\dfrac{g(S,I)}{S} \leqslant \max\{I, 1\}$;

(H3) 当 $S > 0$ 时, $\dfrac{g(S,I)}{I}$ 关于 $I > 0$ 单调非递增; 当 $I > 0$ 时, $\dfrac{g(S,I)}{I}$ 关于 $S > 0$ 单调递增;

(H4) 当 $S > 0$ 时, $g'(S,0) := \lim\limits_{I \to 0} \dfrac{g(S,I)}{I} > 0$, 且对于任意 $S_1, S_2 > 0$, 都有 $|g'(S_1,0) - g'(S_2,0)| \leqslant |S_1 - S_2|$ 对 $S_1, S_2 > 0$.

上述定义的发生率 $g(S,I)S$ 有广泛的应用[66], 例如:

(1) 双线性发生率[28]: $g(S,I) = SI$.

(2) 饱和发生率[60,72,179,269]: $g(S,I) = \dfrac{SI^l}{1 + \alpha I^h}$, 这里, 参数 h 是一个正常数, α 是一个刻画 "心理效应" 的非负常数.

(2-1) $g(S,I) = \dfrac{SI}{1 + \alpha I}$ [72];

(2-2) $g(S,I) = \dfrac{SI}{1 + \alpha I^2}$ [60,269].

(3) 考虑媒体报道的发生率[60,82,115]: $g(S,I) = SIe^{-mI}$, 这里 m 是一个正常数.

关于发生率, 也可参考例 1.9.

于是, 在模型 (5.1.2) 的基础上, 可建立更一般的考虑媒体报道的 SIS 传染病模型:

$$\begin{cases} \dfrac{\mathrm{d}S(t)}{\mathrm{d}t} = \Lambda - \mu S(t) - \big(\beta_1 - \beta_2 f(I(t))\big)g\big(S(t), I(t)\big) + \gamma I(t), \\ \dfrac{\mathrm{d}I(t)}{\mathrm{d}t} = \big(\beta_1 - \beta_2 f(I(t))\big)g\big(S(t), I(t)\big) - (\mu + \gamma)I(t). \end{cases} \quad (5.1.4)$$

另一方面, 从流行病学和传染病动力学的角度看, 模型中包含随机效应的方法有很多种[132]. 本章, 我们假设噪声在状态空间和时间上是均匀的, 这种随机扰动是一种与 $S(t), I(t), R(t)$ 成正比的白噪声类型, 也就是系统整体扰动, 直接影响 $\dfrac{\mathrm{d}S(t)}{\mathrm{d}t}, \dfrac{\mathrm{d}I(t)}{\mathrm{d}t}$ 和 $\dfrac{\mathrm{d}R(t)}{\mathrm{d}t}$. 详情参见 1.3.1 节. 据此可建立随机传染病模型:

$$\begin{cases} \mathrm{d}S(t) = \Big[\Lambda - \mu S(t) - \big(\beta_1 - \beta_2 f(I(t))\big)g\big(S(t), I(t)\big) + \gamma I(t)\Big]\mathrm{d}t + \sigma_1 S(t)\mathrm{d}B_1(t), \\ \mathrm{d}I(t) = \Big[\big(\beta_1 - \beta_2 f(I(t))\big)g\big(S(t), I(t)\big) - (\mu + \gamma)I(t)\Big]\mathrm{d}t + \sigma_2 I(t)\mathrm{d}B_2(t), \end{cases}$$
$$(5.1.5)$$

满足初值 $z = (x,y) = (S(0), I(0))$. 这里, σ_i $(i = 1,2)$ 是正常数, σ_i^2 $(i = 1,2)$ 为噪声强度, $B_i(t)$ $(i = 1,2)$ 是独立的标准 Brown 运动.

设 $(\mathbf{R}_+^2, \mathscr{F}, \mathbb{P})$ 是完备概率空间, σ-代数流 (滤子) $\{\mathscr{F}_t\}_{t \in \mathbf{R}_+}$ 满足通常条件, 这里 $\mathbf{R}_+^2 := \{(S,I)|S, I > 0\}$. 此外, 引入记号

$$\mathbf{R}_+^{2,\circ} := \{(x,y) : x, y > 0\}, \quad \mathbf{R}_+^{2,*} := \{(x,y) : x \geqslant 0, y > 0\}.$$

为了叙述简单, 我们限定 $z = (x, y)$ 在 Ω_i^z 和 $(\Omega_i^*)^z$ 上.

关于模型 (5.1.5) 整体解的存在性、唯一性, 我们有如下定理.

定理 5.2　对任意初值 $z = (S(0), I(0)) \in \mathbf{R}_+^2$, 当 $t \geqslant 0$ 时, 模型 (5.1.5) 存在唯一的解 $(S(t), I(t))$ 且依概率 1 位于 $\mathbf{R}_+^2$ 中.

该定理证明过程与定理 3.4 的证明类似, 此处略去.

5.2　有界性估计

本节, 我们建立关于 $S_z(t)$ 和 $I_z(t)$ 的有界性估计.

引理 5.3　对于模型 (5.1.5) 的解 $S_z(t)$ 和 $I_z(t)$, 下述结论成立:

(1) 任给 $0 < p < 2\mu \min\{(\sigma_1^2)^{-1}, (\sigma_2^2)^{-1}\}$ 以及 $\bar{p} > 0$, 存在正常数 Q, 使得

$$\mathbb{E}[(S_z(t) + I_z(t))^{1+p} + (S_z(t) + I_z(t))^{-\bar{p}}] \leqslant Q, \quad \forall z \in \mathbf{R}_+^2.$$

(2) 任给 $\varepsilon > 0, H > 1, T > 0$, 存在 $\bar{H} = \bar{H}(\varepsilon, H, T) > 1$, 使得当 $z \in [0, H] \times [0, H]$ 时,

$$\mathbb{P}\left\{0 \leqslant S_z(t), I_z(t) \leqslant \bar{H}, \ \forall t \in [0, T]\right\} \geqslant 1 - \varepsilon;$$

当 $z \in [H^{-1}, H] \times [0, H]$ 时,

$$\mathbb{P}\left\{\bar{H}^{-1} \leqslant S_z(t) \leqslant \bar{H}, \ \forall t \in [0, T]\right\} \geqslant 1 - \varepsilon.$$

证明　记 $N_z(t) = S_z(t) + I_z(t)$, 且为了简单起见, 仍将 $N_z(t) = S_z(t) + I_z(t)$ 简记为 $N = S + I$. 定义

$$V(N) := N^{1+p} + N^{-\bar{p}}.$$

由 Itô 公式可得

$$LV(N) = (1+p)N^p(\Lambda - \mu N) - \bar{p}N^{-\bar{p}-1}(\Lambda - \mu N) + \frac{p(1+p)}{2}N^{p-1}(\sigma_1^2 S^2 + \sigma_2^2 I^2)$$

$$+ \frac{\bar{p}(1+\bar{p})}{2}N^{-\bar{p}-2}(\sigma_1^2 S^2 + \sigma_2^2 I^2)$$

$$\leqslant \Lambda(1+p)N^p - (1+p)N^{p-1}\left(\left(\mu - \frac{p}{2}\sigma_1^2\right)S^2 + \left(\mu - \frac{p}{2}\sigma_2^2\right)I^2 + 2\mu SI\right)$$

$$- \Lambda\bar{p}N^{-\bar{p}-1} + \bar{p}N^{-\bar{p}}\left(\mu + \frac{1+\bar{p}}{2}\max\{\sigma_1^2, \sigma_2^2\}\right).$$

由假设 $0 < p < 2\mu \min\{(\sigma_1^2)^{-1}, (\sigma_2^2)^{-1}\}$ 可得 $C_1 := \min\left\{\mu - \dfrac{p}{2}\sigma_1^2, \mu - \dfrac{p}{2}\sigma_2^2\right\} > 0.$ 所以

$$LV(N) + C_1 V(N) \leqslant k_1 N^p - k_2 N^{p+1} - k_3 N^{-\bar{p}-1} + k_4 N^{-\bar{p}},$$

其中, $k_1 = \Lambda(1+p), k_2 = C_1 p, k_3 = \Lambda\bar{p}, k_4 = \bar{p}\left(\mu + \dfrac{1+\bar{p}}{2}\max\{\sigma_1^2, \sigma_2^2\}\right) + C_1.$

由此估计易得

$$C_2 = \sup_{N \in \mathbf{R}_+^{2,\circ}} \{LV(N) + C_1 V(N)\} < \infty.$$

从而

$$LV(N) \leqslant C_2 - C_1 V(N), \quad \forall N \in \mathbf{R}_+^{2,\circ}. \tag{5.2.1}$$

对任意 $k \in \mathbf{N}$, 定义停时:

$$\tau_k := \inf\{t \geqslant 0 : V_z(t) \geqslant k\}.$$

将广义 Itô 公式应用于 $e^{C_1 t} V(N_z(t))$, 可得

$$\mathbb{E}[e^{C_1(t \wedge \tau_k)} V(N_z(t \wedge \tau_k))]$$

$$= \mathbb{E}[V(N_z(0))] + \mathbb{E}\left[\int_0^{t \wedge \tau_k} e^{C_1 s}(C_1 V(N_z(s)) + LV(N_z(s)))\mathrm{d}s\right]$$

$$\leqslant V(N_z(0)) + C_2 \mathbb{E}\left[\int_0^t e^{C_1 s}\mathrm{d}s\right]$$

$$\leqslant V(N_z(0)) + \dfrac{C_2}{C_1} e^{C_1 t}, \tag{5.2.2}$$

令 $k \to \infty$, 则

$$e^{C_1 t}\mathbb{E}[V(N_z(t))] \leqslant V(N_z(0)) + \dfrac{C_2}{C_1} e^{C_1 t},$$

由此

$$\mathbb{E}[V(N_z(t))] \leqslant V(N_z(0)) + \dfrac{C_2}{C_1} := Q, \tag{5.2.3}$$

从而 (1) 得证.

接下来证明 (2). 任给 $z \in [0, H] \times [0, H]$, 定义停时:

$$\tau_k^t := \inf\{s \geqslant t : V_z(s) > k\}.$$

在区间 $[t, (t+T) \wedge \tau_k^t]$ 上将 Itô 应用于 $e^{C_1(s-t)V(N_z(s))}$, 与 (5.2.2) 类似, 由 (5.2.3) 可得

$$\mathbb{E}[e^{C_1((t+T)\wedge\tau_k^t-t)}V(N_z((t+T)\wedge\tau_k^t))] \leqslant \mathbb{E}[V(N_z(t))] + \frac{C_2}{C_1}e^{C_1 T}$$
$$\leqslant Q + \frac{C_2}{C_1}e^{C_1 T}, \tag{5.2.4}$$

令 $h = h(H, T, \varepsilon) \in \mathbf{N}$, 则

$$\inf_{|u|\geqslant h} V(u) \geqslant \frac{2}{\varepsilon}\left(Q + \frac{C_2}{C_1}e^{C_1 T}\right). \tag{5.2.5}$$

利用 (5.2.4), 可得

$$\inf_{|u|\geqslant h} V(u)\mathbb{P}\{\tau_h^t < t+T\} \leqslant \mathbb{E}[e^{C_1((t+T)\wedge\tau_h^t-t)}V(N_z((t+T)\wedge\tau_h^t))]$$
$$\leqslant Q + \frac{C_2}{C_1}e^{C_1 T}.$$

这意味着, 当 $t \geqslant 0$ 时, $\mathbb{P}\{\tau_h^t < t+T\} \leqslant \frac{\varepsilon}{2}$. 由此可得

$$\mathbb{P}\{0 \leqslant S_z(t), I_z(t) \leqslant h, \ \forall t \in [0,T]\} \geqslant 1 - \frac{\varepsilon}{2}.$$

令

$$\Omega_1 = \{0 \leqslant I_z(t) \leqslant h, \ \forall t \in [0,T]\},$$

任给 $p, q > 0$, 如果 $B(t)$ 是 $\mathcal{F}_t$-适应 Brown 运动, $g(t)$ 是实值 $\mathcal{F}_t$-适应过程且当 $t \geqslant 0$ 时几乎必然满足 $\int_0^t g^2(s)\mathrm{d}s < \infty$, 由指数鞅不等式 (2.2.29), 可得

$$\mathbb{P}\left\{\int_0^t g(s)\mathrm{d}B(s) - \frac{p}{2}\int_0^t g^2(s)\mathrm{d}s > q, \ \forall t \geqslant 0\right\} \leqslant e^{-pq}. \tag{5.2.6}$$

令 $p = 1$ 且 $q = \log\frac{2}{\varepsilon}$, 则可得: $\mathbb{P}(\Omega_1') \geqslant 1 - \frac{\varepsilon}{2}$, 其中

$$\Omega_1' = \left\{-\sigma_1 B_1(t) \leqslant \frac{1}{2}\sigma_1^2 t + \log\frac{2}{\varepsilon}\right\}.$$

任给 $z \in [H^{-1}, H] \times [0, H]$, $\omega \in \Omega_1 \cap \Omega_1'$ 且 $t \in [0,T]$, 由假设 (H2) 可得

$$\log S_z(t) = \log x + \int_0^t \frac{\Lambda}{S_z(u)} du - \left(\mu + \frac{\sigma_1^2}{2}\right)t + \int_0^t \frac{\gamma I_z(u)}{S_z(u)} ds$$
$$- \int_0^t \left(\beta_1 - \beta_2 f(I_z(u)) \frac{g(S_z(u), I_z(u))}{S_z(u)}\right) du + \int_0^t \sigma_1 dB_1(u)$$
$$\geqslant \log x - (\mu + \sigma_1)T - \log \frac{2}{\varepsilon} - \beta_1 hT$$
$$\geqslant \log H^{-1} - (\mu + \sigma_1)T - \log \frac{2}{\varepsilon} - \beta_1 hT := \log h_1^{-1}.$$

取 $\bar{H} = \max\{h, h_1\}$, 即可证得 (2). □

注 5.4 引理 5.3 揭示了不管噪声强度如何变化, 总存在 $\bar{H} > 0$, 经过一段时间后, 在 $\mathbf{R}^2$ 的区域 $[0, \bar{H}]$ 内, 易感者 $S_z(t)$ 和感染者 $I_z(t)$ 是有界的. 此外, 易感者 $S_z(t)$ 将不会依概率 1 趋向于零, 这也说明了易感者 $S_z(t)$ 的随机持久性.

5.3 随机灭绝动力学

在 (2.3.12) 中, 取

$$b(\varphi) := \Lambda - \mu\varphi, \quad \Sigma(\varphi) := \sigma_1\varphi, \quad \varphi \in (0, \infty),$$

则系统 (2.3.12) 可重写为

$$d\varphi(t) = (\Lambda - \mu\varphi(t))dt + \sigma_1\varphi(t)dB_1(t), \tag{5.3.1}$$

初值为 $\varphi(0) = x > 0$. 记具有初值 x 的方程 (5.3.1) 的解为 $\varphi_x(t)$.

模型 (5.3.1) 可以看作 SDE 模型 (5.1.5) 位于 S-轴上 (即 $I_z(t) = 0$) 的特殊情形, 于是

$$\int_1^\varphi \frac{b(u)}{\Sigma^2(u)} du = \frac{1}{\sigma_1^2} \int_1^\varphi \left(\frac{\Lambda}{u^2} - \frac{\mu}{u}\right) du = \frac{1}{\sigma_1^2}\left(-\frac{\Lambda}{\varphi} - \mu \log\varphi\right) + \frac{\Lambda}{\sigma_1^2}.$$

显然

$$\int_0^\infty \frac{1}{\Sigma^2(\varphi)} \exp\left\{2\int_1^\varphi \frac{b(u)}{\Sigma^2(u)} du\right\} d\varphi = \frac{e^{2\Lambda/\sigma_1^2}}{\sigma_1^2} \int_0^\infty \varphi^{-\left(2+\frac{2\mu}{\sigma_1^2}\right)} e^{-\frac{2\mu}{\sigma_1^2\varphi}} d\varphi < \infty.$$

由定理 2.103 可知 (5.3.1) 具有遍历性, 且其不变密度为

$$f^*(\varphi) = \left(\frac{2\Lambda}{\sigma_1^2}\right)^{\frac{2\mu}{\sigma_1^2}+1} \Gamma^{-1}\left(\frac{2\mu}{\sigma_1^2} + 1\right) \varphi^{-\left(\frac{2\mu}{\sigma_1^2}+2\right)} e^{-\frac{2\Lambda}{\sigma_1^2}\frac{1}{\varphi}}, \quad \varphi \in (0, \infty), \tag{5.3.2}$$

其中, $\Gamma(\cdot)$ 是 Gamma 函数, $\displaystyle\int_0^\infty f^*(\varphi)\mathrm{d}\varphi = 1$. 因此

$$\lim_{t\to\infty} \frac{1}{t}\int_0^t \varphi(s)\mathrm{d}s = \int_0^\infty \varphi f^*(\varphi)\mathrm{d}\varphi.$$

为了确定 $I_z(t)$ 是否收敛于 0, 当 $I_z(t)$ 在充分长的时间内具有小性时, 我们考虑 $I_z(t)$ 的 Lyapunov 指数 $\displaystyle\limsup_{t\to\infty} \frac{\log I_z(t)}{t}$. 由 (5.1.5) 第二个方程可得

$$\frac{\log I_z(t)}{t} = \frac{\log I_z(0)}{t} + \frac{1}{t}\int_0^t \frac{(\beta_1 - \beta_2 f(I_z(s)))g(S_z(s), I_z(s))}{I_z(s)}\mathrm{d}s - c + \frac{\sigma_2 B_2(t)}{t}$$

$$\leqslant \frac{\log I_z(0)}{t} + \frac{1}{t}\int_0^t \frac{\beta_1 g(S_z(s), I_z(s))}{I_z(s)}\mathrm{d}s - c + \frac{\sigma_2 B_2(t)}{t}, \qquad (5.3.3)$$

其中

$$c := \mu + \gamma + \frac{\sigma_2^2}{2}. \qquad (5.3.4)$$

因此, 由 $\displaystyle\limsup_{t\to\infty} \frac{\log I_z(t)}{t} < 0$ 可知 $\displaystyle\lim_{t\to 0} I_z(t) = 0$. 从而, $S_z(s)$ 收敛于方程 (5.3.1) 的解 $\varphi_x(t)$. 所以, 当 t 足够大时,

$$\frac{1}{t}\int_0^t \frac{\beta_1 g(S_z(s), I_z(s))}{I_z(s)}\mathrm{d}s \approx \frac{1}{t}\int_0^t \beta_1 g'(\varphi_x(s), 0)\,\mathrm{d}s.$$

考虑到遍历性, 经过简单计算可得

$$\limsup_{t\to\infty} \frac{\log I_z(t)}{t} \leqslant \limsup_{t\to\infty} \frac{1}{t}\int_0^t \frac{\beta_1 g(S_z(s), I_z(s))}{I_z(s)}\mathrm{d}s - c$$

$$\approx \limsup_{t\to\infty} \frac{\beta_1}{t}\int_0^t g'(\varphi_x(s), 0)\,\mathrm{d}s - c$$

$$\approx \beta_1 \int_0^\infty g'(\phi, 0)f^*(\phi)\mathrm{d}\phi - c$$

$$= c\left(\frac{\beta_1 \displaystyle\int_0^\infty g'(\phi, 0)f^*(\phi)\mathrm{d}\phi}{c} - 1\right) := \lambda_1. \qquad (5.3.5)$$

再次考虑 (5.3.4), 定义

$$R_1^s := \frac{\beta_1 \int_0^\infty g'(\phi,0)f^*(\phi)\mathrm{d}\phi}{\mu + \gamma + \frac{\sigma_2^2}{2}}. \tag{5.3.6}$$

由 (5.3.5) 可知, 当 $R_1^s < 1$ 时, $c(R_1^s - 1) < 0$, 从而 $\limsup\limits_{t\to\infty}\dfrac{\log I_z(t)}{t} < 0$, 这 说明 $I_z(t)$ 可能以指数衰减.

接下来, 定义停时:

$$\tau_z^\sigma := \inf\{t \geqslant 0 : I_z(t) \geqslant \sigma\}. \tag{5.3.7}$$

引理 5.5 任给 $T, H > 1$, $\varepsilon > 0$, $\sigma > 0$, 存在 $\delta = \delta(T, H, \varepsilon, \sigma) > 0$, 使得 当 $z \in [H^{-1}, H] \times (0, \delta]$ 时,

$$\mathbb{P}\{\tau_z^\sigma \geqslant T\} \geqslant 1 - \varepsilon.$$

证明 由指数鞅不等式 (2.2.29) 可知 $\mathbb{P}(\Omega_2) \geqslant 1 - \varepsilon$, 其中

$$\Omega_2 = \left\{\int_0^t \sigma_2 \mathrm{d}B_2(u) \leqslant \frac{1}{2}\int_0^t \sigma_2^2 \mathrm{d}u + \log\frac{1}{\varepsilon}\right\}.$$

由引理 5.3 可知, 存在 $\bar{H} = \bar{H}(T, H, \varepsilon)$, 使得当 $z \in [H^{-1}, H] \times [0, H]$ 时, $\mathbb{P}(\Omega_2') \geqslant 1 - \varepsilon$, 其中

$$\Omega_2' = \left\{\bar{H}^{-1} \leqslant S_z(t) \leqslant \bar{H}, \forall t \in [0, T]\right\}.$$

当 $\omega \in \Omega_2'$ 时, 假设 $M = M(\bar{H}) = \max\{g'(S_z(t), 0)\}$, 则对任意 $\omega \in \Omega_2 \cap \Omega_2'$, 都有

$$\log I_z(t) = \log y + \int_0^t \left((\beta_1 - \beta_2 f(I_z(u)))\frac{g(S_z(u), I_z(u))}{I_z(u)} - c\right)\mathrm{d}u + \int_0^t \sigma_2\mathrm{d}B_2(u)$$

$$\leqslant \log y + \beta_1 \int_0^t g'(S_z(u), 0)\mathrm{d}u + \log\frac{1}{\varepsilon}$$

$$\leqslant \log y + \log\frac{1}{\varepsilon} + \beta_1 M t = \log\frac{ye^{\beta_1 M t}}{\varepsilon}. \tag{5.3.8}$$

假设 $\delta = \sigma\varepsilon e^{-\beta_1 MT} < H$, 当 $z \in [H^{-1}, H] \times [0, \delta]$ 时, 若 $t \in [0, T]$, 则 $I_z(t) < \sigma$. □

引理 5.6 任给 $T > 1$, $\varepsilon, \nu > 0$, 存在 $\sigma > 0$, 当 $z \in [0, \infty) \times (0, \sigma]$ 时,

$$\mathbb{P}\left\{|\varphi_x(t) - S_z(t)| < \nu, \ \forall t \in [0, T \wedge \tau_z^\sigma]\right\} > 1 - \varepsilon.$$

证明　由引理 5.3 可知, 存在 $\bar{H}$ 使得当 $z \in [H^{-1}, H) \times [0, H]$ 时,

$$\mathbb{P}\left\{\varphi_x(t) \vee S_z(t) \leqslant \bar{H}, \forall\, t \in [0, T]\right\} \geqslant 1 - \frac{\varepsilon}{2}.$$

应用 Itô 公式可得

$$|\varphi_x(s) - S_z(s)| \leqslant \mu \int_0^s |\varphi_x(u) - S_z(u)|\,\mathrm{d}u + \beta_1 \int_0^s g(S_z(u), I_z(u))\mathrm{d}u$$

$$+ \gamma \int_0^s I_z(u)\mathrm{d}u + \sigma_1 \left|\int_0^s (\varphi_x(u) - S_z(u))\,\mathrm{d}B_1(u)\right|.$$

令

$$\xi_z := \tau_z^\sigma \wedge \inf\left\{u \geqslant 0 \,\middle|\, \varphi_x(u) \vee S_z(u) \geqslant \bar{H}\right\}. \tag{5.3.9}$$

考虑到

$$\left(\sum_{i=1}^n a_i\right)^2 \leqslant 2^n \sum_{i=1}^n a_i^2,$$

于是

$$\mathbb{E}\sup_{s \leqslant t}\left(\varphi_x(s \wedge \xi_z) - S_z(s \wedge \xi_z)\right)^2$$

$$\leqslant 16\mu^2 \mathbb{E}\left(\int_0^{s \wedge \xi_z} |\varphi_x(u) - S_z(u)|\,\mathrm{d}u\right)^2 + 16\beta_1^2 \mathbb{E}\left(\int_0^{s \wedge \xi_z} g(S_z(u), I_z(u))\mathrm{d}u\right)^2$$

$$+ 16\gamma^2 \mathbb{E}\left(\int_0^{s \wedge \xi_z} I_z(u)\mathrm{d}u\right)^2 + 16\sigma_1^2 \mathbb{E}\sup_{s \leqslant t}\left|\int_0^{s \wedge \xi_z} (\varphi_x(u) - S_z(u))\mathrm{d}B_1(u)\right|^2.$$

当 $t \in [0, T]$ 时, 由引理 5.3 可得如下估计:

$$\mathbb{E}\left(\int_0^{s \wedge \xi_z} I_z(u)\mathrm{d}u\right)^2 \leqslant \sigma^2 T,$$

$$\mathbb{E}\left(\int_0^{s \wedge \xi_z} g(S_z(u), I_z(u))\mathrm{d}u\right)^2 \leqslant M_2^2 \sigma^2 T,$$

$$\mathbb{E}\sup_{s \leqslant t}\left|\int_0^{s \wedge \xi_z} (\varphi_x(u) - S_z(u))\mathrm{d}B_1(u)\right|^2 \leqslant 4\mathbb{E}\int_0^{s \wedge \xi_z} (\varphi_x(u) - S_z(u))^2\mathrm{d}u.$$

最后一个不等式得自于 Burkholder-Davis-Gundy 不等式.

从而, 对一些 $\overline{m} = \overline{m}(M_2, T) > 0$, 有

$$\mathbb{E}\sup_{s \leqslant t} \left(\varphi_x(s \wedge \xi_z) - S_z(s \wedge \xi_z)\right)^2$$

$$\leqslant \overline{m} \left(\sigma^2 + \mathbb{E}\int_0^{s \wedge \xi_z} (\varphi_x(u) - S_z(u))^2 \mathrm{d}u\right)$$

$$\leqslant \overline{m} \left(\sigma^2 + \int_0^t \mathbb{E}\sup_{s \leqslant u}(\varphi_x(s \wedge \xi_z) - S_z(s \wedge \xi_z))^2 \mathrm{d}u\right).$$

应用 Gronwall 不等式可得

$$\mathbb{E}\sup_{s \leqslant T} \left(\varphi_x(s \wedge \xi_z) - S_z(s \wedge \xi_z)\right)^2 \leqslant \overline{m}\sigma^2 e^{\overline{m}T}.$$

因而

$$\mathbb{P}\left\{\sup_{s \leqslant T} \left(\varphi_x(s \wedge \xi_z) - S_z(s \wedge \xi_z)\right)^2 \geqslant \nu^2\right\} \leqslant \frac{\overline{m}\sigma^2 e^{\overline{m}T}}{\nu^2} < \frac{\varepsilon}{2}.$$

于是

$$\mathbb{P}\left\{s \wedge \xi_z = s \wedge \tau_z^\sigma, \, \forall s \in [0, T]\right\} \geqslant \mathbb{P}\left\{\sup_{s \leqslant T}\{\varphi_x(s) \vee S_z(s)\} \leqslant \bar{H}\right\} \geqslant 1 - \frac{\varepsilon}{2}.$$

由此即得结论. □

引理 5.7 假设 $R_1^s < 1$. 任给 $H > 1, \varepsilon > 0$, 存在 $\tilde{\delta} = \tilde{\delta}(\varepsilon, H) > 0$, 使得当 $z \in [H^{-1}, H] \times [0, \tilde{\delta}]$ 时,

$$\mathbb{P}\left(\limsup_{t \to \infty} \left|\frac{\log I_z(t)}{t} - \lambda_1\right| \leqslant \varepsilon\right) \geqslant 1 - 3\varepsilon.$$

证明 由 λ_1 的定义 (5.3.5) 和 φ 的遍历性可得

$$\lim_{t \to \infty} \frac{1}{t}\int_0^t \beta_1 g'(\varphi_x(s), 0)\mathrm{d}s - c = \lambda_1.$$

因此, 存在 $T_1 = T_1(\varepsilon) > 1$ 使得 $\mathbb{P}(\Omega_3) \geqslant 1 - \varepsilon$, 其中

$$\Omega_3 = \left\{\frac{1}{t}\int_0^t \beta_1 g'(\varphi_x(s), 0)\mathrm{d}s - c \leqslant \lambda_1 + \varepsilon, \, \forall t \geqslant T_1\right\}.$$

由于 $\lim\limits_{t \to \infty} \dfrac{\sigma_2 B_2(t)}{t} = 0$ a.s., 所以存在 $T_2 = T_2(\varepsilon) > 1$ 使得 $\mathbb{P}(\Omega_4) \geqslant 1 - \varepsilon$, 其中

$$\Omega_4 = \left\{\frac{\sigma_2 B_2(t)}{t} < \varepsilon, \, \forall t \geqslant T_2\right\}.$$

由 [91, 引理 3.1] 可知, 存在不依赖 z 的 $q_\varepsilon > 0$, 使得 $\mathbb{P}(\Omega_5) \geqslant 1 - \varepsilon$, 其中

$$\Omega_5 = \{|\sigma_1 B_1(t)| \leqslant q_\varepsilon \sqrt{t(\log|t| + 1)}, \, \forall \, t \geqslant 0\}.$$

为了简单起见, 记 $q_\varepsilon(t) := q_\varepsilon \sqrt{t(\log|t| + 1)}$. 显然

$$\Phi_1(\varepsilon) := \sup_{t \geqslant 0} e^{-c_1 t + q_\varepsilon(t)} e^{c_1 T + q_\varepsilon(T)} T < \infty,$$

其中, $c_1 = \mu + \dfrac{\sigma_1^2}{2}$.

另一方面, 由引理 5.3 可知, 存在 $\bar{H}$, 使得当 $z \in [H^{-1}, H) \times [0, H]$ 时,

$$\mathbb{P}\left\{\bar{H}^{-1} \leqslant S_z(t) \leqslant \bar{H}, 0 \leqslant I_z(t) \leqslant \bar{H}, \, \forall \, t \in [0, T]\right\} \geqslant 1 - \frac{\varepsilon}{2},$$

其中, $T = T_1 \vee T_2$.

由 $g(\cdot, \cdot)$ 的性质可以找到 $C = C(\bar{H})$, 并取 $0 < \nu = \nu(\varepsilon) < \dfrac{\varepsilon}{C + 1}$, 使得

$$\left|\frac{g(S_z(t), I_z(t))}{I_z(t)} - g'(\varphi_x(t), 0)\right| \leqslant \left|\frac{g(S_z(t), I_z(t))}{I_z(t)} - g'(S_z(t), 0)\right|$$
$$+ |g'(S_z(t), 0) - g'(\varphi_x(t), 0)|$$
$$\leqslant C|I_z(t)| + |S_z(t) - \varphi_x(t)|$$
$$< \varepsilon,$$

从而 $|S_z(t) - \varphi_x(t)| < \nu$, $|I_z(t)| < \nu$.

由引理 5.5 和引理 5.6 可知, 存在 $\eta > 0$ 满足 $\eta < \min\left\{\nu, \dfrac{\nu}{2(\beta_1 \bar{H} + \gamma)\Phi_1(\varepsilon)}\right\}$, 使得当 $z \in [H^{-1}, H) \times [0, \eta]$ 时, $\mathbb{P}(\Omega_6) \geqslant 1 - \varepsilon$, 其中

$$\Omega_6 = \{|\varphi_x(t) - S_z(t)| < \nu, \, \forall \, t \in [0, T \wedge \tau_z^\eta]\}, \quad \tau_z^\eta = \inf\{t \geqslant 0 : I_z(t) > \eta\}.$$

令

$$\vartheta_z = \inf\{t \geqslant 0 : |\varphi_x(t) - S_z(t)| \geqslant \nu\},$$

记 $\zeta_z := \vartheta_z \wedge \tau_z^\eta$. 由引理 5.5 可知, 存在 $0 < \delta < \min\{H^{-1}, \eta\}$ 使得当 $\forall \, z \in [H^{-1}, H) \times (0, \delta]$ 时, $\mathbb{P}(\Omega_7) \geqslant 1 - \varepsilon$, 其中

$$\Omega_7 = \{\tau_z^\eta \geqslant T\}.$$

因此, 对于任意 $z \in [H^{-1}, H] \times (0, \delta]$, $\omega \in \bigcap_{i=3}^{7} \Omega_i$, 都有 $\zeta_z \geqslant T$.

任给 $z \in [H^{-1}, H] \times (0, \delta]$, 由 Itô 可知, 当 $\omega \in \bigcap_{i=3}^{7} \Omega_i$ 且 $\forall t \in [T, \zeta_z]$ 时,

$$
\begin{aligned}
\log I_z(t) &\leqslant \log y + \int_0^t \left(\frac{\beta_1 g(S_z(s), I_z(s))}{I_z(s)} - c \right) \mathrm{d}s + \sigma_2 B_2(t) \\
&\leqslant \log y + \int_0^t (\beta_1 g'(\varphi_x(s), 0) - c) \mathrm{d}s + \sigma_2 B_2(t) \\
&\quad + \beta_1 \int_0^t \left| \frac{g(S_z(s), I_z(s))}{I_z(s)} - g'(\varphi_x(s), 0) \right| \mathrm{d}s \\
&\leqslant \log y + (\lambda_1 + 3\varepsilon)t.
\end{aligned}
\tag{5.3.10}
$$

因此任给 $z \in [H^{-1}, H] \times (0, \delta]$, $\omega \in \bigcap_{i=3}^{7} \Omega_i$, 当 $t \in [T, \zeta_z]$ 时,

$$
I_z(t) \leqslant y e^{(\lambda_1 + 3\varepsilon)t}.
\tag{5.3.11}
$$

接下来, 我们估计 $|S_z(t) - \varphi_x(t)|$. 由 Itô 公式和常数变易公式可得

$$
\begin{aligned}
|S_z(t) - \varphi_x(t)| &\leqslant e^{-c_1 t + \sigma_1 B_1(t)} \int_0^t e^{c_1 s - \sigma_1 B_1(s)} \left(\beta_1 g(S_z(t), I_z(s)) + \gamma I_z(s) \right) \mathrm{d}s \\
&= e^{-c_1 t + \sigma_1 B_1(t)} \int_0^t e^{c_1 s - \sigma_1 B_1(s)} I_z(s) \left(\beta_1 \frac{g(S_z(t), I_z(s))}{I_z(s)} + \gamma \right) \mathrm{d}s \\
&:= A_z(t).
\end{aligned}
$$

直接计算可知, 当 $z \in [H^{-1}, H] \times (0, \delta], \omega \in \bigcap_{i=3}^{7} \Omega_i, t \geqslant T$ 时,

$$
\begin{aligned}
&|A_z(t \wedge \zeta_z)| \\
&= e^{-c_1(t \wedge \zeta_z) + \sigma_1 B_1(t \wedge \zeta_z)} \int_0^T e^{c_1 s - \sigma_1 B_1(s)} I_z(s) \left(\beta_1 \frac{g(S_z(t), I_z(s))}{I_z(s)} + \gamma \right) \mathrm{d}s \\
&\quad + e^{-c_1(t \wedge \zeta_z) + \sigma_1 B_1(t \wedge \zeta_z)} \int_T^{t \wedge \zeta_z} e^{c_1 s - \sigma_1 B_1(s)} I_z(s) \left(\beta_1 \frac{g(S_z(t), I_z(s))}{I_z(s)} + \gamma \right) \mathrm{d}s \\
&\leqslant (\beta_1 \bar{H} + \gamma) e^{-c_1(t \wedge \zeta_z) + q_\varepsilon(t \wedge \zeta_z)} \left(\eta \int_0^T e^{c_1 s + q_\varepsilon(s)} \mathrm{d}s \right.
\end{aligned}
$$

$$+y\int_T^{t\wedge\zeta_z}e^{c_1s+q_\varepsilon(s)}e^{(\lambda_1+3\varepsilon)s}\mathrm{d}s\Bigg)$$

$$\leqslant(\beta_1\bar{H}+\gamma)(\eta\Phi_1+y\Phi_2(t)),$$

其中

$$\Phi_2(t)=\sup_{t\geqslant0}e^{-c_1t+q_\varepsilon(t)}\int_T^t e^{c_1s+q_\varepsilon(s)}e^{(\lambda_1+3\varepsilon)s}\mathrm{d}s<\infty.$$

选取常数 $\bar\delta\in(0,\delta)$ 满足

$$\bar\delta(\beta_1\bar{H}+\gamma)\Phi_2(t)<\frac{\nu}{2},\quad\bar\delta e^{\lambda_1+3\varepsilon}T<\eta.$$

于是, 任给 $z\in[H^{-1},H]\times(0,\bar\delta]$, 当 $\omega\in\bigcap_{i=3}^7\Omega_i,t\geqslant T$ 时,

$$|S_z(t)-\varphi_x(t)|\leqslant(\beta_1\bar{H}+\gamma)(\eta\Phi_1+y\Phi_2(t))$$

$$\leqslant\frac{\nu}{2}+\frac{\nu}{2}=\nu.$$

因此, 当 $t\geqslant T$ 时, $t\wedge\zeta_z\leqslant\vartheta_z$.

所以, 当 $\omega\in\bigcap_{i=3}^7\Omega_i$ 时, $\zeta_z\leqslant\vartheta_z$, 当且仅当 $\zeta_z=\vartheta_z=\infty$ 时等号成立. 因此, $\omega\in\bigcap_{i=3}^7\Omega_i\subset\{\tau_z^\eta\leqslant\xi_z\}$. 再考虑 (5.3.11), 可知 $\forall z\in[H^{-1},H]\times(0,\bar\delta]$, 当 $\omega\in\bigcap_{i=3}^7\Omega_i,t\geqslant T$ 时,

$$I_z(t\wedge\tau_z^\eta)\leqslant\bar\delta e^{(\lambda_1+3\varepsilon)T}<\eta.$$

这意味着当 $t\geqslant T$ 或者当 $z\in[H^{-1},H]\times(0,\bar\delta]$ 且 $\omega\in\bigcap_{i=3}^7\Omega_i$ 时, $\tau_z^\eta=\infty$, 都有 $t\wedge\tau_z^\eta<\tau_z^\eta$.

由此, 当 $z\in[H^{-1},H]\times(0,\bar\delta]$ 且 $\omega\in\bigcap_{i=3}^7\Omega_i$ 时,

$$\limsup_{t\to\infty}\left|\frac{\log I_z(t)}{t}-\lambda_1\right|\leqslant\limsup_{t\to\infty}\frac{1}{t}\int_0^t\beta_1\left|\frac{g(S_z(s),I_z(s))}{I_z(s)}-g'(\varphi_x(s),0)\right|\mathrm{d}s$$

$$+\limsup_{t\to\infty}\frac{1}{t}\left|\int_0^t\sigma_2\mathrm{d}B_2(s)\right|\leqslant\varepsilon.$$

注意到 $\mathbb{P}\left(\bigcap_{i=3}^{7}\Omega_i\right) \geqslant 1 - 5\varepsilon$, 即可证毕引理. $\qquad\square$

由上述引理即可建立 SDE 模型 (5.1.5) 的随机灭绝动力学行为.

定理 5.8 如果 $R_1^s < 1$, 对具有任意初值 $z \in \mathbf{R}_+^{2,*}$ 的 SDE 模型 (5.1.5), 存在

$$\mathbb{P}\left\{\lim_{t\to\infty}\frac{\log I_z(t)}{t} = c(R_1^s - 1)\right\} = 1,$$

那么, $S_z(t)$ 的分布弱收敛于 (5.3.1) 的唯一平稳分布 π_*, 该分布的密度函数 $f^*(\varphi)$ 定义于 (5.3.2), 常数 c 定义于 (5.3.4).

证明 令 $z_0 \in \mathbf{R}_+^{2,*}$ 且 $\varepsilon > 0$. 由引理 5.3 可知, 存在一个常数 $H > 1$, 使得

$$\liminf_{t\to\infty}\mathbb{P}\{(S_{z_0}, I_{z_0}) \in A_0\} \geqslant 1 - \varepsilon, \tag{5.3.12}$$

其中, $A_0 = \{(s,i)|s \in [H^{-1}, H], i \in (0, H]\}$.

由引理 5.7 可知随机过程 $(S_{z_0}(t), I_{z_0}(t))$ 在不变集 $\mathbf{R}_+^{2,*}$ 中是瞬态的. 由于定义于 (5.1.5) 的扩散方程是非奇异的, 其解过程必然是瞬态过程. 假设 $\tilde{\delta} > 0$ 满足引理 5.7, 定义

$$A_1 = \{(s,i)|s \in [H^{-1}, H], i \in [\tilde{\delta}, H]\},$$

显然, A_1 是 $\mathbf{R}_+^{2,*}$ 的一个紧子集. 由 $(S_{z_0}(t), I_{z_0}(t))$ 的瞬态性可得

$$\lim_{t\to\infty}\mathbb{P}\{(S_{z_0}(t), I_{z_0}(t)) \in A_1\} = 0,$$

这与 (5.3.12) 以及 $A_0 \backslash A_1 \subset [H^{-1}, H] \times (0, \tilde{\delta}]$ 一起可得

$$\limsup_{t\to\infty}\mathbb{P}\{(S_{z_0}(t), I_{z_0}(t)) \in [H^{-1}, H] \times (0, \tilde{\delta}]\} \geqslant 1 - \varepsilon.$$

所以, 存在 $T_3 > 0$, 使得

$$\mathbb{P}\{(S_{z_0}(T_3), I_{z_0}(T_3)) \in [H^{-1}, H] \times (0, \tilde{\delta}]\} > 1 - 2\varepsilon. \tag{5.3.13}$$

由 Markov 性以及引理 5.7 和 (5.3.13) 可推断:

$$\mathbb{P}\left\{\limsup_{t\to\infty}\left|\frac{\log I_{z_0}(t)}{t} - \lambda_1\right| \leqslant \varepsilon\right\} \geqslant (1 - 5\varepsilon)(1 - 2\varepsilon) \geqslant 1 - 7\varepsilon.$$

再由 ε 的任意性可得

$$\mathbb{P}\left\{\limsup_{t\to\infty}\frac{\log I_{z_0}(t)}{t} = \lambda_1\right\} = 1, \quad \forall z_0 \in \mathbf{R}_+^{2,*}. \tag{5.3.14}$$

也就是, $I_{z_0}(t)$ 几乎必然以指数速度收敛到 0.

接下来证明 $S_z(t)$ 的分布弱收敛于测度 π^*. 由 Portmanteau 定理 [37,定理 1] 可知, 只需证明任给 $\hat{h}(\cdot) : \mathbf{R} \mapsto \mathbf{R}$, 下述性质满足:

(1) $\left| \hat{h}(x_1) \right| \leqslant K_{\hat{h}}, \forall x_1 \in \mathbf{R}$;

(2) $\left| \hat{h}(x_1) - \hat{h}(x_2) \right| \leqslant K_{\hat{h}} |x_1 - x_2|, \forall x_1, x_2 \in \mathbf{R}$

时, 存在

$$\lim_{t \to \infty} \mathbb{E}\hat{h}(S_z(t)) = \int_0^\infty \hat{h}(\phi) f^*(\phi) \mathrm{d}\phi := h^*, \quad z_0 \in \mathbf{R}_+^{2,*}.$$

因为定义于 (5.3.1) 的扩散过程是非奇异的, 而 $\varphi_x(t)$ 的分布当 $t \to \infty$ 时弱收敛于 π^*. 因此, 只需证明

$$\lim_{t \to \infty} \mathbb{E}\hat{h}(\varphi_x(t)) = h^*. \tag{5.3.15}$$

对于 $\varepsilon > 0$, 由 (5.3.14) 可知, 存在 $\overline{T} > 0$, 使得 $\mathbb{P}(\Omega_\varepsilon) > 1 - \varepsilon$, 其中

$$\Omega_\varepsilon = \left\{ I_{z_0}(t) \leqslant \exp\left\{ \frac{\lambda_1 t}{2} \right\}, \quad \forall t \geqslant \overline{T} \right\}.$$

对于引理 5.6 中的 $\sigma > 0$, 选取 $\overline{T}$ 满足 $I_{z_0}(t) \leqslant \exp\left\{ \frac{\lambda_1 \overline{T}}{2} \right\} < \sigma$. 应用引理 5.6, 可得

$$\mathbb{P}\left\{ |\varphi_x(t) - S_{z_0}(t)| < \nu, \ \forall t \geqslant \overline{T} \right\} > 1 - \varepsilon. \tag{5.3.16}$$

注意到

$$\left| \mathbb{E}\hat{h}(S_{z_0}(t)) - h^* \right| \leqslant \left| \mathbb{E}\hat{h}(S_{z_0}(t)) - \mathbb{E}\hat{h}(\varphi_x(t)) \right| + \left| \mathbb{E}\hat{h}(\varphi_x(t)) - h^* \right|$$

$$\leqslant K_{\hat{h}} \nu \mathbb{P}\left\{ |\varphi_x(t) - S_{z_0}(t)| \leqslant \nu \right\} + 2K_{\hat{h}} \mathbb{P}\left\{ |\varphi_x(t) - S_{z_0}(t)| \geqslant \nu \right\}$$

$$+ \left| \mathbb{E}\hat{h}(\varphi_x(t)) - h^* \right|. \tag{5.3.17}$$

应用 (5.3.15) 和 (5.3.16) 于 (5.3.17), 可得

$$\limsup_{t \to \infty} \left| \mathbb{E}\hat{h}(S_{z_0}(t)) - h^* \right| < K_{\hat{h}}(\nu + 2\varepsilon). \tag{5.3.18}$$

由 ε 和 ν 的任意性即可得 $\mathbb{E}\hat{h}(S_z(t))$ 收敛于 h^*. 定理得证. 　□

5.4 随机持久动力学

本节, 我们将研究 SDE 模型 (5.1.5) 的随机持久性以及解的分布. 我们首先给出一些有用的引理, 并定义阈值参数 R_2^s, 这将有助于获得主要结果.

引理 5.9 对于模型 (5.1.5), 存在正常数 K_1 和 K_2, 使得对于任意 $A \in \mathcal{F}$, 当 $x \geqslant 0, y > 0, t \geqslant 1$ 时,

$$\mathbb{E}([\log I_z(t)]_-)^2 \mathbf{I}_A \leqslant ([\log y]_-)^2 \mathbb{P}(A) + K_1 t \sqrt{\mathbb{P}(A)}[\log y]_- + K_2 t^2 \sqrt{\mathbb{P}(A)}, \quad (5.4.1)$$

其中, $[\log y]_- = \max\{0, -\log y\}$, $\mathbf{I}_A$ 表示 A 的示性函数.

与 [87, 引理 2.4] 类似, 下面给出引理 5.9 的证明.

证明 任给初值 $z \in [0, \infty) \times (0, \infty)$, 由 Itô 公式可得

$$-\ln I_z(t) = -\ln y - \int_0^t \left((\beta_1 - \beta_2 f(I_z(s))) \frac{g(S_s(t), I_z(s))}{I_z(s)} \right) \mathrm{d}s + ct - \sigma_2 B_2(t)$$

$$\leqslant -\ln y + ct + |\sigma_2 B_2(t)|, \quad (5.4.2)$$

其中, $c = \mu + \gamma + \dfrac{\sigma_2^2}{2}$. 因此

$$[\ln I_z(t)]_- \leqslant [\ln y]_- + ct + |\sigma_2 B_2(t)|.$$

由此可得

$$([\ln I_z(t)]_-)^2 \mathbf{I}_A \leqslant ([\ln y]_-)^2 \mathbf{I}_A + (c^2 t^2 + \sigma_2^2 B_2^2(t)) \mathbf{I}_A + 2ct[\ln y]_- \mathbf{I}_A$$

$$+ 2[\ln y]_-|\sigma_2 B_2(t)|\mathbf{I}_A + 2ct|\sigma_2 B_2(t)|\mathbf{I}_A.$$

应用 Hölder 不等式, 并考虑到 $\mathbb{P}(A) < \sqrt{\mathbb{P}(A)}$ 以及当 $t \geqslant 1$ 时 $\sqrt{t} \leqslant t$, 可得估计:

$$\mathbb{E}|B_2(t)|\mathbf{I}_A \leqslant \sqrt{\mathbb{E}B_2^2(t)\mathbb{P}(A)} \leqslant \sqrt{t\mathbb{P}(A)} \leqslant t\sqrt{\mathbb{P}(A)},$$

$$\mathbb{E}|B_2^2(t)|\mathbf{I}_A \leqslant \sqrt{\mathbb{E}B_2^4(t)\mathbb{P}(A)} \leqslant \sqrt{6t^2\mathbb{P}(A)} \leqslant 3t\sqrt{\mathbb{P}(A)}.$$

所以, 对于一些正常数 K_3 和 K_4,

$$\mathbb{E}([\ln I_z(t)]_-)^2 \mathbf{I}_A \leqslant ([\ln y]_-)^2 \mathbb{P}(A) + K_3 t\sqrt{\mathbb{P}(A)} + K_4 t^2 \sqrt{\mathbb{P}(A)}$$

成立. 定理得证. $\qquad \square$

接下来, 定义阈值参数:

$$R_2^s := \frac{(\beta_1 - \beta_2) \int_0^\infty g'(\phi, 0) f^*(\phi) \mathrm{d}\phi}{c}. \tag{5.4.3}$$

记

$$\lambda_2 := c(R_2^s - 1).$$

选取 $\varepsilon \in (0, 1)$ 满足

$$-\frac{3\lambda_2}{2}(1 - \varepsilon) + K_1\sqrt{\varepsilon} < -\lambda_2, \quad -\frac{3\lambda_2}{4}(1 - \varepsilon) + 2K_1\sqrt{\varepsilon} < -\frac{\lambda_2}{2}. \tag{5.4.4}$$

选择足够大的 H^*, 使得

$$(\beta_1 - \beta_2)H^* - 2c \geqslant 2 + \lambda_2,$$

$$\exp\left\{-\frac{(\beta_1 - \beta_2)H^* - 2c}{2\sigma_2^2}\right\} < \frac{\varepsilon}{2}, \tag{5.4.5}$$

$$\exp\left\{-\frac{\lambda_2(\beta_1 - \beta_2)H^* - 2c}{4\sigma_2^2}\right\} < \frac{\varepsilon}{2}.$$

引理 5.10　假设 $\lambda_2 > 0$. 对于前面所选 $\varepsilon > 0$ 和 H^*, 存在 $T^* = T^*(\varepsilon, H^*) > 1$ 和 $\delta^* \in (0, 1)$, 使得当 $z \in [0, H^*] \times (0, \delta^*]$ 时,

$$\mathbb{P}\left\{\log y + \frac{3\lambda_2}{4}t \leqslant \log I_z(t) < 0, \, \forall t \in [T^*, 2T^*]\right\} > 1 - \varepsilon.$$

证明　由 ϕ 的遍历性可知, 存在 T_1^* 使得 $\mathbb{P}(\Omega_1^*) \geqslant 1 - \frac{\varepsilon}{4}$, 其中

$$\Omega_1^* = \left\{\frac{1}{t}\int_0^t (\beta_1 - \beta_2)g'(\varphi_x(s), 0)\mathrm{d}s - c \geqslant \frac{15}{16}\lambda_2, \, \forall t \geqslant T_1^*\right\}.$$

注意到 $\mathbb{E}\left|\int_0^t \sigma_2 \mathrm{d}B_2(t)\right|^2 = \mathbb{E}\int_0^t \sigma_2^2 \mathrm{d}s \leqslant \sigma_2^2 t$, 则由 Chebyshev 不等式可得: $\mathbb{P}(\Omega_2^*) \geqslant 1 - \frac{\varepsilon}{4}$, 其中 $\widetilde{M}$ 是一个正常数且

$$\Omega_2^* = \left\{\left|\int_0^t \sigma_2 \mathrm{d}B_2(t)\right| \leqslant \frac{\widetilde{M}}{\varepsilon}\sqrt{t}, \, \forall t \geqslant 1\right\}.$$

应用 Itô 公式可得

$$\log I_z(t) \geqslant \log y + \int_0^t \left((\beta_1 - \beta_2)g'(\varphi_x(s), 0) - c \right) \mathrm{d}s - \left| \int_0^t \sigma_2 \mathrm{d}B_2(s) \right|$$

$$+ (\beta_1 - \beta_2) \int_0^t \left(\frac{g(S_z(s), I_z(s))}{I_z(s)} - g'(\varphi_x(s), 0) \right) \mathrm{d}t. \qquad (5.4.6)$$

令 $T^* > \max \left\{ 1, T_1^*, \dfrac{64\widetilde{M}^2}{\lambda_2^2 \varepsilon^2} \right\}$. 根据引理 5.6 选取 $0 < \nu^* < 1$ 以及 $0 < \sigma < \nu^*$, 使得 $\mathbb{P}(\Omega_3^*) \geqslant 1 - \dfrac{\varepsilon}{4}$, 且当 $\omega \in \Omega_3^*$ 时,

$$\left| \frac{g(S_z(t), I_z(t))}{I_z(t)} - g'(\varphi_x(t), 0) \right| < \frac{\lambda_2}{16(\beta_1 - \beta_2)},$$

其中

$$\Omega_3^* = \{ |\varphi_x(t) - S_z(t)| < \nu^*, \ \forall t \in [0, 2T^* \wedge \tau_z^\sigma] \}.$$

由引理 5.5 可知, 存在 $\delta^* \in (0, \sigma)$, 使得当 $z \in [0, H^*] \times (0, \delta^*]$ 时, $\mathbb{P}(\Omega_4^*) \geqslant 1 - \dfrac{\varepsilon}{4}$, 其中

$$\Omega_4^* = \{ \tau_z^\sigma \geqslant 2T^* \}.$$

根据 (5.4.6) 可知, 当 $z \in [0, H^*] \times (0, \delta^*]$ 且 $\omega \in \bigcap_{i=1}^4 \Omega_i^*$ 时,

$$0 > \log \sigma > \log I_z(t) \geqslant \log y + \int_0^t \left((\beta_1 - \beta_2)g'(\varphi_x(s), 0) - c \right) \mathrm{d}s - \frac{\lambda_2}{16}t - \frac{\lambda_2}{8}t$$

$$\geqslant \log y + \frac{3\lambda_2}{4}t.$$

再考虑 $\mathbb{P}\left(\bigcap_{i=1}^4 \Omega_i^* \right) \geqslant \left(1 - \dfrac{\varepsilon}{4} \right)^4 > 1 - \varepsilon$, 即可完成引理证明. $\qquad \square$

命题 5.11 假设 $\lambda_2 > 0$, 且 $\varepsilon > 0$, H^* 和 T^* 与引理 5.10 中的定义相同, 那么存在正常数 K_3, 使得当 $z \in [0, H^*] \times (0, \infty)$, $t \in [T^*, 2T^*]$ 时,

$$\mathbb{E}([\log I_z(t)]_-)^2 \leqslant ([\log y]_-)^2 - \lambda_2 t[\log y]_- + K_3 t^2. \qquad (5.4.7)$$

证明 **情形 1** $z \in [0, H^*] \times (0, \delta^*]$, 其中, δ^* 与引理 5.10 中相同.

由引理 5.10 可得 $\mathbb{P}(\widehat{\Omega}^*) \geqslant 1 - \varepsilon$, 其中

$$\widehat{\Omega}^* = \left\{ [\log I_z(t)]_- \leqslant [\log y]_- - \frac{3\lambda_2}{4}t, \ \forall t \in [T^*, 2T^*] \right\}.$$

由此

$$([\log I_z(t)]_-)^2 \leqslant ([\log y]_-)^2 - \frac{3\lambda_2}{2}t[\log y]_- + \frac{9\lambda_2^2}{16}t^2, \quad \forall t \in [T^*, 2T^*],$$

于是

$$\mathbb{E}([\log I_z(t)]_-)^2 \mathbf{I}_{\widehat{\Omega}^*} \leqslant \mathbb{P}(\widehat{\Omega}^*)([\log y]_-)^2 - \frac{3\lambda_2}{2}t\mathbb{P}(\widehat{\Omega}^*)[\log y]_- + \frac{9\lambda_2^2}{16}t^2\mathbb{P}(\widehat{\Omega}^*). \tag{5.4.8}$$

当 $(\widehat{\Omega}^*)^c = \Omega \backslash \widehat{\Omega}^*$ 时, 由引理 5.9 可得

$$\mathbb{E}\left(([\log I_z(t)]_-)^2 \mathbf{I}_{(\widehat{\Omega}^*)^c} \right) \leqslant \mathbb{P}((\widehat{\Omega}^*)^c)([\log y]_-)^2$$
$$+ K_1 t\sqrt{\mathbb{P}((\widehat{\Omega}^*)^c)}[\log y]_- + K_2 t^2 \sqrt{\mathbb{P}((\widehat{\Omega}^*)^c)}. \tag{5.4.9}$$

将 (5.4.8) 和 (5.4.9) 两边相加, 可得

$$\mathbb{E}([\log I_z(t)]_-)^2 \leqslant ([\log y]_-)^2 - \left(\frac{3\lambda_2}{2}(1 - \varepsilon) - K_1\sqrt{\varepsilon} \right) t[\log y]_- + \left(K_2 + \frac{9\lambda_2^2}{16} \right) t^2.$$

再考虑 (5.4.4), 可得

$$\mathbb{E}([\log I_z(t)]_-)^2 \leqslant ([\log y]_-)^2 - \lambda_2 t[\log y]_- + \left(K_2 + \frac{9\lambda_2^2}{16} \right) t^2.$$

情形 2　$z \in [0, H^*] \times (\delta^*, \infty)$, 其中 δ^* 与引理 5.10 中的相同.
由引理 5.9 可知

$$\mathbb{E}([\log I_z(t)]_-)^2 \leqslant ([\log y]_-)^2 + K_1[\log y]_- t + K_2 t^2$$
$$\leqslant |\log \delta^*|^2 + K_1|\log \delta^*|t + K_2 t^2.$$

选取足够大的 K_3 使得 $K_3 > K_2 + \frac{9\lambda_2^2}{16}$ 和 $|\log \delta^*|^2 + (K_1 + \lambda_2)|\log \delta^*|t + K_2 t^2 \leqslant K_3 t^2$, $\forall t \in [T^*, 2T^*]$ 成立, 由此命题得证. □

命题 5.12　假设 $\lambda_2 > 0$. T^* 与引理 5.10 中的相同, 那么存在一个正常数 K_4, 使得当 $z \in [H^*, \infty) \times (0, \infty)$ 时,

$$\mathbb{E}([\log I_z(2T^*)]_-)^2 \leqslant ([\log y]_-)^2 - \frac{\lambda_2}{2}T^*[\log y]_- + K_4 T^{*2}. \tag{5.4.10}$$

证明 如果 $\forall\, z \in [H^*, \infty] \times [\exp\{-\lambda_2 T^*/2\}, \infty)$, 那么 $-\log y \leqslant \dfrac{\lambda_2 T^*}{2}$. 于是, 由引理 5.9 可得

$$
\begin{aligned}
\mathbb{E}([\log I_z(2T)]_-)^2 &\leqslant ([\log y]_-)^2 + 2K_1 T^*[\log y]_- + 4K_2 T^{*2}\\
&\leqslant \left(\frac{\lambda_2^2}{4} + 2K_1\frac{\lambda_2}{2} + 4K_2\right) T^{*2}.
\end{aligned}
\tag{5.4.11}
$$

如果 $\forall\, z \in [H^*, \infty] \times (0, \exp\{-\lambda_2 T^*/2\})$, 定义停时:

$$
\xi_z^* := T^* \wedge \inf\{t > 0 : S_z(t) < H^*\}.
$$

令

$$
\begin{aligned}
\Omega_5^* &= \left\{-\sigma_2 B(2T^*) - \frac{((\beta_1 - \beta_2)H^* - 2c)T^*}{2} \leqslant 1\right\},\\
\Omega_6^* &= \left\{-\sigma_2 B_2(t) - ((\beta_1 - \beta_2)H^* - c)\,t \leqslant \frac{\lambda_2}{8},\ \forall\, t \in [0, 2T^*]\right\}.
\end{aligned}
$$

由 (5.4.5) 和指数鞅不等式 (2.2.29), 可得

$$
\begin{aligned}
\mathbb{P}(\Omega_5^*) &\geqslant 1 - \exp\left\{-\frac{(\beta_1 - \beta_2)H^* - 2c}{2\sigma_2^2}\right\} \geqslant 1 - \frac{\varepsilon}{2},\\
\mathbb{P}(\Omega_6^*) &\geqslant 1 - \exp\left\{-\frac{\lambda_2(\beta_1 - \beta_2)H^* - 2c}{4\sigma_2^2}\right\} \geqslant 1 - \frac{\varepsilon}{2}.
\end{aligned}
$$

定义

$$
\begin{aligned}
\Omega_7^* &= \Omega_5^* \cap \{\xi_z^* = T^*\},\\
\Omega_8^* &= \left\{-\log I_z(\xi_z^*) \leqslant -\log y + \frac{\lambda_2}{8}\right\} \cap \{\xi_z^* < T^*\},\\
\Omega_9^* &= \Omega \backslash (\Omega_7^* \cup \Omega_8^*).
\end{aligned}
$$

任给 $\omega \in \Omega_7^*$, 根据假设 (H3), 可得

$$
\begin{aligned}
-\log I_z(2T^*) &= -\log y - \int_0^{2T^*}\!\!\left((\beta_1 - \beta_2 f(I_z(s)))\frac{g(S_z(s), I_z(s))}{I_z(s)} - c\right)\mathrm{d}s - \sigma_2 B_2(2T^*)\\
&\leqslant -\log y - \int_0^{T^*}\!\!\left((\beta_1 - \beta_2)\frac{g(S_z(s), I_z(s))}{I_z(s)} - c\right)\mathrm{d}s + cT^* - \sigma_2 B_2(2T^*)\\
&\leqslant -\log y - T^*\left((\beta_1 - \beta_2)H^* - 2c\right) - \sigma_2 B_2(2T^*)
\end{aligned}
$$

$$\leqslant -\log y - \frac{T^*\left((\beta_1 - \beta_2)H^* - 2c\right)}{2} + 1$$

$$\leqslant -\log y - \frac{\lambda_2 T^*}{2}.$$

因为 $y < \exp\{-\lambda_2 T^*/2\}$, 所以 $-\log y - \dfrac{\lambda_2 T^*}{2} \geqslant 0$. 于是

$$[\log I_z(2T^*)]_- \leqslant [\log y]_- \frac{\lambda_2 T^*}{2}.$$

两边平方然后乘以 $\mathbf{I}_{\Omega_7^*}$ 并考虑期望, 可得

$$\mathbb{E}([\log I_z(2T^*)]_-)^2 \mathbf{I}_{\Omega_7^*} \leqslant ([\log y]_-)^2 \mathbb{P}(\Omega_7^*) - \lambda_2 T^* \mathbb{P}(\Omega_7^*)[\log y]_- + \frac{\lambda_2^2 T^{*2}}{4}.$$

$$(5.4.12)$$

当 $\omega \in \Omega_6^*$ 时,

$$-\log I_z(\xi_z^*) = -\log y - \int_0^{\xi_z^*} \left((\beta_1 - \beta_2 f(I_z(s))) \frac{g(S_z(s), I_z(s))}{I_z(s)} - c \right) \mathrm{d}s - \sigma_2 B_2(\xi_z^*)$$

$$\leqslant -\log y - \xi_z^*\left((\beta_1 - \beta_2)H^* - c\right) - \sigma_2 B_2(\xi_z^*)$$

$$\leqslant -\log y + \frac{\lambda_2}{8}.$$

由此可得 $\Omega_6^* \cap \{\xi_z^* < T^*\} \subset \Omega_8^*$. 因此

$$\mathbb{P}(\Omega_9^*) = \mathbb{P}(\Omega_5^{*c}) + \mathbb{P}(\Omega_6^{*c}) \leqslant \varepsilon.$$

令 $t < T^*, x' > 0$ 且 y' 满足 $-\log y' \leqslant -\log y + \dfrac{\lambda_2}{8} \leqslant -\log y + \dfrac{\lambda_2 T^*}{8}$. 由命题 5.11 和强 Markov 性, 可得条件期望的估计:

$$\mathbb{E}[([\log I_z(2T^*)]_-)^2 | \xi_z^* = t, S_z(\xi_z^*) = x', I_z(\xi_z^*) = y']$$

$$\leqslant ([\log y']_-)^2 - \lambda_2(2T^* - t)[\log y']_- + K_3(2T^* - t)^2$$

$$\leqslant \left(-\log y + \frac{\lambda_2 T^*}{8}\right)^2 - \lambda_2 T^*(-\log y) + 4K_3 T^{*2}$$

$$\leqslant ([\log y]_-)^2 - \frac{3\lambda_2 T^*}{4}([\log y]_-) + 4K_3 T^{*2} + \frac{\lambda_2^2 T^{*2}}{64}.$$

由此

$$\mathbb{E}(\mathbf{I}_{\Omega_8^*}([\log I_z(2T^*)]_-)^2) \leqslant ([\log y]_-)^2 \mathbb{P}(\Omega_8^*) - \frac{3\lambda_2 T^*}{4}([\log y]_-)\mathbb{P}(\Omega_8^*)$$

$$+ 4K_3 T^{*2} + \frac{\lambda_2^2 T^{*2}}{64}. \tag{5.4.13}$$

根据引理 5.9, 可得

$$\mathbb{E}(\mathbf{I}_{\Omega_9^c}([\log I_z(2T)]_-)^2) \leqslant ([\log y]_-)^2 \mathbf{I}_{\Omega_9^c} + 2K_1 T^* [\log y]_- \mathbf{I}_{\Omega_9^c} + 4K_2 T^2. \tag{5.4.14}$$

将 (5.4.12)—(5.4.14) 相加, 则对于一些 $K_5 > 0$, 有

$$\mathbb{E}([\log I_z(2T)]_-)^2 \leqslant ([\log y]_-)^2 - T^* \left(\frac{3\lambda_2}{4}(1-\varepsilon) + 2K_1\sqrt{\varepsilon} \right) [\log y]_- + K_5 T^{*2}$$

$$\leqslant ([\log y]_-)^2 - \frac{\lambda_2 T^*}{2} [\log y]_- + K_5 T^{*2}, \tag{5.4.15}$$

根据 (5.4.11) 和 (5.4.15), 取 $K_4 = \max \left\{ K_5, \frac{\lambda_2^2}{4} + K_1\lambda_2 + 4K_2 \right\}$, 对于一些 $z \in [H, \infty] \times [\exp\{-\lambda_2 T^*/2\}, \infty)$, 可得

$$\mathbb{E}([\log I_z(2T^*)]_-)^2 \leqslant ([\log y]_-)^2 - \frac{\lambda_2 T^*}{2} [\log y]_- + K_4 T^{*2}. \qquad \square$$

定理 5.13 如果 $R_2^s > 1$, 具有初值 $z \in \mathbf{R}_+^{2,\circ}$ 的模型 (5.1.5) 是持久的, 也就是, 模型 (5.1.5) 的解 $(S_z(t), I_z(t))$ 在 $\mathbf{R}_+^{2,\circ}$ 上具有唯一不变概率测度 $\pi^*(\cdot)$. 进一步,

(a) 当 $z \in \mathbf{R}_+^{2,\circ}$ 时,

$$\lim_{t \to \infty} t^{q^*} ||P(t, z, \cdot) - \pi^*(\cdot)|| = 0,$$

其中 $||\cdot||$ 是全变差范数, q^* 是正常数, $P(t, z, \cdot)$ 是 $(S_z(t), I_z(t))$ 的转移概率.

(b) 大数定律 (参见定义 2.13) 满足, 也就是, 任给 π^*-可积函数 $h : \mathbf{R}_+^{2,\circ} \to \mathbf{R}$, 当 $z \in \mathbf{R}_+^{2,\circ}$ 时,

$$\lim_{t \to \infty} \frac{1}{t} \int_0^t h(S_z(s), I_z(s)) \mathrm{d}s = \int_{\mathbf{R}_+^{2,\circ}} h(u, v) \pi^*(\mathrm{d}u, \mathrm{d}v) \quad \text{a.s..} \tag{5.4.16}$$

证明 由引理 5.3 可知, 存在 $p_1, p_2 > 0$ 满足

$$\mathbb{E}V(N_z(2T^*)) \leqslant (1 - p_1)V(z) + p_2, \quad \forall z \in \mathbf{R}_+^{2,\circ}. \tag{5.4.17}$$

令

$$V_*(x, y) = V(x, y) + [\log y]_-^{\,2},$$

由命题 5.11、命题 5.12 和 (5.4.17) 可知, 存在紧集 $\mathcal{K} \subset \mathbf{R}_+^{2;\circ}$, 使得 $p_1^*, p_2^* > 0$ 满足

$$\mathbb{E}V_*(N_z(2T^*)) \leqslant V_*(z) - p_1^* \sqrt{V_*(z)} + p_2^* \mathbf{I}_{z \in \mathcal{K}}, \quad \forall z \in \mathbf{R}_+^{2;\circ}. \tag{5.4.18}$$

基于模型 (5.1.5) 中扩散的非退化性, 考虑 (5.4.18) 以及 [137, 定理 3.6], Markov 链 $(S_z(2nT^*), I_z(2nT^*))$ 的不变概率测度 π^* 满足

$$\lim_{n \to \infty} n \| P(2nT^*, z, \cdot) - \pi^* \| \to 0. \tag{5.4.19}$$

令

$$\tau_{\mathcal{K}} = \inf\{n \in \mathbb{N} : (S_z(2nT^*), I_z(2nT^*)) \in \mathcal{K}\},$$

根据 [137, 定理 3.6] 可知 (5.4.18) 满足 $\mathbb{E}\tau_{\mathcal{K}} < \infty$. 根据 [152, 定理 4.1] 可知, Markov 过程 $(S_z(t), I_z(t))$ 具有唯一概率不变测度 π_*. 所以, π_* 也是 Markov 链 $(S_z(2nT^*), I_z(2nT^*))$ 的不变概率测度. 由 (5.4.19) 可知 $\pi_* = \pi^*$, 也就是, π^* 是 Markov 过程 $(S_z(t), I_z(t))$ 的不变概率测度.

证明过程中涉及函数 $[\log y]^2$. 事实上, 对于任意小的 $q \in (0, 1)$, 我们可以用同样的方式处理 $[\log y]_-^{1+q}$. 详情参见 [87, 定理 2.2] 或 [91, 定理 4.1].　　　　□

注 5.14　不变概率测度和平稳分布都是随机过程中的重要概念. 但是, 平稳分布不一定满足唯一性. 如果系统, 例如模型 (5.1.5), 存在唯一平稳分布 π^*, 那么, π^* 就是系统的不变概率测度. 因此, 定理 5.13 说明模型 (5.1.5) 具有唯一平稳分布, 这意味着感染者 $I(t)$ 最终是随机持久的.

5.5　数值分析

本节, 我们将通过数值分析进一步研究环境噪声对传染病动力学的影响. 作为例子, 选取

$$f(I) = \frac{I}{m + I}, \quad g(S, I) = SI \quad (m > 0).$$

基于唐三一等[239,240]、何岱海等[117,118,290] 以及崔景安等[82] 的工作, 选取模型中的参数如下:

$$\Lambda = 0.2, \quad \beta_1 = 0.15, \quad \beta_2 = 0.1, \quad \mu = 0.05, \quad \gamma = 0.05, \quad m = 10. \tag{5.5.1}$$

由此, 确定性模型 (5.1.2) 存在唯一的地方病平衡点 $(S^*, I^*) = (0.7953, 3.2047)$ 且是全局渐近稳定的.

5.5.1 噪声强度对传染病动力学的影响

例 5.1 选取 $\sigma = 0.05$. 直接计算可得

$$
\begin{aligned}
R_1^s &= \frac{\beta_1 \displaystyle\int_0^\infty g'(\varphi, 0) f^*(\varphi) \mathrm{d}\varphi}{\mu + \gamma + \dfrac{\sigma^2}{2}} \\
&= \frac{\beta_1 \displaystyle\int_0^\infty \varphi \left[\left(\int_0^\infty t^{\frac{2\mu}{\sigma^2}} e^{-t} \mathrm{d}t \right)^{-1} \left(\frac{2\Lambda}{\sigma^2} \right)^{\frac{2\mu}{\sigma^2} + 1} \varphi^{-\left(\frac{2\mu}{\sigma^2} + 2 \right)} e^{-\frac{2\Lambda}{\sigma^2 \varphi}} \right] \mathrm{d}\varphi}{\mu + \gamma + \dfrac{\sigma^2}{2}} \\
&= 5.9259 > 1,
\end{aligned}
$$

$$
\begin{aligned}
R_2^s &= \frac{(\beta_1 - \beta_2) \displaystyle\int_0^\infty g'(\varphi, 0) f^*(\varphi) \mathrm{d}\varphi}{\mu + \gamma + \dfrac{\sigma^2}{2}} \\
&= \frac{(\beta_1 - \beta_2) \displaystyle\int_0^\infty \varphi \left[\left(\int_0^\infty t^{\frac{2\mu}{\sigma^2}} e^{-t} \mathrm{d}t \right)^{-1} \left(\frac{2\Lambda}{\sigma^2} \right)^{\frac{2\mu}{\sigma^2} + 1} \varphi^{-\left(\frac{2\mu}{\sigma^2} + 2 \right)} e^{-\frac{2\Lambda}{\sigma^2 \varphi}} \right] \mathrm{d}\varphi}{\mu + \gamma + \dfrac{\sigma^2}{2}} \\
&= 1.9753 > 1.
\end{aligned}
$$

因此, 定理 5.13 的条件满足, 感染者 $I(t)$ 几乎必然持久 (图 5.1(a)). 模型 (5.1.5) 中 $S(t)$ 和 $I(t)$ 的概率密度函数的直方图分别列示于图 5.1(b) 和图 5.1(c) 中. 显然, SDE 模型 (5.1.5) 的解围绕确定性模型 (5.1.2) 的地方病平衡点 $(S^*, I^*) = (0.7953, 3.2047)$ 作轻微振荡, 且平稳分布较对称.

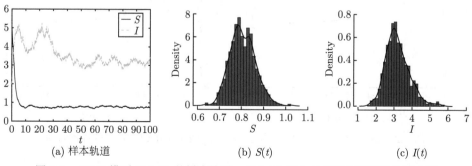

(a) 样本轨道　　　　(b) $S(t)$　　　　(c) $I(t)$

图 5.1　SDE 模型 (5.1.5) 的样本轨道、$S(t)$ 和 $I(t)$ 的概率密度函数的直方图

例 5.2　分别选取 $\sigma = 0.1, 0.2, 0.3, 0.4$, R_1^s 和 R_2^s 的结果列于表 5.1. 容易验证定理 5.13 中的条件满足, 数值结果列示于图 5.2 和图 5.3, 显然, $I(t)$ 依概率 1 持久. 此外, 由图 5.3 可以看出, 随着随机扰动强度 σ 的增大, $I(t)$ 的均值变得越来越小, $I(t)$ 分布的负偏态变得越来越大.

表 5.1　R_1^s 和 R_2^s 的值

σ	R_1^s	R_2^s	R_0^s	A	$\sigma^2 - 2\mu \min\{1, A\}$
0.1	5.7143	1.9048	5.9500	0.0704	0.0030
0.2	5.0000	1.6667	5.8000	0.0657	0.0334
0.3	4.1379	1.3793	5.5500	0.0592	0.0841
0.4	3.3334	1.1111	5.2000	0.0519	0.1548

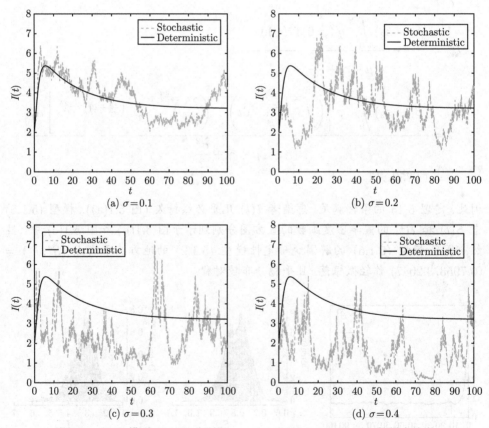

图 5.2　SDE 模型 (5.1.5) 分别取 $\sigma = 0.1, 0.2, 0.3, 0.4$ 时 $I(t)$ 的样本轨道

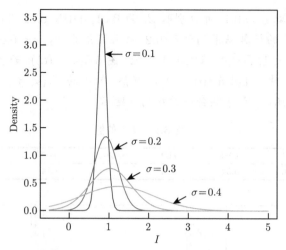

图 5.3　SDE 模型 (5.1.5) 分别取 $\sigma = 0.1, 0.2, 0.3, 0.4$ 时 $I(t)$ 的概率密度函数

例 5.3　选取 $\sigma = 1.01$, 则

$$R_1^s = 0.9835 < 1, \quad R_2^s = 0.3278 < 1, \quad \lim_{t \to \infty} \frac{\log I_z(t)}{t} = -0.0101 < 0.$$

由定理 5.8 可知 SDE 模型 (5.1.5) 中的 $I(t)$ 几乎必然灭绝. 相应的数值结果列示于图 5.4 中.

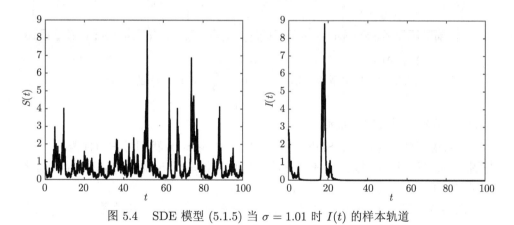

图 5.4　SDE 模型 (5.1.5) 当 $\sigma = 1.01$ 时 $I(t)$ 的样本轨道

5.5.2　发生率对传染病动力学的影响

5.5.2.1　没有媒体报道时的情形

当不考虑媒体报道, 即在 SDE 模型 (5.1.5) 中 $\beta_2 = 0$, 此时, $R^s := R_1^s = R_2^s$.

例 5.4　选取 $\sigma = 0.1$, 并分别取 β_1 为 0.01, 0.015, 0.02, 0.02625, 0.03, 0.04, 0.05, 相应的 R^s 的计算结果列于表 5.2, 并且可知当 $\beta_{1*} := 0.02625$ 时 $R^s = 1$. 若 $\beta_1 < \beta_{1*}$, $R^s < 1$, $I(t)$ 将依概率 1 灭绝 (图 5.5(a)—(c)); 若 $\beta_1 > \beta_{1*}$, $R^s > 1$, $I(t)$ 将依概率 1 持久 (图 5.5(d)—(f)). 显然, 较小的 $\beta_1 (< \beta_{1*})$ 有利于控制疾病流行, 而较大的 $\beta_1 (> \beta_{1*})$ 则会导致疾病蔓延.

表 5.2　R^s 的值

β_1	0.01	0.015	0.02	0.02625	0.03	0.04	0.05
R^s	0.38	0.57	0.76	1	1.14	1.52	1.90

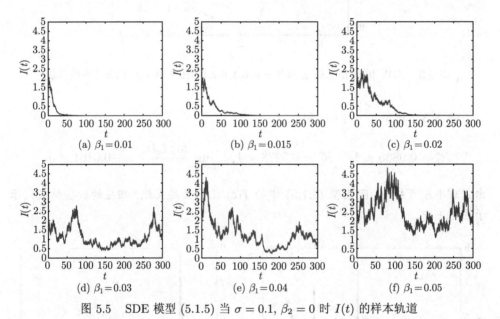

图 5.5　SDE 模型 (5.1.5) 当 $\sigma = 0.1$, $\beta_2 = 0$ 时 $I(t)$ 的样本轨道

5.5.2.2　有媒体报道时的情形

当考虑媒体报道, 即在 SDE 模型 (5.1.5) 中 $\beta_2 > 0$, 我们考虑两种情况: 一种是固定 β_2, 另一种是固定 β_1. 作为例子, 我们取 $\sigma = 0.55$. 除了 β_1 和 β_2, 其余参数同 (5.5.1).

例 5.5　固定 $\beta_2 = 0.1$, 考虑 (5.1.1), 易知 $\beta_1 > \beta_2$, 简单计算可知 R_1^s 总大于 1; 而当 $\beta_1^* = 0.1628$ 时, $R_2^s = 1$. 另外, 如果 $\beta_1 < \beta_1^*$, $R_2^s < 1$; 而当 $\beta_1 > \beta_1^*$ 时, $R_2^s > 1$. 因此, 我们分别选取 $\beta_1 = 0.17, 0.18, 0.19, 0.2$ 以便研究 β_1 对 SDE 模型 (5.1.5) 动力学行为的影响. 数值结果分别列示于表 5.3 和图 5.6 中, 结果表明 $I(t)$ 将依概率 1 持久. 显然, 当考虑媒体报道时, 较大的 $\beta_1 (> \beta_1^*)$ 会导致疾病蔓延.

表 5.3 R_1^s 和 R_2^s 的值

β_1	0.17	0.18	0.19	0.2
R_1^s	2.7065	2.8657	3.0249	3.1841
R_2^s	1.1144	1.2736	1.4328	1.5920

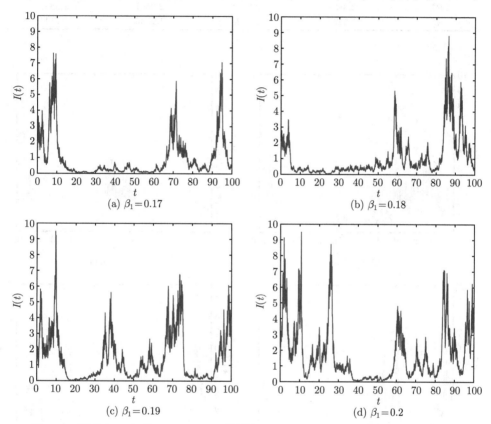

(a) $\beta_1 = 0.17$ (b) $\beta_1 = 0.18$ (c) $\beta_1 = 0.19$ (d) $\beta_1 = 0.2$

图 5.6   模型 (5.1.5) 当 $\beta_2 = 0.1$, β_1 分别取 $0.17, 0.18, 0.19, 0.2$ 时 $I(t)$ 的样本轨道

注 5.15   比较例 5.4 和例 5.5, 可以看出较大的 β_1 有利于疾病的蔓延. 在例 5.4 中, 没有考虑媒体报道, $\beta_1 > \beta_{1*} = 0.02625$; 而在例 5.5 中, 考虑了媒体报道, $\beta_1 > \beta_1^* = 0.1628$, 显然, $\beta_{1*} \ll \beta_1^*$. 也就是说, 在后一种情况下, 要使疾病蔓延, 必须有更大的易感者与感染者的有效接触率. 由此可知, 媒体报道对于控制疾病蔓延具有重要的作用.

例 5.6   取 $\beta_1 = 0.15$, 简单计算可知 R_1^s 总是大于 1. 当 $\beta_2^* = 0.0872$ 时, $R_2^s = 1$, 并且当 $\beta_2 < \beta_2^*$ 时 $R_2^s > 1$, 当 $\beta_2 > \beta_2^*$ 时 $R_2^s < 1$. 因此, 选取 $\beta_2 = 0.05, 0.06, 0.07, 0.08$ 研究 β_2 对 SDE 模型 (5.1.5) 动力学行为的影响. 结果列于

表 5.4 和图 5.7 中, 显然 $I(t)$ 依概率 1 持久. 此时有疾病暴发的风险.

表 5.4　R_1^s 和 R_2^s 的值

β_2	0.05	0.06	0.07	0.08
R_1^s	2.3881	2.3881	2.3881	2.3881
R_2^s	1.5920	1.4328	1.2736	1.1144

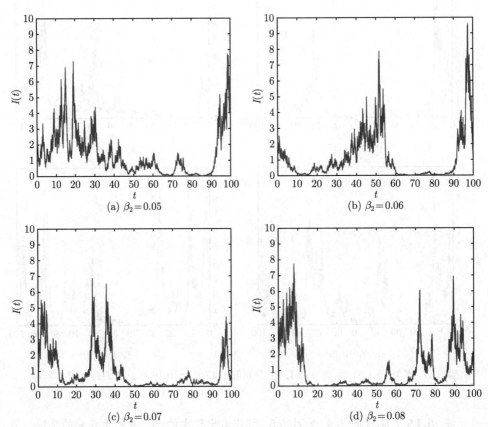

图 5.7　模型 (5.1.5) 当 $\beta_1 = 0.15$, β_2 分别取 $0.05, 0.06, 0.07, 0.08$ 时 $I(t)$ 的样本轨道

5.6　小结与讨论

在 1.2 节我们详述了利用下一代矩阵法计算基本再生数. 对于大多数传染病模型而言都存在着由基本再生数 R_0 刻画的阈值动力学行为: 当 $R_0 < 1$ 时, 疾病灭绝; 当 $R_0 > 1$ 时, 疾病蔓延. 本章中, 与下一代矩阵法不同, 我们在证明疾病随

机灭绝和随机持久性的过程中定义了两个参数 (5.3.6) 和 (5.4.3).

为了更清楚地理解本章的主要结果, 在图 5.8 中, 我们列示了模型 (5.1.5) 随机灭绝和地方病的动力学示意图. 当参数位于图 5.8 区域 I 中, $R_1^s < 1$, $I(t)$ 几乎必然灭绝, $S(t)$ 的分布弱收敛到一个边界分布 (参见定理 5.8); 当参数位于图 5.8 区域 II 中, $R_2^s > 1$, $I(t)$ 依概率 1 持久, 模型 (5.1.5) 存在不变概率测度 (参见定理 5.13), 因此也存在唯一平稳遍历分布 (参见注 5.14). 因此, 我们断言 R_1^s 和 R_2^s 可以联合界定 SDE 模型 (5.1.5) 的阈值动力学行为.

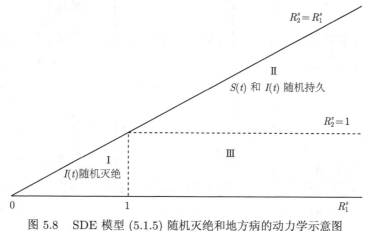

图 5.8　SDE 模型 (5.1.5) 随机灭绝和地方病的动力学示意图

此外, 由 (5.3.6) 和 (5.4.3) 可知, 当 $\beta_2 = 0$ 时, $R_1^s = R_2^s$. 也就是说, 如果不考虑媒体报道, 两个阈值参数相等 $R^s := R_1^s = R_2^s$. 换句话说, 图 5.8 区域 III 中动力学复杂性源自媒体报道. $R_2^s < 1 < R_1^s$ 时模型 (5.1.5) 的动力学行为依然是一个值得进一步研究的问题.

但是, 一个不容忽视的问题是, 在模型 (5.1.5) 中, $\beta_1 > \beta_2$. 在例 5.5 中, 我们仅仅给出了 $\beta_1 > \beta_1^*$ 时的动力学行为. 事实上, 当 $\beta_2 < \beta_1 < \beta_1^*$ 时, $R_1^s > 1$ 且 $R_2^s < 1$. 遗憾的是, 在定理 5.8 和定理 5.13 中, 我们未能给出 $R_2^s < 1 < R_1^s$, 即参数位于图 5.8 区域 III 时的动力学行为. 接下来, 我们将通过数值分析进一步研究参数位于该区域时的动力学行为.

我们首先考虑 $0.1 = \beta_2 < \beta_1 < \beta_1^* = 0.1628$ 时的情形. 数值分析结果列于表 5.5 和图 5.9 中, 这表明此时的疾病动力学是丰富而复杂的. $I(t)$ 可能灭绝 a.s. (图 5.9(a)—(c)), 也可能持久 a.s. (图 5.9(d)—(f)). 由此, 我们猜想可能存在比 R_2^s 更小的 $\tilde{R}_2^s$.

表 5.5　　R_1^s 和 R_2^s 的值

β_1	0.11	0.12	0.13	0.14	0.15	0.16
R_1^s	1.7512	1.9104	2.0697	2.2289	2.3881	2.5473
R_2^s	0.1592	0.3184	0.4776	0.6368	0.7960	0.9552

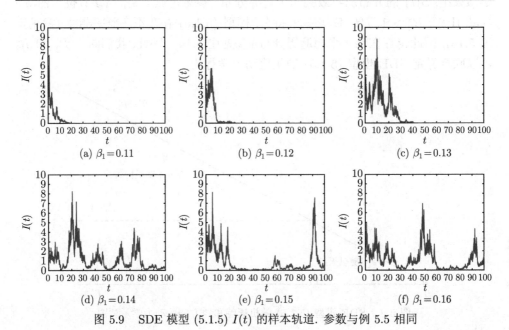

图 5.9　SDE 模型 (5.1.5) $I(t)$ 的样本轨道. 参数与例 5.5 相同

接下来, 我们考虑例 5.6 遗留的问题, 即 $0.0872 = \beta_2^* < \beta_2 < \beta_1 = 0.15$. 数值结果列于表 5.6 和图 5.10 中, 显然所得结果与上例类似.

表 5.6　　R_1^s 和 R_2^s 的值

β_2	0.09	0.1	0.11	0.12	0.13	0.14
R_1^s	2.3881	2.3881	2.3881	2.3881	2.3881	2.3881
R_2^s	0.9552	0.7960	0.6368	0.4776	0.3184	0.1592

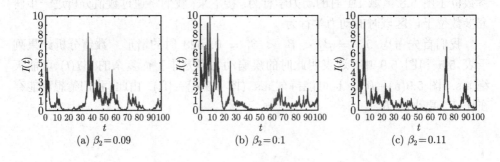

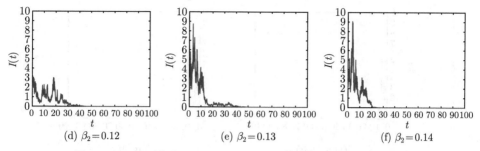

图 5.10 SDE 模型 (5.1.5) $I(t)$ 的样本轨道. 参数与例 5.6 相同

最后, 我们考虑参数位于图 5.8 区域 III 中时 σ 对 (5.1.5) 的影响. 作为例子, 选取 $\sigma = 0.45, 0.5, 0.55, 0.6, 0.65, 0.7, 0.75, 0.8$, 数值结果列于表 5.7 和图 5.11. 可以看到, 结果与上述两例类似, $I(t)$ 可能持久 a.s. (图 5.11(a)—(d)), 或者灭

表 5.7 R_1^s 和 R_2^s 的值

σ	0.45	0.5	0.55	0.6	0.65	0.7	0.75	0.8
R_1^s	2.9814	2.6667	2.3881	2.1429	1.9277	1.7391	1.5738	1.4286
R_2^s	0.9938	0.8889	0.7960	0.7143	0.6426	0.5797	0.5246	0.4762
	P_a	P_b	P_c	P_d	P_e	P_f	P_g	P_h

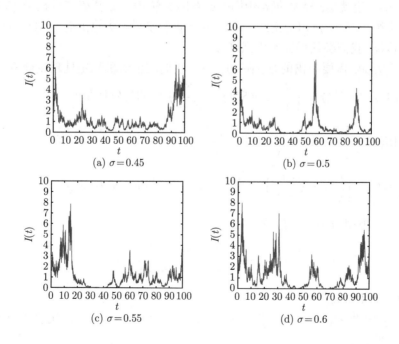

(a) $\sigma = 0.45$ (b) $\sigma = 0.5$

(c) $\sigma = 0.55$ (d) $\sigma = 0.6$

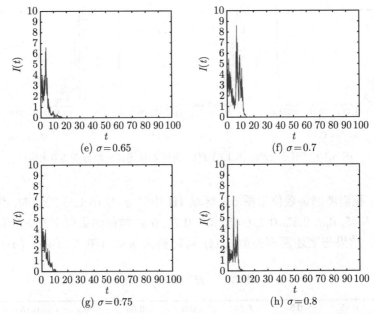

图 5.11　SDE 模型 (5.1.5) $I(t)$ 的样本轨道. 参数取自 (5.5.1)

绝 a.s. (图 5.11(e)—(h)). 显然, 当 σ 较小时, $I(t)$ 将持久 a.s.; 当 σ 较大时, $I(t)$ 将灭绝 a.s.. 也就是, 较大的噪声强度 σ 有助于使 $I(t)$ 远离确定性模型 (5.1.2) 的地方病平衡点 E^*. 换句话说, 增大 σ 将有助于控制疾病的传播. 因此, 为了控制疾病的传播, 我们必须增加噪声强度 σ.

　　另一方面, 需要指出的是, 在 [61] 中, 我们应用随机稳定性理论研究了 SDE 模型 (5.1.5) 当 $f(I) = \dfrac{I}{b+I}$, $g(S, I) = \dfrac{SI}{S+I}$ 时的特殊情形:

$$
\begin{cases}
\mathrm{d}S(t) = \left[\Lambda - \mu S - \left(\beta_1 - \dfrac{\beta_2 I}{b+I}\right)\dfrac{SI}{S+I} + \gamma I\right]\mathrm{d}t + \sigma_1 S\mathrm{d}B_1(t), \\[3mm]
\mathrm{d}I(t) = \left[\left(\beta_1 - \dfrac{\beta_2 I}{b+I}\right)\dfrac{SI}{S+I} - (\mu+\gamma)I\right]\mathrm{d}t + \sigma_2 I\mathrm{d}B_2(t).
\end{cases}
\tag{5.6.1}
$$

我们定义了模型 (5.6.1) 的基本再生数

$$
R_0^s := \frac{\beta_1}{\mu+\gamma} - \frac{\sigma_2^2}{2(\mu+\gamma)},
$$

并得到了下述结果:

　　(A1) 如果 $R_0^s < 1$ 且 $\sigma_2^2 < 2\beta_1$, 或者 $\sigma_2^2 \geqslant 2\beta_1$ 成立, 则疾病依概率 1 灭绝[61,定理 3.1].

(A2) 如果 $R_0^s > 1$, 则疾病几乎必然持久[61,定理 4.1].

有趣的是, 在 [61] 中, 随机基本再生数 R_0^s 的表达式与媒体报道参数 β_2 以及噪声强度无关. 但是, 通过数值模拟可以发现, 媒体报道参数 β_2 对感染者灭绝具有重要作用. 在地方病的情况下, 感染者的平均值也随着 β_2 的增加而减少.

而在 [115] 中, 我们应用 Markov 半群理论研究了 SDE 模型 (5.1.5) 当 $f(I) = \dfrac{I}{m+I}$, $g(S,I) = SI$ 时的特殊情形:

$$\begin{cases} \mathrm{d}S(t) = \left[\Lambda - \mu S(t) - \left(\beta_1 - \dfrac{\beta_2 I(t)}{m+I(t)}\right)S(t)I(t) + \gamma I(t)\right]\mathrm{d}t + \sigma S(t)\mathrm{d}B(t), \\ \mathrm{d}I(t) = \left[\left(\beta_1 - \dfrac{\beta_2 I(t)}{m+I(t)}\right)S(t)I(t) - (\mu+\gamma)I(t)\right]\mathrm{d}t + \sigma I(t)\mathrm{d}B(t), \end{cases}$$

$$(5.6.2)$$

并得到

(B1) 如果

$$R_0^s := \frac{\Lambda\beta_1}{\mu(\mu+\gamma)} - \frac{\sigma^2}{2(\mu+\gamma)} < 1,$$

则疾病几乎必然灭绝[115,定理 3.4].

(B2) 如果

$$R_0^s > 1 \quad \text{且} \quad \sigma^2 < 2\mu\min\{1, A\}$$

满足, 则 $(S(t), I(t))$ 存在唯一平稳分布, 即疾病几乎必然蔓延[115,定理3.7]. 这里

$$A = \frac{\min\{S^{*2}, I^{*2}\}}{S^{*2} + I^{*2} - \dfrac{2\mu-\sigma^2}{2\mu}\lambda I^*}, \quad \lambda = \frac{2\mu}{\beta_1 - \beta_2 f(I^*)}.$$

显然, 在 (A1) 中, 有一个附加条件 $\sigma_2^2 < 2\beta_1$, 而在 (B2) 中也有一个附加条件 $\sigma^2 < 2\mu\min\{1, A\}$. 这些结果与传统意义上的阈值定理相比尚有一点差距.

于是, 在 [61] 的基础上, 我们研究了可变输入率时的情形[279], 即将模型 (5.6.1) 中的输入率 Λ 变为 μN:

$$\begin{cases} \mathrm{d}S(t) = \left(\mu N - \mu S - \left(\beta_1 - \dfrac{\beta_2 I}{b+I}\right)\dfrac{SI}{S+I} + \gamma I\right)\mathrm{d}t - \dfrac{\sigma SI}{S+I}\mathrm{d}B(t), \\ \mathrm{d}I(t) = \left(\left(\beta_1 - \dfrac{\beta_2 I}{b+I}\right)\dfrac{SI}{S+I} - (\mu+\gamma)I\right)\mathrm{d}t + \dfrac{\sigma SI}{S+I}\mathrm{d}B(t). \end{cases}$$

$$(5.6.3)$$

由于 $S(t) + I(t) = N$ 是一个常数, 随机模型 (5.6.3) 退化为一维模型:

$$\mathrm{d}I(t) = IF(I)\mathrm{d}t + \sigma I\left(1 - \frac{I}{N}\right)\mathrm{d}B(t), \tag{5.6.4}$$

其中

$$F(I) := \left(\beta_1 - \frac{\beta_2 I}{b+I} \right) \left(1 - \frac{I}{N} \right) - (\mu + \gamma). \tag{5.6.5}$$

我们定义了模型 (5.6.4) 的基本再生数:

$$R_0^s := \frac{\beta_1}{\mu + \gamma} - \frac{\sigma^2}{2(\mu + \gamma)} = R_0 - \frac{\sigma^2}{2(\mu + \gamma)}, \tag{5.6.6}$$

并应用 Feller 检验法建立了具有非常数输入率随机模型 (5.6.4) 的阈值动力学定理.

定理 5.16 [279]　(1) 如果 $R_0^s \leqslant 1$, 当 $I_0 \in (0, N)$ 时,

$$\mathbb{P}\Big\{ \lim_{t \to \infty} I(t) = 0 \Big\} = 1.$$

也就是, 疾病依概率 1 灭绝.

(2) 如果 $R_0^s > 1$, 当 $I_0 \in (0, N)$ 时,

$$\mathbb{P}\Big\{ \sup_{0 \leqslant t < \infty} I(t) = N \Big\} = \mathbb{P}\Big\{ \inf_{0 \leqslant t < \infty} I(t) = 0 \Big\} = 1.$$

特别地, 随机过程 $I(t)$ 是常返的: 任给 $\theta \in (0, N)$, 都有

$$\mathbb{P}\Big\{ I(t) = \theta : \exists\, t \in [0, \infty) \Big\} = 1.$$

也就是, 疾病依概率 1 持久.

特别地, 我们研究了当 $R_0^s > 1$ 时, 随机模型 (5.6.4) 的解 $I(t)$ 的不变密度. 为此, 研究了与 (5.6.4) 对应的 Fokker-Planck 方程:

$$\frac{\partial p(t, x)}{\partial t} = -\frac{\partial}{\partial x}\Big\{ x F(x) p(t, x) \Big\} + \frac{1}{2}\sigma^2 \frac{\partial^2}{\partial x^2}\left(x^2 \left(1 - \frac{x}{N} \right)^2 p(t, x) \right). \tag{5.6.7}$$

由 (5.6.7) 可定义 Markov 半群 $\{P(t)\}_{t \geqslant 0}$, 且具有如下性质.

定理 5.17 [279]　如果 $R_0^s > 1$, 则系统 (5.6.7) 存在唯一的 Lebesgue 测度意义下的不变概率测度 ν_σ^s 且具有密度 p_σ^s. 此外,

(1) $I(t)$ 是遍历的, 即当 $I_0 \in (0, N)$ 时, 任给 ν_σ^s-可积函数 G, 有

$$\mathbb{P}_{I_0}\left(\lim_{t \to \infty} \frac{1}{t} \int_0^t G(I_\tau) \mathrm{d}\tau = \int_0^K G(y) \nu_\sigma^s(\mathrm{d}y) \right) = 1.$$

(2) 不变密度 p_σ^s 是全局渐近稳定的 :

$$\lim_{t\to\infty} \int_0^K \Big| P(t)g(x) - p_\sigma^s(x) \Big| \mathrm{d}x = 0, \quad \forall\, g \in L_+^1((0,K)),$$

$$L_+^1((0,N)) := \left\{ w \in L^1(\mathbf{R}) \,\Big|\, \int_0^N w(x)\mathrm{d}x = 1, w(x) = 0 \text{ 当 } x \geqslant N \text{ 或者 } x \leqslant 0; \right.$$

$$\left. w(x) \geqslant 0 \text{ 当 } x \in (0,N) \right\}.$$

(3) 唯一不变密度 p_σ^s 由下式给出 :

$$p_\sigma^s(x) := CN^{3-\frac{2\beta_2 N}{\sigma^2(b+N)}} \frac{x^{c_0(R_0^s-1)-1}(x+b)^{-\frac{2\beta_2 N}{\sigma^2(b+N)}}}{(N-x)^{c_0(R_0^s-1)+3-\frac{2\beta_2 N}{\sigma^2(b+N)}}} e^{-\frac{c_0 x}{N-x}}, \tag{5.6.8}$$

其中

$$C^{-1} = \int_0^\infty (b+(b+N)e^\xi)^{-\frac{2N\beta_2}{\sigma^2(b+N)}} (e^\xi+1)^2 e^{c_0(R_0^s-1)\xi-c_0 e^\xi} \mathrm{d}\xi \tag{5.6.9}$$

且 $c_0 = \dfrac{2(\mu+\gamma)}{\sigma^2}$.

但是, 遗憾的是, Feller 检验法不能用于研究二维随机模型, 例如模型 (5.6.4). 而高维随机传染病模型的全局阈值动力学行为依然是一个具有挑战性的问题.

另一方面, 在极限理论中, 若确定性函数 $X(t)$ 存在极限, 则 $X(t)$ 必有界. 但是, 这一点在随机分析中并不为真 (详情参见 [185, 定理 3.9]). 例如, 考虑 $[0,t]$ 上的 Brown 运动 $B(t)$, 即使知道其有限且每条轨道都一致有界, 但是却得不到 a.s. 有界的结论. 正是基于这一原因, 在 5.2 节, 我们定义了 V 函数, 并通过期望和概率的估计得到了易感者 $S_z(t)$ 和感染者 $I_z(t)$ 的有界性.

第 6 章　季节性与病毒传播

1987 年, Pedersen 及其合作者[213] 首次在猫身上发现了引起获得性免疫缺陷综合征病毒 (feline immunodeficiency virus, FIV), 该病毒具有重要的兽医学意义[116]. 由于 FIV 和人类免疫缺陷病毒 (human immunodeficiency virus, HIV) 在基因组织、病毒结构、病毒复制和疾病发病机制方面具有显著的相似性[196], 特别是, FIV 逆转录酶 (reverse transcriptase, RT, 逆转录病毒编码的 RNA 依赖的 DNA 聚合酶) 具有与 HIV-1 RT 相似的 Mg^{2+} 需求[203]. 于是, 人们期望 FIV 能够成为研究 HIV 的主要动物模型①. FIV 的研究有助于人们了解 HIV 的发病机制, 为研发新型 HIV 药物和疫苗提供数量依据, 同时也为制定控制 HIV 的干预策略提供理论依据[43,116,196]. 然而, 与 HIV 相比, FIV 主要通过猫与猫之间的攻击性接触时的咬伤传播[128,276]. 由于家猫种群生活在各种各样的生态环境中, 它们的空间和社会结构表现出广泛的变异性, 因此, FIV 感染在猫群中的广泛流行为分析种群结构对病毒相关疾病的影响机制提供了可能[76].

研究表明, 数学模型是揭示 FIV 在猫群中的传播动力学的重要方法之一[76,93,99-101,128,208]. FIV 模型可以用于研究在特定无病原体受控条件下的动物自然繁殖的宿主中的慢病毒传播、病毒动力学、发病机制、宿主反应和免疫功能障碍[58], 可能对测试抗病毒药物和疫苗接种策略在 HIV 感染方面的潜力特别有意义[229]. Courchamp 等[76] 建立了一个具有 Logistic 出生、标准发生率且没有垂直传染的 SI 传染病模型, 结果表明 FIV 对种群的影响很小, 因为猫群总数始终维持在平衡点附近. O'Nell 等[208] 强调 FIV 的垂直传播是一种有用的建模方法, 能够用于评估 HIV 母婴传播的干预策略. 而 Hilker 等[128] 研究了 Allee 效应对 FIV 动力学行为的影响, 结果表明存在灭绝波, 使局部稳定的地方病共存状态不稳定. Ducrot 等[93] 研究了具有垂直传播和双线性发生率的 SI 型 FIV 传染病模型的地方病稳态解的全局稳定性以及行波解的存在性.

众所周知, 环境变化对传染病的发展和传播具有重大影响, 但它在 FIV 传播的研究中受到的关注相对较少. 本章主要目的是通过随机分析和数值分析进一

---

① 人类疾病的动物模型 (animal model of human disease) 是指各种医学科学研究中建立的具有人类疾病模拟表现的动物. 动物模型主要用于实验生理学、实验病理学和实验治疗学 (包括新药筛选) 研究. 人类疾病的发展十分复杂, 以人本身作为实验对象来深入探讨疾病发生机制, 推动医药学的发展来之缓慢, 临床积累的经验不仅在时间和空间上都存在局限性, 而且许多实验在道义上和方法上也受到限制. 而借助于动物模型的间接研究, 可以有意识地改变那些在自然条件下不可能或不易排除的因素, 以便更准确地观察模型的实验结果并与人类疾病进行比较研究, 有助于更方便、更有效地认识人类疾病的发生发展规律, 研究防治措施.

步理解环境波动对 FIV 传播动力学的影响机制. 特别是, 通过将模型中的参数分为常数和周期函数两种情况研究季节变化对 FIV 传播的影响. 主要材料来源于 [160, 265].

6.1 猫免疫缺陷病毒模型的随机动力学

6.1.1 模型建立

受文献 [76, 93, 128] 的启示, 我们建立同时考虑水平和垂直传播的 FIV 模型. 假设如下:

(1) 假设猫群 $N(t)$ 分为两个仓室: 易感猫 $S(t)$ 和感染猫 $I(t)$, 即 $N(t) = S(t) + I(t)$;

(2) 假设密度依赖性主要作用于死亡率, 因此易感猫和感染猫的自然出生率可分别假设为常数 b 和 b_I. 比率 $0 \leqslant \rho := b_I/b \leqslant 1$ 描述了感染猫的生殖能力降低: $\rho = 0$ 意味着感染猫失去了生殖能力, 也就是说, 在这种情况下, 没有垂直传播; 而 $\rho = 1$ 表明它们的生殖能力没有降低; $0 < \rho < 1$ 意味着垂直传播. 因此, 在这种情况下, 感染猫的新生儿也是感染者.

(3) 假设猫群的死亡率与 N 线性相关: $m + kN$, 其中 m 是自然死亡率, $k = (b - m)/K$ 是一个正实数, K 是最大环境容纳量, 而 $r := b - m$ 是在没有资源限制的情况下猫群的内禀增长率.

(4) 猫因 FIV 引起的死亡率为 $\alpha > 0$, 也可称为毒力.

(5) 假设水平传播率 (非亲子关系的同一物种成员之间的细菌、真菌或病毒感染的传播) 服从双线性发生率, 发生率系数为 β. 显然, 如果 $\beta = 0$, 则不存在水平传播.

基于上述假设, 可建立 FIV 模型:

$$
\begin{cases}
\dfrac{\mathrm{d}S}{\mathrm{d}t} = bS - (m + kN)S - \beta SI, \\[2mm]
\dfrac{\mathrm{d}I}{\mathrm{d}t} = \beta SI - \alpha I + b_I I - (m + kN)I,
\end{cases}
\tag{6.1.1}
$$

初值为 $S(0) = S_0 > 0$, $I(0) = I_0 > 0$.

模型 (6.1.1) 存在下述平衡点:

(1) 灭绝平衡点 (易感猫和感染猫都灭绝) $(0, 0)$;

(2) 无感染猫平衡点 (感染猫灭绝) DFE $= (K, 0)$;

(3) 无易感猫平衡点 (易感猫灭绝) SFE $= \left(0, \dfrac{\overline{K}}{k}\right)$;

(4) 共存平衡点 (易感猫和感染猫共存)

$$E^* = \left(\frac{k(b+\alpha-b_I)-\beta\overline{K}}{\beta^2}, \frac{(R_0^d-1)(b+\alpha-b_I)k}{\beta^2} \right).$$

定义模型 (6.1.1) 的基本再生数为

$$R_0^d := \frac{\beta K}{b+\alpha-b_I}, \tag{6.1.2}$$

并引入参数 $\overline{K} := b_I - m - \alpha$.

关于模型 (6.1.1) 的稳定性有如下结果.

定理 6.1 (1) 如果 $R_0^d < 0$ 或 $r := b - m < 0$, 则对任意初值 $(S_0, I_0) \in \mathbf{R}_+^2$, 整个猫种群灭绝. 即当 $t \to \infty$ 时, $(S(t), I(t))$ 趋于 $(0,0)$.

(2) 如果 $0 < R_0^d < 1$, 则对任意初值 $(S_0, I_0) \in \mathbf{R}_+^2$, 无感染猫平衡点 DFE 全局渐近稳定.

(3) 如果 $R_0^d > 1$,

(3-1) 当 $\overline{K} > 0$ 时,

(a) 如果 $\beta\dfrac{\overline{K}}{k} > b+\alpha-b_I$, 无易感猫平衡点 SFE 全局渐近稳定;

(b) 如果 $\beta\dfrac{\overline{K}}{k} < b+\alpha-b_I$, 存在唯一共存平衡点 E^* 且是全局渐近稳定的.

(3-2) 当 $\overline{K} \leqslant 0$ 时, 存在唯一共存平衡点 E^* 且是全局渐近稳定的.

定理的证明与文献 [93] 类似, 此处略去.

为了考虑环境波动的影响, 假设易感猫和感染猫的出生率受环境波动的影响:

$$b \to b + \sigma_1\zeta(t), \quad b_I \to b_I + \sigma_2\zeta(t),$$

于是可得

$$\begin{cases} \dfrac{\mathrm{d}S}{\mathrm{d}t} = (b+\sigma_1\zeta(t))S - (m+kN)S - \beta SI, \\ \dfrac{\mathrm{d}I}{\mathrm{d}t} = \beta SI - \alpha I + (b_I+\sigma_2\zeta(t))I - (m+kN)I, \end{cases} \tag{6.1.3}$$

其中, $\zeta(t)$ 是高斯白噪声且满足 $\langle\zeta(t)\rangle = 0$, $\langle\zeta(t)\zeta(t')\rangle = \delta(t-t')$, 这里, $\langle\cdot\rangle$ 表示总体均值 (ensemble average), $\delta(\cdot)$ 是 Dirac 函数, σ_1 和 σ_2 表示噪声强度. 于是可建立与模型 (6.1.3) 对应的 SDE 模型:

$$\begin{cases} \mathrm{d}S(t) = [bS - (m + kN)S - \beta SI]\mathrm{d}t + \sigma_1 S \mathrm{d}B_1(t), \\ \mathrm{d}I(t) = [\beta SI + b_I I - (m + kN)I - \alpha I]\mathrm{d}t + \sigma_2 I \mathrm{d}B_2(t), \end{cases} \tag{6.1.4}$$

其中, $B_1(t)$ 和 $B_2(t)$ 是相互独立的标准 Brown 运动, 且 $\mathrm{d}B_i(t) = \sigma_i \zeta(t)\mathrm{d}t$ ($i = 1, 2$).

全局正解的存在唯一性

定理 6.2　任给初值 $(S_0, I_0) \in \mathbf{R}_+^2$, 当 $t \geqslant 0$ 时, SDE 模型 (6.1.4) 依概率 1 存在唯一的正解 $(S(t), I(t)) \in \mathbf{R}_+^2$.

证明　当 $t \geqslant 0$ 时, 对任意给定的初值 $u(0) = \log S_0, v(0) = \log I_0$, 考虑下面的系统:

$$\begin{aligned} \mathrm{d}u &= \left[b - m - k(e^u + e^v) - \beta e^v - \frac{1}{2}\sigma_1^2 \right] \mathrm{d}t + \sigma_1 \mathrm{d}B_1(t), \\ \mathrm{d}v &= \left[\beta e^u + b_I - m - k(e^u + e^v) - \alpha - \frac{1}{2}\sigma_2^2 \right] \mathrm{d}t + \sigma_2 \mathrm{d}B_2(t). \end{aligned} \tag{6.1.5}$$

容易验证上述方程组满足线性增长条件和局部 Lipschitz 条件, 所以存在唯一的局部解 $(u(t), v(t))$ 定义在 $t \in [0, \tau_e)$ 上, 这里 τ_e 是任一有限正实数. 显然, 从第一象限 $\mathbf{R}_+^2$ 出发的模型 (6.1.4) 的唯一局部正解由 $S(t) = e^{u(t)}, I(t) = e^{v(t)}$ 给出.

为了证明解在 $\mathbf{R}_+^2$ 是全局的, 只需证明 $\tau_e = \infty$ a.s.. 选取足够大的非负数 r_0 使得 S_0 和 I_0 均位于区间 $\left[\dfrac{1}{r_0}, r_0 \right]$. 对任意正数 $r \geqslant r_0$, 定义停时

$$\tau_r = \inf\left\{ t \in [0, \tau_e) \,\Big|\, S(t) \notin \left(\frac{1}{r}, r \right) \ \text{或} \ I(t) \notin \left(\frac{1}{r}, r \right) \right\},$$

其中, $\inf \varnothing = \infty$. 显然, τ_r 是 r 的单调递增函数. 设 $\tau_\infty = \lim\limits_{t \to \infty} \tau_r$, 则 $\tau_\infty \leqslant \tau_e$ a.s..

接下来只需证明 $\tau_e = \infty$ a.s., 如若不然, 存在两个常数 $T > 0$ 和 $\epsilon \in (0, 1)$, 使得

$$\mathbb{P}\{\tau_\infty \leqslant T\} > \epsilon. \tag{6.1.6}$$

因此可以找到一个整数 $r_1 \geqslant r_0$, 使得当 $r \geqslant r_1$ 时,

$$\mathbb{P}\{\tau_r \leqslant T\} \geqslant \epsilon. \tag{6.1.7}$$

定义一个 C^2-函数 $V : \mathbf{R}_+^2 \to \mathbf{R}_+$:

$$V(S, I) = (S + 1 - \log S) + (I + 1 - \log I).$$

考虑到当 $z > 0$ 时, $(z + 1 - \log z) \geqslant 0$, 因此函数 $V(\cdot)$ 当 $(S, I) \in \mathbf{R}_+^2$ 时是正定的. 应用 Itô 公式, 沿系统 (6.1.4) 的解对 V 微分可得

$$
dV = \left[(bS - (m + k(S + I))S - \beta SI) \left(1 - \frac{1}{S} \right) + (\beta SI + b_I I - (m + k(S + I))I \right.
$$
$$
\left. -\alpha I) \left(1 - \frac{1}{I} \right) + \frac{\sigma_1^2 + \sigma_2^2}{2} \right] dt + \sigma_1 (S - 1) dB_1 + \sigma_2 (I - 1) dB_2.
$$

由 $S(t)$ 和 $I(t)$ 的正性可得

$$
dV \leqslant \left[bS - b + 2m + 2k(S + I) + \beta I + b_I I - b_I + \alpha + \frac{\sigma_1^2 + \sigma_2^2}{2} \right] dt
$$
$$
+ \sigma_1 (S - 1) dB_1 + \sigma_2 (I - 1) dB_2
$$
$$
\leqslant \left[\left(2m + \alpha + \frac{\sigma_1^2 + \sigma_2^2}{2} \right) + (2k + b)S + (\beta + 2k + b_I)I \right] dt
$$
$$
+ \sigma_1 (S - 1) dB_1 + \sigma_2 (I - 1) dB_2. \tag{6.1.8}
$$

再定义两个正常数:

$$
c_1 := 2m + \alpha + \frac{\sigma_1^2 + \sigma_2^2}{2}, \quad c_2 := \max\{4k + 2b, 2\beta + 4k + 2b_I\}.
$$

当 $z \geqslant 0$ 时, 考虑到 $z \leqslant 2(z + 1 - \log z) - (4 - 2\log 2)$, 于是可得

$$
(b + 2k)S + (\beta + b_I + 2k)I
$$
$$
\leqslant (2b + 4k)(S + 1 - \log S) + (4k + 2\beta + 2b_I)(I + 1 - \log I) \leqslant c_2 V. \tag{6.1.9}
$$

再次考虑 (6.1.8) 和 (6.1.9), 可将 dV 重写为

$$
dV \leqslant (c_1 + c_2 V) dt + \sigma_1 (S - 1) dB_1 + \sigma_2 (I - 1) dB_2.
$$

选取 $c_3 = \max\{c_1, c_2\}$, 则

$$
dV \leqslant c_3 (1 + V) dt + \sigma_1 (S - 1) dB_1 + \sigma_2 (I - 1) dB_2.
$$

因此, 当 $t_1 \leqslant T$ 时, 两边同时从 0 到 $\tau_r \wedge t_1$ 积分可得

$$
\int_0^{\tau_r \wedge t_1} dV \leqslant c_3 \int_0^{\tau_r \wedge t_1} (1 + V) dt + \sigma_1 \int_0^{\tau_r \wedge t_1} (S - 1) dB_1 + \sigma_2 \int_0^{\tau_r \wedge t_1} (I - 1) dB_2.
$$

应用 Itô 公式, 由上述不等式可得

$$V(S(\tau_r \wedge t_1), I(\tau_r \wedge t_1)) \leqslant V(S_0, I_0) + c_3 \int_0^{\tau_r \wedge t_1} (1 + V) \mathrm{d}t.$$

上式两边取期望, 并应用 Fubini 定理可得

$$\mathbb{E}V(S(\tau_r \wedge t_1), I(\tau_r \wedge t_1))$$

$$\leqslant V(S_0, I_0) + c_3\mathbb{E} \int_0^{\tau_r \wedge t_1} (1 + V) \mathrm{d}t$$

$$\leqslant V(S_0, I_0) + c_3 t_1 + c_3\mathbb{E} \int_0^{\tau_r \wedge t_1} V \mathrm{d}t$$

$$\leqslant V(S_0, I_0) + c_3 T + c_3\mathbb{E} \int_0^{\tau_r \wedge t_1} V(S(\tau_r \wedge t_1), I(\tau_r \wedge t_1)) \mathrm{d}t$$

$$= V(S_0, I_0) + c_3 T + c_3 \int_0^{\tau_r \wedge t_1} \mathbb{E}V(S(\tau_r \wedge t_1), I(\tau_r \wedge t_1)) \mathrm{d}t.$$

由 Gronwall 不等式可得

$$\mathbb{E}V(S(\tau_r \wedge t_1), I(\tau_r \wedge t_1)) \leqslant c_4, \tag{6.1.10}$$

其中, $c_4 = (V(S_0, I_0) + c_3 T)e^{c_4 T}$.

当 $r \geqslant r_1$ 时, 设 $\Omega_r = \{\tau_r \leqslant T\}$. 由 (6.1.7) 可知 $\mathbb{P}(\Omega_r) \geqslant \epsilon$.

注意到, 任给 $\omega \in \Omega_r$, $S(\tau_r, \omega)$, $I(\tau_r, \omega)$ 中至少有一个等于 r 或者 $1/r$, 因此

$$V(S(\tau_r), I(\tau_r)) \geqslant (r + 1 - \log r) \wedge \left(\frac{1}{r} + 1 - \log \frac{1}{r}\right).$$

从而, 由 (6.1.6) 和 (6.1.10) 可得

$$c_4 \geqslant \mathbb{E}\left[\mathbf{1}_{\Omega_r(\omega)}V(S(\tau_r), I(\tau_r))\right] \geqslant \epsilon\left[(r + 1 - \log r) \wedge \left(\frac{1}{r} + 1 - \log \frac{1}{r}\right)\right],$$

其中, $\mathbf{1}_{\Omega_r}$ 是 Ω_r 的示性函数.

令 $r \to \infty$, 则 $\infty > c_4 = \infty$, 矛盾. 因此必有 $\tau_\infty = \infty$. □

6.1.2 随机灭绝性

定义随机模型 (6.1.4) 的水平传播再生数为

$$R_s^h := \frac{2\beta(b - m) + 2kb_I - k\sigma_2^2}{2k(b + \alpha)}. \tag{6.1.11}$$

此外, 为了使得理论结果简单化, 引入两个参数:

$$R_1 := b - m - \frac{\sigma_1^2}{2}, \tag{6.1.12}$$

$$R_2 := b_I - m - \alpha - \frac{\sigma_2^2}{2} = \overline{K} - \frac{\sigma_2^2}{2}. \tag{6.1.13}$$

引理 6.3 [175]　设 $x(t) \in C\,[\,\Omega \times [0,\infty), \mathbf{R}\,]$, 存在正常数 λ 和 γ, 使得当 $t \geqslant 0$ 时, 存在 $F \in C(\Omega \times [0,\infty), \mathbf{R})$ 且 $\lim\limits_{t \to \infty} \dfrac{F(t)}{t} = 0$.

(1) 如果

$$\log x(t) \leqslant \lambda t - \gamma \int_0^t x(s)\mathrm{d}s + F(t) \quad \text{a.s.}, \tag{6.1.14}$$

则

$$\limsup_{t \to \infty} \frac{1}{t} \int_0^t x(s)\mathrm{d}s \leqslant \frac{\lambda}{\gamma} \quad \text{a.s.}.$$

(2) 如果

$$\log x(t) \geqslant \lambda t - \gamma \int_0^t x(s)\mathrm{d}s + F(t) \quad \text{a.s.}, \tag{6.1.15}$$

则

$$\liminf_{t \to \infty} \frac{1}{t} \int_0^t x(s)\mathrm{d}s \geqslant \frac{\lambda}{\gamma} \quad \text{a.s.}.$$

定理 6.4　(1) 如果 $R_1 > 0$, 当 $\beta > k$ 且 $R_s^h < 1$, 或者 $\beta \leqslant k$ 且 $R_2 < 0$ 成立时, 任给初值 $(S_0, I_0) \in \mathbf{R}_+^2$, SDE 模型 (6.1.4) 的解满足

$$\limsup_{t \to \infty} \frac{\log I}{t} \leqslant (b+\alpha)(R_s^h - 1) < 0 \ \text{或} \ \limsup_{t \to \infty} \frac{\log I}{t} \leqslant \frac{R_2}{k} < 0 \quad \text{a.s.}, \tag{6.1.16}$$

$$\liminf_{t \to \infty} \frac{1}{t} \int_0^t S \mathrm{d}s \geqslant \frac{R_1}{k} > 0 \quad \text{a.s.}.$$

也就是说, 仅有感染猫 $I(t)$ 几乎必然灭绝.

(2) 如果 $R_1 < 0$,

(2-1)(a) 当 $\beta \geqslant k$ 且 $R_2 > 0$, 或者 (b) $\beta < k$ 且 $R_s^h > 1$ 成立时, 对任意数值 $(S_0, I_0) \in \mathbf{R}_+^2$, SDE 模型 (6.1.4) 满足

$$\limsup_{t \to \infty} \frac{\log S}{t} \leqslant R_1 < 0 \quad \text{a.s.} \tag{6.1.17}$$

且

$$\liminf_{t\to\infty} \frac{1}{t} \int_0^t I \mathrm{d}s > \frac{R_2}{k} > 0 \quad \text{a.s.},$$

即仅有易感猫 $S(t)$ 几乎必然灭绝.

(2-2) 当 $\beta > k$ 且 $R_s^h < 1$, 或者 $\beta \leqslant k$ 且 $R_2 < 0$ 成立, 则当初值 $(S_0, I_0) \in \mathbf{R}_+^2$ 时, 易感猫 $S(t)$ 和感染猫 $I(t)$ 都几乎必然灭绝.

证明 (1) 当 $\beta > k$ 时, 容易验证, 任给 $\varepsilon > 0$,

$$\limsup_{t\to\infty} \frac{1}{t} \int_0^t (S(t) + I(t)) \mathrm{d}s \leqslant \frac{b-m}{k},$$

则存在 $T(\omega) > 0$, 当 $t \geqslant T(\omega)$ 时, $\dfrac{1}{t} \displaystyle\int_0^t (S(t) + I(t)) \mathrm{d}s \leqslant \dfrac{b-m}{k} + \varepsilon$, 所以

$$\frac{1}{t} \int_0^t S(t) \mathrm{d}s \leqslant \frac{b-m}{k} + \varepsilon. \tag{6.1.18}$$

由 Itô 公式可得

$$\mathrm{d} \log I(t) = \left(\beta S + b_I - m - k(S + I) - \alpha - \frac{\sigma_2^2}{2} \right) \mathrm{d}t + \sigma_2 \mathrm{d}B_2(t). \tag{6.1.19}$$

上式两边关于 t 从 0 到 t 积分, 可得

$$\begin{aligned}
\frac{\log I}{t} &= \frac{\log I_0}{t} + \frac{\beta \displaystyle\int_0^t S \mathrm{d}s}{t} + \left(b_I - m - \alpha - \frac{\sigma_2^2}{2} \right) \\
&\quad - \frac{k \displaystyle\int_0^t (S + I) \mathrm{d}s}{t} + \frac{\displaystyle\int_0^t \sigma_2 \mathrm{d}B_2(s)}{t} \\
&\leqslant (\beta - k) \frac{\displaystyle\int_0^t S \mathrm{d}s}{t} + \left(b_I - m - \alpha - \frac{\sigma_2^2}{2} \right) - \frac{k \displaystyle\int_0^t I \mathrm{d}s}{t} + \phi_1(t) \\
&\leqslant (\beta - k) \left(\frac{b-m}{k} + \varepsilon \right) + b_I - m - \alpha - \frac{\sigma_2^2}{2} + \phi_1(t), \tag{6.1.20}
\end{aligned}$$

其中, $\phi_1(t) = \dfrac{\log I_0}{t} + \dfrac{\displaystyle\int_0^t \sigma_2 \mathrm{d}B_2}{t}$.

根据鞅的强大数定律可得

$$\lim_{t\to\infty} \phi_1(t) = 0 \quad \text{a.s.}.$$

由引理 6.3 (1) 以及 ε 的任意性, 可得

$$\limsup_{t\to\infty}\frac{\log I}{t}\leqslant\frac{\beta(b-m)}{k}+b_I-b-\alpha-\frac{\sigma_2^2}{2}=(b+\alpha)(R_s^h-1)<0\quad\text{a.s..}$$
(6.1.21)

因此, 存在常数 $\lambda>0$, 使得

$$\limsup_{t\to\infty}\frac{\log I}{t}\leqslant(b+\alpha)(R_s^h-1)\leqslant-\lambda<0\quad\text{a.s..}$$

所以, 当 $\varepsilon_1>0$ 时, $\limsup_{t\to\infty}\dfrac{\log I}{t}\leqslant-\lambda$, 存在常数 $T(\omega_1)>0$, 使得当 $t\geqslant T(\omega_1)$ 时, $\dfrac{\log I}{t}\leqslant-\lambda+\varepsilon_1$. 由此可得

$$I(t)\leqslant e^{-\lambda t+\varepsilon_1}.$$
(6.1.22)

由 Itô 公式可得

$$\mathrm{d}\log S=\Big(b-m-k(S+I)-\beta I-\frac{\sigma_1^2}{2}\Big)\mathrm{d}t+\sigma_1\mathrm{d}B_1.$$

上式两边关于 t 积分, 则由 (6.1.22) 可得

$$\begin{aligned}\frac{\log S}{t}&=\frac{\log S_0}{t}+b-m-\frac{\sigma_1^2}{2}-\frac{k}{t}\int_0^t(S+I)\mathrm{d}s-\frac{\beta}{t}\int_0^t I\mathrm{d}s+\frac{\int_0^t\sigma_1\mathrm{d}B_1(s)}{t}\\ &\geqslant\frac{\log S_0}{t}+b-m-\frac{\sigma_1^2}{2}-(k+\beta)\frac{\int_0^t e^{-\lambda t+\varepsilon_1}\mathrm{d}s}{t}\\ &\quad-\frac{k}{t}\int_0^t S\mathrm{d}s+\frac{\int_0^t\sigma_1\mathrm{d}B_1(s)}{t}\\ &\geqslant b-m-\frac{\sigma_1^2}{2}-\frac{k}{t}\int_0^t S\mathrm{d}s+\phi_2(t),\end{aligned}$$
(6.1.23)

其中

$$\phi_2(t)=\frac{\log S_0}{t}-(k+\beta)\frac{\int_0^t e^{-\lambda t+\varepsilon_1}\mathrm{d}s}{t}+\frac{\int_0^t\sigma_1\mathrm{d}B_1(s)}{t}.$$

选取 ε_1 足够小, 由鞅的强大数定律可得 $\lim_{t\to\infty}\phi_2(t)=0$ a.s..

再由引理 6.3 (2) 可得

$$\liminf_{t\to\infty} \frac{1}{t}\int_0^t S\mathrm{d}s \geqslant \frac{R_1}{k} > 0.$$

这就完成了 (1) 的证明.

接下来仅证明 (2-1)(a), (2-1)(b) 的证明与之类似, 略去.

当 $\beta \geqslant k$ 时, 由 (6.1.20) 可得

$$\frac{\log I}{t} = \frac{\log I_0}{t} + \frac{\beta}{t}\int_0^t S\mathrm{d}s + \left(b_I - m - \alpha - \frac{\sigma_2^2}{2}\right)$$

$$- \frac{k}{t}\int_0^t (S+I)\mathrm{d}s + \frac{\int_0^t \sigma_2\mathrm{d}B_2(s)}{t}$$

$$\geqslant b_I - m - \alpha - \frac{\sigma_2^2}{2} - \frac{k}{t}\int_0^t I\mathrm{d}s + \phi_1(t), \qquad (6.1.24)$$

其中, $\phi_1(t) = \dfrac{\log I_0}{t} + \dfrac{\int_0^t \sigma_2\mathrm{d}B_2}{t}$, $\lim\limits_{t\to\infty}\phi_1(t) = 0$ a.s..

由引理 6.3 (2) 可得

$$\liminf_{t\to\infty} \frac{1}{t}\int_0^t I\mathrm{d}s \geqslant \frac{b_I - m - \alpha - \dfrac{\sigma_2^2}{2}}{k} = \frac{R_2}{k} > 0 \quad \text{a.s..} \qquad (6.1.25)$$

另一方面, 同时考虑 (6.1.23) 和 (6.1.25), 可得

$$\frac{\log S}{t} = \frac{\log S_0}{t} + \left(b - m - \frac{\sigma_1^2}{2}\right) - \frac{k}{t}\int_0^t (S+I)\mathrm{d}s - \frac{\beta}{t}\int_0^t I\mathrm{d}s + \frac{\int_0^t \sigma_1\mathrm{d}B_1(s)}{t}$$

$$\leqslant b - m - \frac{\sigma_1^2}{2} + \phi_3(t), \qquad (6.1.26)$$

其中, $\phi_3(t) = \dfrac{\log S_0}{t} + \dfrac{\int_0^t \sigma_1\mathrm{d}B_1(s)}{t}$, $\lim\limits_{t\to\infty}\phi_3(t) = 0$ a.s.. 于是

$$\limsup_{t\to\infty} \frac{\log S}{t} \leqslant b - m - \frac{\sigma_1^2}{2} = R_1 < 0 \quad \text{a.s..} \qquad (6.1.27)$$

(2-1)(a) 证毕.

(2-2) 的证明与 (1) 或者 (2-1) 的证明类似, 略去. □

6.1.3   随机持久性

定理 6.5   假设 $\beta > k$, 如果 $R_s^h > 1$, $R_1 > 0$ 和 $R_2 > 0$ 成立, 则 SDE 模型 (6.1.4) 的解 $(S(t), I(t))$ 具有如下性质:

$$
\begin{aligned}
&\liminf_{t \to \infty} \frac{1}{t} \int_0^t I(s)\mathrm{d}s \geqslant \frac{R_2}{k} > 0 \quad \text{a.s.},\\
&\limsup_{t \to \infty} \frac{1}{t} \int_0^t I(s)\mathrm{d}s \leqslant \frac{(b+\alpha)(R_s^h - 1)}{k} \quad \text{a.s.}
\end{aligned}
\tag{6.1.28}
$$

且

$$
0 < \limsup_{t \to \infty} \frac{1}{t} \int_0^t S(s)\mathrm{d}s \leqslant \frac{R_1}{k} \quad \text{a.s.}.
\tag{6.1.29}
$$

也就是, 具有初值 $(S_0, I_0) \in \mathbf{R}_+^2$ 的 (6.1.4) 的解在均值意义下弱持久.

证明   假设 $\beta > k$. 设 $V = \log I$, 对模型 (6.1.4) 应用 Itô 公式, 可得

$$
\begin{aligned}
\frac{\log I}{t} &= \frac{\log I_0}{t} + \frac{\beta}{t} \int_0^t S\mathrm{d}s + \left(b_I - m - \alpha - \frac{\sigma_2^2}{2}\right)\\
&\quad - \frac{k}{t} \int_0^t (S+I)\mathrm{d}s + \frac{\displaystyle\int_0^t \sigma_2 \mathrm{d}B_2(s)}{t}\\
&= \frac{\log I_0}{t} + \frac{(\beta - k)}{t} \int_0^t S\mathrm{d}s + \left(b_I - m - \alpha - \frac{\sigma_2^2}{2}\right)\\
&\quad - \frac{k}{t} \int_0^t I\mathrm{d}s + \frac{\displaystyle\int_0^t \sigma_2 \mathrm{d}B_2(s)}{t}\\
&\geqslant \left(b_I - m - \alpha - \frac{\sigma_2^2}{2}\right) - \frac{k}{t} \int_0^t I\mathrm{d}s + \phi_1(t),
\end{aligned}
\tag{6.1.30}
$$

其中, $\phi_1(t) = \dfrac{\log I_0}{t} + \dfrac{\displaystyle\int_0^t \sigma_2 \mathrm{d}B_2}{t}$, $\displaystyle\lim_{t \to \infty} \phi_1(t) = 0$ a.s..

由引理 6.3 (2) 可得

$$
\liminf_{t \to \infty} \frac{1}{t} \int_0^t I(s)\mathrm{d}s \geqslant \frac{b_I - m - \alpha - \sigma_2^2/2}{k} = \frac{R_2}{k} > 0 \quad \text{a.s.}.
$$

此外

$$
\begin{aligned}
\frac{\log I}{t} &= \frac{\log I_0}{t} + \frac{\beta}{t}\int_0^t S\mathrm{d}s + b_I - m - \alpha - \frac{\sigma_2^2}{2} - \frac{k}{t}\int_0^t (S+I)\mathrm{d}s + \frac{\int_0^t \sigma_2\mathrm{d}B_2(s)}{t} \\
&\leqslant \frac{\log I_0}{t} + \frac{\beta - k}{t}\int_0^t S\mathrm{d}s + b_I - m - \alpha - \frac{\sigma_2^2}{2} - \frac{k}{t}\int_0^t I\mathrm{d}s + \frac{\int_0^t \sigma_2\mathrm{d}B_2(s)}{t} \\
&\leqslant \frac{\log I_0}{t} + (\beta - k)\left(\frac{b-m}{k} + \varepsilon\right) + b_I - m - \alpha - \frac{\sigma_2^2}{2} \\
&\quad - \frac{k}{t}\int_0^t I\mathrm{d}s + \frac{\int_0^t \sigma_2\mathrm{d}B_2(s)}{t} \\
&\leqslant \frac{\beta(b-m)}{k} + b_I - b - \alpha - \frac{\sigma_2^2}{2} - \frac{k}{t}\int_0^t I\mathrm{d}s + \phi_4(t),
\end{aligned}
\tag{6.1.31}
$$

其中, $\phi_4(t) = \dfrac{\log I_0}{t} + (\beta - k)\varepsilon + \dfrac{\int_0^t \sigma_2\mathrm{d}B_2(s)}{t}$.

当 ε 足够小, 由鞅的强大数定律可得

$$
\lim_{t\to\infty} \phi_4(t) = 0 \quad \text{a.s..}
$$

由引理 6.3 (1) 可得

$$
\limsup_{t\to\infty} \frac{1}{t}\int_0^t I(s)\mathrm{d}s \leqslant \frac{\dfrac{\beta(b-m)}{k} + b_I - b - \alpha - \dfrac{\sigma_2^2}{2}}{k} = \frac{(b+\alpha)(R_s^h - 1)}{k} \quad \text{a.s..}
\tag{6.1.32}
$$

由 (6.1.23) 可得

$$
\begin{aligned}
\frac{\log S}{t} &= \frac{\log S_0}{t} + b - m - \frac{\sigma_1^2}{2} - \frac{k}{t}\int_0^t (S+I)\mathrm{d}s - \frac{\beta}{t}\int_0^t I\mathrm{d}s + \frac{\int_0^t \sigma_1\mathrm{d}B_1(s)}{t} \\
&\leqslant \frac{\log S_0}{t} + b - m - \frac{\sigma_1^2}{2} - \frac{k}{t}\int_0^t S\mathrm{d}s + \frac{\int_0^t \sigma_1\mathrm{d}B_1(s)}{t} \\
&\leqslant b - m - \frac{\sigma_1^2}{2} - \frac{k}{t}\int_0^t S\mathrm{d}s + \phi_2(t),
\end{aligned}
\tag{6.1.33}
$$

其中, $\phi_2(t) = \dfrac{\log S_0}{t} + \dfrac{\displaystyle\int_0^t \sigma_1 dB_1(s)}{t}$, $\displaystyle\lim_{t\to\infty}\phi_2(t) = 0$ a.s..

由引理 6.3 (1) 可得

$$\limsup_{t\to\infty} \frac{1}{t}\int_0^t S(s)ds \leqslant \frac{b-m-\dfrac{\sigma_1^2}{2}}{k} = \frac{R_1}{k} \quad \text{a.s..}$$

此外, 对 (6.1.23) 取极限, 可得

$$\frac{\log S/S_0}{t} = b - m - \frac{\sigma_1^2}{2} - \frac{k}{t}\int_0^t Sds - \frac{(k+\beta)}{t}\int_0^t Ids + \frac{\displaystyle\int_0^t \sigma_1 dB_1(s)}{t}. \quad (6.1.34)$$

从而

$$\limsup_{t\to\infty}\frac{\log S/S_0}{t} \leqslant 0, \quad \lim_{t\to\infty}\frac{\displaystyle\int_0^t \sigma_1 dB_1(s)}{t} = 0 \quad \text{a.s..}$$

因此

$$\frac{k}{t}\int_0^t Sds + \frac{(k+\beta)}{t}\int_0^t Ids$$

$$\geqslant \limsup_{t\to\infty}\frac{\log S}{t} + \frac{k}{t}\int_0^t Sds + \frac{(k+\beta)}{t}\int_0^t Ids - \liminf_{t\to\infty}\frac{\displaystyle\int_0^t \sigma_1 dB_1(s)}{t}$$

$$\geqslant b - m - \frac{\sigma_1^2}{2} = R_1 > 0. \quad (6.1.35)$$

所以

$$\limsup_{t\to\infty}\frac{1}{t}\int_0^t Sds > 0 \quad \text{a.s..}$$

于是, $\forall \omega_1 \in \left\{ \limsup\limits_{t\to\infty}\dfrac{\displaystyle\int_0^t S(s,\omega_1)ds}{t} = 0 \right\}$, 由 (6.1.35) 可得

$$\limsup_{t\to\infty}\frac{\displaystyle\int_0^t I(s,\omega_1)ds}{t} > 0.$$

另一方面, 对 (6.1.20) 取极限并应用 $\limsup\limits_{t\to\infty}\dfrac{\int_0^t S(s)\mathrm{d}s}{t}=0$, 可得

$$\limsup_{t\to\infty}\frac{\log I(t,\omega_1)}{t}\leqslant b_I-m-\alpha-\frac{\sigma_2^2}{2}-k\leqslant\liminf_{t\to\infty}\frac{1}{t}\int_0^t I(s)\mathrm{d}s\leqslant 0. \tag{6.1.36}$$

考虑到 $I(s,\omega_1)\geqslant 0$, 则

$$\limsup_{t\to\infty}\frac{\int_0^t I(s,\omega_1)\mathrm{d}s}{t}=0$$

矛盾. 于是, 必有 $\limsup\limits_{t\to\infty}\dfrac{1}{t}\int_0^t S(s)\mathrm{d}s>0$ a.s.. □

定理 6.6 假设 $\beta\leqslant k$, 如果 $R_s^h>1$, $R_1>0$ 和 $R_2>0$ 满足, 则具有初值 $(S_0,I_0)\in\mathbf{R}_+^2$ 的 SDE 模型 (6.1.4) 在均值意义下持久.

证明与定理 6.5 (1) 的过程类似, 此处略去.

6.1.4 平稳分布

定理 6.7 如果定理 6.5 中的所有假设都满足, 并假设 $R_0^d>1$, 如果 $\overline{K}\leqslant 0$, 或者 $\overline{K}>0$ 且 $\beta\overline{K}/k<b+\alpha-b_I$ 以及 $M_1=\dfrac{1}{2}S^*\sigma_1^2+\dfrac{1}{2}I^*\sigma_2^2<k(S^*+I^*)^2$ 成立, 则 SDE 模型 (6.1.4) 存在一个平稳分布 $\mu(\cdot)$. 这里, $E^*=(S^*,I^*)$ 是模型 (6.1.1) 的共存平衡点.

证明 由于 $R_0^d>1$, $\overline{K}\leqslant 0$, 或者 $\overline{K}>0$ 和 $\beta\overline{K}/k<b+\alpha-b_I$ 成立, 模型 (6.1.1) 存在唯一正共存平衡点 $E^*=(S^*,I^*)$. 因此

$$b-m=k(S^*+I^*)+\beta I^*,\quad b_I-m-\alpha=k(S^*+I^*)-\beta S^*. \tag{6.1.37}$$

定义正定函数 $V:\mathbf{R}_+^2\to\mathbf{R}_+$:

$$V(S,I)=\left(S-S^*-S^*\log(S/S^*)\right)+\left(I-I^*-I^*\log(I/I^*)\right):=V_1+V_2.$$

对 V 应用 Itô 公式, 并注意到 (6.1.37), 可得

$$\mathrm{d}V_1=\left[(S-S^*)\left(b-m-k(S+I)-\beta I\right)+\frac{1}{2}S^*\sigma_1^2\right]\mathrm{d}t+\sigma_1(S-S^*)\mathrm{d}B_1$$

$$=\left[(S-S^*)\left(k(S^*+I^*)+\beta I^*-k(S+I)-\beta I\right)+\frac{1}{2}S^*\sigma_1^2\right]\mathrm{d}t+\sigma_1(S-S^*)\mathrm{d}B_1$$

$$= \left[(S - S^*)(k(S^* - S) - (k+\beta)(I - I^*)) + \frac{1}{2}S^*\sigma_1^2\right]dt + \sigma_1(S - S^*)dB_1$$

$$= \left[-k(S - S^*)^2 - (k+\beta)(S - S^*)(I - I^*) + \frac{1}{2}S^*\sigma_1^2\right]dt + \sigma_1(S - S^*)dB_1,$$

$$dV_2 = \left[(I - I^*)(\beta S + b_I - m - \alpha - k(S+I)) + \frac{1}{2}I^*\sigma_2^2\right]dt + \sigma_2(I - I^*)dB_2$$

$$= \left[(I - I^*)(\beta S - \beta S^* + k(S^*+I^*) - k(S+I)) + \frac{1}{2}I^*\sigma_2^2\right]dt + \sigma_2(I - I^*)dB_2$$

$$= \left[-k(I - I^*)^2 + (\beta - k)(S - S^*)(I - I^*) + \frac{1}{2}I^*\sigma_2^2\right]dt + \sigma_2(I - I^*)dB_2.$$

于是

$$dV = dV_1 + dV_2 = LVdt + \sigma_1(S - S^*)dB_1 + \sigma_2(I - I^*)dB_2,$$

其中

$$LV = -k(S - S^*)^2 - (k+\beta)(S - S^*)(I - I^*) - k(I - I^*)^2$$
$$+ (\beta - k)(S - S^*)(I - I^*)\frac{1}{2}S^*\sigma_1^2 + \frac{1}{2}I^*\sigma_2^2.$$

令 $M_1 = \frac{1}{2}S^*\sigma_1^2 + \frac{1}{2}I^*\sigma_2^2$, 则

$$LV = -k(S - S^*)^2 - 2k(S - S^*)(I - I^*) - k(I - I^*)^2 + M_1$$
$$\leqslant -k(S - S^*)^2 + 2k|S - S^*||I - I^*| - k(I - I^*)^2 + M_1$$
$$= -k(|S - S^*| + |I - I^*|)^2 + M_1. \tag{6.1.38}$$

如果 $M_1 < k(S^* + I^*)^2$, 那么椭圆 $k(|S - S^*| + |I - I^*|)^2 = M_1$ 整体处于 $\mathbf{R}_+^2$ 内. 可将 U 作为椭圆的一个邻域且 $\overline{U} \subseteq W = \mathbf{R}_+^2$, 这里 $\overline{U}$ 是 U 的紧闭包 (compact closure). 因此, 当 $x \in U \backslash W$ 时, $LV < 0$, 满足假设 2.97 (B2).

另一方面, 存在 $M = \min\left\{\sigma_1^2 S^2 + \sigma_2^2 I^2, (S,I) \in \overline{U}\right\} > 0$, 当 $(S,I) \in \overline{U}$, $\xi \in \mathbf{R}_+^2$ 时,

$$\sum_{i,j=1}^2 a_{ij}\xi_i\xi_j = \sigma_1^2 S^2 \xi_i^2 + \sigma_2^2 I^2 \xi_j^2 \geqslant M|\xi|^2.$$

这就证明了假设 2.97 (B1) 是满足的.

所以, SDE 模型 (6.1.4) 存在一个平稳分布 $\mu(\cdot)$.   □

6.1.5 数值分析

本节将通过数值分析, 比较研究确定性模型 (6.1.1) 与随机模型 (6.1.4) 在相同参数值集下的 FIV 动力学行为, 以期进一步理解环境波动对 FIV 传播的影响机制.

Courchamp 等[76] 经过多年野外调查发现, 在法国农村地区 Barisey-la-Côte, 猫的生育率为 $b = 2.4/$年, 死亡率为 $m = 0.6/$年, 毒力 $\alpha = 0.2/$年, 栖息地的承载能力为 $K = 46/($千米$)^2$. 初值取为 $(S(0), I(0)) = (30, 3) \in \mathbf{R}_+^2$. 于是, $N(0) = S(0) + I(0) = 33$, 而垂直传染率系数为 $\beta = 3/33 \approx 0.09091$. 当确定了上述参数值, 通过计算可知: 如果 $b_I \geqslant 1.34$, 模型 (6.1.1) 不存在正共存平衡点. 所以, $0 < b_I < 1.34$. 作为例子, 在数值模拟中选取 $b_I = 1.0$. 参数取值详情列于表 6.1.

表 6.1　SDE 模型 (6.1.4) 数值模拟中的参数值

参数	含义	参数值	参考文献
b	易感猫的出生率	2.4 年 $^{-1}$	[76,128]
b_I	感染猫的出生率	1.0 年 $^{-1}$	参数估计
m	自然死亡率	0.6 年 $^{-1}$	[76,128]
K	生境的承载能力	46 (千米)$^{-2}$	[76]
α	FIV 诱导的死亡率	0.2 年 $^{-1}$	[76,128]
β	发生率系数	0.09091 年 $^{-1}$	[76,128]

由此, 对于确定性模型 (6.1.1), 计算可得: $R_0^d = 2.6137$, $\overline{K} = b_I - m - \alpha = 0.2 > 0$, $\beta \overline{K}/k = 0.4647 < b + \alpha - b_I = 1.6$. 于是, 由定理 6.1 (3) 可知共存平衡点 $E^* = (5.3756, 12.2244)$ 是全局渐近稳定的, 所有的轨线最终都趋于 E^*. 此外, 无易感猫平衡点 SFE $= (0, 5.1111)$ 和无感染猫平衡点 DFE $= (46, 0)$ 是鞍点, 灭绝平衡点 $(0,0)$ 是结点 (图 6.1).

接下来, 我们主要关注噪声强度对于 SDE 模型 (6.1.4) 动力学行为的影响. 为了简单起见, 固定 $\sigma_1 = 0.1$, 考虑 σ_2 取三个不同的值 0.1, 0.5 和 2.3. 相应的 R_s^h 分别为 1.9911, 1.9449 和 0.9757. 由定理 6.5 可知, 在前两种情况下, FIV 将随机持久; 由定理 6.4 可知, 最后一种情况将随机灭绝. 数值结果列示于图 6.2.

图 6.2 (左) 给出了确定性模型 (6.1.1) 和其对应的随机模型 (6.1.4) 当 σ_2 分别取值 0.1, 0.5 和 2.22 时的 $I(t)$ 的时间序列图. 可以看出, 在 FIV 随机持久时, 即 $\sigma_2 = 0.1$ (图 6.2(a)) 和 0.5 (图 6.2(b)), $I(t)$ 的密度最终在共存平衡态 $I^* = 12.2244$ 附近振荡, 并且振荡幅度随着 σ_2 的增加而增大. 在图 6.2(c) 中, 较大的噪声强度 $\sigma_2 = 2.22$ 最终导致 $I(t)$ 随机灭绝. 在图 6.2(右), 我们给出了当 $t = 100$ 时, 基于 10000 次随机模拟的系统 (6.1.4) 的 $I(t)$ 的概率密度曲线. 可

以看出, 在 FIV 随机持久时, 即 $\sigma_2 = 0.1$ (图 6.2(a)) 和 0.5 (图 6.2(b)), $I(t)$ 分布在共存平衡态 $I^* = 12.2244$ 附近, SDE 模型 (6.1.4) 解当 σ_2 较大时 (例如 $\sigma_2 = 0.5$) 振幅较大, 呈现偏斜分布; 而当 σ_2 较小时 (例如 $\sigma_2 = 0.1$) 振幅较小, 呈现对称分布. 更确切地说, 当 $\sigma_2 = 0.1$ 时, $I(t)$ 分布更接近正态分布; 当 $\sigma_2 = 0.5$ 时, $I(t)$ 分布为正偏分布. 显然, 这两种情形时 SDE 模型 (6.1.4) 存在一个平稳分布. 但是, 在随机灭绝情形 $\sigma_2 = 2.22$ 时, $I(t)$ 分布的质量集中在原点 0 的右小邻域 (图 6.2(c)).

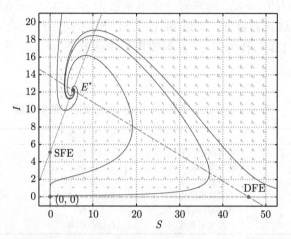

图 6.1　模型 (6.1.1) 的相图. 参数值为 $\beta = 0.09091, b = 2.4, k = 0.03913, m = 0.6, \alpha = 0.2$, $b_I = 1$. $E^* = (5.3756, 12.2244)$ 全局渐近稳定, SFE $= (0, 5.1111)$ 和 DFE $= (46, 0)$ 是鞍点, $(0, 0)$ 是结点

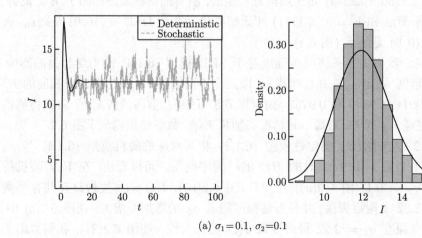

(a) $\sigma_1 = 0.1,\ \sigma_2 = 0.1$

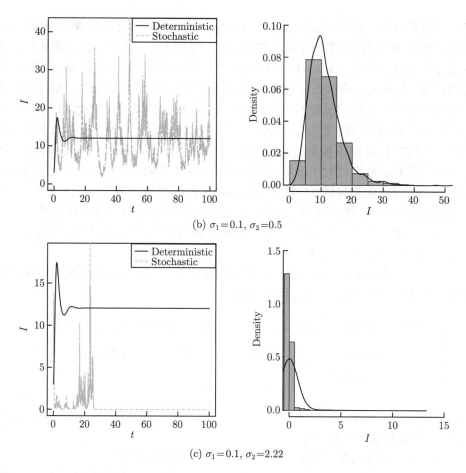

(b) $\sigma_1 = 0.1$, $\sigma_2 = 0.5$

(c) $\sigma_1 = 0.1$, $\sigma_2 = 2.22$

图 6.2　(左) 确定性模型 (6.1.1) 和其对应的随机模型 (6.1.4) 中 $I(t)$ 的时间序列图. (右) 基于 10000 次随机模拟的系统 (6.1.4) 的 $I(t)$ 的概率密度

从流行病学角度说, 图 6.2 表明, 较小的环境扰动可以产生复发性 FIV 的不规则振荡现象, 而较大的环境扰动可以抑制 FIV 暴发. 这意味着白噪声的小扰动可能在两次大流行之间维持猫群中 FIV 的不规则复发, 而较大的随机干扰可能是有益的, 有可能导致 FIV 灭绝.

6.2　具有季节性的随机 FIV 模型

在许多传染病传播中, 例如麻疹、水痘、腮腺炎、风疹、百日咳、肺结核、流感等, 都观察到了周期振荡现象[27,126]. 季节性通常被认为是造成传染病周期反复流行的主要因素[143]. 为了理解传染病的周期振荡模式, 许多学者考虑了季节变化和随机性的影响. 例如, Hethcote 和 Levin [126] 发现, 要是康复者 R 中存在大时滞, SIRS 或 SEIRS 类模型具有周期解; 一些具有可变人口规模和因病死亡率的模型也具有周期解. Aron 和 Schwartz [31] 研究了具有季节性传播的 SEIR 流行病模型, 发现随着季节变化幅度的增加, 存在一系列倍周期分叉. Moneim 和 Greenhalgh [199] 分析了一般周期接种策略对 SEIRS 传染病模型的影响, 发现存在与接种策略相同周期的非平凡周期解. 白振国和周义仓[33,34] 研究了具有季节性周期传输率的非自治 SIR 模型, 发现存在两个/多个周期解. 此外, Keeling 等[143] 研究了随机性和非线性性对 SIRS 模型疾病动力学的影响, 发现季节强迫导致的动力学结果可以解释为自然界中两个非线性螺旋汇之间的切换. 蒋达清等[170] 研究了具有季节变化的随机 SIR 传染病模型, 并证明了非平凡周期解的存在性.

这自然就产生了两个问题: 一是环境波动如何影响 FIV 在猫群中的传播? 二是 FIV 模型中是否存在周期现象?

在上节建立的随机 FIV 模型 (6.1.4) 的基础上, 本节, 我们将研究具有季节变化的随机 FIV 传染病模型中的周期行为

$$
\begin{cases}
\mathrm{d}S(t) = [b(t)S - (m(t) + k(t)(S+I))S - \beta(t)SI]\mathrm{d}t + \sigma_1(t)S\mathrm{d}B_1(t), \\
\mathrm{d}I(t) = [\beta(t)SI + b_I(t)I - (m(t) + k(t)(S+I))I - \alpha(t)I]\mathrm{d}t \\
\qquad\quad + \sigma_2(t)I\mathrm{d}B_2(t),
\end{cases}
$$

$$(6.2.1)$$

其中, 参数 $b(t)$, $b_I(t)$, $m(t)$, $k(t)$, $\beta(t)$, $\alpha(t)$ 均为 T-周期 (T 是正常数) 连续有界正函数, 参数含义同模型 (6.1.4).

为了便于叙述结果, 首先引入一些记号、定义以及引理.

如果 $f(t)$ 是 $\mathbf{R}_+ = [0, \infty)$ 上的可积函数, 记

$$
\langle f \rangle_t := \frac{1}{t} \int_0^t f(s)\mathrm{d}s.
$$

如果 $f(t)$ 是一个 T-周期连续函数, 记

$$
f^u := \max_{t \in [0,T]} f(t), \quad f^l := \min_{t \in [0,T]} f(t).
$$

容易验证:

$$
\lim_{t \to \infty} \langle f \rangle_t = \langle f \rangle_T.
$$

引理 6.8 对模型 (6.2.1), 有

$$
\limsup_{t \to \infty} \frac{1}{t} \log S(t) \leqslant 0, \quad \limsup_{t \to \infty} \frac{1}{t} \log I(t) \leqslant 0.
$$

引理 6.9 假设 $x(t) \in C\left[\Omega \times \mathbf{R}_+^2, \mathbf{R}_+\right]$. 如果存在正常数 λ, λ_0 和 $T \geqslant 0$, $\sigma_i(t)$ 是连续有界函数, 当 $t \geqslant T, 1 \leqslant i \leqslant n$ 时,

(1) 若

$$\log x(t) \leqslant \lambda t - \lambda_0 \int_0^t x(s)\mathrm{d}s + \sum_{i=1}^n \sigma_i(t)B_i(t),$$

则

$$\limsup_{t\to\infty}\langle x\rangle_t \leqslant \frac{\lambda}{\lambda_0} \quad \text{a.s.};$$

(2) 若

$$\log x(t) \geqslant \lambda t - \lambda_0 \int_0^t x(s)\mathrm{d}s + \sum_{i=1}^n \sigma_i(t)B_i(t),$$

则

$$\liminf_{t\to\infty}\langle x\rangle_t \geqslant \frac{\lambda}{\lambda_0} \quad \text{a.s..}$$

定义 6.10 [150] 如果对任意有限数列 $t_1, \cdots, t_n$, 随机变量 $X(t_1 + \theta), \cdots$, $X(t_n + \theta)$ 的联合分布与 θ 无关, 这里 $\theta = kT$ ($k = \pm 1, \pm 2, \cdots$), 则称随机过程 $X(t) = X(t, \omega) \in \mathbf{R}^d$ ($-\infty < t < \infty$) 是 T-周期的.

引理 6.11 [150] Markov 过程 $X(t)$ 是 T-周期的当且仅当其转移概率函数也是 T-周期的, 且转移概率函数 $\mathbb{P}_0(t, A) = \mathbb{P}\{X(t) \in A\}$ 满足

$$\mathbb{P}_0(s, A) = \int_{R^l} \mathbb{P}_0(s, \mathrm{d}x)\mathbb{P}(s, x, s + T, A) \equiv \mathbb{P}_0(s + T, A),$$

其中, $A \in \mathcal{B}, \mathcal{B}$ 是 σ-代数.

考虑方程

$$X(t) = X(t_0) + \int_{t_0}^t b(s, X(s))\mathrm{d}s + \sum_{r=1}^k \int_{t_0}^t \sigma_r(s, X(s))\mathrm{d}\xi_r(s), \qquad (6.2.2)$$

其中, 向量 $b(s, z), \sigma_1(s, z), \cdots, \sigma_r(s, z)$ ($s \in [t_0, T], z \in \mathbf{R}^n$) 是 (s, z) 的连续函数, 且满足

$$|b(s, z) - b(s, \bar{z})| + \sum_{r=1}^k |\sigma_r(s, z) - \sigma_r(s, \bar{z})| \leqslant C|z - \bar{z}|,$$

$$|b(s, z)| + \sum_{r=1}^k |\sigma_r(s, z)| \leqslant C(1 + |z|), \qquad (6.2.3)$$

这里, C 是一个常数.

引理 6.12 [150]　给定开集 U, 令 $W = U \times \mathbf{R}$. 假设 (6.2.2) 的系数是 T-周期函数且在 W 上满足条件 (6.2.3), 并假设 W 中存在一个 T-周期函数 $V(t, z) \in C^2$ 且满足

(1) 当 $K \to \infty$ 时, $\inf\limits_{|z| > K} V(t, z) \to \infty$;

(2) 在一些紧集的外部, $\mathscr{L} V(t, z) \leqslant -1$,

则模型 (6.2.2) 存在一个解是 T-周期的 Markov 过程. 这里 $\mathscr{L}$ 定义于 (2.3.9).

6.2.1　随机灭绝性和持久性

定理 6.13　如果 $\langle b - m - \sigma_1^2/2 \rangle_T < 0$ 且 $\langle b_I - m - \alpha - \sigma_2^2/2 \rangle_T < 0$, 则对任意初值 $S(0, I(0)) \in \mathbf{R}_+^2$, SDE 模型 (6.2.1) 的解 $(S(t), I(t))$ 满足

$$\lim_{t \to \infty} S(t) = 0, \quad \lim_{t \to \infty} I(t) = 0 \quad \text{a.s..}$$

也就是, $S(t)$ 和 $I(t)$ 依概率 1 灭绝.

证明　对模型 (6.2.1), 应用 Itô 公式, 可得

$$\log S(t) = \log S(0) + \langle b - m - \sigma_1^2/2 \rangle_t t - \langle kS \rangle_t t - \langle (k+\beta)I \rangle_t t$$
$$+ \int_0^t \sigma_1(s) \mathrm{d}B_1(s), \tag{6.2.4}$$

$$\log I(t) = \log I(0) + \langle b_I - m - \alpha - \sigma_2^2/2 \rangle_t t + \langle (\beta - k)S \rangle_t t - \langle kI \rangle_t t$$
$$+ \int_0^t \sigma_2(s) \mathrm{d}B_2(s). \tag{6.2.5}$$

令 $M_1(t) = \int_0^t \sigma_1(t) \mathrm{d}B_1(t)$, 则 $M_1(t)$ 是局部鞅且二分变差为

$$\langle M_1, M_1 \rangle_t = \int_0^t \sigma_1^2(s) \mathrm{d}s \leqslant (\sigma_1^2)^u t.$$

由鞅的强大数定律可得

$$\lim_{t \to \infty} t^{-1} \int_0^t \sigma_1(s) \mathrm{d}B_1(s) = 0 \quad \text{a.s..} \tag{6.2.6}$$

对 (6.2.4) 两边取上极限并结合 $\lim\limits_{t \to \infty} \langle b - m - \sigma_1^2/2 \rangle_t = \langle b - m - \sigma_1^2/2 \rangle_T < 0$, 可得

$$\limsup_{t \to \infty} \frac{1}{t} \log S(t) \leqslant \langle b - m - \sigma_1^2/2 \rangle_T < 0.$$

从而

$$\lim_{t\to\infty} S(t) = 0 \quad \text{a.s..} \tag{6.2.7}$$

当 $t > 0$ 时, 如果 $\beta(t) > k(t)$, 由 (6.2.7) 可知, 对任意正常数 η, 存在一个常数 $T_1 = T_1(\Omega) > 0$ 和一个集合 Ω_η, 使得当 $t > T_1$ 且 $\omega \in \Omega_\eta$ 时,

$$\mathbb{P}(\Omega_\eta) \geq 1 - \eta, \quad S(\omega, t) \leq \eta$$

成立. 于是, 由 (6.2.5) 可得

$$\log I(t, \omega) \leq \log I(0) + \int_0^{T_1} (\beta S(s) + b_I - m - \alpha - \sigma_2^2/2) \mathrm{d}s$$
$$+ \int_{T_1}^t (\eta\beta + b_I - m - \alpha - \sigma_2^2/2) \mathrm{d}s + \int_0^t \sigma_2(s) \mathrm{d}B_2(s). \tag{6.2.8}$$

由 η 的任意性可得

$$\limsup_{t\to\infty} \frac{1}{t} \log I(t) \leq \langle b_I - m - \alpha - \sigma_2^2/2 \rangle_T < 0,$$

从而 $\lim_{t\to\infty} I(t) = 0$ a.s..

当 $t > 0$ 时, 如果 $\beta(t) \leq k(t)$, 由 (6.2.5) 可得

$$\limsup_{t\to\infty} \frac{1}{t} \log I(t) \leq \langle b_I - m - \alpha - \sigma_2^2/2 \rangle_T < 0. \qquad \square$$

定理 6.14 如果 $\langle b - m - \sigma_1^2/2 \rangle_T < 0$ 且 $\langle b_I - m - \alpha - \sigma_2^2/2 \rangle_T > 0$, 则对任意初值 $S(0, I(0)) \in \mathbf{R}_+^2$, 模型 (6.2.1) 的解 $(S(t), I(t))$ 满足

$$\lim_{t\to\infty} S(t) = 0 \quad \text{a.s.}$$

且

$$\frac{1}{k^u} \langle b_I - m - \alpha - \sigma_2^2/2 \rangle_T \leq \liminf_{t\to\infty} \langle I \rangle_t \leq \limsup_{t\to\infty} \langle I \rangle_t$$
$$\leq \frac{1}{k^l} \langle b_I - m - \alpha - \sigma_2^2/2 \rangle_T. \tag{6.2.9}$$

也就是, $S(t)$ 依概率 1 灭绝, $I(t)$ 在均值意义下依概率 1 弱持久.

证明 由定理 6.13 可知, 如果 $\langle b - m - \sigma_1^2/2 \rangle_T < 0$, 那么 $\lim_{t\to\infty} S(t) = 0$ a.s..

当 $t > 0$ 时, 如果 $\beta(t) > k(t)$, 与 (6.2.8) 的分析相同, 由引理 6.9 可得

$$\limsup_{t\to\infty} \langle I \rangle_t \leq \frac{1}{k^l} \langle b_I - m - \alpha - \sigma_2^2/2 \rangle_T < 0.$$

再次考虑 (6.2.5), 可得

$$\log I(t) \geqslant \log I(0) + \langle b_I - m - \alpha - \sigma_2^2/2 \rangle_t\, t - k^u \langle I \rangle_t t + \int_0^t \sigma_2(s)\mathrm{d}B_2(s).$$
$$\tag{6.2.10}$$

由引理 6.9 可得

$$\liminf_{t\to\infty} \langle I \rangle_t \geqslant \frac{1}{k^u} \langle b_I - m - \alpha - \sigma_2^2/2 \rangle_T > 0.$$

当 $t > 0$ 时, 如果 $\beta(t) \leqslant k(t)$, 由 (6.2.5) 可得

$$\log I(t) \leqslant \log I(0) + \langle b_I - m - \alpha - \sigma_2^2/2 \rangle_t\, t - k^l \langle I \rangle_t t + \int_0^t \sigma_2(s)\mathrm{d}B_2(s).$$
$$\tag{6.2.11}$$

与 (6.2.8) 同样的方法, 可得

$$\log I(t) \geqslant \log I(0) + \langle b_I - m - \alpha - \sigma_2^2/2 \rangle_t\, t + (\beta - k)^l \eta(t - T_1) - k^u \langle I \rangle_t t$$
$$+ \int_0^{T_1} (\beta - k)S(s)\mathrm{d}s + \int_0^t \sigma_2(s)\mathrm{d}B_2(s). \tag{6.2.12}$$

这与 (6.2.11), (6.2.12) 以及引理 6.9 一起可得 (6.2.9).　　　　　　□

定理 6.15　假设 $\langle b - m - \sigma_1^2/2 \rangle_T > 0$. 令

$$\tilde{\lambda}(t) = (\beta - k)^u \left(b(t) - m(t) - \sigma_1^2(t)/2 \right) + k^l \left(b_I(t) - m(t) - \alpha(t) - \sigma_2^2(t)/2 \right). \tag{6.2.13}$$

如果当 $t > 0$ 时,

$$\beta(t) \leqslant k(t) \ \text{且} \ \langle b_I - m - \alpha - \sigma_2^2/2 \rangle_T < 0, \tag{6.2.14}$$

或者

$$\beta(t) > k(t), \quad \langle b_I - m - \alpha - \sigma_2^2/2 \rangle_T < 0 \ \text{且} \ \langle \tilde{\lambda} \rangle_T < 0, \tag{6.2.15}$$

则对任意初值 $(S(0), I(0)) \in \mathbf{R}_+^2$, 模型 (6.2.1) 的解 $(S(t), I(t))$ 满足

$$\frac{1}{k^u} \langle b - m - \sigma_1^2/2 \rangle_T \leqslant \liminf_{t\to\infty} \langle S \rangle_t \leqslant \limsup_{t\to\infty} \langle S \rangle_t \leqslant \frac{1}{k^l} \langle b - m - \sigma_1^2/2 \rangle_T,$$
$$\lim_{t\to\infty} I(t) = 0 \quad \text{a.s.}.$$

也就是, $S(t)$ 在均值意义下依概率 1 弱持久, $I(t)$ 依概率 1 灭绝.

证明 我们首先证明 $\lim\limits_{t\to\infty} I(t) = 0$ a.s..

如果条件 (6.2.14) 满足, 由引理 6.9 即可得到结论.

接下来考虑条件 (6.2.15) 满足时的情形. 考虑 (6.2.4), 可得

$$\log S(t) \leqslant \log S(0) + \langle b - m - \sigma_1^2/2 \rangle_t t - k^l \langle S \rangle_t t + \int_0^t \sigma_1(s)\mathrm{d}B_1(s). \quad (6.2.16)$$

由引理 6.9 可得

$$\limsup_{t\to\infty} \langle S \rangle_t \leqslant \frac{1}{k^l} \langle b - m - \sigma_1^2/2 \rangle_T.$$

由此, 任给 $\varepsilon > 0$, 存在 $T_3 = T_3(\omega) > 0$ 和集合 Ω_ε, 使得 $\mathbb{P}(\Omega_\varepsilon) \geqslant 1 - \varepsilon$ 且当 $\omega \in \Omega_\varepsilon$, $t \geqslant T_3(\omega)$ 时,

$$\langle S(\omega) \rangle_t \leqslant \frac{1}{k^l} \langle b - m - \sigma_1^2/2 \rangle_T + \varepsilon. \quad (6.2.17)$$

由 (6.2.5) 和 (6.2.17) 可得

$$\log I(t,\omega) \leqslant \log I(0) + \langle b_I - m - \alpha - \sigma_2^2/2 \rangle_t t + (\beta - k)^u \langle S \rangle_t t + \int_0^t \sigma_2(s)\mathrm{d}B_2(s)$$

$$\leqslant \log I(0) + \langle b_I - m - \alpha - \sigma_2^2/2 \rangle_t t + \int_0^{T_3} (\beta - k)^u S(s)\mathrm{d}s$$

$$+ (\beta - k)^u \left(\frac{1}{k^l} \langle b - m - \sigma_1^2/2 \rangle_T + \varepsilon \right)_T (t - T_3) + \int_0^t \sigma_2(s)\mathrm{d}B_2(s). \quad (6.2.18)$$

令 $t \to \infty$, 由 ε 的任意性, 可得

$$\limsup_{t\to\infty} \frac{1}{t} \log I(t) \leqslant \left\langle \frac{(\beta - k)^u}{k^l} (b - m - \sigma_1^2/2) + b_I - m - \alpha - \sigma_2^2/2 \right\rangle_T < 0,$$

所以

$$\lim_{t\to\infty} I(t) = 0 \quad \text{a.s..}$$

接下来证明 $\limsup\limits_{t\to\infty} \langle S \rangle_t > 0$.

由 $\lim\limits_{t\to\infty} I(t) = 0$ a.s. 可知, 任给小常数 $\xi > 0$, 存在正常数 $T_2 = T_2(\omega)$ 和集合 Ω_ξ, 使得当 $t \geqslant T_2$, $\omega \in \Omega_\xi$ 时, $\mathbb{P}(\Omega_\xi) \geqslant 1 - \xi$ 和 $I(t,\omega) \leqslant \xi$ 成立. 于是, 由 (6.2.4) 可得

$$\log S(t,\omega) \geqslant \log S(0) + \langle b - m - \sigma_1^2/2 \rangle_t t - k^u \langle S(\omega) \rangle_t t + \varphi(t), \quad (6.2.19)$$

其中, $\varphi(t) = -(\beta + k)^u \xi t + \int_0^t \sigma_1(s)\mathrm{d}B_1(s)$.

由鞅的强大数定律以及 ξ 的任意性可得 $\lim\limits_{t \to \infty} \dfrac{\varphi(t)}{t} = 0$ a.s..

由引理 6.9 可得

$$\liminf_{t \to \infty} \langle S(\omega) \rangle_t \geqslant \frac{1}{k^u} \left\langle b - m - \sigma_1^2/2 \right\rangle_T t > 0.$$

所以

$$\limsup_{t \to \infty} \langle S \rangle_t > \liminf_{t \to \infty} \langle S(\omega) \rangle_t > 0 \quad \text{a.s..} \qquad \square$$

定理 6.16　假设当 $t > 0$ 时 $\beta(t) > k(t)$ 且 $\left\langle b - m - \sigma_1^2/2 \right\rangle_T > 0$. 令

$$\lambda(t) := (\beta - k)^l \left(b(t) - m(t) - \sigma_1^2(t)/2 \right) + k^u \left(b_I(t) - m(t) - \alpha(t) - \sigma_2^2(t)/2 \right). \tag{6.2.20}$$

如果 $\left\langle b_I - m - \alpha - \sigma_2^2/2 \right\rangle_T < 0$ 且 $\langle \lambda \rangle_T > 0$, 则对任意初值 $(S(0), I(0)) \in \mathbf{R}_+^2$, 模型 (6.2.1) 的解 $(S(t), I(t))$ 满足

$$\limsup_{t \to \infty} \langle S \rangle_t > 0, \quad \limsup_{t \to \infty} \langle I \rangle_t > 0 \quad \text{a.s.,}$$

也就是, 模型 (6.2.1) 在均值意义下依概率 1 弱持久.

证明　取 (6.2.4) 上极限并应用引理 6.8 可得

$$k^u \limsup_{t \to \infty} \langle S \rangle_t + (\beta + k)^u \limsup_{t \to \infty} \langle I \rangle_t \geqslant \left\langle b - m - \sigma_1^2/2 \right\rangle_T > 0. \tag{6.2.21}$$

所以, $\limsup\limits_{t \to \infty} \langle S \rangle_t > 0$ a.s..

任给 $\omega \in \left\{ \limsup\limits_{t \to \infty} \langle S(\omega) \rangle_t = 0 \right\}$, 由 (6.2.21) 可得 $\limsup\limits_{t \to \infty} \langle I(\omega) \rangle_t > 0$.

另一方面, 取 (6.2.5) 上极限并结合 $\limsup\limits_{t \to \infty} \langle S(\omega) \rangle_t = 0$, 可得

$$\limsup_{t \to \infty} \frac{1}{t} \log I(\omega, t) \leqslant \left\langle b_I - m - \alpha - \sigma_2^2/2 \right\rangle_T < 0.$$

从而, $\lim\limits_{t \to \infty} I(\omega, t) = 0$ a.s. 矛盾. 因此必有 $\limsup\limits_{t \to \infty} \langle S \rangle_t > 0$ a.s..

接下来考虑 $I(t)$. 计算 (6.2.4) $\times (\beta - k)^l +$ (6.2.5) $\times k^u$, 可得

$$\frac{1}{t}(\beta - k)^l \log \frac{S(t)}{S(0)} + \frac{1}{t} k^u \log \frac{I(t)}{I(0)}$$

$$\geqslant \langle\lambda\rangle_t - \langle(k^u k + (\beta - k)^l(k+\beta))I\rangle_t + \frac{1}{t}\int_0^t (\beta - k)^l\sigma_1(s)\mathrm{d}B_1(s)$$

$$+ \frac{1}{t}\int_0^t k^l\sigma_2(s)\mathrm{d}B_2(s). \tag{6.2.22}$$

由鞅的强大数定律可得

$$\lim_{t\to\infty}\frac{1}{t}\int_0^t (\beta - k)^l\sigma_1(s)\mathrm{d}B_1(s) = 0, \quad \lim_{t\to\infty}\frac{1}{t}\int_0^t k^u\sigma_2(s)\mathrm{d}B_2(s) = 0 \quad \text{a.s..}$$

由引理 6.8, 并取 (6.2.22) 上极限, 可得

$$\limsup_{t\to\infty}\langle(k^u k + (\beta - k)^l(k+\beta))I\rangle_t \geqslant \langle\lambda\rangle_T > 0,$$

所以, $\limsup\limits_{t\to\infty}\langle I\rangle_t > 0$ a.s.. $\qquad\square$

注 6.17 当模型 (6.2.1) 是一个自治系统, 即所有参数与 t 无关时, 则 $\Lambda :=$ $\tilde{\lambda}(t) = \lambda(t)$ 可用于判定模型的阈值动力学行为: 如果 $\Lambda < 0$, $I(t)$ 依概率 1 灭绝; 如果 $\Lambda > 0$, 模型 (6.2.1) 在均值意义下依概率 1 弱持久.

6.2.2 正周期解的存在性

本节, 基于定理 6.16, 证明模型 (6.2.1) 存在正周期解.

定理 6.18 当 $t > 0$ 时, 假设 $\beta(t) > k(t)$ 和 $\langle b - m - \sigma_1^2/2\rangle_T > 0$ 成立. 如果 $\langle b_I - m - \alpha - \sigma_2^2/2\rangle_T < 0$ 且 $\langle\lambda\rangle_T > 0$, 那么 SDE 模型 (6.2.1) 至少存在一个 T-周期解.

证明 令 $p := \dfrac{(k+\beta)^l}{(\beta - k)^u}$,

$$M := \frac{2}{\langle\lambda\rangle_T}\max\Bigg\{2, \sup_{(S,I)\in\mathbf{R}_+^2}\Bigg[-\frac{k^l}{2}S^3 - \frac{p^2 k^l}{2}I^3 + \Big((b-m)^u + \frac{(\sigma_1^2)^u}{2}\Big)S^2$$

$$-p^2\Big((m+\alpha - b_I)^l - \frac{(\sigma_2^2)^u}{2}\Big)I^2 + p(b-m)^u SI\Bigg]\Bigg\}. \tag{6.2.23}$$

容易验证 $\dfrac{M\langle\lambda\rangle_T}{4} \geqslant 1$.

定义 C^2-函数 $V\colon [0,\infty)\times\mathbf{R}_+^2 \to \mathbf{R}$:

$$V(t,S,I) = V_1(S,I) + V_2(S,I) + V_3(t), \tag{6.2.24}$$

其中

$$V_1(S, I) = M\left(-(\beta - k)^l \log S - k^u \log I + \frac{(k + \beta)^u(\beta - k)^l + (k^u)^2}{(m + \alpha - b_I)^2}I\right),$$

$$V_2(S, I) = \frac{(S + pI)^2}{2},$$

$$V_3(t) = M\varpi(t)$$

且

$$\dot{\varpi}(t) = -\langle\lambda\rangle_T + \lambda(t). \tag{6.2.25}$$

易证 $\varpi(t)$ 是 T-周期函数. 事实上

$$\varpi(t + T) - \varpi(t) = \int_t^{t+T} \dot{\varpi}(s)\mathrm{d}s = -\langle\lambda\rangle_T T + \int_0^T \lambda(s)\mathrm{d}s = 0.$$

接下来验证引理 6.12 中条件 (1) 满足. 只需证明, 当 $t \to \infty$ 时,

$$\inf_{(S, I)\in\mathbf{R}_+^2\setminus U_i} V(t, S, I) \to \infty, \tag{6.2.26}$$

其中, $U_i = \left(\dfrac{1}{i}, i\right) \times \left(\dfrac{1}{i}, i\right)$. 这显然是正确的, 因为 $V(t, S, I)$ 中的二次项系数皆正.

接下来验证引理 6.12 中条件 (2) 满足. 应用 Itô 公式, 可得

$$\mathscr{L}V_1(S, I) \leqslant M\left(-(\beta - k)^l\left[b(t) - m(t) - \sigma_1^2(t)/2\right]\right.$$

$$+ k^u\left[m(t) + \alpha(t) - b_I(t) + \sigma_2^2(t)/2\right]$$

$$\left. + \frac{\left((k + \beta)^u(\beta - k)^l + (k^u)^2\right)(\beta - k)^u}{(m + \alpha - b_I)^l}SI\right)$$

$$= M\left(-\lambda(t) + \frac{\left((k + \beta)^u(\beta - k)^l + (k^u)^2\right)(\beta - k)^u}{(m + \alpha - b_I)^l}SI\right). \tag{6.2.27}$$

同时考虑 (6.2.25) 和 (6.2.27), 可得

$$\mathscr{L}(V_1 + V_3) \leqslant M\left[-\langle\lambda\rangle_T + \frac{\left((k + \beta)^u(\beta - k)^l + (k^u)^2\right)(\beta - k)^u}{(m + \alpha - b_I)^l}SI\right].$$

$$\tag{6.2.28}$$

同样地, 可得

$$
\begin{aligned}
\mathscr{L}V_2 &= (S+pI)\Big[\big(b(t)-m(t)\big)S - \big(k(t)+\beta(t)\big)SI - k(t)S^2 - p\big(m(t)+\alpha(t) \\
&\quad - b_I(t)\big)I + p\big(\beta(t)-k(t)\big)SI - pk(t)I^2\Big] + \sigma_1^2(t)/2S^2 + p^2\sigma_2^2(t)/2I^2 \\
&\leqslant -k^l S^3 - p^2 k^l I^3 + \big((b-m)^u + (\sigma_1^u)^2/2\big)S^2 - p^2\big((m+\alpha-b_I)^l \\
&\quad - (\sigma_2^u)^2/2\big)I^2 + p(b-m)^u SI + p(\beta-k)^u S^2 I + p^2(\beta-k)^u SI^2 \\
&\quad - (k+\beta)^l S^2 I - p(k+\beta)^l SI^2 \\
&= -k^l S^3 - p^2 k^l I^3 + \big((b-m)^u + (\sigma_1^u)^2/2\big)S^2 - p^2\big((m+\alpha-b_I)^l \\
&\quad - (\sigma_2^u)^2/2\big)I^2 + p(b-m)^u SI.
\end{aligned}
$$

上述不等式与 (6.2.28) 一起可得

$$
\begin{aligned}
\mathscr{L}V(t,S,I) &\leqslant \mathscr{L}V_1 + \mathscr{L}V_2 + \mathscr{L}V_3 \\
&\leqslant M\left[-\langle\lambda\rangle_T + \frac{\big((k+\beta)^u(\beta-k)^l + (k^u)^2\big)(\beta-k)^u}{(m+\alpha-b_I)^l}SI\right] - k^l S^3 \\
&\quad - p^2 k^l I^3 + \big((b-m)^u + (\sigma_1^u)^2/2\big)S^2 - p^2\big((m+\alpha-b_I)^l \\
&\quad - (\sigma_2^u)^2/2\big)I^2 + p(b-m)^u SI.
\end{aligned}
$$

定义一个有界闭集:

$$
\mathcal{D} = \left\{(S,I)\in\mathbf{R}_+^2 \,\Big|\, \epsilon\leqslant S\leqslant \frac{1}{\epsilon},\, \epsilon\leqslant I\leqslant \frac{1}{\epsilon}\right\},
$$

其中, $0<\epsilon<1$ 是一个足够小的数使得

$$
0<\epsilon<\frac{(m+\alpha+b_I)^l\langle\lambda\rangle_T}{4(\beta-k)^u\{(k+\beta)^u(\beta-k)^l+(k^u)^2\}}, \tag{6.2.29}
$$

$$
0<\epsilon<\frac{p^2(m+\alpha-b_I)^l k^l}{2M(\beta-k)^u\{(k+\beta)^u(\beta-k)^l+(k^u)^2\}}, \tag{6.2.30}
$$

$$
0<\epsilon<\frac{(m+\alpha+b_I)^l k^l}{2M(\beta-k)^u\{(k+\beta)^u(\beta-k)^l+(k^u)^2\}}, \tag{6.2.31}
$$

$$
-M\langle\lambda\rangle_T - \frac{k^l}{2\epsilon^3} + K_1 \leqslant -1, \tag{6.2.32}
$$

$$-M\langle\lambda\rangle_T - \frac{p^2 k^l}{2\epsilon^3} + K_2 \leqslant -1, \tag{6.2.33}$$

其中, K_1 和 K_2 是正常数, 后面将确定. 令

$$\mathcal{D}_\epsilon^1 = \{(S,I) \in \mathbf{R}_+^2 : 0 < S < \epsilon\}, \quad \mathcal{D}_\epsilon^2 = \{(S,I) \in \mathbf{R}_+^2 : 0 < I < \epsilon\},$$
$$\mathcal{D}_\epsilon^3 = \left\{(S,I) \in \mathbf{R}_+^2 : S > \frac{1}{\epsilon}\right\}, \quad \mathcal{D}_\epsilon^4 = \left\{(S,I) \in \mathbf{R}_+^2 : I > \frac{1}{\epsilon}\right\}. \tag{6.2.34}$$

注意到 $\mathcal{D}^C = \mathcal{D}_\epsilon^1 \cup \mathcal{D}_\epsilon^2 \cup \mathcal{D}_\epsilon^3 \cup \mathcal{D}_\epsilon^4$, 我们只需在 $[0,\infty) \times \mathcal{D}^C$ 上证明 $\mathscr{L}V(t,S,I) \leqslant -1$ 成立.

情形 1　当 $(t,S,I) \in [0,\infty) \times \mathcal{D}_\epsilon^1$ 时, 因为 $SI \leqslant \epsilon I \leqslant \epsilon(1 + I^3)$, 于是可得

$$\mathscr{L}V(t,S,I)$$
$$\leqslant -\frac{M\langle\lambda\rangle_T}{4} + \left(-\frac{M\langle\lambda\rangle_T}{4} + \frac{M(\beta-k)^u[(k+\beta)^u(\beta-k)^l + (k^u)^2]\epsilon}{(m+\alpha-b_I)^l}\right) - \frac{k^l}{2}S^3$$
$$+ \left(-\frac{p^2 k^l}{2} + \frac{M(\beta-k)^u[(k+\beta)^u(\beta-k)^l + (k^u)^2]\epsilon}{(m+\alpha-b_I)^l}\right)I^3 + \left[-\frac{M\langle\lambda\rangle_T}{2} - \frac{k^l}{2}S^3\right.$$
$$- \frac{p^2 k^l}{2}I^3 + \left((b-m)^u + \frac{(\sigma_1^u)^2}{2}\right)S^2 - p^2\left((m+\alpha-b_I)^l - \frac{(\sigma_2^u)^2}{2}\right)I^2$$
$$+ \left. p(b-m)^u SI\right]$$
$$\leqslant -\frac{M\langle\lambda\rangle_T}{4} + \left(-\frac{M\langle\lambda\rangle_T}{4} + \frac{M(\beta-k)^u[(k+\beta)^u(\beta-k)^l + (k^u)^2]\epsilon}{(m+\alpha-b_I)^l}\right) - \frac{k^l}{2}S^3$$
$$+ \left(-\frac{p^2 k^l}{2} + \frac{M(\beta-k)^u[(k+\beta)^u(\beta-k)^l + (k^u)^2]\epsilon}{(m+\alpha-b_I)^l}\right)I^3 + \left[-\frac{M\langle\lambda\rangle_T}{2}\right.$$
$$+ \sup_{(S,I)\in\mathbf{R}_+^2}\left\{-\frac{k^l}{2}S^3 - \frac{p^2 k^l}{2}I^3 + \left[(b-m)^u + \frac{(\sigma_1^u)^2}{2}\right]S^2\right.$$
$$\left.\left. - p^2\left[(m+\alpha-b_I)^l - \frac{(\sigma_2^u)^2}{2}\right]I^2 + p(b-m)^u SI\right\}\right],$$

这与 (6.2.29) 和 (6.2.30) 以及定义于 (6.2.23) 中的 M 一起可得

$$\mathscr{L}V(t,S,I) \leqslant -\frac{M\langle\lambda\rangle_T}{4} - \frac{k^l}{2}S^3 \leqslant -\frac{M\langle\lambda\rangle_T}{4} \leqslant -1.$$

所以, 在 $[0,\infty) \times \mathcal{D}^1$ 上, $LV \leqslant -1$ 成立.

情形 2 任给 $(t, S, I) \in [0, \infty) \times \mathcal{D}_\epsilon^2$, 由于 $SI \leqslant \epsilon S \leqslant \epsilon(1 + S^3)$, 于是可得

$$\mathscr{L}V(t, S, I)$$

$$\leqslant -\frac{M\langle\lambda\rangle_T}{4} + \left(-\frac{M\langle\lambda\rangle_T}{4} + \frac{M(\beta - k)^u[(k + \beta)^u(\beta - k)^l + (k^u)^2]\epsilon}{(m + \alpha - b_I)^l}\right)$$

$$+ \left(-\frac{k^l}{2} + \frac{M(\beta - k)^u[(k + \beta)^u(\beta - k)^l + (k^u)^2]\epsilon}{(m + \alpha - b_I)^l}\right)S^3 - \frac{p^2 k^l}{2}I^3$$

$$+ \left[-\frac{M\langle\lambda\rangle_T}{2} + \sup_{(S,I)\in\mathbf{R}_+^2}\left\{-\frac{k^l}{2}S^3 - \frac{p^2 k^l}{2}I^3 + \left((b - m)^u + \frac{(\sigma_1^2)^u}{2}\right)S^2\right.\right.$$

$$\left.\left. - p^2\left((m + \alpha - b_I)^l - \frac{(\sigma_2^2)^u}{2}I^2\right) + p(b - m)^u SI\right\}\right].$$

这与 (6.2.29) 和 (6.2.31) 以及 M 可得

$$\mathscr{L}V(t, S, I) \leqslant -\frac{M\langle\lambda\rangle_T}{4} - \frac{p^2 k^l}{2}I^3 \leqslant -\frac{M\langle\lambda\rangle_T}{4} \leqslant -1.$$

所以, 在 $[0, \infty) \times \mathcal{D}_\epsilon^2$ 上, $LV \leqslant -1$.

情形 3 当 $(t, S, I) \in [0, \infty) \times \mathcal{D}_\epsilon^3$ 时, 可得

$$\mathscr{L}V(t, S, I) \leqslant -M\langle\lambda\rangle_T - \frac{k^l}{2}S^3 + \left[-\frac{k^l}{2}S^3 - p^2 k^l I^3 + \left((b - m)^u + \frac{(\sigma_1^u)^2}{2}\right)S^2\right.$$

$$- p^2\left((m + \alpha - b_I)^l - \frac{(\sigma_2^u)^2}{2}\right)I^2$$

$$\left. + \left(\frac{M[(k + \beta)^u(\beta - k)^l + (k^u)^2](\beta - k)^u}{(m + \alpha - b_I)^l} + p(b - m)^u\right)SI\right]$$

$$\leqslant -M\langle\lambda\rangle_T - \frac{k^l}{2\epsilon^3} + K_1,$$

其中

$$K_1 = \sup_{(S,I)\in\mathbf{R}_+^2}\left\{-\frac{k^l}{2}S^3 - p^2 k^l I^3 + \left((b - m)^u + \frac{(\sigma_1^u)^2}{2}\right)S^2 - p^2\left((m + \alpha - b_I)^l\right.\right.$$

$$\left.\left. - \frac{(\sigma_2^u)^2}{2}\right)I^2 + \left(\frac{M\left((k + \beta)^u(\beta - k)^l + (k^u)^2\right)(\beta - k)^u}{(m + \alpha - b_I)^l} + p(b - m)^u\right)SI\right\}.$$

再次考虑 (6.2.32) 可得, 在 $[0,\infty)\times\mathcal{D}_\epsilon^3$ 上, $LV\leqslant -1$ 成立.

情形 4　当 $(t,S,I)\in[0,\infty)\times\mathcal{D}_\epsilon^4$ 时, 可得

$$
\mathscr{L}V(t,S,I)\leqslant -M\langle\lambda\rangle_T-\frac{p^2k^l}{2}I^3+\Bigg[-k^lS^3-\frac{p^2k^l}{2}I^3+\Big((b-m)^u+\frac{(\sigma_1^u)^2}{2}\Big)S^2
$$

$$
-p^2\Big((m+\alpha-b_I)^l-\frac{(\sigma_2^u)^2}{2}\Big)I^2
$$

$$
+\Bigg(\frac{M\big((k+\beta)^u(\beta-k)^l+(k^u)^2\big)(\beta-k)^u}{(m+\alpha-b_I)^l}+p(b-m)^u\Bigg)SI\Bigg]
$$

$$
\leqslant -M\langle\lambda\rangle_T-\frac{p^2k^l}{2\epsilon^3}+K_2,
$$

其中

$$
K_2=\sup_{(S,I)\in\mathbf{R}_+^2}\Bigg\{-k^lS^3-\frac{p^2k^l}{2}I^3+\Big((b-m)^u+\frac{(\sigma_1^u)^2}{2}\Big)S^2-p^2\Big((m+\alpha-b_I)^l
$$

$$
-\frac{(\sigma_2^u)^2}{2}\Big)I^2+\Bigg(\frac{M\big((k+\beta)^u(\beta-k)^l+(k^u)^2\big)(\beta-k)^u}{(m+\alpha-b_I)^l}+p(b-m)^u\Bigg)SI\Bigg\},
$$

这与 (6.2.33) 一起可得, 在 $[0,\infty)\times\mathcal{D}_\epsilon^4$ 上, $\mathscr{L}V\leqslant -1$ 成立.

综上所述, 当 $(t,S,I)\in[0,\infty)\times\mathcal{D}^C$ 时,

$$
\mathscr{L}V\leqslant -1. \qquad\qquad\square
$$

6.2.3　数值分析

本节将通过数值模拟例子来进一步研究季节性与 FIV 传播动力学的关系. 作为例子, 我们选取如下参数:

$$
b(t)=0.75+0.2\sin t,\quad k(t)=0.2+0.1\sin t,\quad \beta(t)=0.4+0.2\sin t,
$$
$$
\alpha(t)=0.5+0.2\sin t,\quad m(t)=0.1+0.1\sin t,\quad b_I(t)=0.4+0.1\sin t.
$$
$$
\tag{6.2.35}
$$

初值条件为

$$
S(0)=0.6,\quad I(0)=0.4. \tag{6.2.36}
$$

我们将选取不同的 σ_1 和 σ_2 值, 以便进一步理解噪声强度对 SDE 模型 (6.2.1) 动力学行为的影响. 首先, 我们选取三种不同的噪声强度: (a) $\sigma_1=\sigma_2=0$; (b) $\sigma_1=\sigma_2=0.01+0.01\sin t$; (c) $\sigma_1=0.035+0.01\sin t,\sigma_2=0.025+0.01\sin t$. 容易验

证, 在上述三组参数下, 定理 6.16 和定理 6.18 中的条件满足, SDE 模型 (6.2.1) 在均值意义下弱持久且存在周期解. 在图 6.3 中, 为了简单起见, 我们仅列示了 SDE 模型 (6.2.1) 的解 $I(t)$ 的时间序列图. 可以看出, $I(t)$ 最终呈现周期振荡.

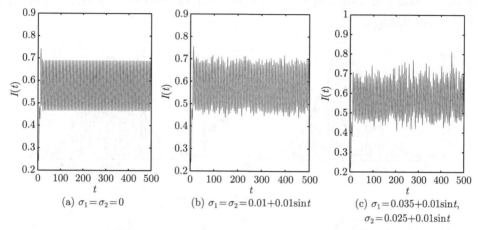

图 6.3 SDE 模型 (6.2.1) 的解 $I(t)$ 的时间序列图

为了进一步理解 SDE 模型 (6.2.1) 解的周期性, 在图 6.4 中, 我们展示了在相同参数下 SDE 模型 (6.2.1) 的样本相图. 可以看出, 随机变化的不规则性和波动范围随着 σ_1 和 σ_2 的增加而增大.

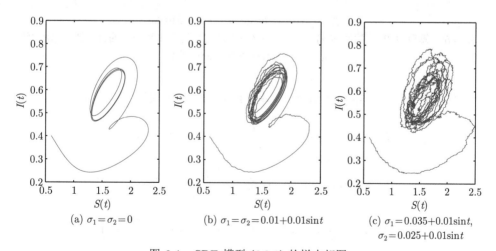

图 6.4 SDE 模型 (6.2.1) 的样本相图

图 6.5 给出了 SDE 模型 (6.2.1) 的解 $S(t)$ 和 $I(t)$ 在 $t = 100$ 时的近似平稳分布的直方图, 光滑曲线是 $S(t)$ 和 $I(t)$ 的概率密度函数. 可以看出, 当 $\sigma_1 = \sigma_2 = 0.01 + 0.01 \sin t$ 时, $S(t)$ 和 $I(t)$ 的分布趋近正态分布 (图 6.5(a)), 而当 σ_i 增加到 $\sigma_1 = 0.035 + 0.01 \sin t, \sigma_2 = 0.025 + 0.01 \sin t$ 时, $S(t)$ 和 $I(t)$ 的分布呈现正偏态分布 (图 6.5(b)).

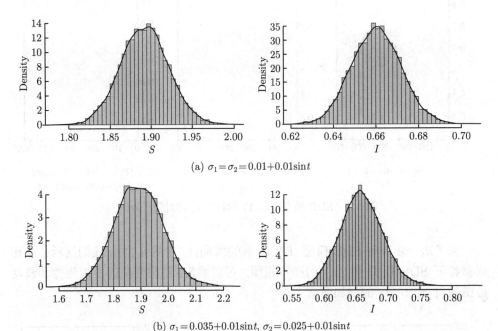

(a) $\sigma_1 = \sigma_2 = 0.01 + 0.01\sin t$

(b) $\sigma_1 = 0.035 + 0.01\sin t, \sigma_2 = 0.025 + 0.01\sin t$

图 6.5 模型 (6.2.1) 的解 $S(t)$ 和 $I(t)$ 在 $t = 100$ 时的近似平稳分布的直方图, 光滑曲线是 $S(t)$ 和 $I(t)$ 的概率密度函数

如果取 $\sigma_1 = 0.9 + 0.01 \sin t, \sigma_2 = 1.05 + 0.01 \sin t$, 则

$$\int_0^{2\pi} \left[b(t) - m(t) - \frac{\sigma_1^2(t)}{2} \right] dt = 1.53922 > 0,$$

$$\int_0^{2\pi} \left[b_I(t) - m(t) - \alpha(t) - \frac{\sigma_2^2(t)}{2} \right] dt < 0,$$

$$\langle \tilde{\lambda} \rangle_{2\pi} = \frac{1}{2\pi} \int_0^{2\pi} \left((\beta - k)^u \left(b(t) - m(t) - \frac{\sigma_1^2(t)}{2} \right) \right.$$

$$\left. + k^l \left(b_I(t) - m(t) - \alpha(t) - \frac{\sigma_2^2(t)}{2} \right) \right) dt$$

$$= -0.00263 < 0.$$

由定理 6.15 可知, 感染猫 $I(t)$ 依概率 1 灭绝, 而易感猫 $S(t)$ 依概率 1 弱持久. 数值结果参见图 6.6.

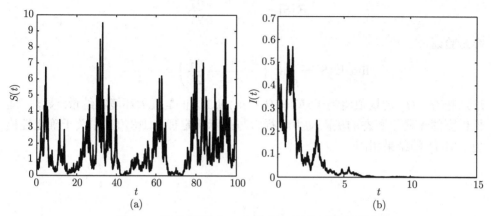

图 6.6　SDE 模型 (6.2.1) 的解 $I(t)$ 的时间序列图

噪声强度为: $\sigma_1 = 0.9 + 0.01\sin t$, $\sigma_2 = 1.05 + 0.01\sin t$

6.3　小结与讨论

在 6.1节, 我们研究了在乘性噪声项的情况下, 具有种群数量变化的简单 SI 传染病模型的基本性质, 以期了解环境驱动力对 FIV 传播动力学的影响. 我们定义了三个阈值参数 R_s^h, R_1 和 R_2, 并证明了这三个参数可以用于判定随机模型 (6.1.4) 灭绝或持久 (即定理 6.4 和定理 6.5). 为了更清楚地理解 (6.1.4) 的随机动力学, 在图 6.7 中, 我们在 $R_1 R_2$ 参数平面总结了 $\beta = k$ 时的理论结果.

定理 6.4(1) 讨论了仅有感染猫 $I(t)$ 几乎必然灭绝的情形. 这自然产生了一个问题: 这种情况下, 易感猫 $S(t)$ 的极限分布呈现什么状态?

当 $\mathbb{P}\left(\lim\limits_{t\to\infty} I(t) = 0\right) = 1$ 时, 由 SDE 模型 (6.1.4) 可得下述极限方程:

$$\mathrm{d}S = [(b-m)S - kS^2]\,\mathrm{d}t + \sigma_1 S \mathrm{d}B_1.$$

当 $\sigma_1^2 < 2(b-m)$ 时, $S(t)$ 的分布收敛到具有密度函数 $p(S)$ 的平稳分布:

$$p(S) = \frac{\left(\dfrac{2k}{\sigma_1^2}\right)^{2(b-m)/\sigma_1^2 - 1}}{\Gamma\left(\dfrac{2(b-m)}{\sigma_1^2} - 1\right)} S^{\frac{2(b-m)}{\sigma_1^2} - 2} e^{\frac{-2kS}{\sigma_1^2}},$$

其中, $\Gamma(\mu) = \displaystyle\int_0^\infty t^{\mu-1}e^{-t}\mathrm{d}t$. 因此密度函数 $p(S)$ 的均值为

$$\mathbb{E}\left[S\right] = \frac{b-m}{k} - \frac{\sigma_1^2}{2k}.$$

容易验证

$$\lim_{\sigma_1 \to 0} \mathbb{E}\left[S\right] = \lim_{\sigma_1 \to 0}\left(\frac{b-m}{k} - \frac{\sigma_1^2}{2k}\right) = \frac{b-m}{k}.$$

这意味着 $S(t)$ 的均值将趋于 $K = (b-m)/k$, 这正是最大环境容纳量. 显然, 随机模型的无病平衡态的极限动力学行为与列示于定理 6.1(3)(a) 中关于确定性模型 (6.1.1) 的结果相同.

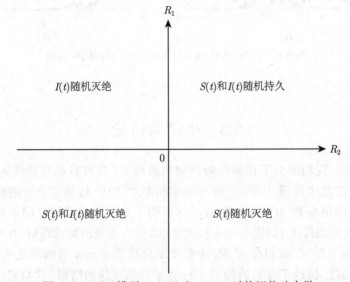

图 6.7　SDE 模型 (6.1.4) 当 $\beta = k$ 时的阈值动力学

定理 6.4 (2-1) 讨论了仅有易感猫 $S(t)$ 几乎必然灭绝 (即 $\lim\limits_{t\to\infty} S(t) = 0$ a.s.) 的情形. 此时, 可得下述极限方程:

$$\mathrm{d}I = \left[(b_I - m - \alpha)I - kI^2\right]\mathrm{d}t + \sigma_2 I\mathrm{d}B_2.$$

当 $\sigma_2^2 < 2(b_I - m - \alpha)$ 时, $I(t)$ 的分布收敛于具有密度函数 $p(I)$ 的平稳分布:

$$p(I) = \frac{\left(\dfrac{2k}{\sigma_2^2}\right)^{2(b_I-m-\alpha)/\sigma_2^2-1}}{\Gamma\left(\dfrac{2(b_I-m-\alpha)}{\sigma_2^2} - 1\right)} I^{2(b_I-m-\alpha)/\sigma_2^2-2}e^{-2k\sigma_2^2 I},$$

其中, $\Gamma(\mu) = \int_0^\infty t^{\mu-1} e^{-t} \mathrm{d}t$, $p(I)$ 的均值为

$$\mathbb{E}[I] = \frac{b_I - m - \alpha}{k} - \frac{\sigma_2^2}{2k}.$$

从而

$$\lim_{\sigma_2 \to 0} \mathbb{E}[I] = \lim_{\sigma_2 \to 0} \left(\frac{b_I - m - \alpha}{k} - \frac{\sigma_2^2}{2k} \right) = \frac{b_I - m - \alpha}{k}.$$

显然, 这与定理 6.1(3)(b) 中关于确定性模型 (6.1.1) 的结果相同. 而这又从另外一个角度说明了无易感猫的动力学行为是由垂直传染引起的, 因为此时 $b_I > 0$.

另一方面, 在 6.2 节, 我们通过随机分析和数值分析, 研究了具有季节性的随机 FIV 模型的动力学, 研究发现 FIV 的分布可由参数 $\langle \tilde{\lambda} \rangle_T$ 和 $\langle \lambda \rangle_T$ 共同确定. 如同注 6.17 中所言, 如果 SDE 模型 (6.2.1) 中的参数与 t 无关, 即变为自治系统, 那么

$$\Lambda := \tilde{\lambda}(t) = \lambda(t)$$

就是一个阈值参数: 若 $\Lambda < 0$, 感染猫 $I(t)$ 几乎必然灭绝; 若 $\Lambda > 0$, 感染猫 $I(t)$ 几乎必然持久. 当易感猫 $S(t)$ 和感染猫 $I(t)$ 依均值弱持久时, SDE 模型 (6.2.1) 至少存在一个 T-周期解. 从流行病学角度说, 这意味着, 如果存在平衡状态, 那么两个物种 $S(t)$ 和 $I(t)$ 将共存并在长时间内表现出周期性.

此外, 许多学者证明了 SIR [33,34], SIRS [126], SEIR [31], SEIRS [126,199] 等传染病模型中存在周期解. 而 6.2 节的结果表明, 随机 SI 传染病模型也存在周期解.

需要指出的是, 对于模型 (6.2.1), 我们仅仅考虑了 $\beta(t) > k(t)$ 时在均值意义下的随机弱持久性. 我们不知道当 $\beta(t) \leqslant k(t)$ 时 (6.2.1) 是否具有持久性, 这或许是一个具有挑战性的有趣的问题.

前已述及, 为了理解逆转录病毒引起的免疫缺陷和脑病的发病机制, 并为了开发和测试新的疗法和疫苗, 建立了许多 AIDS/HIV 的动物模型. 在猫群中, 除了 FIV, 还有另一种猫科逆转录病毒, 即猫科白血病病毒 (feline leukaemia virus, FeLV), 可造成猫的直接死亡和降低雌性生育率对猫群增长产生严重影响. 近三十年来, 人们对这两种病毒的兴趣增强了, 因为这两种病毒都是致命的, 且在世界各地都有发现, 并感染了几种野生野地物种, 其中大多数濒临灭绝[77].

此外, Johnson 和 Hirsch[139] 的研究发现恒河猴易受 D 型逆转录病毒, 即猴免疫缺陷病毒 (simian immunodeficiency virus, SIV) 引起的致命猴艾滋病的影响. FIV 和 SIV 发病机制似乎与艾滋病毒感染和艾滋病最为相似[108]. 本章的建模和分析方法对进一步研究 FeLV 模型、SIV 模型或其他 AIDS/HIV 模型有一定的参考价值.

第 7 章　均值回归与传染病传播

7.1　参数扰动方法

在恒定环境中, 许多生物学参数 (例如出生率或死亡率、承载力、感染接触率和恢复率等) 对于确定的物种是定常的. 但是, 在变化的环境中, 这些参数也会变化[22]. 所谓参数扰动法 (parameter perturbation method) 就是基于这一认识, 从确定性模型推导出随机模型的经典方法.

1.3.1 节曾经探讨了在随机传染病动力学建模时常见的 "扰动" 方法, 即参数扰动、平衡点扰动和系统整体扰动. 而参数扰动通常有两种方法.

第一种参数扰动方法就是假设参数可以表示成高斯白噪声的线性函数, 前面几章所述随机传染病模型大都是应用这一方法构建. 为了进一步剖析参数扰动法, 重新考虑 1.3.1 节中的 (1.3.3), 为了方便起见, 将传染率记为 $\beta(t)$:

$$\beta(t)\mathrm{d}t = \beta_e\mathrm{d}t + \sigma\mathrm{d}B(t), \tag{7.1.1}$$

其中, β_e 是表示传染率长期平均水平的一个正常数.

应用 Itô 公式对 (7.1.1) 在 $[0, T]$ 上积分, 可得平均传染率为

$$\overline{\beta} = \frac{1}{T}\int_0^T \beta(t)\mathrm{d}t = \beta_e + \sigma\frac{B(T)}{T} \sim \mathbb{N}\left(\beta_e, \frac{\sigma^2}{T}\right), \tag{7.1.2}$$

这里, $\mathbb{N}(\mu, \sigma^2)$ 表示随机变量服从数学期望为 μ、方差为 σ^2 的正态分布. 也就是说, (7.1.2) 表示在长度为 T 的区间内, 平均传染率 $\overline{\beta}$ 的方差具有如下性质:

$$\lim_{T\to 0}\frac{\sigma^2}{T} = \infty.$$

这说明, 线性函数白噪声驱动的平均传染率存在很大的随机振荡. 为了说明这个问题, 假设

$$\beta_i = \frac{1}{\Delta t}\int_{i\Delta t}^{(i+1)\Delta t} \beta(t)\mathrm{d}t \quad (i = 1, 2, 3, \cdots)$$

是传染率 $\beta(t)$ 在区间 $[i\Delta t, (i+1)\Delta t]$ 上的平均值, 那么

$$\beta_{i+1} - \beta_i \sim \mathbb{N}\left(0, 2\frac{\sigma^2}{\Delta t}\right).$$

例如, 取 $\sigma = 1, \Delta t = 10^{-6}$, 简单计算可得

$$\mathbb{P}(|\beta_{i+1} - \beta_i| > 1400) > 0.30.$$

这表明超过 30% 的平均传染率相差超过 1400. 由此产生了一个问题[22]: 随着时间间隔的减小, 一个基本参数 (如平均传染率) 在很小的时间间隔内的平均值变化越来越大是否合理?

第二种参数扰动方法就是假设参数满足均值回归过程[22]. 均值回归过程起初是金融学中的一个重要概念, 属于数学定量分析方法[88]. 均值回归是指股票价格、房产价格等社会现象, 自然现象 (气温、降水), 无论高于或低于价值中枢 (或均值) 都会以很高的概率向价值中枢回归的趋势. 根据这一理论, 一种上涨或者下跌的趋势不管其延续的时间多长都不能永远持续下去, 最终均值回归的规律一定会出现: 涨得太多了, 就会下跌趋向平均值; 跌得太多了, 就会上升趋向平均值. 至于何时发生均值回归, 则属于 "随机漫步" 的范畴.

以金融市场中最基本的指标——短期无风险利率 (short-term riskless interest rate) 为例, 有许多学者建立了多种随机模型. 根据吴付科等的综述[268], 主要有

(1) $\mathrm{d}R(t) = \mu\mathrm{d}t + \sigma\mathrm{d}B(t)$[193],

(2) $\mathrm{d}R(t) = (\mu + \lambda R(t))\mathrm{d}t + \sigma\mathrm{d}B(t)$[251],

(3) $\mathrm{d}R(t) = (\mu + \lambda R(t))\mathrm{d}t + \sigma\sqrt{R(t)}\,\mathrm{d}B(t)$[80],

(4) $\mathrm{d}R(t) = \sigma\mathrm{d}B(t)$[90],

(5) $\mathrm{d}R(t) = (\mu + \lambda R(t))\mathrm{d}t + \sigma R(t)\mathrm{d}B(t)$[52],

(6) $\mathrm{d}R(t) = \sigma R(t)^{3/2}\mathrm{d}B(t)$[79],

(7) $\mathrm{d}R(t) = \lambda R(t)\mathrm{d}t + \sigma R^{\gamma}(t)\mathrm{d}B(t)$[78],

(8) $\mathrm{d}R(t) = \lambda(\mu - R(t))\mathrm{d}t + \sigma R^{\gamma}(t)\,\mathrm{d}B(t)$[11,205],

其中 $R(t)$ 代表短期利率, λ, μ, σ 和 γ 都是常数.

特别地, 在 (8) 中, 当 $\gamma = 1$ 时, 就是经典几何 Brown 运动; 当 $\gamma = 0$ 时, 称为 Ornstein-Uhlenbeck 过程. 以传染率为例, 相应的 Ornstein-Uhlenbeck 过程为

$$\mathrm{d}\beta(t) = \theta\Big(\beta_e - \beta(t)\Big)\mathrm{d}t + \xi\mathrm{d}B(t), \tag{7.1.3}$$

其中, θ 和 ξ 均为正常数, θ 表示回归速度 (speed of reversion), ξ 表示噪声强度.

对 Ornstein-Uhlenbeck 过程 (7.1.3) 求 Itô 积分, 可以得到显式解

$$\beta(t) = \beta_e + (\beta_0 - \beta_e)e^{-\theta t} + \xi\int_0^T e^{-\theta(t-s)}\mathrm{d}B(s), \tag{7.1.4}$$

其中, $\beta_0 := \beta(0)$.

　　事实上, 由 (7.1.4) 可得

$$\beta(t) \sim \mathbb{N}\left(\beta_e + (\beta_0 - \beta_e)e^{-\theta t}, \frac{\xi^2}{2\theta}\left(1 - e^{-2\theta t}\right)\right)$$

也就是, $\beta(t)$ 的期望是

$$\mathbb{E}\left[\beta(t)\right] = \beta_e + (\beta_0 - \beta_e)e^{-\theta t}, \tag{7.1.5}$$

$\beta(t)$ 的方差是

$$\mathrm{var}\left[\beta(t)\right] = \frac{\xi^2}{2\theta}\left(1 - e^{-2\theta t}\right). \tag{7.1.6}$$

显然

$$\lim_{t \to 0}\mathbb{E}\left[\beta(t)\right] = \beta_0, \quad \lim_{t \to 0}\mathrm{var}\left[\beta(t)\right] = 0.$$

　　再考虑 (7.1.4), 由 (7.1.5) 和 (7.1.6) 可知 $\xi\int_0^t e^{-\theta(t-s)}\mathrm{d}B(s)$ 服从正态分布:

$$\mathbb{N}\left(0, \frac{\xi^2}{2\theta}\left(1 - e^{-2\theta t}\right)\right).$$

由此可知 $\xi\int_0^t e^{-\theta(t-s)}\mathrm{d}B(s)$ 等价于

$$\frac{\xi}{\sqrt{2\theta}}\sqrt{1 - e^{-2\theta t}}\,\frac{\mathrm{d}B(t)}{\mathrm{d}t} \quad \text{a.s.},$$

其中, $B(t)$ 是标准 Brown 运动. 因此, (7.1.4) 可表示为

$$\beta(t) = \beta_e + (\beta_0 - \beta_e)e^{-\theta t} + \sigma(t)\frac{\mathrm{d}B(t)}{\mathrm{d}t} \quad \text{a.s.}, \tag{7.1.7}$$

其中

$$\sigma(t) = \frac{\xi}{\sqrt{2\theta}}\sqrt{1 - e^{-2\theta t}}. \tag{7.1.8}$$

　　本章将主要研究 Ornstein-Uhlenbeck 过程扰动对传染病传播机理的影响, 主要材料来源于 [59,264].

7.2 具有均值回归的 SIS 模型

在 1.1 节曾述及, 有些疾病, 如一些性传播疾病和细菌性疾病, 易感者在某个阶段染上疾病, 在短时间的感染期后又变成易感者, 但没有永久性免疫力. 这类疾病, 通常用 SIS 模型来描述 [127]:

$$\begin{cases} \dfrac{\mathrm{d}S(t)}{\mathrm{d}t} = \mu N - \mu S - \beta_e SI + \gamma I, \\ \dfrac{\mathrm{d}I(t)}{\mathrm{d}t} = \beta_e SI - (\mu + \gamma)I, \end{cases} \tag{7.2.1}$$

其中, S, I 分别是易感者和感染者, $S(0) + I(0) := N$ (常数). μ 是自然死亡率, $\dfrac{1}{\gamma}$ 表示潜伏期, β_e 是传染率系数, 因此, $\beta_e = \lambda/N$ (λ 表示人均疾病接触率) 刻画了感染者每天的平均接触次数.

定义系统 (7.2.1) 的基本再生数为

$$R_0 := \frac{\beta_e N}{\mu + \gamma}, \tag{7.2.2}$$

则可得 [111, 127]:

(A1) 如果 $R_0 \leqslant 1$, 则 $\lim\limits_{t \to \infty} I(t) = 0$;

(A2) 如果 $R_0 > 1$, 则 $\lim\limits_{t \to \infty} I(t) = N\left(1 - \dfrac{1}{R_0}\right)$.

在模型 (7.2.1) 的基础上, 通过参数扰动 (7.1.1), Gray 等 [111] 构建了如下随机 SIS 模型:

$$\begin{cases} \mathrm{d}S(t) = (\mu N - \mu S - \beta_e SI + \gamma I)\,\mathrm{d}t - \sigma SI\mathrm{d}B(t), \\ \mathrm{d}I(t) = (\beta_e SI - \mu I - \gamma I)\,\mathrm{d}t + \sigma SI\mathrm{d}B(t), \end{cases} \tag{7.2.3}$$

初值为 $S(0) + I(0) = N$.

由于 $S(t) + I(t) = N$ (常数), 随机模型 (7.2.3) 可变换为如下一维随机模型:

$$\mathrm{d}I(t) = I(t)\Big(\big[\beta_e(N - I(t)) - \mu - \gamma\big]\mathrm{d}t + \sigma(t)(N - I(t))\mathrm{d}B(t)\Big). \tag{7.2.4}$$

Gray 等 [111] 定义随机模型 (7.2.4) 的基本再生数为

$$R^s := \frac{\beta_e N}{\mu + \gamma} - \frac{\sigma^2 N^2}{2(\mu + \gamma)}, \tag{7.2.5}$$

得到了如下结果:

(B1) 如果 $R^s < 1$ 且 $\sigma^2 \leqslant \dfrac{\beta_e}{N}$ [111, 定理 4.1], 或 $\sigma^2 > \max\left\{\dfrac{\beta_e}{N}, \dfrac{\beta_e^2}{2(\mu+\gamma)}\right\}$ [111, 定理 4.3], 疾病依概率 1 灭绝;

(B2) 如果 $R^s > 1$, 疾病依概率 1 持久 [111, 定理 5.1], 且模型 (7.2.4) 存在唯一平稳分布 [111, 定理 6.2].

这自然就产生了一个问题: 如果采用均值回归过程 (7.1.3) 扰动传染率 β, 会产生怎样的动力学行为呢?

为此, 将 (7.1.7) 代入模型 (7.2.1), 可得如下随机传染病模型:

$$\begin{cases} dS(t) = \big(\mu N - \mu S - (\beta_e + (\beta_0 - \beta_e)e^{-\theta t})SI + \gamma I\big)\,dt - \sigma(t)SI dB(t), \\ dI(t) = \big((\beta_e + (\beta_0 - \beta_e)e^{-\theta t})SI - \mu I - \gamma I\big)\,dt + \sigma(t)SI dB(t). \end{cases} \tag{7.2.6}$$

由于 $S(t) + I(t) = N$, 则可将 (7.2.6) 转换为关于 $I(t)$ 的随机模型:

$$dI(t) = I(t)\Big[\big((\beta_e + (\beta_0 - \beta_e)e^{-\theta t})(N - I(t)) - \mu - \gamma\big)\,dt + \sigma(t)(N - I(t))dB(t)\Big], \tag{7.2.7}$$

初值为 $I(0) = I_0 \in (0, N)$.

值得注意的是, 当 $\theta \to \infty$ 时, 随机模型 (7.2.6) 趋于确定性模型 (7.2.1).

显然, (7.2.7) 和 (7.2.6) 属于非自治随机模型, 而 (7.2.3) 和 (7.2.4) 属于自治随机模型.

7.2.1　解的性质

虽然随机模型 (7.2.7) 与 [111] 中模型 (7.2.4) 相似, 但 [111, 定理 3.1] 中全局正解的存在唯一性定理并不能直接应用于 (7.2.7). 因此有必要建立这样一个新定理.

定理 7.1　任给初值 $I_0 \in (0, N)$, 当 $t \geqslant 0$ 时, 随机模型 (7.2.7) 依概率 1 存在唯一全局正解 $I(t) \in (0, N)$:

$$\mathbb{P}\big\{I(t) \in (0, N) \mid \forall\, t \geqslant 0\big\} = 1.$$

证明　考虑系统

$$du(t) = \left(\beta_e N - \mu - \gamma - \beta_e e^{u(t)} - \frac{\xi^2}{4\theta}\left(N - e^{u(t)}\right)^2\right)dt + \sigma(t)(N - e^{u(t)})dB(t), \tag{7.2.8}$$

初值为 $u(0) = \log I_0$. 显然, 系统 (7.2.8) 的系数满足 Lipschitz 条件, 故当 $t \in [0, \tau_e)$ 时存在一个局部解 $u(t)$, 这里 τ_e 是爆破时间. 由 Itô 公式容易验证 $I(t) = e^{u(t)}$ 是模型 (7.2.7) 具有初值 I_0 的正解. 为了证明全局性, 只需证明 $\tau_e = \infty$ a.s..

设 $k_0 > 0$ 足够大使得 $I_0 \in (1/k_0, N - 1/k_0)$. 对每一个整数 $k \geqslant k_0$, 定义停时:

$$\tau_k = \inf \{t \in [0, \tau_e) | \ I(t) \notin (1/k, N - 1/k)\}.$$

记 $\inf \varnothing = \infty$. 显然, 当 $k \to \infty$ 时, τ_k 递增.

设 $\tau_\infty = \lim\limits_{k \to \infty} \tau_k$, 则 $\tau_\infty \leqslant \tau_e$ a.s.. 如果能够证明 $\tau_\infty = \infty$ a.s., 则当 $t \geqslant 0$ 时, $\tau_e = \infty$ 且 $I(t) \in (0, N)$ a.s.. 换句话说, 为了完成证明, 只需验证 $\tau_\infty = \infty$ a.s.. 若否, 则存在常数 $T > 0$ 和 $\varepsilon \in (0, 1)$, 使得 $\mathbb{P}\{\tau_\infty \leqslant T\} > \varepsilon$. 于是, 存在一个整数 $k_1 \geqslant k_0$, 当 $k \geqslant k_1$ 时,

$$\mathbb{P}\{\tau_k \leqslant T\} \geqslant \varepsilon. \tag{7.2.9}$$

定义函数 $V : (0, N) \to \mathbf{R}_+$:

$$V(I) = \frac{1}{I} + \frac{1}{N - I}.$$

由 Itô 公式可知, 任给 $t \in [0, T]$ 和 $k \geqslant k_1$, 有

$$\mathbb{E}V(I(t \wedge \tau_k)) = V(I_0) + \mathbb{E}\int_0^{t \wedge \tau_k} LV(I(s))\mathrm{d}s, \tag{7.2.10}$$

其中, $LV(I) : (0, N) \to \mathbf{R}$ 定义为

$$LV(I) = I\left(-\frac{1}{I^2} + \frac{1}{(N-I)^2}\right)\left((\beta_e + (\beta_0 - \beta_e)e^{-\theta t})(N - I) - \mu - \gamma\right)$$
$$+ \sigma^2(N-I)^2 I^2 \left(\frac{1}{I^3} + \frac{1}{(N-I)^3}\right).$$

由此可得

$$LV(I) = \left(-\frac{1}{I} + \frac{I}{(N-I)^2}\right)\left((\beta_e + (\beta_0 - \beta_e)e^{-\theta t})(N - I) - \mu - \gamma\right)$$
$$+ \sigma^2 N^2 \left(\frac{(N-I)^2}{N^2 I} + \frac{I^2}{N^2(N-I)}\right)$$
$$\leqslant \frac{\mu + \gamma}{I} + \frac{\beta_e + (\beta_0 - \beta_e)e^{-\theta t}}{N - I} + \sigma^2 N^2 \left(\frac{1}{I} + \frac{1}{N-I}\right).$$

如果 $\beta_0 \leqslant \beta_e$, 则 $\beta_e + (\beta_0 - \beta_e)e^{-\theta t} \leqslant \beta_e$; 如果 $\beta_0 > \beta_e$, 则 $\beta_e + (\beta_0 - \beta_e)e^{-\theta t} \leqslant \beta_0$. 因此

$$LV(I) \leqslant CV(I),$$

其中, $C := (\mu + \gamma) \vee (\beta_e \vee \beta_0) + \sigma^2 N^2$. 将其代入 (7.2.10), 可得

$$\mathbb{E}V(I(t \wedge \tau_k)) \leqslant V(I_0) + \mathbb{E}\int_0^{t \wedge \tau_k} CV(I(s))\mathrm{d}s \leqslant V(I_0) + C\int_0^t \mathbb{E}V(I(t \wedge \tau_k))\mathrm{d}s.$$

由 Gronwall 不等式可得

$$\mathbb{E}V(I(t \wedge \tau_k)) \leqslant V(I_0)e^{CT}. \tag{7.2.11}$$

设 $\Omega_k = \{\tau_k \leqslant T\}\,(k \geqslant k_1)$. 由 (7.2.9) 可知: $\mathbb{P}(\Omega_k) \geqslant \varepsilon$. 注意到, 任给 $\omega \in \Omega_k$, $I(\tau_k, \omega)$ 等于 $1/k$ 或者 $N - 1/k$, 由此, $V(I(\tau_k, \omega)) \geqslant k$. 于是, 由 (7.2.11) 可得

$$V(I_0)e^{CT} \geqslant \mathbb{E}\left[I_{\Omega_k}(\omega_k)V(I(\tau_k, \omega))\right] \geqslant k\mathbb{P}(\Omega_k) \geqslant \varepsilon k.$$

当 $k \to \infty$ 时, $\infty > V(I_0)e^{CT} = \infty$, 从而, $\tau_\infty = \infty$ a.s.. □

7.2.2 随机阈值动力学

定义随机模型 (7.2.7) 的基本再生数为

$$R_0^s := \frac{\beta_e N}{\mu + \gamma} - \frac{\xi^2 N^2}{4\theta(\mu + \gamma)}. \tag{7.2.12}$$

借助 R_0^s, 我们给出随机模型 (7.2.7) 的灭绝动力学.

定理 7.2　*如果*

$$R_0^s < 1 \quad \text{且} \quad \xi^2 \leqslant \frac{2\beta_e \theta}{N} \tag{7.2.13}$$

或

$$\xi^2 > \max\left\{\frac{2\beta_e \theta}{N}, \frac{\beta_e^2 \theta}{\mu + \gamma}\right\}, \tag{7.2.14}$$

则任给初值 $I_0 \in (0, N)$, 随机模型 (7.2.7) 的解满足

$$\mathbb{P}\left\{\lim_{t \to \infty} I(t) = 0\right\} = 1.$$

也就是, 疾病依概率 1 灭绝.

证明 由 Itô 公式可得

$$\log(I(t)) = \log I_0 + \int_0^t f(I(s))\mathrm{d}s + \varphi(t) + \int_0^t \sigma(s)(N - I(s))\mathrm{d}B(s), \quad (7.2.15)$$

其中, $f : \mathbf{R} \to \mathbf{R}$ 定义为

$$f(x) := \beta_e N - \mu - \gamma - \beta_e x - \frac{\xi^2}{4\theta}(N - x)^2.$$

而 $\varphi(t)$ 定义为

$$\varphi(t) := \int_0^t \left((\beta_0 - \beta_e)e^{-\theta s}(N - I(s)) + \frac{\xi^2 e^{-2\theta s}}{4\theta}(N - I(s))^2 \right) \mathrm{d}s.$$

从而

$$\varphi(t) \leqslant |\beta_0 - \beta_e| N \int_0^t e^{-\theta s}\mathrm{d}s + \frac{\xi^2 N^2}{4\theta} \int_0^t e^{-2\theta s}\mathrm{d}s$$

$$= \frac{|\beta_0 - \beta_e| N}{\theta}(1 - e^{-\theta t}) + \frac{\xi^2 N^2}{8\theta^2}(1 - e^{-2\theta t}), \quad (7.2.16)$$

且

$$f(I(s)) = -\frac{\xi^2}{4\theta}I^2(s) - \left(\beta_e - \frac{\xi^2 N}{2\theta} \right) I(s) + \beta_e N - \mu - \gamma - \frac{\xi^2 N^2}{4\theta}.$$

如果 $\xi^2 < \dfrac{2\beta_e\theta}{N}$, 当 $I(s) \in (0, N)$ 时,

$$f(I) \leqslant \beta_e N - \mu - \gamma - \frac{\xi^2 N^2}{4\theta} = (\mu + \gamma)\left(\frac{\beta_e N}{\mu + \gamma} - \frac{\xi^2 N^2}{4\theta(\mu + \gamma)} - 1 \right)$$

$$= (\mu + \gamma)(R_0^s - 1).$$

于是, 由 (7.2.15) 可得

$$\frac{1}{t}\log I(t) \leqslant \frac{\log S(0)}{t} + \frac{\varphi(t)}{t} + \frac{1}{t}\int_0^t \sigma(s)(N - I(s))\mathrm{d}B(s). \quad (7.2.17)$$

显然, $\lim\limits_{t\to\infty} \dfrac{\varphi(t)}{t} = 0$. 注意到

$$\int_0^t \sigma(s)(N - I)\mathrm{d}B(s) = \frac{\xi}{\sqrt{2\theta}}\int_0^t \sqrt{1 - e^{-2\theta s}}(N - I(s))\mathrm{d}B(s)$$

是局部鞅, 由局部鞅的强大数定律可得

$$\lim_{t\to\infty} \frac{1}{t}\int_0^t \sigma(s)(N-I)\mathrm{d}B(s)=0 \quad \text{a.s..}$$

对 (7.2.17) 两边取上限并注意到 $R_0^s < 1$, 可得

$$\limsup_{t\to\infty} \frac{\log I(t)}{t} \leqslant (\mu+\gamma)(R_0^s-1) < 0 \quad \text{a.s..}$$

当 $I(s)\in(0,N)$ 时, 由 (7.6) 可得

$$f(I(s)) = -\frac{\xi^2}{4\theta}\left(I(s)-\frac{\xi^2 N-2\beta_e\theta}{\xi^2}\right)^2 + \frac{\beta_e^2\theta}{\xi^2}-(\mu+\gamma) \leqslant \frac{\beta_e^2\theta}{\xi^2}-(\mu+\gamma).$$

同理, 由 (7.2.6) 可得

$$\limsup_{t\to\infty} \frac{\log I(t)}{t} \leqslant \frac{\beta_e^2\theta}{\xi^2}-(\mu+\gamma) < 0 \quad \text{a.s..} \qquad \square$$

接下来, 我们证明模型 (7.2.7) 的随机持久性.

定理 7.3 如果 $R_0^s > 1$, 则任给初值 $I_0\in(0,N)$, 随机模型 (7.2.7) 的解满足

$$\limsup_{t\to\infty} I(t) \geqslant \rho \quad \text{a.s.} \tag{7.2.18}$$

和

$$\liminf_{t\to\infty} I(t) \leqslant \rho \quad \text{a.s.,} \tag{7.2.19}$$

其中

$$\rho := \frac{N\xi^2 - 2\theta\beta_e + 2\sqrt{\theta(\theta\beta_e^2-\xi^2(\mu+\gamma))}}{\xi^2} \tag{7.2.20}$$

是

$$f(\rho) := \beta_e N - \mu - \gamma - \beta_e\rho - \frac{\xi^2}{4\theta}(N-\rho)^2 = 0 \tag{7.2.21}$$

在 $(0,N)$ 中的唯一解, 即 $I(t)$ 将依概率 1 在 ρ 之上, 也就是, 疾病依概率 1 持久.

证明 由 $R_0^s > 1$ 可知方程 $f(x)=0$ 有一个正解和一个负解, 其中正解定义于 (7.2.20). 注意到

$$f(0)=(\mu+\gamma)(R_0^s-1)>0, \quad f(N)=-\mu-\gamma<0,$$

则 $\xi \in (0, N)$ 且

当 $x \in \left(0, 0 \vee \dfrac{\xi^2 N - 2\beta_e \theta}{\xi^2} \right)$ 时, $f(x) > 0$ 严格单调递增; $\qquad$ (7.2.22)

当 $x \in \left(0 \vee \dfrac{\xi^2 N - 2\beta_e \theta}{\xi^2}, \rho \right)$ 时, $f(x) > 0$ 严格单调递减; $\qquad$ (7.2.23)

当 $x \in (\rho, N)$ 时, $f(x) < 0$ 时严格单调递增. $\qquad$ (7.2.24)

接下来证明 (7.2.18). 如果结论非真, 则存在足够小 $\varepsilon \in (0,1)$, 使得

$$\mathbb{P}(\Omega_1) > \varepsilon,$$

其中, $\Omega_1 = \{\limsup\limits_{t \to \infty} I(t) \leqslant \rho - 2\varepsilon\}$. 因此, 任给 $\omega \in \Omega_1$, 存在 $T = T(\omega) > 0$, 当 $t \geqslant T(\omega)$ 时,

$$I(t, \omega) \leqslant \xi - \varepsilon. \qquad (7.2.25)$$

于是可选取 ε 足够小, 使得 $f(0) > f(\rho - \varepsilon)$. 当 $t \geqslant T(\omega)$ 时, 由 (7.2.22), (7.2.23) 和 (7.2.25) 可得

$$f(I(t, \omega)) \geqslant f(\rho - \varepsilon). \qquad (7.2.26)$$

此外, 由鞅的强大数定律可知, 存在 $\Omega_2 \subset \Omega$ 且 $\mathbb{P}(\Omega_2) = 1$ 使得任给 $\omega \in \Omega_2$, 都有

$$\lim_{t \to \infty} \frac{1}{t} \int_0^t \sigma(s)(N - I(s, \omega)) \mathrm{d}B(s, \omega) = 0 \quad \text{a.s.}. \qquad (7.2.27)$$

(1) 当 $\beta_0 > \beta_e$ 时, 任给 $I(s) \in (0, N)$, 则

$$\varphi(t) = \int_0^t \left((\beta_0 - \beta_e) e^{-\theta s} (N - I(s)) + \frac{\xi^2 e^{-2\theta s}}{4\theta} (N - I(s))^2 \right) \mathrm{d}s \geqslant 0.$$

任给 $\omega \in \Omega_1 \cap \Omega_2$, 由 (7.2.26) 和 (7.2.27) 可知, 当 $t \geqslant T(\omega)$ 时,

$$\log(I(t, \omega)) \geqslant \log I_0 + \int_0^{T(\omega)} f(I(s, \omega)) \mathrm{d}s + f(\rho - \varepsilon)(t - T(\omega))$$

$$+ \int_0^t \sigma(s)(N - I(s, \omega)) \mathrm{d}B(s, \omega),$$

从而

$$\liminf_{t\to\infty} \frac{1}{t} \log(I(t,\omega)) \geqslant f(\rho - \varepsilon) > 0,$$

因此

$$\lim_{t\to\infty} I(t,\omega) = \infty.$$

这与 (7.2.25) 矛盾. 因此 (7.2.18) 成立.

(2) 如果 $\beta_0 < \beta_e$, 则

$$\varphi(t) \geqslant (\beta_0 - \beta_e)N \int_0^t e^{-\theta s}\mathrm{d}s = \frac{(\beta_e - \beta_0)N}{\theta}(e^{-\theta t} - 1).$$

因此, 存在一个 $\Omega_3 \subset \Omega$ 且 $\mathbb{P}(\Omega_3) = 1$ 使得任给 $\omega \in \Omega_3$, 都有

$$\limsup_{t\to\infty} \frac{\varphi(t)}{t} \geqslant 0.$$

任给 $\omega \in \Omega_1 \cap \Omega_2 \cap \Omega_3$, 同理可得 $\lim\limits_{t\to\infty} I(t,\omega) = \infty$, 与 (7.2.25) 矛盾.

接下来证明 (7.2.19). 若结论非真, 则存在足够小的 $\delta \in (0,1)$, 使得

$$\mathbb{P}(\Omega_4) > \delta,$$

其中, $\Omega_4 = \{\liminf\limits_{t\to\infty} I(t) \geqslant \xi + 2\delta\}$. 因此, 任给 $\omega \in \Omega_4$, 存在 $T_1 = T_1(\omega) > 0$, 当 $t \geqslant T_1(\omega)$ 时,

$$I(t,\omega) \geqslant \rho + \delta. \tag{7.2.28}$$

由 (7.2.16) 可知, 存在 $\Omega_5 \subseteq \Omega$ 且 $\mathbb{P}(\Omega_5) = 1$, 任给 $\omega \in \Omega_5$,

$$\lim_{t\to\infty} \frac{\varphi(t,\omega)}{t} = 0. \tag{7.2.29}$$

固定 $\omega \in \Omega_2 \cap \Omega_4 \cap \Omega_5$, 则由 (7.2.15), (7.2.27) 和 (7.2.29) 可知, 当 $t \geqslant T_1(\omega)$ 时,

$$\log(I(t,\omega)) \leqslant \log I_0 + \int_0^{T_1(\omega)} f(I(s,\omega))\mathrm{d}s + f(\rho+\delta)(t - T_1(\omega)) + \varphi(t)$$

$$+ \int_0^t \sigma(s)(N - I(s,\omega))\mathrm{d}B(s,\omega).$$

再考虑 (7.2.28), 则

$$\limsup_{t\to\infty} \frac{1}{t} \log(I(t,\omega)) \leqslant f(\rho+\delta) < 0,$$

因此

$$\lim_{t \to \infty} I(t, \omega) = 0.$$

这与 (7.2.28) 矛盾. 从而 (7.2.19) 成立. □

注 7.4 定理 7.2 给出了随机模型 (7.2.7) 解收敛到无病平衡解的充分条件, 也就是, 几乎所有的解都依概率 1 趋于 0. 定理 7.3 给出了模型 (7.2.7) 解收敛到地方病平衡解的充分条件, 即几乎所有的解都依概率 1 增长到大于等于 ρ. 也就是, R_0^s 可以用来确定随机模型 (7.2.7) 的阈值动力学.

注 7.5 由 (7.2.2) 和 (7.2.12) 可知 $R_0^s = R_0 - \dfrac{\xi^2 N^2}{4\theta(\mu + \gamma)} < R_0$. 因此, 我们可以很容易地找到 $R_0 > 1$ 但 $R_0^s < 1$ 的例子. 在确定性情况下, 即模型 (7.2.7) 中 $\xi = 0$, $I(t)$ 将持续. 而在随机情况下, 即模型 (7.2.7) 中 $\xi > 0$ 时, $I(t)$ 将几乎必然灭绝, 这意味着较大的环境噪声可以抑制疾病的暴发.

接下来, 我们研究回归速度 θ 和噪声强度 ξ 对 ρ 的影响. 此外, 我们还将关注随机模型 (7.2.7) 关于 ξ 和 θ 的极限动力学.

定理 7.6 假设 $R_0^s > 1$, 并将由 (7.2.20) 定义的 ρ 看作 ξ 的函数, 则

$$0 < \xi < \frac{2\sqrt{\theta(\beta_e N - (\mu + \gamma))}}{N} := \xi^*. \tag{7.2.30}$$

而 ρ 关于 ξ 严格单调递增, 且

$$\lim_{\xi \to 0^+} \rho = N\left(1 - \frac{1}{R_0}\right),$$

$$\lim_{\xi \to \xi^{*-}} \rho = \begin{cases} 0, & 1 < R_0 \leqslant 2, \\ N\left(1 - \dfrac{1}{R_0 - 1}\right), & R_0 > 2. \end{cases}$$

证明 简单计算可知

$$\frac{d\rho}{d\xi} = \frac{2\theta\left(\xi^2(\mu + \gamma) - 2\theta\beta_e^2 + 2\beta_e\sqrt{\theta(\theta\beta_e^2 - \xi^2(\mu + \gamma))}\right)}{\xi^3\sqrt{\theta(\theta\beta_e^2 - \xi^2(\mu + \gamma))}}$$

$$= -\frac{2\left(\sqrt{\theta(\theta\beta_e^2 - \xi^2(\mu + \gamma))} - \theta\beta_e\right)^2}{\xi^3\sqrt{\theta(\theta\beta_e^2 - \xi^2(\mu + \gamma))}}.$$

由于 $\xi \neq 0$, 则 $\sqrt{\theta(\theta\beta_e^2 - \xi^2(\mu + \gamma))} \neq 0$. 因此, $\dfrac{d\rho}{d\xi} < 0$, 这说明当 ξ 递增时, ρ 严

格单调递减. 此外, 由 L'Hospital 法则可知

$$\lim_{\xi \to 0^+} \rho = \frac{1}{2} \lim_{\xi \to 0^+} \left(2N - 4\theta^2 \xi^2 (\mu + \gamma)^2 \big(\theta(\theta\beta_e^2 - \xi^2(\mu + \gamma)) \big)^{-3/2} \right.$$

$$\left. - 2\theta(\mu + \gamma) \big(\theta(\theta\beta_e^2 - \xi^2(\mu + \gamma)) \big)^{-1/2} \right)$$

$$= N\left(1 - \frac{\mu + \gamma}{\beta_e N} \right) = N\left(1 - \frac{1}{R_0} \right).$$

同理可得

$$\lim_{\xi \to \hat{\xi}^-} \rho = \lim_{\xi \to \hat{\xi}^-} \frac{N\hat{\xi}^2 - 2\theta\beta_e + 2\sqrt{\theta(\theta\beta_e^2 - \hat{\xi}^2(\mu + \gamma))}}{\hat{\xi}^2}$$

$$= \frac{N\big(|\beta_e N - 2(\mu + \gamma)| + \beta_e N - 2(\mu + \gamma) \big)}{2(\beta_e N - \mu - \gamma)}$$

$$= \frac{N\big(|R_0 - 2| + R_0 - 2 \big)}{2(R_0 - 1)}.$$

所以, 当 $1 < R_0 \leqslant 2$ 时, $\lim\limits_{\xi \to \xi^{*-}} \rho = 0$; 当 $R_0 > 2$ 时, $\lim\limits_{\xi \to \xi^{*-}} \rho = N\left(1 - \dfrac{1}{R_0 - 1} \right)$. □

定理 7.7　假设 $R_0^s > 1$, 并将由 (7.2.20) 定义的 ρ 看作 θ 的函数, 则

$$\theta > \frac{\xi^2 N^2}{4\big(\beta_e N - (\mu + \gamma) \big)} := \theta^*. \tag{7.2.31}$$

而 ρ 关于 θ 严格单调递增. 此外

$$\lim_{\theta \to \infty} \rho = N\left(1 - \frac{1}{R_0} \right),$$

$$\lim_{\theta \to \theta^*} \rho = \begin{cases} 0, & 1 < R_0 \leqslant 2, \\ N\left(1 - \dfrac{1}{R_0 - 1} \right), & R_0 > 2. \end{cases}$$

证明

$$\frac{\mathrm{d}\rho}{\mathrm{d}\theta} = \frac{2\theta\beta_e^2 - \xi^2(\mu + \gamma) - 2\beta_e\sqrt{\theta(\theta\beta_e^2 - \xi^2(\mu + \gamma))}}{\xi^3\sqrt{\theta(\theta\beta_e^2 - \xi^2(\mu + \gamma))}}$$

$$= \frac{\left(\sqrt{\theta(\theta\beta_e^2 - \xi^2(\mu + \gamma))} - \theta\beta_e \right)^2}{\theta\xi^2\sqrt{\theta(\theta\beta_e^2 - \xi^2(\mu + \gamma))}}.$$

由 $\xi \neq 0$ 可知 $\sqrt{\theta(\theta\beta_e^2 - \xi^2(\mu+\gamma))} \neq 0$. 从而 $\dfrac{\mathrm{d}\rho}{\mathrm{d}\theta} > 0$, 即 ρ 关于 θ 严格单调递增. 此外

$$\rho = \frac{N\xi^2 - 2\theta\beta_e + 2\sqrt{\beta_e^2\left(\theta - \dfrac{\xi^2(\mu+\gamma)}{2\beta_e^2}\right)^2 - \dfrac{\xi^4(\mu+\gamma)^2}{4\beta_e^2}}}{\xi^2} \leqslant N\left(1 - \frac{1}{R_0}\right).$$

所以, ρ 关于 θ 严格单调递增且有界. 此外

$$\lim_{\theta\to\infty} \rho = N\left(1 - \frac{1}{R_0}\right),$$

$$\lim_{\theta\to\theta^*} \rho = \lim_{\theta\to\theta^*} \frac{N\xi^2 - 2\hat{\theta}\beta_e + 2\sqrt{\hat{\theta}(\hat{\theta}\beta_e^2 - \xi^2(\mu+\gamma))}}{\xi^2}$$

$$= \frac{N\Big(|\beta_e N - 2(\mu+\gamma)| + \beta_e N - 2(\mu+\gamma)\Big)}{2(\beta_e N - \mu - \gamma)}$$

$$= \frac{N\Big(|R_0 - 2| + R_0 - 2\Big)}{2(R_0 - 1)}. \qquad \square$$

注 7.8 为了理解随机模型 (7.2.7) 的基本再生数 R_0^s (7.2.12) 与 (7.2.4) 的基本再生数 R^s (7.2.5) 之间的差别, 我们通过数值例子加以说明. 参数值取为

$$N = 200, \quad \beta_e = 0.5, \quad \beta_0 = 0.45, \quad \mu = 20, \quad \gamma = 25. \qquad (7.2.32)$$

例 7.1 取 $\xi = \sigma = 0.03$, R_0^s 与 θ 的关系列示于图 7.1 中. 当参数取为 (7.2.32) 时, 对于随机模型 (7.2.4), $R^s = 1.01111 > 1$, 疾病几乎必然灭绝[111]. 但对于随机模型 (7.2.7) 而言, 情况远非如此. 当 $\theta \leqslant \theta^*$ 时, $R_0^s \leqslant 1$, 疾病依概率 1 灭绝; 当 $\theta > \theta^*$ 时, $R_0^s > 1$, 疾病依概率 1 持久.

例 7.2 假设 $\xi = \sigma$, R^s 以及 R_0^s 与 ξ 和不同的 θ 的关系列示于图 7.2. 记 ξ_* 等于方程 $R^s(\sigma) = 0$ 的解 σ_*, ξ^* 等于方程 $R_0^s(\xi) = 0$ 的解. 在图 7.2 (a) 中, $\theta < 1/2$, 当 $\xi > \xi^*$ 时, 随机模型 (7.2.7) 的解依概率 1 灭绝; 而当 $\xi > \xi_*$ 时, 模型 (7.2.4) 的解依概率 1 灭绝. 注意到 $\xi^* < \xi_*$, 则当 $\xi^* < \xi < \xi_*$ 时, 随机模型 (7.2.7) 的解依概率 1 灭绝, 但模型 (7.2.4) 的解依概率 1 持久. 图 7.2 (b) 中, $\theta = 1/2$, $R^s = R_0^s$, 随机模型 (7.2.7) 与 (7.2.4) 具有完全相同的阈值动力学. 图 7.2 (c) 中, $\theta > 1/2$, 注意到 $\xi^* < \xi_*$, 则当 $\xi_* < \xi < \xi^*$ 时, 随机模型 (7.2.7) 的解依概率 1 持久, 但模型 (7.2.4) 的解依概率 1 灭绝.

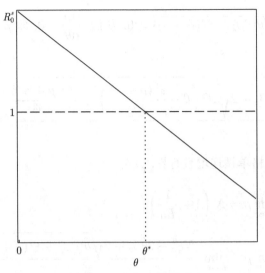

图 7.1 R_0^s 与 θ 的关系

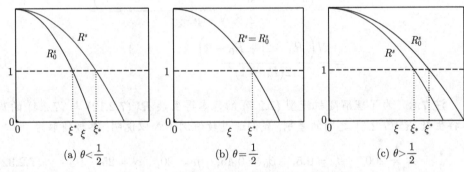

图 7.2 R^s 以及 R_0^s 与 ξ 和不同的 θ 的关系

7.2.3 数值结果

本节的主要目的是应用数值模拟方法进一步研究回归速度 θ 和噪声强度 ξ 对随机模型 (7.2.7) 疾病动力学的影响机制. 特别地, 为了进一步理解两种参数扰动方法的差异, 参数集 (7.2.32) 和初值 $I(0) = 10$ 均选自 [111].

7.2.3.1 噪声强度 ξ 的影响

首先, 取定 $\theta = 0.75$. 当 $\xi = \sigma = 0.055$ 时, 简单计算可得: $R^s = 0.8778 < 1$, 随机模型 (7.2.4) 的解依概率 1 灭绝 [111]. 对于随机模型 (7.2.7), $R_0^s = 1.3259 > 1$, 由定理 7.3 可知, 疾病将依概率 1 持久. 另外, 简单计算可得

$$\rho = \frac{N\xi^2 - 2\theta\beta_e + 2\sqrt{\theta(\theta\beta_e^2 - \xi^2(\mu + \gamma))}}{\xi^2} = 81.8471.$$

由定理 7.3 可知, 当初值为 $I(0) = 10$ 时, 随机模型 (7.2.7) 的解满足

$$\liminf_{t \to \infty} I(t) \leqslant 81.8471 \leqslant \limsup_{t \to \infty} I(t) \quad \text{a.s..}$$

图 7.3(a) 显示了 (7.2.7) 的解围绕 81.8471 振荡. 当选取 $\xi = 0.066$ 时, $R_0^s = 0.9316 < 1$. 由定理 7.2 可知疾病将几乎必然灭绝 (图 7.3(b)), 这与 [111] 中的结果一致. 由图 7.3 可知, 较低的噪声强度 ξ 有利于疾病暴发, 而较高的 ξ 有助于抑制疾病暴发.

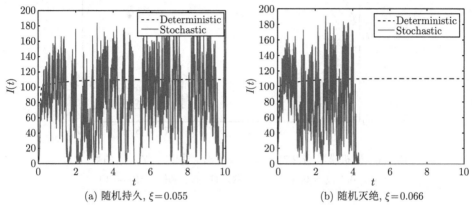

(a) 随机持久, $\xi = 0.055$ (b) 随机灭绝, $\xi = 0.066$

图 7.3   随机模型 (7.2.7) 与对应的确定性模型 (7.2.4) 的解 $I(t)$

其余参数见 (7.2.32), 初值为 $I(0) = 10$

此外, 由定理 7.6 可知 ρ 关于 ξ 严格单调递减. 如果选取 ξ 足够小, 例如 $\xi = 0.0001 \to 0^+$, 则

$$\rho = \frac{N\xi^2 - 2\theta\beta_e + 2\sqrt{\theta(\theta\beta_e^2 - \xi^2(\mu + \gamma))}}{\xi^2} = 110.0$$

是 ρ 的最大值. 因此, 由定理 7.3 可知, 初值为 $I(0) = 10$ 时, 随机模型 (7.2.7) 的解满足

$$\liminf_{t \to \infty} I(t) \leqslant 110.0 \leqslant \limsup_{t \to \infty} I(t) \quad \text{a.s..}$$

另一方面, $I^* := N\left(1 - \dfrac{1}{R_0}\right) = 110.0$ 是系统

$$\frac{\mathrm{d}I(t)}{\mathrm{d}t} = I(t)\big(\beta_e(N - I(t)) - \mu - \gamma\big) \tag{7.2.33}$$

参数取值为 (7.2.32) 时的正平衡点. 也就是说, 当 $\xi \to 0^+$ 时, 随机模型 (7.2.7) 的解趋于确定性模型的极限系统 (7.2.33) 的平衡点. 这一结论的理论结果在定理 7.6 中已经证明了, 相应的数值结果参见图 7.4.

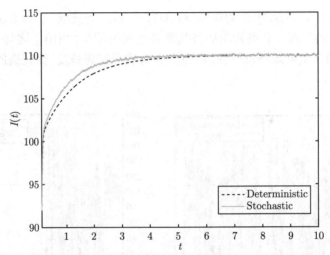

图 7.4　随机模型 (7.2.7) 与其对应的确定性模型 (7.2.4) 的解　$I(t)$

$\theta = 0.75$, $\xi = 0.0001$, 其余参数见 (7.2.32), 初值为 $I(0) = 10$

此外, 如果选取 ξ 足够大, 例如 $\xi = 0.064 \to \xi^* \approx 0.064226$. 则 $R_0^s = 2.2222 > 2$, $\rho = 40.74046$. 由定理 7.6 可知, 当初值为 $I(0) = 10$ 时, 随机模型 (7.2.7) 的解满足

$$\liminf_{t \to \infty} I(t) \leqslant 40.74046 \leqslant \limsup_{t \to \infty} I(t) \quad \text{a.s.}.$$

而 $I^* := N\left(1 - \dfrac{1}{R_0 - 1}\right) = 40.74046$ 是系统

$$\frac{\mathrm{d}I(t)}{\mathrm{d}t} = I(t)\left(\left(\beta_e - \frac{\mu + \gamma}{N}\right)(N - I(t)) - \mu - \gamma\right) \tag{7.2.34}$$

的正平衡点, 或者是下述 SIS 模型的地方病平衡点:

$$\begin{cases} \dfrac{\mathrm{d}S(t)}{\mathrm{d}t} = \left(\mu N - \mu S - \left(\beta_e - \dfrac{\mu + \gamma}{N}\right)SI + \gamma I\right), \\[3mm] \dfrac{\mathrm{d}I(t)}{\mathrm{d}t} = \left(\left(\beta_e - \dfrac{\mu + \gamma}{N}\right)SI - \mu I - \gamma I\right). \end{cases} \tag{7.2.35}$$

也就是, 如果 $\xi \to \xi^*$, 则随机模型 (7.2.7) 的解趋于其极限系统, 即确定性模型 (7.2.34) 或者 SIS 模型 (7.2.35) 的正平衡点.

7.2.3.2 回归速度 θ 的影响

本小节, 我们考虑回归速度 θ 对随机模型 (7.2.7) 动力学行为的影响机制. 选取 $\xi = 0.03 = \sigma$, $N = 100$, 则对于随机模型 (7.2.4), $R^s = 1.0111 > 1$, 疾病依概率 1 持久.

如果选取 $\theta = 0.4$, 则对于随机模型 (7.2.7), $R_0^s = 0.9861 < 1$, 由定理 7.2 可知疾病依概率 1 灭绝 (图 7.5(a)); 如果选取 $\theta = 0.55$, 则 $R_0^s = 1.0202 > 1$, 且

$$\rho = \frac{N\xi^2 - 2\theta\beta_e + 2\sqrt{\theta(\theta\beta_e^2 - \xi^2(\mu+\gamma))}}{\xi^2} = 2.1693,$$

由定理 7.3 可知, 疾病依概率 1 随机持久, 且当 $I(0) = 1$ 时, (7.2.7) 的解满足

$$\liminf_{t\to\infty} I(t) \leqslant 2.1693 \leqslant \limsup_{t\to\infty} I(t) \quad \text{a.s.}.$$

由图 7.5(b) 可以看出, (7.2.7) 的解围绕水平 2.1693 振荡. 总之, 由图 7.5 可知, 较小的均值回归速度 θ 可以抑制疾病暴发, 而较大的 θ 则会引发疾病暴发.

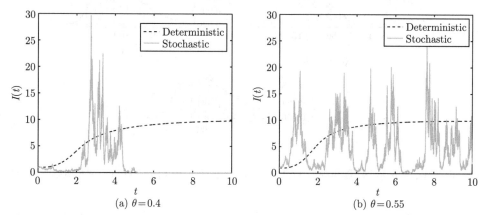

(a) $\theta = 0.4$ (b) $\theta = 0.55$

图 7.5 随机模型 (7.2.7) 与其对应的确定性模型 (7.2.4) 的解 $I(t)$

其余参数见 (7.2.32), 初值为 $I(0) = 10$

如果选取 θ 足够小, 例如 $\theta = 0.1636 \approx \theta^*$, 则 $R_0 = 2.2222 > 2$, 且

$$\rho = \frac{N\xi^2 - 2\theta\beta_e + 2\sqrt{\theta(\theta\beta_e^2 - \xi^2(\mu+\gamma))}}{\xi^2} = 36.1989,$$

由定理 7.7 可知, 当初值为 $I(0) = 10$ 时, (7.2.7) 的解满足

$$\liminf_{t\to\infty} I(t) \leqslant 36.1989 \leqslant \limsup_{t\to\infty} I(t) \quad \text{a.s.}.$$

而 $I^* = N\left(1 - \dfrac{1}{R_0 - 1}\right) = 36.1989$ 是系统 (7.2.34) 或 (7.2.35) 的正平衡点. 也就是说, 当 $\theta \to \theta^*$ 时, 随机模型 (7.2.7) 的解趋于极限系统 (7.2.34) 或 (7.2.35) 的正平衡点.

此外, 当参数取为 (7.2.32) 和 $\xi = 0.03$ 时, 可得 $\lim\limits_{\theta\to\infty}\rho = 110.0$. 如同在 7.2.3.1 节中讨论过的, $I^* = N\left(1 - \dfrac{1}{R_0}\right) = 110.0$ 在系统 (7.2.33) 的正平衡点. 也就是说, 如果 $\theta \to \infty$, 则随机模型 (7.2.7) 的解趋于极限系统 (7.2.33) 的正平衡点. 当 $\theta = 10000$ 时的数值结果与图 7.4 类似. 这并不奇怪, 在本节开始前就已经指出, 当 $\theta \to \infty$ 时, 随机模型 (7.2.6) 的极限系统是确定性模型 (7.2.1).

7.2.3.3　平稳分布

为了进一步理解噪声强度 θ 和回归速度 ξ 对随机模型 (7.2.7) 疾病动力学的影响机制, 在图 7.6 和图 7.7 中, 给出了 $I(t)$ 在 $t = 10$ 时的平稳分布.

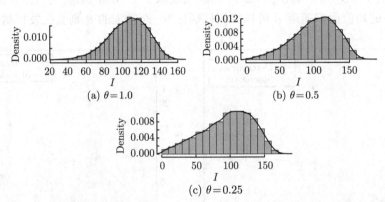

图 7.6　当 $\xi = 0.03$ 时, 随机模型 (7.2.7) 中 $I(t)$ 在 $t = 10$ 时分布的直方图和概率密度函数

图 7.6 中, 固定 $\xi = 0.03$, θ 分别取 0.25, 0.5 和 1, 相应的 R_0^s 分别是 1.4222, 1.8222 和 2.0222. 由定理 7.3 可知, 疾病依概率 1 持久. 当 $\theta = 1.0$ 时, $I(t)$ 的分布近似正态分布 (图 7.6(a)); 当 θ 降至 0.25 时, $I(t)$ 的分布呈偏正态分布 (图 7.6(c)); 当 $\theta = 0.5$ 时, 与模型 (7.2.4) 的分布一样 (图 7.6(b)). 由图 7.6 可知, 当 θ 较大时 (例如 $\theta = 1.0$), 振荡幅度较小, $I(t)$ 的分布较对称, 近似正态分布; 当 θ 较小时 (例如 $\theta = 0.25$), 振荡幅度显著, $I(t)$ 的分布呈偏正态.

图 7.7 中, 固定 $\theta = 1.0$, ξ 分别取 0.01, 0.03 和 0.05, 相应的 R_0^s 分别为 2.20, 2.1333 和 1.6667. 由定理 7.3 可知疾病依概率 1 持久. 当 $\xi = 0.01$ 时, $I(t)$ 的分布近似正态分布 (图 7.7(a)), 当 ξ 升至 0.05 时, $I(t)$ 的分布呈偏正态分布 (图 7.7(c)).

图 7.7 可以看出, 当 ξ 较小时 (例如 $\xi = 0.01$), 振荡幅度较小, $I(t)$ 的分布较对称, 近似正态分布; 当 ξ 较大时 (例如 $\xi = 0.05$), 振荡幅度显著, $I(t)$ 的分布呈偏正态.

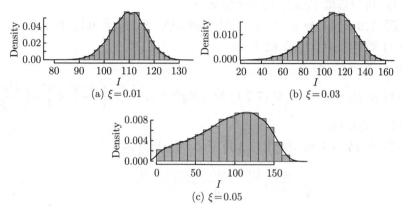

图 7.7 当 $\theta = 1.0$ 时, 随机模型 (7.2.7) 中 $I(t)$ 在 $t = 10$ 时分布的直方图和概率密度函数

7.3 具有均值回归的 SI 模型

7.3.1 模型建立

受肖燕妮和陈兰荪研究 [271,272] 的启示, 假设整个种群 N 分为两个仓室: $N(t) = S(t) + I(t)$, 其中 $S(t)$ 和 $I(t)$ 分别是易感者和感染者的密度, 可得如下 SI 传染病模型:

$$\begin{cases} \dfrac{\mathrm{d}S}{\mathrm{d}t} = aS[1 - c(S + I)] - \beta SI - \mu S, \\ \dfrac{\mathrm{d}I}{\mathrm{d}t} = \beta SI - (\mu + \alpha)I, \end{cases} \tag{7.3.1}$$

其中, 种群自然死亡率为 μ, a 为易感者 S 的出生率为, $\dfrac{1}{c}$ 为环球容纳量. 假设只有易感者 S 繁殖后代并服从 Logistic 定律, 也就是说, 感染者 I 没有繁殖能力或者说在有繁殖能力之前已经死去 [252], 因病死亡率为 α. 但感染者 I 与易感者 S 共同对环境容纳量有作用, 感染者 I 没有恢复率.

需要说明的是, 模型 (7.3.1) 是 Ebert 等 [95] 中的寄生–宿主模型在 $f = 0$ 时的特例.

定义模型 (7.3.1) 的统计再生数为

$$R_d := \frac{a}{\mu}, \tag{7.3.2}$$

基本再生数为

$$R_0 := \frac{\beta(a-\mu)}{ac(\alpha+\mu)} = \frac{\beta(R_d-1)}{cR_d(\alpha+\mu)}. \tag{7.3.3}$$

于是, 可得模型 (7.3.1) 的基本性质.

定理 7.9 (1) 如果 $R_d < 1$, 则对于初值 $(S_0, I_0) \in \mathbf{R}_+^2$, 当 $t \to \infty$ 时, 模型 (7.3.1) 的解 $(S(t), I(t))$ 趋于 $(0, 0)$.

(2) 如果 $R_d > 1$, 则

(2-1) 当 $R_0 \leqslant 1$ 时, 模型 (7.3.1) 的无病平衡点 $E_0 = \left(\dfrac{a-\mu}{ac}, 0\right) = \left(\dfrac{R_d-1}{cR_d}, 0\right)$ 是全局渐近稳定的.

(2-2) 当 $R_0 > 1$ 时, 模型 (7.3.1) 存在唯一地方病平衡点

$$\begin{aligned}
E^* &= \left(\frac{\alpha+\mu}{\beta}, \frac{(a-\mu)\beta - ac(\alpha+\mu)}{\beta(ac+\beta)}\right) \\
&= \left(\frac{R_d-1}{cR_dR_0}, \frac{\mu(R_d-1)^2(R_0-1)}{cR_dR_0(R_0(\alpha+\mu)+\mu(R_d-1))}\right),
\end{aligned}$$

且是全局渐近稳定的, 而 E_0 是不稳定的.

另一方面, 假设自然死亡率 μ 服从 Ornstein-Uhlenbeck 过程:

$$\mathrm{d}\mu(t) = \theta\big(\mu_e - \mu(t)\big)\mathrm{d}t + \xi \mathrm{d}B(t). \tag{7.3.4}$$

其中, μ_e 是表示自然死亡率长期平均水平的一个正常数. 应用 Itô 公式对 (7.3.4) 求积分, 可得

$$\mu(t) = \mu_e + (\mu_0 - \mu_e)e^{-\theta t} + \sigma(t)\dot{B}(t), \tag{7.3.5}$$

其中, $\mu_0 := \mu(0)$, 且

$$\sigma(t) = \frac{\xi}{\sqrt{2\theta}}\sqrt{1 - e^{-2\theta t}}. \tag{7.3.6}$$

综合考虑 (7.3.1) 和 (7.3.4), 可建立如下随机模型:

$$\begin{cases}
\mathrm{d}S(t) = \Big[aS(t)\big(1 - c(S(t)+I(t))\big) - \beta S(t)I(t) - \mu(t)S(t)\Big]\mathrm{d}t, \\
\mathrm{d}I(t) = \Big[\beta S(t)I(t) - (\mu(t)+\alpha)I(t)\Big]\mathrm{d}t, \\
d\mu(t) = \theta\Big(\mu_e - \mu(t)\Big)\mathrm{d}t + \xi \mathrm{d}B(t).
\end{cases} \tag{7.3.7}$$

将 (7.3.5) 代入 (7.3.7), 可得

$$\begin{cases}
\mathrm{d}S = S\big[a - \mu_e + (\mu_e - \mu_0)e^{-\theta t} - acS - (ac+\beta)I\big]\mathrm{d}t - \sigma(t)S\mathrm{d}B(t), \\
\mathrm{d}I = I\big[\beta S - \mu_e - \alpha + (\mu_e - \mu_0)e^{-\theta t}\big]\mathrm{d}t - \sigma(t)I\mathrm{d}B(t).
\end{cases} \tag{7.3.8}$$

7.3.2 解的性质

定理 7.10 任给初值 $(S(0), I(0)) \in \mathbf{R}_+^2$, 当 $t \geqslant 0$ 时, 随机模型 (7.3.8) 存在唯一正解 $(S(t), I(t))$ 且依概率 1 保留在 $\mathbf{R}_+^2$ 中.

证明 情形 1 $\mu_0 < \mu_e$.

为了证明 $S(t)$ 的存在性和唯一性, 只需证明 $S(t)$ 的有界性. 假设 $z_1(t)$ 是下述系统的解:

$$\mathrm{d}z_1 = z_1 \left(a - \mu_0 - acz_1 \right) \mathrm{d}t - \sigma(t) z_1 \mathrm{d}B(t). \tag{7.3.9}$$

由比较原理可知 $S(t) \leqslant z_1(t)$.

而 (7.3.9) 存在形如

$$z_1(t) = \frac{\exp\left\{ \int_0^t \left[a - \mu_0 - \frac{\sigma^2(s)}{2} \right] \mathrm{d}s - \int_0^t \sigma(s)\mathrm{d}B(s) \right\}}{\dfrac{1}{z_1(0)} + ac \int_0^t \exp\left\{ \int_0^s \left[a - \mu_0 - \frac{\sigma^2(\tau)}{2} \right] \mathrm{d}\tau - \int_0^s \sigma(\tau)\mathrm{d}B(\tau) \right\} \mathrm{d}s} \tag{7.3.10}$$

的隐式解. 由 (7.3.6) 可得

$$z_1(t) = \frac{\exp\left\{ \left(a - \mu_0 - \frac{\xi^2}{4\theta} \right) t + \frac{\xi^2}{8\theta^2}(1 - e^{-2\theta t}) - \int_0^t \sigma(s)\mathrm{d}B(s) \right\}}{\dfrac{1}{z_1(0)} + ac \int_0^t \exp\left\{ \left(a - \mu_0 - \frac{\xi^2}{4\theta} \right) s + \frac{\xi^2}{8\theta^2}(1 - e^{-2\theta s}) - \int_0^s \sigma(\tau)\mathrm{d}B(\tau) \right\} \mathrm{d}s}. \tag{7.3.11}$$

如果 $a < \mu_0 + \xi^2/(4\theta)$, 由 (7.3.11) 可得

$$S(t) \leqslant z_1(t) \leqslant z_1(0) \exp\left\{ -t\left[\left(\mu_0 + \frac{\xi^2}{4\theta} - a \right) \right.\right.$$
$$\left.\left. - \frac{\xi^2}{8\theta^2 t}(1 - e^{-2\theta t}) + \frac{1}{t} \int_0^t \sigma(t)\mathrm{d}B(s) \right] \right\}.$$

由于 $\lim\limits_{t \to \infty} \dfrac{\xi^2}{8\theta^2 t}(1 - e^{-2\theta t}) = 0$, 由鞅的强大数定律可得

$$\lim_{t \to \infty} \frac{1}{t} \int_0^t \sigma(s)\mathrm{d}B(s) = 0, \tag{7.3.12}$$

从而, $\limsup\limits_{t \to \infty} z_1(t) \leqslant 0$ a.s.. 于是, $\lim\limits_{t \to \infty} S(t) = 0$ a.s., 因此

$$\limsup_{t \to \infty} \frac{\ln S(t)}{t} \leqslant 0 \quad \text{a.s..} \tag{7.3.13}$$

设

$$F(s) = \frac{\xi^2}{8\theta^2}(e^{-2\theta t} - e^{-2\theta s}) + \int_0^t \sigma(s)\mathrm{d}B(s) - \int_0^s \sigma(\tau)\mathrm{d}B(\tau).$$

如果 $a \geqslant \mu_0 + \xi^2/(4\theta)$, 将积分中值定理应用于 (7.3.11), 可得

$$z_1(t) \leqslant \frac{1}{ac \int_0^t \exp\left\{\left(a - \mu_0 - \frac{\xi^2}{4\theta}\right)(s-t) + F(s)\right\}\mathrm{d}s}$$

$$\leqslant \frac{1}{ac\exp\{F(\zeta)\} \int_0^t \exp\left\{\left(a - \mu_0 - \frac{\xi^2}{4\theta}\right)(s-t)\right\}\mathrm{d}s}$$

$$\leqslant \frac{(a - \mu_0 - \xi^2/4\theta)}{ac} \cdot \frac{1}{\exp\{F(\zeta)\}\left\{1 - \exp\left[-\left(a - \mu_0 - \frac{\xi^2}{4\theta}\right)\right]\right\}},$$

其中, $\zeta \in [0, t]$. 再考虑 (7.3.12) 可得 $\displaystyle\limsup_{t\to\infty} \frac{\ln z_1(t)}{t} \leqslant 0$ a.s.. 于是

$$\limsup_{t\to\infty} \frac{\ln S(t)}{t} \leqslant 0 \quad \text{a.s..}$$

从而, 任给 $\varepsilon \in (0,1)$, 存在正常数 $K(\varepsilon)$, 使得当 $t \geqslant 0$ 时,

$$\mathbb{P}(0 < S(t) \leqslant K) \geqslant 1 - \varepsilon. \tag{7.3.14}$$

接下来考虑 $I(t)$. 由 (7.3.14) 可知, 当 $t \geqslant 0$ 时, $I(t)$ 满足

$$\mathrm{d}I \leqslant I(K\beta - \alpha)\mathrm{d}t - \sigma(t)I\mathrm{d}B(t)$$

和

$$\mathrm{d}I \geqslant -I(\mu_e + \alpha)\mathrm{d}t - \sigma(t)I\mathrm{d}B(t).$$

由比较定理可得

$$\underline{I}(t) \leqslant I(t) \leqslant \bar{I}(t) \quad \text{a.s.,} \tag{7.3.15}$$

其中

$$\underline{I}(t) = I(0)\exp\left\{\left(K\beta - \alpha - \frac{\xi^2}{4\theta}\right)t + \frac{\xi^2}{8\theta^2}(1 - e^{-2\theta t}) - \int_0^t \sigma(s)\mathrm{d}B(s)\right\},$$

$$\bar{I}(t) = I(0)\exp\left\{\left(-\mu_e - \alpha - \frac{\xi^2}{4\theta}\right)t + \frac{\xi^2}{8\theta^2}(1 - e^{-2\theta t}) - \int_0^t \sigma(s)\mathrm{d}B(s)\right\}.$$

从上述结果即可得 $t \in [0, \infty)$ 时 $I(t)$ 的存在性和唯一性.

情形 2 $\mu_0 > \mu_e$.

假设 $z_2(t)$ 是下述系统的解:

$$\mathrm{d}z_2 = z_2 (a - \mu_e - acz_2) \, \mathrm{d}t - \sigma(t)z_2 \mathrm{d}B(t). \tag{7.3.16}$$

当 $a < \mu_e + \dfrac{\xi^2}{4\theta}$ 和 $a \geqslant \mu_e + \dfrac{\xi^2}{4\theta}$ 成立时, 与情形 1 类似, 可得

$$\limsup_{t \to \infty} \frac{\ln S(t)}{t} \leqslant 0.$$

同样地, 当 $t \geqslant 0$ 时, $I(t)$ 满足

$$\mathrm{d}I \leqslant I(K\beta - \mu_e - \alpha)\mathrm{d}t - \sigma(t)I\mathrm{d}B(t)$$

和

$$\mathrm{d}I \geqslant -I(\mu_e + \alpha + \mu_0)\mathrm{d}t - \sigma(t)I\mathrm{d}B(t).$$

于是可得 $I(t)$ 当 $t \in [0, \infty)$ 时的存在性和唯一性. $\qquad\square$

7.3.3 随机疾病动力学

定义

$$R_d^s := \frac{a}{\mu_e + \dfrac{\xi^2}{4\theta}}, \tag{7.3.17}$$

$$R_0^s := \frac{\beta \left(a - \mu_e - \dfrac{\xi^2}{4\theta}\right)}{ac\left(\alpha + \mu_e + \dfrac{\xi^2}{4\theta}\right)} = \frac{\beta(R_d^s - 1)}{c(\alpha R_d^s + a)}. \tag{7.3.18}$$

定理 7.11 如果 $R_d^s < 1$, 任给初值 $(S(0), I(0)) \in \mathbf{R}_+^2$, 随机模型 (7.3.8) 的解 $(S(t), I(t))$ 满足

$$\lim_{t \to \infty} S(t) = 0, \quad \lim_{t \to \infty} I(t) = 0, \quad \text{a.s.},$$

也就是, $S(t)$ 和 $I(t)$ 将依概率 1 灭绝. 换句话说, 种群 $N(t)$ 依概率 1 灭绝.

证明 对 $\log S(t)$ 和 $\log I(t)$ 应用 Itô 公式, 并对模型 (7.3.8) 两边从 0 到 t 积分, 可得

$$\log S(t) = \log S(0) + \left(\mu_e + \frac{\xi^2}{4\theta}\right)(R_d^s - 1)\, t - ac\int_0^t S(s)\mathrm{d}s$$

$$- (ac + \beta) \int_0^t I(s)\mathrm{d}s + tf_1(t) - \int_0^t \sigma(s)\mathrm{d}B(s) \tag{7.3.19}$$

和

$$\log I(t) = \log I(0) - \left(\mu_e + \frac{\xi^2}{4\theta} + \alpha \right) t + \beta \int_0^t S(s)\mathrm{d}s + tf_1(t) - \int_0^t \sigma(s)\mathrm{d}B(s), \tag{7.3.20}$$

其中

$$f_1(t) := \frac{\xi^2}{8\theta^2 t}(1 - e^{-2\theta t}) - \frac{\mu_0 - \mu_e}{t\theta}(1 - e^{-\theta t}). \tag{7.3.21}$$

由 (7.3.19) 可得

$$\frac{1}{t}\log S(t) \leqslant \frac{\log S(0)}{t} + \left(\mu_e + \frac{\xi^2}{4\theta} \right)(R_d^s - 1) + f_1(t) - \frac{1}{t}\int_0^t \sigma(s)\mathrm{d}B(s). \tag{7.3.22}$$

显然, $\lim\limits_{t\to\infty} f_1(t) = 0$. 注意到 $\displaystyle\int_0^t \sigma(s)\mathrm{d}B(s) = \frac{\xi}{\sqrt{2\theta}}\int_0^t \sqrt{1 - e^{-2\theta t}}\mathrm{d}B(s)$ 是一个局部鞅, 由局部鞅的强大数定律可得

$$\lim_{t\to\infty} \frac{1}{t}\int_0^t \sigma(s)\mathrm{d}B(s) = 0 \quad \text{a.s..}$$

对 (7.3.22) 两边取上极限并注意到 $R_d^s < 1$, 可得

$$\limsup_{t\to\infty} \frac{\log S(t)}{t} \leqslant \left(\mu_e + \frac{\xi^2}{4\theta} \right)(R_d^s - 1) < 0 \quad \text{a.s..}$$

于是

$$\lim_{t\to\infty} S(t) = 0 \quad \text{a.s..}$$

因此, 任给正常数 ε_1, 存在一个常数 $T_1 = T_1(w)$ 和一个集合 Ω_{ε_1}, 使得当 $t \geqslant T_1$, $w \in \Omega_{\varepsilon_1}$ 时, $\mathbb{P}(\Omega_{\varepsilon_1}) \geqslant 1 - \varepsilon_1$ 且 $S(t, \omega) \leqslant \varepsilon_1$.

当 $t \geqslant T_1$ 时, 由 (7.3.20) 可得

$$\frac{1}{t}\log I(t, \omega) \leqslant \log I(0, \omega) - \left(\mu_e + \frac{\xi^2}{4\theta} + \alpha \right) + \beta\varepsilon_1 + f_1(t) - \frac{1}{t}\int_0^t \sigma(s)\mathrm{d}B(s).$$

对上式两边取上极限, 并注意到 ε_1 的任意性, 可得

$$\limsup_{t\to\infty} \frac{1}{t}\log I(t, \omega) \leqslant -\left(\mu_e + \frac{\xi^2}{4\theta} + \alpha \right) < 0, \tag{7.3.23}$$

从而, $\lim\limits_{t\to\infty} I(t) = 0$. $\square$

定义 7.12[173]   模型 (7.3.8) 是均值弱持久的, 如果

$$\limsup_{t\to\infty}\frac{1}{t}\int_0^t S(s)\mathrm{d}s>0,\quad \limsup_{t\to\infty}\frac{1}{t}\int_0^t I(s)\mathrm{d}s>0.$$

定理 7.13   如果 $R_d^s>1$, 则

(1) 当 $R_0^s<1$ 时, 任给初值 $(S(0),I(0))\in\mathbf{R}_+^2$, 模型 (7.3.8) 的解 $(S(t),I(t))$ 满足

$$\lim_{t\to\infty}\frac{1}{t}\int_0^t S(s)\mathrm{d}s=\frac{R_d^s-1}{cR_d^s},\quad \lim_{t\to\infty}I(t)=0\quad \text{a.s.},$$

也就是, $S(t)$ 依概率 1 持久而 $I(t)$ 灭绝. 换句话说, 疾病依概率 1 灭绝.

(2) 当 $R_0^s>1$ 时, 随机模型 (7.3.8) 的解 $(S(t),I(t))$ 满足

$$0<\limsup_{t\to\infty}\frac{1}{t}\int_0^t S(s)\mathrm{d}s\leqslant\frac{R_d^s-1}{cR_d^sR_0^s}\quad \text{a.s.}\tag{7.3.24}$$

和

$$0<\frac{(\mu_e+\xi^2/4\theta)(R_0^s-1)(R_d^s-1)}{R_0^s(ac+\beta)}\leqslant\liminf_{t\to\infty}\frac{1}{t}\int_0^t I(s)\mathrm{d}s$$

$$\leqslant\limsup_{t\to\infty}\frac{1}{t}\int_0^t I(s)\mathrm{d}s\quad \text{a.s.},\tag{7.3.25}$$

也就是, 模型 (7.3.8) 依概率 1 均值弱持久.

证明   (1) 如果 $R_d^s>1$, 由 (7.3.19) 可得

$$\log S(t)\leqslant\left(\mu_e+\frac{\xi^2}{4\theta}\right)(R_d^s-1)t-ac\int_0^t S(s)\mathrm{d}s+\log S(0)+tf_1(t)$$

$$-\int_0^t\sigma(s)\mathrm{d}B(s).\tag{7.3.26}$$

由引理 6.3 可知

$$\limsup_{t\to\infty}\frac{1}{t}\int_0^t S(s)\mathrm{d}s\leqslant\frac{(\mu_e+\xi^2/4\theta)(R_d^s-1)}{ac}=\frac{R_d^s-1}{cR_d^s}>0,\tag{7.3.27}$$

则任给 $\varepsilon>0$, 存在 $T_2=T_2(w)>0$, 使得当 $t\geqslant T_2$ 时,

$$\frac{1}{t}\int_0^t S(s,\omega)\mathrm{d}s\leqslant\frac{R_d^s-1}{cR_d^s}+\varepsilon.\tag{7.3.28}$$

由 (7.3.20) 可得

$$
\frac{\log I(t,\omega)}{t}
$$

$$
= \frac{\log I(0,\omega)}{t} - \left(\mu_e + \frac{\xi^2}{4\theta} + \alpha\right) + \frac{\beta}{t}\int_0^t S(s,\omega)\mathrm{d}s + f_1(t) - \frac{1}{t}\int_0^t \sigma(s)\mathrm{d}B(s)
$$

$$
\leqslant -\left(\mu_e + \frac{\xi^2}{4\theta} + \alpha\right) + \beta\left(\frac{R_d^s - 1}{cR_d^s} + \varepsilon\right) + \frac{\log I(0,\omega)}{t} + f_1(t) - \frac{1}{t}\int_0^t \sigma(s)\mathrm{d}B(s)
$$

$$
= \left(\mu_e + \frac{\xi^2}{4\theta} + \alpha\right)(R_0^s - 1) + \beta\varepsilon + \frac{\log I(0,\omega)}{t} + f_1(t) - \frac{1}{t}\int_0^t \sigma(s)\mathrm{d}B(s). \tag{7.3.29}
$$

若 $t \to \infty$, 当 $R_0^s < 1$ 时, 由 ε 的任意性, 可得

$$
\limsup_{t\to\infty} \frac{1}{t}\log I(t,\omega) \leqslant \left(\mu_e + \frac{\xi^2}{4\theta} + \alpha\right)(R_0^s - 1) < 0, \tag{7.3.30}
$$

从而, $\lim\limits_{t\to\infty} I(t) = 0$ a.s.. 因此, 任给正常数 ε, 存在常数 $\tilde{T} = \tilde{T}(\omega)$ 和集合 Ω_ε, 使得当 $t \geqslant \tilde{T}$ 时, $\mathbb{P}(\Omega_\varepsilon) \geqslant 1 - \varepsilon$ 且 $I(t,\omega) \leqslant \varepsilon$. 由 (7.3.19) 可知

$$
\log S(t,\omega) \geqslant \log S(0,\omega) + \left(\mu_e + \frac{\xi^2}{4\theta}\right)(R_d^s - 1)t - ac\int_0^t S(s)\mathrm{d}s - \varepsilon(ac+\beta)t
$$

$$
+ tf_1(t) - \int_0^t \sigma(s)\mathrm{d}B(s). \tag{7.3.31}
$$

由引理 6.3 可得

$$
\liminf_{t\to\infty} \frac{1}{t}\int_0^t S(s,\omega)\mathrm{d}s \geqslant \frac{R_d^s - 1}{cR_d^s} > 0 \quad \text{a.s.,} \tag{7.3.32}
$$

这与 (7.3.27) 一起可得

$$
\lim_{t\to\infty} \frac{1}{t}\int_0^t S(s)\mathrm{d}s = \frac{R_d^s - 1}{cR_d^s} \quad \text{a.s..}
$$

(2) 由 (7.3.19) 可得

$$
\int_0^t S(s)\mathrm{d}s = \frac{\left(\mu_e + \frac{\xi^2}{4\theta}\right)(R_d^s - 1)}{ac}t - \frac{ac+\beta}{ac}\int_0^t I(s)\mathrm{d}s + \varphi_1(t), \tag{7.3.33}
$$

其中, $\varphi_1(t) = \dfrac{1}{ac}\left(\log S(0) - \log S(t) + t f_1(t) - \displaystyle\int_0^t \sigma(s)\mathrm{d}B(s)\right).$

由 (7.3.20) 和 (7.3.33) 可得

$$\log I(t) = \left(\mu_e + \frac{\xi^2}{4\theta} + \alpha\right)(R_0^s - 1)\,t - \frac{\beta(ac+\beta)}{ac}\int_0^t I(s)\mathrm{d}s + \varphi_2(t), \quad (7.3.34)$$

其中, $\varphi_2(t) = \log I(0) + \beta\varphi_1(t) + t f_1(t) - \displaystyle\int_0^t \sigma(s)\mathrm{d}B(s).$ 由鞅的强大数定律可得

$$\lim_{t\to\infty}\left(f_1(t) - \frac{1}{t}\int_0^t \sigma(s)\mathrm{d}B(s)\right) = 0.$$

注意到, $\limsup\limits_{t\to\infty}\dfrac{1}{t}\log\dfrac{S(t)}{S(0)} \leqslant 0$, 由引理 6.3 可知

$$\liminf_{t\to\infty}\frac{1}{t}\int_0^t I(s)\mathrm{d}s \geqslant \frac{\left(\mu_e + \dfrac{\xi^2}{4\theta}\right)(R_0^s - 1)(R_d^s - 1)}{R_0^s(ac+\beta)} := I_*,$$

因此, 任给 $\eta > 0$ $(\eta < I_*)$, 存在 $T(\omega)$, 使得

$$\frac{1}{t}\int_0^t I(s,\omega)\mathrm{d}s \geqslant I_* - \eta, \quad t \geqslant T(\omega), \qquad (7.3.35)$$

则由 (7.3.19) 和 (7.3.35) 可得

$$\log S(t,\omega) \leqslant \log S(0) + \left(\mu_e + \frac{\xi^2}{4\theta}\right)(R_d^s - 1)t - (ac+\beta)\left(I_* - \eta\right)t$$

$$- ac\int_0^t S(s)\mathrm{d}s + t f_1(t) - \int_0^t \sigma(s)\mathrm{d}B(s). \qquad (7.3.36)$$

由引理 6.3 以及 η 的任意性, 可得

$$\limsup_{t\to\infty}\frac{1}{t}\int_0^t S(s)\mathrm{d}s \leqslant \frac{R_d^s - 1}{cR_d^s R_0^s} \quad \text{a.s.},$$

所以

$$\limsup_{t\to\infty}\frac{1}{t}\int_0^t S(s)\mathrm{d}s > 0.$$

事实上, 任给 $\omega \in \left\{\limsup\limits_{t\to\infty}\dfrac{1}{t}\displaystyle\int_0^t S(s,\omega)\mathrm{d}s = 0\right\}$, 由 (7.3.20) 可得

$$\limsup_{t\to\infty}\frac{\log I(t,\omega)}{t} \leqslant -\left(\mu_e + \frac{\xi^2}{4\theta} + \alpha\right) < 0.$$

也就是, $\lim\limits_{t\to\infty} I(t,\omega) = 0$. 定理得证.   □

注 7.14 由定理 7.11 和定理 7.13 可以看出, 参数 R_d^s 可视作判定整个种群是否灭绝的阈值参数: 当 $R_d^s < 1$ 时, 整个种群 $N(t)$ 依概率 1 灭绝; 当 $R_d^s > 1$ 时, $N(t)$ 依概率 1 持久. 因此, 称 R_d^s 为随机模型 (7.3.8) 的统计再生数. 进一步, 由定理 7.13 可知: 当 $R_d^s > 1$ 时, 如果 $R_0^s < 1$, 感染者 $I(t)$ 依概率 1 灭绝; 如果 $R_0^s > 1$, $I(t)$ 依概率 1 持久. 也就是说, R_0^s 可视作判定疾病是否灭绝的阈值参数. 因此, 可视 R_0^s 为随机模型 (7.3.8) 的基本再生数.

注 7.15 (1) 定义于 (7.3.17) 的 R_d^s 表明 $R_d^s < R_d$, 容易找到例子使得 $R_d > 1$ 且 $R_d^s < 1$, 也就是说, 确定性模型 (7.3.1) 中整个种群 $N(t)$ 持久, 但随机模型 (7.3.8) 中 $N(t)$ 依概率 1 几乎必然灭绝. 这意味着较大的环境波动可能导致整个种群 $N(t)$ 依概率 1 灭绝. 此外, R_d^s 关于噪声强度 ξ 单调递减, 关于回归速度 θ 单调递增.

(2) 在定理 7.11 中, $R_d^s < 1$ 等价于

$$\xi > 2\sqrt{\theta(a-\mu_e)} := \xi^* \quad 或 \quad \theta < \frac{\xi^2}{4(a-\mu_e)} := \theta_*.$$

再考虑到 $R_d^s < 1 < R_d$, 我们可以得出结论: 较大的噪声强度 ξ 或者较小的回归速度 θ 会导致整个种群 $N(t)$ 依概率 1 灭绝.

注 7.16 (1) 定义于 (7.3.18) 的 R_0^s 表明 $R_0^s < R_0$, 可容易找到例子使得 $R_0 > 1$ 且 $R_0^s < 1$, 也就是说, 确定性模型 (7.3.1) 中感染者 $I(t)$ 持久, 但随机模型 (7.3.8) 中的 $I(t)$ 依概率 1 几乎必然灭绝. 这意味着较大的环境波动有助于抑制疾病依概率 1 暴发. 此外, R_0^s 关于噪声强度 ξ 单调递减, 关于回归速度 θ 单调递增.

(2) 在定理 7.13 中, $R_0^s < 1$ 等价于

$$\xi_* := \frac{2\sqrt{\theta(ac+\beta)[\beta(a-\mu_e)-ac(\alpha+\mu_e)]}}{ac+\beta} < \xi < 2\sqrt{\theta(a-\mu_e)} =: \xi^*$$

或

$$\theta_* := \frac{\xi^2}{4(a-\mu_e)} < \theta < \frac{\xi^2}{4(\beta(a-\mu_e)-ac(\alpha+\mu_e))} =: \theta^*.$$

再考虑到 $R_0^s < 1 < R_0$, 我们可以得出结论: 较大的噪声强度 ξ 或者较小的回归速度 θ 会导致感染者 $I(t)$ 依概率 1 灭绝. 而 $R_0^s > 1$ 等价于

$$\xi < \xi_* = \frac{2\sqrt{\theta(ac+\beta)[\beta(a-\mu_e)-ac(\alpha+\mu_e)]}}{ac+\beta},$$

或

$$\theta > \theta^* = \frac{\xi^2}{4(\beta(a - \mu_e) - ac(\alpha + \mu_e))}.$$

这说明较小的噪声强度 ξ 或较大的回归速度 θ 会诱导疾病暴发.

为了进一步理解定理 7.11 和定理 7.13, 图 7.8 给出了 R_0^s, R_d^s 与 ξ 和 θ 的关系.

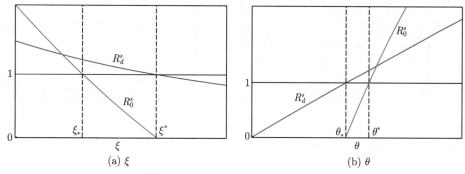

(a) ξ (b) θ

图 7.8 R_0^s, R_d^s 与 ξ 和 θ 的关系

由图 7.8 (a) 可以看出, 当 $\xi < \xi_*$ 时, $R_d^s > 1$ 且 $R_0^s > 1$, 感染者 $I(t)$ 几乎必然持久, 即地方病动力学发生; 当 $\xi_* < \xi < \xi^*$ 时, $R_d^s > 1$ 且 $R_0^s < 1$, 感染者 $I(t)$ 几乎必然灭绝, 即无病动力学发生; 当 $\xi > \xi^*$ 时, $R_d^s < 1$, 整个种群 $N(t)$ 依概率 1 灭绝. 由图 7.8 (b) 可以看出, 当 $\theta < \theta_*$ 时, $R_d^s < 1$, 整个种群 $N(t)$ 依概率 1 灭绝; 当 $\theta_* < \theta < \theta^*$ 时, $R_d^s > 1$ 且 $R_0^s < 1$, 感染者 $I(t)$ 几乎必然灭绝, 即无病动力学发生; 当 $\theta > \theta^*$ 时, $R_d^s > 1$ 且 $R_0^s > 1$, 感染者 $I(t)$ 几乎必然持久, 即地方病动力学发生.

7.3.4 数值结果

根据 [95, 130], 选取参数值为 $a = 0.4$, $\alpha = 0.15$, $\beta = 0.025$, $\mu_e = 0.01$, $\mu_0 = 0.001$, $c = 0.1$, 则环境容纳量为 10. 初值取为 $(S(0), I(0)) = (9, 1) \in \mathbf{R}_+^2$.

对于确定性模型 (7.3.1), $R_0 = 1.5234 > 1$, $R_d = 40 > 1$. 根据定理 7.9 可知模型 (7.3.1) 存在两个鞍点: 无病平衡点 $E_0 = (9.75, 0)$ 和灭绝平衡点 $(0, 0)$; 以及一个全局渐近稳定的地方病平衡点 $E^* = (6.4, 2.0615)$.

对于随机模型 (7.3.8), 取 $\xi = 0.25 > \xi^* = 0.2487$ 则 $R_d^s = 6.4430 > 1$, $R_0^s = 0.9588 < 1$, 由定理 7.13 (1) 可知易感者 $S(t)$ 将依概率 1 持久, 感染者 $I(t)$ 将依概率 1 灭绝 (图 7.9).

当分别选取 $\xi^* > \xi = 0.01, 0.05$ 和 0.2 时, $R_d^s = 39.6694, 33.1034$ 和 9.2308, 而 $R_0^s = 1.5223, 1.4958$ 和 1.1530. 由定理 7.13 可知感染者 $I(t)$ 几乎必然持久, 数值结果列示于图 7.10.

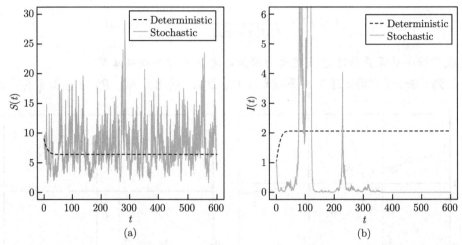

(a)　　　　　　　　　　　　　　　(b)

图 7.9　当 $\xi = 0.25$ 时的随机模型 (7.3.8) 及其对应的确定性模型 (7.3.1) 的时间序列图

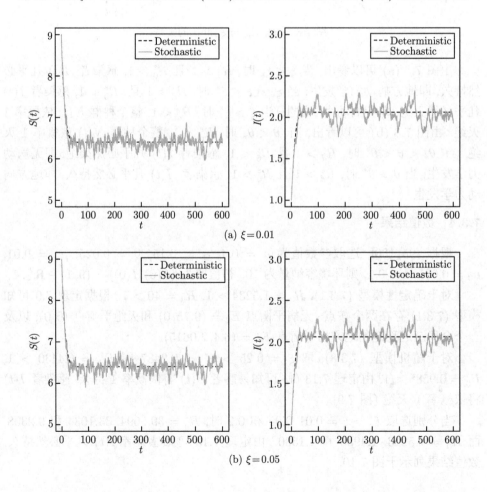

(a) $\xi = 0.01$

(b) $\xi = 0.05$

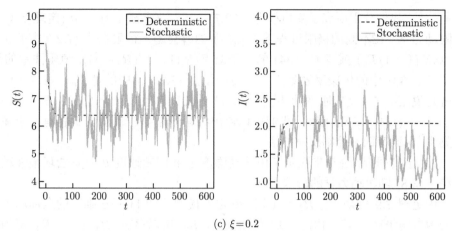

(c) $\xi = 0.2$

图 7.10 当 $\xi = 0.01, 0.05, 0.2$ 时的随机模型 (7.3.8) 及其对应的确定性模型 (7.3.1) 的时间序列图

7.4 小结与讨论

均值回归过程 (7.1.3) 具有连续性、非负性、渐近分布性等特点, 能够很好地刻画生物系统中参数随机环境变化的重要特征[22].

7.2 节, 在 Gray 等[111] 研究的基础上, 我们研究了具有 Ornstein-Uhlenbeck 过程 (7.1.3) 的随机 SIS 模型 (7.2.7) 的疾病动力学. 结果表明, 具有均值回归的随机模型 (7.2.7) 比线性函数白噪声扰动的随机模型 (7.2.4) 的动力学行为更复杂. 当 $\theta = 1/2$ 时, $R^s = R_0^s$, 随机模型 (7.2.7) 与 (7.2.4) 具有相同的阈值动力学行为. 但是, 如果 $\theta < 1/2$, 当 $\xi^* < \xi < \xi_*$ 时, 随机模型 (7.2.7) 中疾病随机灭绝, 但模型 (7.2.4) 中疾病随机持久; 如果 $\theta > \dfrac{1}{2}$, 当 $\xi_* < \xi < \xi^*$ 时, 随机模型 (7.2.7) 中疾病随机持久, 但模型 (7.2.4) 中疾病随机灭绝. 举例来说, 当参数取 (7.2.32), 随机模型 (7.2.4) 中疾病随机持久[111]. 与此不同, 具有 Ornstein-Uhlenbeck 过程 (7.1.3) 的随机 SIS 模型 (7.2.7) 可能随机持久 (图 7.3(a) 和图 7.5(b)), 也可能随机灭绝 (图 7.3(b) 和图 7.5(a)). 这说明不同的扰动方法具有不同的随机动力学行为.

由 (7.2.12), (7.2.30) 以及 (7.2.31) 可知, $R_0^s > 1$ 等价于 $\theta < \theta^*$ 或 $\xi > \xi^*$; 而 $R_0^s < 1$ 等价于 $\theta > \theta^*$ 或 $\xi < \xi^*$. 从这个意义上说, θ^* 和 ξ^* 可以用来刻画随机模型 (7.2.7) 的阈值动力学. 更确切地说, 如果 $\theta > \theta^*$ 或者 $\xi < \xi^*$, 疾病依概率 1 灭绝; 如果 $\theta < \theta^*$ 或者 $\xi > \xi^*$, 疾病依概率 1 随机持久. 这说明, 较小的回归速度 θ 或较大的噪声强度 ξ 有助于抑制疾病蔓延; 而较大的回归速度 θ 或较小的噪声强度 ξ 又会导致疾病蔓延. 因此, 为了控制疾病蔓延, 必须减少回归速度 θ 或尽可能增大噪声强度 ξ.

此外, 我们分别研究了随机模型 (7.2.7) 关于 ξ (定理 7.2) 和 θ (定理 7.3) 的极限动力学. 在不同的极限过程下, (7.2.7) 的解会趋于极限系统 (7.2.33) 的正平衡点 $N(1-1/R_0)$ 或者 (7.2.34) 的正平衡点 $N(1-1/(R_0-1))$. 值得注意的是, 模型 (7.2.33) 中的传染率系数为 β_e, 而在模型 (7.2.34) 中的是 $\beta_e - (\mu+\gamma)/N$. 也就是说, 当 $\xi \to \xi^*$ 时, 随机模型 (7.2.7) 的传染率系数趋于 β_e; 当 $\theta \to \theta^*$ 时, 趋于 $\beta_e - (\mu+\gamma)/N$. 因此, 我们可以得出结论: 增大 ξ 或减小 θ 将有助于减小传染率, 因而有助于控制疾病传播.

7.3 节的研究, 进一步揭示了由波动强度 ξ 和回归速度 θ 刻画的环境波动对模型 (7.3.8) 随机动力学的影响机制.

由定理 7.9 可知, 当 $R_0 > 1$ 时, 确定性模型 (7.3.1) 存在唯一的全局渐近稳定的地方病平衡点 E^*. 由注 7.16 可知 $R_0^s < R_0$, 所以存在 $R_0^s < 1 < R_0$, 即当确定性模型 (7.3.1) 存在地方病动力学行为而随机模型 (7.3.8) 依概率 1 存在无病动力学行为 (图 7.9). 这说明较大的波动强度 ξ 或较小的回归速度 θ 有助于抑制疾病暴发 (参见定理 7.13(1)、注 7.16(2) 和图 7.9). 相反地, 较小的波动强度 ξ 或较大的回归速度 θ 有助于形成地方病动力学行为 (参见定理 7.13(2)、注 7.16(2) 和图 7.10). 简单地说, 较大的环境噪声能够抑制传染病暴发.

另一方面, 基于 Gray 等 [111] 的研究, 徐创 [275] 通过研究与随机模型 (7.2.4) 对应的 Fokker-Planck 方程的性质, 建立了随机模型 (7.2.4) 的全局阈值动力学. 遗憾的是, 这一方法无法直接应用于非自治随机模型 (7.2.7). 因此, 灭绝动力学定理 7.2 包含了附加条件. 如何应用 Fokker-Planck 方程进一步研究非自治随机模型 (7.2.7) 的全局阈值动力学依然是一个具有挑战性的问题.

第 8 章　算法与程序

在随机传染病动力学模型研究中, 总会遇到十分复杂且精确的代数与微分、积分等符号计算问题, 利用计算机超高速、大容量、高效能、高可信、易交互智能化、普适化等特点, 基于计算机代数系统 (如 Maple、MATLAB、R 软件等), 建立高效能算法辅助解决随机传染病动力学模型研究中的相关问题具有重要的意义.

计算机辅助分析是一个以构造性数学为核心, 以计算机实现为目标, 以实用算法为研究内容, 以实用程序或软件为成果的研究领域. 一般地, 计算机辅助分析遵循 MAP 思想, 即

$$\text{Model} + \text{Algorithm} + \text{Program},$$

确定正确的具有操作性的算法, 再选择适当的平台设计相应的计算机程序实现. 而计算机辅助分析随机传染病动力学模型主要有两方面. 一是辅助计算, 解决在随机传染病动力学模型研究中遇到的十分复杂且精确的代数与微分、积分等符号计算以及 “中间过程膨胀” 等问题, 尤其是平衡点计算、稳定性分析及分支条件等; 二是通过数值模拟帮助人们理解传染病传播规律的概貌, 包括随机变量的分布函数、概率密度函数, 以及疾病持续时间、流行规模等.

本章将基于 R 软件, 给出本书中涉及的算法与代码. 除了著者前期建立的算法与程序, 部分资料取自 [12, 131, 140]. 由于篇幅所限, 本章假设读者具有初步程序设计能力, 并熟悉 R 软件. 若否, 请参看 [12, 140].

R 是由新西兰奥克兰大学的 Robert Gentleman 和 Ross Ihaka 及其他志愿人员开发并由 MathSoft 公司统计科学部进一步完善的数据处理、计算和制图软件系统. 其功能包括: 数据存储和处理系统; 数组运算工具 (其向量、矩阵运算方面功能尤其强大); 完整连贯的统计分析工具; 优秀的统计制图功能; 简便而强大的编程语言; 可操纵数据的输入和输出, 可实现分支、循环, 用户可自定义功能.

R 是一个免费的自由软件, 下载地址是 https://cran.r-project.org/.

8.1　随机微分方程数值求解

随机微分方程数值求解主要有两个目标: 要么关注方程解的轨迹, 要么关注过程的某些函数 (例如矩、分布等) 的期望值, 而这些函数以隐式形式出现. 一般

地, 数值求解方法通常基于随机微分方程连续解的离散近似, 根据逼近方法的不同, 主要考虑两个最优性准则: 强收敛和弱收敛.

假设连续时间过程 Y 的时间离散化近似为 Y_δ (δ 为最大离散化时间增量), 对于任何固定时间 $T > 0$, 如果存在 $\delta_0 > 0$ 以及不依赖于 δ 的常数 $C > 0$, 使得

$$\mathbb{E}|Y_\delta(T) - Y(T)| \leqslant C\delta^\gamma, \quad \delta < \delta_0$$

成立, 则称 Y_δ 是 Y 的 γ 阶**强收敛**. 对 $2(\beta + 1)$ 阶多项式增长的连续可微函数 g, 如果

$$|\mathbb{E}g(Y(T)) - \mathbb{E}g_\delta(Y(T))| \leqslant C\delta^\beta, \quad \delta < \delta_0$$

成立, 则称 Y_δ 是 Y 的 β 阶**弱收敛**.

8.1.1 Euler 算法

假设随机微分方程

$$\mathrm{d}X_t = b(t, X_t)\mathrm{d}t + \sigma(t, X_t)\mathrm{d}W_t \tag{8.1.1}$$

具有初值 $X_{t_0} = X_0$, $\{X_t, 0 \leqslant t \leqslant T\}$ 是 Itô 过程. 记 $\Pi_N = \Pi_N(0, T)$ 是区间 $[0, T]$ 的离散化: $0 = t_0 < t_1 < \cdots < t_N = T$. X 的 Euler 逼近 Y 是满足下述迭代格式的连续随机过程:

$$\begin{cases} Y_{i+1} = Y_i + b(t_i, Y_i)(t_{i+1} - t_i) + \sigma(t_i, Y_i)(W_{i+1} - W_i), \\ \qquad i = 0, 1, \cdots, N-1, \\ Y_0 = X_0, \end{cases} \tag{8.1.2}$$

这里, $Y_{t_i} = Y_i$, $W(t_i) = W_i$. 通常情况下, $\Delta t = t_{i+1} - t_i$ 取为常数 (即 $\Delta t = 1/N$). 一种自然的方法是考虑线性插值使得 $Y(t)$ 定义如下

$$Y(t) = Y_i + \frac{t - t_i}{t_{i+1} - t_i}(Y_{i+1} - Y_i), \quad t \in [t_i, t_{i+1}).$$

显然, Euler 方法是 $\gamma = 1/2$ 阶强收敛.

而 Brown 运动 (或 Wiener 过程) $W(t)$ 在区间 $[0, T]$ 内的轨道模拟算法如下

$$W(t + \Delta t) - W(t) \sim \mathbb{N}(0, \Delta t) \sim \sqrt{\Delta t} \cdot \mathbb{N}(0, 1).$$

考虑 Ornstein-Uhlenbeck 过程

$$\mathrm{d}X_t = (\theta_1 - \theta_2 X_t)\mathrm{d}t + \theta_3 \mathrm{d}W_t.$$

显然, $b(t, X_t) = \theta_1 - \theta_2 X_t$, $\sigma(t, X_t) = \theta_3$. 固定初值为 $X_0 = x$, 参数集 $(\theta_1, \theta_2, \theta_3) = (0, 5, 3.5)$. 下面给出应用 Euler 算法模拟 Ornstein-Uhlenbeck 过程的轨道的 R 代码.

```
N<-100
T<-1
x<-10
theta<-c(0,5,3.5)
Dt<-1/N
Y<-numeric(N+1)
Y[1]<-x
Z<-rnorm(N)
for (i in 1:N)
  Y[i+1]<-Y[i]+(theta[1]-theta[2]*Y[i])*Dt+theta[3]*sqrt(Dt)*Z[i]
  Y<-ts(Y,start=0,deltat=1/N)
plot (Y)
```

输出结果见图 8.1.

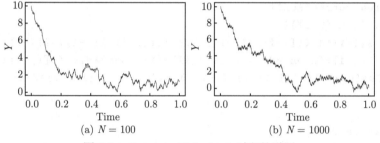

图 8.1   Ornstein-Uhlenbeck 过程轨道图

此外, 随机微分方程 (8.1.1) 的系数 b 和 σ 既取决于时间 t, 又取决于随机过程 X 的状态. 下面介绍具有 1 阶弱收敛性的预估校正法 (predictor-corrector method).

考虑简单逼近

$$\tilde{Y}_{i+1} = Y_i + b(t_i, Y_i)\Delta t + \sigma(t_i, Y_i)\sqrt{\Delta t}Z.$$

然后, 在区间 $[0,1]$ 中选择两个权重系数 α 和 η, 并依下述方法计算校正值:

$$Y_{i+1} = Y_i + \left(\alpha\tilde{b}(t_{i+1}, \tilde{Y}_{i+1}) + (1-\alpha)\tilde{b}(t_i, Y_i) \right)\Delta t$$
$$+ \left(\eta\sigma(t_{i+1}, \tilde{Y}_{i+1}) + (1-\eta)\sigma(t_i, Y_i) \right)\sqrt{\Delta t}Z,$$

其中, $\tilde{b}(t_i, Y_i) = b(t_i, Y_i) - \eta\sigma(t_i, Y_i)\sigma_x(t_i, Y_i)$.

预估校正的 Eular 算法的 R 代码如下.

```
sde.sim.euler<-function(X0,N,alpha,eta,pred.corr){
```

```
X<-numeric(N+1)
Y<-numeric(N+1)
t<-seq(1,N+1)
Dt<-1/N
sDt<-sqrt(Dt)
Z<-rnorm(N,sd=sDt )
X[1]<-X0
Y[1]<-X0
b<-b(t,x)
s<-sigma(t,x)
d1<-function(t,x)eval(b)
s1<-function(t,x)eval(s)
s1.x<-D(s1,''x'')
d1.t<-function(t,x)d1(t,x)-eta*s1(t,x)*s1.x(t,x)
if (pred.corr==TRUE){
for (i in 2:(N+1)){
Y[i]<-X[i-1]+d1(t[i-1],X[i-1])*Dt+s1(t[i-1],X[i-1])*Z[i-1]
X[i]<-X[i-1]+(alpha*d1.t(t[i],Y[i])+(1-alpha)*d1.t(t[i],X[i-1]))
    *Dt+(eta*s1(t[i],Y[i])+(1-eta)*s1(t[i-1],Y[i-1]))*Z[i-1]}
}
else
{for (i in 2:(N +1))
X[i]<-X[i-1]+d1(t[i-1],X[i-1])*Dt+s1(t[i-1],X[i-1])*Z[i-1]
}
return (X)
}
```

8.1.2 Milstein 算法

Euler 算法属于线性插值, 与之不同, Milstein 算法中加入了二阶项. 记 $\sigma_x = \dfrac{\partial\sigma(t,x)}{\partial x}$, 则

$$\begin{aligned} Y_{i+1} = Y_i &+ b(t_i, Y_i)(t_{i+1} - t_i) + \sigma(t_i, Y_i)(W_{i+1} - W_i) \\ &+ \frac{1}{2}\sigma(t_i, Y_i)\sigma_x(t_i, Y_i)\{(W_{i+1} - W_i)^2 - (t_{i+1} - t_i)\}, \end{aligned} \tag{8.1.3}$$

或者符号表示为

$$Y_{i+1} = Y_i + b\Delta t + \sigma\Delta W_t + \frac{1}{2}\sigma\sigma_x\{(\Delta W_t)^2 - \Delta t\}.$$

显然, Milstein 方法是 $\gamma = 1$ 阶强收敛.

应用 Milstein 算法将方程 (8.1.1) 离散化, 可得

$$\Delta X = X_{i+1} - X_i = \left(b(t_i, X_i) - \frac{1}{2}\sigma(t_i, X_i)\sigma_x(t_i, X_i) \right) \Delta t$$
$$+ \sigma(t_i, X_i)\sqrt{\Delta t}Z + \frac{1}{2}\sigma(t_i, X_i)\sigma_x(t_i, X_i)\Delta t Z^2, \qquad (8.1.4)$$

其中, $Z \sim \mathbb{N}(0, 1)$.

```
sde.sim.milstein<-function(X0,N){
X<-numeric(N+1)
t<-seq(1,N+1)
Dt<-1/N
sDt<-sqrt(Dt)
Z<-rnorm(N,sd=sDt)
X[1]<-X0
b<-b(t,x)
d1<-function(t,x)eval(b)
s1<-function(t,x)eval(s)
s1.x<-D(s1,''x'')
for (i in 2:(N+1)){
X[i]<-X[i-1]+d1(t[i-1],X[i-1])*Dt+s1(t[i-1],X[i-1])*Z[i-1]+0.5*
    s1(t[i-1],X[i-1])*s1.x(t[i-1],X[i-1])*(Z[i-1]^2*Dt)
}
return (X)
}
```

Milstein 算法具有广泛的应用, 本书前几章正是应用这一方法求解随机传染病模型. 作为例子, 首先给出随机模型 (2.5.6) 的数值计算. 应用 Milstein 算法, 随机模型 (2.5.6) 可离散化为

$$N_{k+1} = N_k + N_k \left(r - E - \frac{rN_k}{K} \right) \Delta t + \sigma I_k \left(r - E - \frac{rN_k}{K} \right) \xi_k \sqrt{\Delta t}$$
$$+ \frac{\sigma^2}{2} \left(r - E - \frac{rN_k}{K} \right)^2 (\xi_k^2 - 1)\Delta t, \qquad (8.1.5)$$

其中, $\xi_k \ (k = 1, 2, \cdots, n)$ 是服从正态分布 $\mathbb{N}(0, 1)$ 的独立的高斯随机变量.

以图 2.2(a) 为例, 算法 (8.1.5) 在 R 下的代码如下.

```
r<-0.5
K<-0.625
h<-0.2;
```

```
n=10000
T=100
dt=T/n
t<-seq(from=0,to=T,by=dt)
N<-rep(0,times=length(t))
N1<-rep(0,times=length(t))
N[1]=0.1;
N1[1]=N[1];
sigma=0;  ## ODE
for (i in 1:n)
N[i+1] = N[i]+N[i]*(r-h-r*N[i]/K)*dt
sigma=0.1;  ## SDE
for (i in 1:n) {
  xi<-rnorm(1)
N1[i+1]=N1[i]+N1[i]*(r-h-r*N1[i]/K)*dt+sigma*N1[i]*(1-N1[i]/K)*
  xi*sqrt(dt)+
  (sigma^2)/2*(N1[i]*(1-N1[i]/K))^2*(xi^2-1)*dt}
par(mai=c(0.9,0.9,0.1,0.1))
plot(t,N1,type="l",col="darkgreen",lwd=1.6,ylab="N(t)",
    xlab="t",xlim=c(0,100),ylim=c(0.1,0.5))
lines(t,N,type="l",col="blue",lwd=1.6)
legend("topright",inset=0.01,c("ODE","SDE"), col=c("blue","
    darkgreen"),lty=c(1,1),lwd=c(1.6,1.6))
```

如果要自动保存图片至 D:/ 并取文件名为 figure1-1.pdf, 只需要在程序最前面加 setwd("D:/"), 在 par(mai=c(0.9,0.9,0.1,0.1)) 前加 pdf("figure1-1.pdf", width=5, height=5), 并在程序末加 dev.off() 即可.

为了更清楚地理解 Milstein 算法在 R 下的实现, 下面再考虑随机传染病模型 (3.1.7) 的数值计算. 应用 Milstein 算法, 随机模型 (3.1.7) 可离散化为

$$
\begin{cases}
S_{k+1} = S_k + \left(\Lambda - \mu S_k - \dfrac{\beta S_k I_k m_k}{1+hI_k}\right)\Delta t - \sigma\dfrac{S_k I_k m_k}{1+hI_k}\sqrt{\Delta t}\xi_k \\
\qquad -\dfrac{\sigma^2}{2}\left(\dfrac{S_k I_k m_k}{1+hI_k}\right)^2(\xi_k^2-1)\Delta t, \\
I_{k+1} = I_k + \left(\dfrac{\beta S_k I_k m_k}{1+hI_k} - (\mu+\gamma)I_k\right)\Delta t + \sigma\dfrac{S_k I_k m_k}{1+hI_k}\sqrt{\Delta t}\xi_k \\
\qquad +\dfrac{\sigma^2}{2}\left(\dfrac{S_k I_k m_k}{1+hI_k}\right)^2(\xi_k^2-1)\Delta t, \\
m_{k+1} = m_k + m_k\left(b - am_k - \dfrac{\alpha I_k}{1+hI_k}\right)\Delta t,
\end{cases}
$$

其中, ξ_k $(k=1,2,\cdots,n)$ 是服从正态分布 $\mathbb{N}(0,1)$ 的独立的高斯随机变量.

上述算法在 R 下的代码如下 (参数对应于图 3.2(e)).

```
Lam<-0.25
mu<-0.00005
beta<-0.00025
gamma<-0.2
h<-0.01
alpha<-0.1
a<-1
b<-2
n<-10000
T<-1200
dt<-T/n
t<-seq(from=0,to=T,by=dt)
S<-rep(0,times=length(t))
I<-rep(0,times=length(t))
m<-rep(0,times=length(t))
S[1]<-700
I[1]<-1
m[1]<-2
######## ODE ########
sigma=0;
for (k in 1:n) {
  xi<-rnorm(1)
  S[k+1]<-S[k]+(Lam-mu*S[k]-beta*S[k]*I[k]*m[k]/(1+h*I[k]))*dt-
    sigma*S[k]*I[k]*m[k]/(1+h*I[k])*sqrt(dt)*xi-(sigma^2/2)*(S[
    k]*I[k]*m[k]/(1+h*I[k]))^2*(xi^2-1)*dt
  I[k+1]<-I[k]+(beta*S[k]*I[k]*m[k]/(1+h*I[k])-(mu+gamma)*I[k])*
    dt+sigma*S[k]*I[k]*m[k]/(1+h*I[k])*sqrt(dt)*xi+(sigma^2/2)*
    (S[k]*I[k]*m[k]/(1+h*I[k]))^2*(xi^2-1)*dt
  m[k+1]<-m[k]+m[k]*(b-a*m[k]-alpha*I[k]/(1+h*I[k]))*dt
}
####### SDE ########
pdf("figure_flu_e.pdf", width=5, height=5)
par(mai=c(0.9,0.9,0.1,0.1))
plot(t,I,type="l",col="blue",lwd=1.6,ylab="I",xlab="t",xlim=c
    (0,1200),ylim=c(0,13),cex.lab=1.3,cex.axis=1.3)
sigma<-1.5*10^(-4)
for (k in 1:n) {
```

```
    xi<-rnorm(1)
    S[k+1]<-S[k]+(Lam-mu*S[k]-beta*S[k]*I[k]*m[k]/(1+h*I[k]))*dt-
        sigma*S[k]*I[k]*m[k]/(1+h*I[k])*sqrt(dt)*xi-(sigma^2/2)*(S[
        k]*I[k]*m[k]/(1+h*I[k]))^2*(xi^2-1)*dt
    I[k+1]<-I[k]+(beta*S[k]*I[k]*m[k]/(1+h*I[k])-(mu+gamma)*I[k])*
        dt+sigma*S[k]*I[k]*m[k]/(1+h*I[k])*sqrt(dt)*xi+(sigma^2/2)*
        (S[k]*I[k]*m[k]/(1+h*I[k]))^2*(xi^2-1)*dt
    m[k+1]<-m[k]+m[k]*(b-a*m[k]-alpha*I[k]/(1+h*I[k]))*dt
}
lines(t,I,type="l",col="darkgreen",lwd=1.6,ylab="I",xlab="t")
legend("topright",inset=0.01,c("Deterministic","Stochastic"),col
    =c("blue","darkgreen"),lty=c(1,1),lwd=c(1.6,1.6))
dev.off()
```

8.1.3　重复数值求解

为了研究随机微分方程 (8.1.1) 的动力学行为, 除了前述轨道时间动力学行为外, 还需要分析 (8.1.1) 的解 (即随机过程) $X(t)$ 的性质, 包括分布函数、密度函数等. 为此, 需要重复数值求解随机微分方程 (8.1.1). 事实上, 这一过程只是一个简单的循环运算. 下面, 以随机模型 (2.5.6) 为例, 给出 R 下的代码. 由于这一问题的重要性, 我们首先建立一个函数 runsde.R.

```
runsde<-function(sigma,h,times){
setwd("D:/")
r<-0.5
K<-0.625
n<-10000
T<-100
dt<-T/n
t<-seq(from=0,to=T, by=dt)
N<-rep(0,times=length(t))
N1<-rep(0,times=length(t))
N1[1]<-0.1
outdata<-rep(0,times=times)
for (j in 1:times) {
for (i in 1:n) {
  xi<-rnorm(1)
  N1[i+1]<-N1[i]+N1[i]*(r-h-r*N1[i]/K)*dt+sigma*N1[i]*(1-N1[i]/K
    )*xi*sqrt(dt)+ ((sigma^2)/2)*(N1[i]*(1-N1[i]/K))^2*((xi*
    sqrt(dt))^2-dt)}
  outdata[j]<-N1[10000]
```

```
}
return(outdata)
}
```

调用函数 runsde.R 的命令为

```
outdata<-runsde(sigma=0.2,h=0.2,times=10000)
```

这样就可以得到包含 10000 个数据点 (由程序中的 "times=10000" 界定) 并存储于
变量 outdata 中.

如果要将这些数据储存到文件 D:/outdata.txt 中 (这一点很重要!), 需要运行
如下命令.

```
source("runsde.r")
```

```
write.table(outdata,"D:/outdata.txt",quote=F,col.names=F,row.names=F)
```

下面, 再以随机模型 (3.1.7) 为例, 给出 R 下的代码.

```
runsdeflu<-function(sigma ,times){
Lam<-0.25
mu<-0.00005
beta<-0.00025
gamma<-0.2
h<-0.01
alpha<-0.1
a<-1
b<-2
n<-10000
T<-1200
dt<-T/n
t<-seq(from=0,to=T,by=dt)
S<-rep(0,times=length(t))
I<-rep(0,times=length(t))
m<-rep(0,times=length(t))
S[1]<-700
I[1]<-1
m[1]<-2
outdata<-rep(0,times=times)
for (j in 1:times) {
  for (k in 1:n) {
    xi<-rnorm(1)
    S[k+1]<-S[k]+(Lam-mu*S[k]-beta*S[k]*I[k]*m[k]/(1+h*I[k]))*dt
```

```
        -sigma*S[k]*I[k]*m[k]/(1+h*I[k])*sqrt(dt)*xi-(sigma^2/2)*
        (S[k]*I[k]*m[k]/(1+h*I[k]))^2*(xi^2-1)*dt
    I[k+1]<-I[k]+(beta*S[k]*I[k]*m[k]/(1+h*I[k])-(mu+gamma)*I[k
        ])*dt+sigma*S[k]*I[k]*m[k]/(1+h*I[k])*sqrt(dt)*xi+(sigma
        ^2/2)*(S[k]*I[k]*m[k]/(1+h*I[k]))^2*(xi^2-1)*dt
    m[k+1]<-m[k]+m[k]*(b-a*m[k]-alpha*I[k]/(1+h*I[k]))*dt
    }
    outdata[j]<-I[10000]
    }
    return(outdata)
}
```

8.2 数 据 分 析

按照 8.1.3 节的方法可以获取随机微分方程在 t 时刻的解 $x_1, x_2, \cdots, x_n$, 可将其视作一个 n 维随机变量 $X_t = (x_1, x_2, \cdots, x_n)$. 对于随机变量 X_t, 可以依据时间序列分析方法, 研究其分布特征及其参数估计和非参数估计等. 本节仅仅关注概率分布及其相关问题的数值计算和可视化展示.

8.2.1 直方图与核密度估计函数

概率分布函数是随机变量最重要的概率特征, 分布函数可以完整地描述随机变量的统计规律, 并且决定随机变量的一切其他概率特征.

假设前述方法获取的 n 维随机变量 $X_t = (x_1, x_2, \cdots, x_n)$ 的最小值为 $x_m = \min\limits_i x_i$, 最大值为 $x_M = \max\limits_i x_i$.

随机变量 X_t 的直观描述可以通过直方图实现. 所谓直方图 (histogram), 就是通过在横轴上将值域 $[x_m, x_M]$ 分割成一定数量的组, 在纵轴上显示相应值的频数, 从而展示连续型变量的分布. 具体算法为:

将横轴划分成覆盖数据范围 $[x_m, x_M]$ 的若干区间 (一般采取等距划分). 假设每个区间的长度为 w (称为组距), 并且有 n_i 个数据点落在第 i 区间内, 据此即可绘制一个高为 $n_i/(nw)$ 的矩形. 值得注意的是, 组距对直方图的形态影响很大, 组距太小, 每组的频数较少, 由于随机性的影响, 邻近区间上的频数可能性很大; 组距太大, 直方图所反映的形态就不灵敏. 根据 [226], 本书取 $w = 3.49 s\, n^{-1/3}$, 其中 s 是 X_t 的标准差估计.

另一方面, 概率密度函数是一个描述随机变量 (例如 $X(t)$) 的输出值, 也就是在某个固定取值点附近的可能性的函数. 而随机变量的取值落在某个区域之内的概率则为概率密度函数在这个区域上的积分. 当概率密度函数存在的时候, 累积分布函数是概率密度函数的积分. 通常情况下, 核密度估计函数用于估计随机变量 $X(t)$ 的概率密度函数, 这是一种非参数估计方法. 而相应的核密度图是一种用来刻画连续型随机变量分布的有效方法之一. 核密度估计采用

$$\hat{f}(x) = \frac{1}{nh} \sum_{i=1}^{n} K\left(\frac{x - x_i}{h}\right),$$

其中, $h > 0$ 被称为带宽 (bandwidth) 的平滑参数. 而 $K(\cdot)$ 称为核函数, 满足下述性质:

(1) K 是 **R** 上的一个非负、有界且两阶连续可导函数, 满足

$$\int K(x)\mathrm{d}x = 1.$$

(2) 如果存在 $r > 1$ 使得

$$\int_{-\infty}^{\infty} x^i K(x)\mathrm{d}x = 0, \quad i = 1, \cdots, r - 1$$

和

$$\int_{-\infty}^{\infty} x^r K(x)\mathrm{d}x \neq 0, \quad \int_{-\infty}^{\infty} |x|^r |K(x)|\mathrm{d}x < \infty,$$

则称 K 为 r 阶核. 特别地, 当 K 为 2 阶核时, 可定义

$$K_h(x) = \frac{1}{h} K\left(\frac{x}{h}\right).$$

值得注意的是

$$\lim_{h \to \infty} K_h(x) = \delta(x),$$

其中, δ 是 Dirac δ 函数.

一般地, 核函数 $K(\cdot)$ 采用 Gauss 核

$$K(x) = \frac{1}{\sqrt{2\pi}} \exp\{-x^2/2\}.$$

利用 Silverman 的经验法则 (rule of thumb)[230] 选择带宽 h 为

$$h = 1.06 \min\{s, \hat{r}/1.34\} n^{-1/5},$$

其中, r 为样本四分位数间距.

下面, 以随机传染病模型 (3.1.7) 为例, 给出 R 下直方图和概率密度函数图的代码 (参数对应于图 3.2(f)).

```
source("runsdeflu.R")
outdata<-runsdeflu(sigma=2.5*10^(-5), times=10000)
pdf("figure_flu_b.pdf",width=5,height=5)
par(mai=c(0.9,0.9,0.1,0.1))
hist(outdata,freq=FALSE,col="cyan",main="",
     xlab="I",ylab="Density",breaks=35,cex.lab=1.3,cex.axis=1.3)
lines(density(outdata),lwd=2)
dev.off()
```

输出结果为图 8.2.

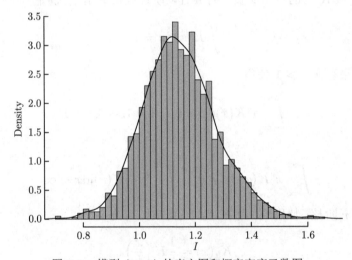

图 8.2　模型 (3.1.7) 的直方图和概率密度函数图

8.2.2　正态分布

定义 2.28 给出了正态分布的定义. 正态分布是一种在数学、物理及工程等领域都非常重要的概率分布, 在统计学的许多方面有着重大的影响力. 下面详述常用的一维正态分布的一些性质.

若随机变量 X 的概率密度函数为

$$f(x) = \frac{1}{\sqrt{2\pi}\sigma} \exp\left\{-\frac{(x-\mu)^2}{2\sigma^2}\right\}, \quad -\infty < x < \infty,$$

其中 μ, σ ($\sigma > 0$) 是两个参数, 则称 X 为服从参数为 μ, σ 的正态分布, 也称为 Gauss 分布, 记作 $X \sim \mathbb{N}(\mu, \sigma^2)$.

图 8.3 描绘的是参数取 $\mu = 0$, $\sigma = 1$; $\mu = 0$, $\sigma = 0.5$ 和 $\mu = 2$, $\sigma = 0.5$ 时正态分布的概率密度函数图. 由图 8.3 可见, 改变 μ 值, 实际上在改变正态分布的中

心位置, μ 值变小, 图形向左移动, μ 值变大, 图形向右移动. 而改变 σ, 则改变图形的形状, σ 的值越小, 其图形越陡; 而 σ 越大, 则图形越平坦. 由数学期望和方差的定义更容易理解这一点.

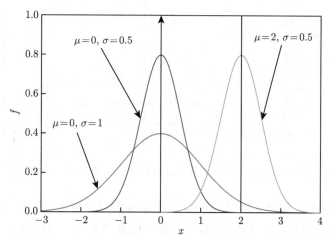

图 8.3　正态分布的概率密度函数

当 $\mu=0$, $\sigma=1$ 时, $X \sim \mathbb{N}(0,1)$, 称 X 服从标准正态分布, 其概率密度函数为

$$\phi(x) = \frac{1}{\sqrt{2\pi}} \exp\left\{-\frac{x^2}{2}\right\}, \quad -\infty < x < \infty,$$

分布函数为

$$\Phi(x) = \frac{1}{\sqrt{2\pi}} \int_{-\infty}^{x} \mathrm{e}^{-\frac{t^2}{2}} \mathrm{d}t,$$

且 $\Phi(-x) = 1 - \Phi(x)$.

图 8.4 给出了标准正态分布的概率密度曲线以及对应区间上积分 (相应的面积) 的百分比. 图 8.4 表明, 当 $x \sim \mathbb{N}(0,1)$ 时, $\mathbb{P}\{-1 \leqslant X \leqslant 1\} = 0.683$, $\mathbb{P}\{-2 \leqslant X \leqslant 2\} = 0.954$, $\mathbb{P}\{-3 \leqslant X \leqslant 3\} = 0.997$, 这些数量指标在实际中是常用的.

这个概念可以推广到一般正态分布, 也就是说, 从 $\mu - 3\sigma$ 到 $\mu + 3\sigma$ 的区间上的概率密度曲线之下的面积占总面积的 99.7%, 这就是著名的 3σ 原则.

若 $X \sim \mathbb{N}(\mu, \sigma^2)$, 则

$$F(x) = \int_{-\infty}^{x} \frac{1}{\sqrt{2\pi}\sigma} \mathrm{e}^{-\frac{(t-\mu)^2}{2\sigma^2}} \mathrm{d}t = \Phi\left(\frac{x-\mu}{\sigma}\right), \quad -\infty < x < \infty.$$

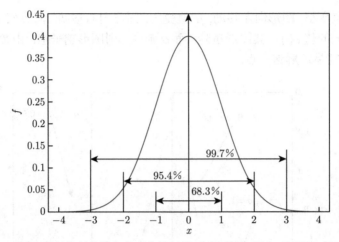

图 8.4 标准正态分布的概率密度曲线以及对应区间上积分（面积）的百分比

图 8.5 给出了标准正态分布的概率密度函数与分布函数之间的关系, 其中曲线为概率密度函数 $f(x)$, 而阴影部分则是分布函数 $F(x)$. 由此容易得到

$$\mathbb{P}\{x_1 \leqslant X \leqslant x_2\} = F(x_2) - F(x_1) = \Phi\left(\frac{x_2 - \mu}{\sigma}\right) - \Phi\left(\frac{x_1 - \mu}{\sigma}\right).$$

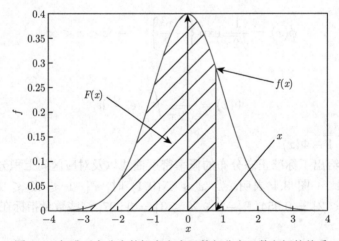

图 8.5 标准正态分布的概率密度函数与分布函数之间的关系

8.2.3 偏度和峰度

偏度 (skewness) 与峰度 (kurtosis) 是随机变量的重要数字特征, 偏度刻画了分布函数的对称性, 而峰度刻画了不同类型的分布的集中和分散程度.

假设随机变量 X 的分布函数 $F(X)$ 有中心矩 $\mu_k = \mathbb{E}[X - \mathbb{E}(X)]^k$ $(k = 2, 3, 4)$, 则称

$$C_s = \frac{\mu_3}{\mu_2^{3/2}}$$

为偏度系数; 称

$$C_k = \frac{\mu_4}{\mu_2^2} - 3$$

为峰度系数.

上述定义的是总体的偏度和峰度系数. 而在实际应用中主要考虑的是样本的偏度和峰度系数.

样本的偏度系数计算公式为

$$g_1 := \frac{n^2 \mu_3}{(n-1)(n-2)s^3} = \frac{n}{(n-1)(n-2)s^3} \sum_{i=1}^{n} (x_i - \bar{x})^3, \tag{8.2.1}$$

其中, s 是标准差, μ_3 是 3 阶中心矩, 即 $\mu_3 = \dfrac{1}{n}\sum_{i=1}^{n}(x_i - \bar{x})^3$.

根据 (8.2.1), 在 R 下可以建立一个简单的计算偏度系数的函数 skewness.R.

```
skewness<-function(x){
  n<-length(x)
  m<-mean(x)
  v<-var(x)
  s<-sd(x)
  g1<-n/((n-1)*(n-2))*sum((x-m)^3)/s^3
}
```

关于均值对称的数据 (例如正态分布) 的偏度系数为 $g_1 = 0$. 若 $g_1 < 0$ 称分布具有负偏离, 也称左偏态, 此时数据位于均值左边的比位于右边的少, 直观表现为左边的尾部相对于右边的要长; $g_1 > 0$ 称分布具有正偏离, 也称右偏态, 此时数据位于均值右边的比位于左边的少, 直观表现为右边的尾部相对于左边的尾部要长. 一般地, 如果 g_1 接近于 0, 则可认为分布是较对称的. 显然, 偏度是检验分布的正态性的主要手段.

另一方面, 样本的峰度系数计算公式为

$$\begin{aligned} g_2 &:= \frac{n^2(n+1)\mu_4}{(n-1)(n-2)(n-3)s^4} - 3\frac{(n-1)^2}{(n-2)(n-3)} \\ &= \frac{n(n+1)}{(n-1)(n-2)(n-3)s^4} \sum_{i=1}^{n}(x_i - \bar{x})^4 - 3\frac{(n-1)^2}{(n-2)(n-3)}, \end{aligned} \tag{8.2.2}$$

其中, s 是标准差, μ_4 是 4 阶中心矩, 即 $\mu_4 = \dfrac{1}{n}\displaystyle\sum_{i=1}^{n}(x_i - \bar{x})^4$.

根据 (8.2.2), 在 R 下可以建立一个简单的计算偏度系数的函数 kurtosis.R.

```
kurtosis<-function(x){
  n<-length(x)
  m<-mean(x)
  v<-var(x)
  s<-sd(x)
  g2<-((n*(n+1))/((n-1)*(n-2)*(n-3))*sum((x-m)^4)/s^4-(3*(n-1)
     ^2)/((n-2)*(n-3)))
}
```

峰度系数是反映随机变量分布形状的量, 度量了分布尾部的厚度, 是描述数据分布形态陡缓程度的统计量. 峰度系数 $g_2 = 0$ 表示数据分布与正态分布的陡缓程度相同; $g_2 > 0$ 表示数据分布与正态分布相比较为陡峭, 为尖顶峰, 两侧极端数据较多; $g_2 < 0$ 表示数据分布与正态分布相比较为平坦, 为平顶峰, 两侧极端数据较少. $|g_2|$ 越大表示数据分布形态的陡缓程度与正态分布的差异程度越大.

例 2.11 中, 我们曾经用偏度和峰度研究了噪声强度 σ 和收获率 h 对 $N(t)$ 的分布的影响. 下面, 以图 2.7 (a) 为例, 给出 R 下的完整代码.

```
source("runsde.R")
source("skewness.R")
source("kurtosis.R")
h<-seq(from=0.01,to=0.49,by=0.02)
sam<-matrix(0,nrow=10000,ncol=length(h))
for (i in 1:length(h)) {
  sam[,i]<-runsde(sigma=0.01,h=h[i],times=10000)
  print(i)
}
save(list=c('sam'),file='data/sample1_7.Rdata')
ske<-rep(0,length(h))
for (i in 1:length(h))
{
  ske[i]<-skewness(sam[,i])
}
kur<-rep(0,length(h))
for (i in 1:length(h))
{
  kur[i]<-Kurtosis(sam[,i])
}
```

```
pdf("figure1-7-1.pdf",width=5,height=9)
par(mfrow=c(2,1))
par(mai=c(0.9,0.9,0.1,0.1))
plot(h,ske,type="l",lwd=2,xlab="h",ylab="Skewness",cex.lab=1.3,
    col="blue",ylim=c(-0.45,0.45))
abline(h=0,lty=2,col="red",lwd = 2)
par(mai=c(0.9,0.9,0.1,0.1))
plot(h,kur,type="l",lwd=2,xlab="h",ylab="Skewness",cex.lab=1.3,
    col="blue",ylim=c(-0.45,0.45))
abline(h=0,lty=2,col="red",lwd=2)
dev.off()
```

这里, 调用了三个自建函数 runsde.R, skewness.R 和 kurtosis.R. 输出结果见图 8.6.

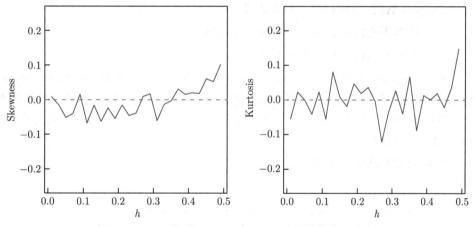

图 8.6 SDE 模型 (2.5.6) 中 $N(t)$ 分布的偏度和峰度

8.2.4 正态性检验

前述直方图中曾提到在总体存在某种类型的分布时, 可能存在总体概率密度曲线或总体分布函数曲线. 然后, 所得曲线是否合适尚需进一步统计检验. 下面介绍在表 2.1 中列示的 Shapiro-Wilk 正态性检验方法.

Shapiro-Wilk 检验 (也称 W 检验), 是一种基于相关性的算法. 计算可得到一个相关系数 W, 它越接近 1 就表明数据和正态分布拟合得越好. 该检验的零检验是样本 $x_1, \cdots, x_n$ 来自于一个正态分布的母体. 这个检验的统计量是

$$W = \frac{\left(\sum\limits_{i=1}^{n} a_i x_{(i)}\right)^2}{\sum\limits_{i=1}^{n} (x_i - \overline{x})^2},$$

其中, $x_{(i)}$ 是第 i 阶统计量, 即样本中的第 i 个最小数; $\overline{x} = (x_1 + \cdots + x_n)/n$ 是样本的平均值, 常量 a_i 通过公式

$$(a_1, \cdots, a_n) = \frac{m^{\mathrm{T}} V^{-1}}{(m^{\mathrm{T}} V^{-1} V^{-1} m)^{1/2}}$$

计算. 这里, $m = (m_1, \cdots, m_n)^{\mathrm{T}}$ 且 $m_1, \cdots, m_n$ 是从一个标准的正态分布随机变量上采样的有序独立同分布的统计量的期望值; V 是这些有序统计量的协方差.

Shapiro-Wilk 检验有两个基本假设:

H_0: 样本所来自的总体分布服从正态分布;

H_1: 样本所来自的总体分布不服从正态分布.

两个假设互斥, 最终仅有一个成立. 哪一个成立呢, 直接考察 R 下函数 shapiro.test 帮我们计算得到的 W 统计量和相应的 p-值即可. 当 p-值大于某个显著性水平 (例如 0.05) 时, 接受 H_0 假设, 即认为样本所来自的总体分布服从正态分布; 否则不服从正态分布.

获取表 2.1 结果的 R 代码.

```
source("runsde.R")
outdata1<-runsde(sigma=0.01,h=0.03,times=2000)
shapiro.test(outdata1)
outdata2<-runsde(sigma=0.01,h=0.11,times=2000)
shapiro.test(outdata2)
outdata3<-runsde(sigma=0.01,h=0.19,times=2000)
shapiro.test(outdata3)
outdata4<-runsde(sigma=0.01,h=0.27,times=2000)
shapiro.test(outdata4)
outdata5<-runsde(sigma=0.01,h=0.35,times=2000)
shapiro.test(outdata5)
outdata6<-runsde(sigma=0.01,h=0.43,times=2000)
shapiro.test(outdata6)
```

需要注意的是, 函数 shapiro.test 中 times 的取值范围为 $[3, 5000]$.

8.2.5 箱线图

箱线图 (box-plot) 又称为盒须图, 是一种用于显示一组数据分散情况资料的统计图. 主要用于反映原始数据分布的特征, 也可以进行多组数据分布特征的比较. 箱线图的绘制方法是: 先找出一组数据的最小值 (下边缘)、下四分位数 (第 25 百分位数)、中位数 (第 50 百分位数)、上四分位数 (第 75 百分位数) 和最大值 (上边缘); 然后, 连接两个四分位数画出箱体; 再将上边缘和下边缘与箱体相连接, 中位数在箱体中间. 箱线图能够显示出可能为离群点 (范围 $\pm 1.5 \times \text{IQR}$ 以外的值, IQR 表示四分位距, 即上、下四分位数的差值) 的观察 (图 8.7).

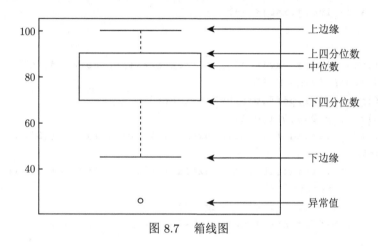

图 8.7　箱线图

在例 2.8 中, 我们曾经应用箱线图研究了 SDE 模型 (2.5.6) 中 $N(t)$ 的随机灭绝时间. 下面, 给出图 2.3(a) 的 R 代码.

```
r<-0.5;
K<-0.625;
E<-0.2;
sigmaM<-seq(from=0.7750,to=1,length=8)
len.sig<-length(sigmaM)
n<-10000
T<-500
dt=T/n
N1<-rep(0,times=length(t))
N1[1]<--0.1
t<-seq(from=0,to=T,by=dt)
data.extinc<-matrix(0,nrow=1000,ncol=len.sig)
for(isg in 1:len.sig){
```

```
sigma=sigmaM[isg]
  for (j in 1:1000) {
    i<-1
      while(N1[i]>0.0001 & i<=10000){
        xi<-rnorm(1)
        N1[i+1]<-N1[i]+N1[i]*(r-E-r*N1[i]/K)*h+sigma*N1[i]*(1-
          N1[i]/K)*xi*sqrt(h)+
          ((sigma^2)/2)*(N1[i]*(1-N1[i]/K))^2*((xi*sqrt(h))^2-h)
        i<-i+1
      }
    data.extinc[j,isg]<-i*h
  }
}
save(list=c('data.extinc'),file='data/extinctdata.Rdata')
sigmaM<-round(sigmaM,3)
pdf("figure1-3-1.pdf",width=7,height=6)
par(mai=c(0.9,0.9,0.1,0.1))
boxplot(data.extinc[,1],data.extinc[,2],data.extinc[,3],data.
    extinc[,4],
        data.extinc[,5],data.extinc[,6],data.extinc[,7],data.
            extinc[,8],
        names=as.character(sigmaM),
        ylab="Extinct time",xlab=(expression(sigma)))
dev.off()
```

参 考 文 献

[1] 百度百科: 流行性感冒. baike.baidu.com/item/流行性感冒.

[2] 王霞, 唐三一, 陈勇, 等. 新型冠状病毒肺炎疫情下武汉及周边地区何时复工? 数据驱动的网络模型分析. 中国科学: 数学, 2020, 50(7): 969-978.

[3] 肖燕妮, 李倩, 周伟柯, 等. 新型冠状病毒肺炎疫情多次暴发的动力学机制分析. 中华流行病学杂志, 2021, 42(6): 966-976.

[4] 唐三一, 肖燕妮, 彭志行, 等. 新型冠状病毒肺炎疫情预测建模、数据融合与防控策略分析. 中华流行病学杂志, 2020, 41: 480-484.

[5] 马知恩, 周义仓, 王稳地, 等. 传染病动力学的数学建模与研究. 北京: 科学出版社, 2004.

[6] 唐三一, 肖燕妮, 梁菊花, 等. 生物数学. 北京: 科学出版社, 2019.

[7] 龚光鲁. 随机微分方程及其应用概要. 北京: 清华大学出版社, 2008.

[8] Ma Z, Zhou Y, Wu J. Modeling and Dynamics of Infectious Diseases. 北京: 高等教育出版社, 2009.

[9] 肖燕妮, 周义仓, 唐三一. 生物数学原理. 西安: 西安交通大学出版社, 2012.

[10] 黄建华, 黎育红, 郑言. 随机动力系统引论. 北京: 科学出版社, 2012.

[11] Chan K C, Karolyi G A, Longstaff F A, et al. An empirical comparison of alternative models of the short-term interest rate. J. Finance, 1992, 47: 1209-1227.

[12] 薛毅, 陈立萍. 统计建模与 R 软件. 北京: 清华大学出版社, 2007.

[13] 季春燕, 蒋达清. 随机生物模型和传染病模型. 北京: 科学出版社, 2018.

[14] 王玮明, 蔡永丽. 生物数学模型斑图动力学. 北京: 科学出版社, 2020.

[15] 唐三一, 唐彪, Bragazzi N L, 等. 新型冠状病毒肺炎疫情数据挖掘与离散随机传播动力学模型分析. 中国科学: 数学, 2020, 50(8): 1071-1086.

[16] 彭文伟. 传染病学. 6 版. 北京: 人民卫生出版社, 2004.

[17] 马知恩. 传染病动力学的基本知识与发展方向 // 陆征一, 周义仓. 数学生物学进展. 北京: 科学出版社, 2006.

[18] 胡适耕, 黄乘明, 吴付科. 随机微分方程. 北京: 科学出版社, 2008.

[19] 王稳地. 传染病入侵动力学分析 // 陆征一, 王稳地. 生物数学前沿. 北京: 科学出版社, 2008.

[20] 王克. 随机生物数学模型. 北京: 科学出版社, 2010.

[21] 中国疾病预防控制中心官网. 2020. www.chinacdc.cn.

[22] Allen E. Environmental variability and mean-reverting processes. Discrete Cont. Dyn.-B, 2016, 21(7): 2073-2089.

[23] Allen L J S. An introduction to stochastic epidemic models//Mathematical Epidemiology. New York: Springer, 2008: 81-130.

[24] Allen L J S. An Introduction to Stochastic Processes with Applications to Biology. 2nd ed. Hoboken: CRC Press, 2010.

[25] Allen L J S, Allen E J. A comparison of three different stochastic population models with regard to persistence time. Theor. Popu. Biol., 2003, 64(4): 439-449.

[26] Allen L J S. An Introduction to Stochastic Processes with Applications to Biology. New Jersey: Pearson Education, 2003.

[27] Altizer S, Dobson A, Hosseini P, et al. Seasonality and the dynamics of infectious diseases. Ecol. Lett., 2006, 9(4): 467-484.

[28] Anderson R M, May R M. Population biology of infectious diseases: Part I. Nature, 1979, 280(5721): 361.

[29] Andersson H, Britton T. Stochastic Epidemic Models and Their Statistical Analysis. New York: Springer-Verlag, 2000.

[30] Arguin P M, Navin A W, Steele S F, et al. Health communication during SARS. Emerg. Infect. Dis., 2004, 10(2): 377-380.

[31] Aron J L, Schwartz I B. Seasonality and period-doubling bifurcations in an epidemic model. J. Theor. Biol., 1984, 110(4): 665-679.

[32] Arous G B, Léandre R. Décroissance exponentielle du noyau de la chaleur sur la diagonale (ii). Probab. Theor. Rel. Field., 1991, 90(3): 377-402.

[33] Bai Z, Zhou Y. Existence of two periodic solutions for a non-autonomous SIR epidemic model. Appl. Math. Model., 2011, 35(1): 382-391.

[34] Bai Z, Zhou Y, Zhang T. Existence of multiple periodic solutions for an SIR model with seasonality. Nonl. Anal. Theor. Meth. Appl., 2011, 74(11): 3548-3555.

[35] Bailey N. The Mathematical Theory of Infectious Diseases and Its Applications. 2nd ed. London, High Wycombe: Griffin, 1975.

[36] Ball F, Pellis L, Trapman P. Reproduction numbers for epidemic models with households and other social structures II: Comparisons and implications for vaccination. Math. Biosci., 2014, 274: 108-139.

[37] Barczy M, Pap G. Portmanteau theorem for unbounded measures. Stat. Prob. Lett., 2006, 76(17): 1831-1835.

[38] Bartlett M S. Some evolutionary stochastic processes. J. Royal Stat. Soc. B, 1949, 11: 211-229.

[39] Bauch C T. Dynamics of an infectious disease where media coverage influences transmission. ISRN Biomath., 2012, 2012: 581274.

[40] Beddington J R, May R M. Harvesting natural populations in a randomly fluctuating environment. Science, 1977, 197(4302): 463-465.

[41] Bedford J, Farrar J, Ihekweazu C, et al. A new twenty-first century science for effective epidemic response. Nature, 2019, 575(7781): 130-136.

[42] Bell D R. The Malliavin Calculus. Longman Scientific & Technical. volume 34. New York: Wiley and Sons, 1987.

[43] Bendinelli M, Pistello M, Lombardi S, et al. Feline immunodeficiency virus: An interesting model for AIDS studies and an important cat pathogen. Clin. Microbiol. Rev., 1995, 8(1): 87-112.

[44] Beretta E, Takeuchi Y. Global stability of an SIR epidemic model with time delays. J. Math. Biol., 1995, 33(3): 250-260.

[45] Bergeron S L, Sanchez A L. Media effects on students during SARS outbreak. Emerg. Infect. Dis., 2005, 11(5): 732.

[46] Berman A, Plemmons R J. Nonnegative Matrices in the Mathematical Sciences. New York: Academic Press, Inc., 1979.

[47] Bhunu C. Mathematical analysis of a three-strain tuberculosis transmission model. Appl. Math. Model., 2011, 35(9): 4647-4660.

[48] Bhunu C, Garira W. A two strain tuberculosis transmission model with therapy and quarantine. Math. Model. Anal., 2009, 14: 291-312.

[49] Bjornstad O N, Finkenstadt B F, Grenfell B T. Dynamics of measles epidemics: Estimating scaling of transmission rates using a time series SIR model. Ecol. Mono., 2002, 72(2): 169-184.

[50] Blower S M, Small P M, Hopewell P C. Control strategies for tuberculosis epidemics: New models for old problems. Science, 1996, 273: 497-500.

[51] Bonten M J, Weinstein R A. The role of colonization in the pathogenesis of nosocomial infections. Infect. Cont. Hosp. Epidem., 1996, 17: 193-200.

[52] Brennan M J, Schwartz E S. Analyzing convertible bonds. J. Finan. Quant. Anal., 1980, 15(4): 907-929.

[53] Brinn M P, Carson K V, Esterman A J, et al. Mass media interventions for preventing smoking in young people. Cochrane Database Sys. Rev., CD001006, 2011.

[54] Britton N F. Essential Mathematical Biology. London, New York: Springer Science & Business Media, 2003.

[55] Britton T. Stochastic epidemic models: A survey. Math. Biosci., 2010, 225(1): 24-35.

[56] Britton T, Lindenstrand D. Epidemic modelling: Aspects where stochasticity matters. Math. Biosci., 2009, 222(2): 109-116.

[57] Brockmann D, David V, Gallardo A. Human mobility and spatial disease dynamics //Schuster H. Reviews of Nonlinear Dynamics and Complexity. Wiley-VCH Verlag GmbH & Co. KGaA, 2010, 2: 1-24.

[58] Burkhard M, Dean G A. Transmission and immunopathogenesis of FIV in cats as a model for HIV. Curr. HIV Res., 2003, 1(1): 15-29.

[59] Cai Y, Jiao J, Gui Z, et al. Environmental variability in a stochastic epidemic model. Appl. Math. Comp., 2018, 329: 210-226.

[60] Cai Y, Kang Y, Banerjee M, et al. A stochastic SIRS epidemic model with infectious force under intervention strategies. J. Differ. Equations, 2015, 259(12): 7463-7502.

[61] Cai Y, Kang Y, Banerjee M, et al. A stochastic epidemic model incorporating media coverage. Commun. Math. Sci., 2016, 14(4): 893-910.

[62] Cai Y, Kang Y, Banerjee M, et al. Complex dynamics of a host-parasite model with both horizontal and vertical transmissions in a spatial heterogeneous environment. Nonl. Anal. Real World Appl., 2018, 40: 444-465.

[63] Cai Y, Kang Y, Wang W M. Global stability of the steady states of an epidemic model incorporating intervention strategies. Math. Biosci. Eng., 2017, 5/6: 1071-1089.

[64] Cai Y, Kang Y, Wang W M. A stochastic SIRS epidemic model with nonlinear incidence rate. Appl. Math. Comp., 2017, 305: 221-240.

[65] Cai Y, Li J, Kang Y, et al. The fluctuation impact of human mobility on the influenza transmission. J. Frank. Inst., 2020, 357: 8899-8924.

[66] Cai Y, Lian X, Peng Z, et al. Spatiotemporal transmission dynamics for influenza disease in a heterogenous environment. Nonl. Anal. Real World Appl., 2019, 46: 178-194.

[67] Cai Y, Liu W, Wang Y, et al. Complex dynamics of a diffusive epidemic model with strong Allee effect. Nonl. Anal. Real World Appl., 2013, 14: 1907-1920.

[68] Cai Y, Wang W M. Spatiotemporal dynamics of a reaction-diffusion epidemic model with nonlinear incidence rate. J. Stat. Mech., 2011, 2011(2): P02025.

[69] Cai Y, Wang W M. Global stability for an influenza transmission model incorporating human mobility behavior. Inter. J. Biomath., 2017, 10(7): 167-173.

[70] Cai Y, Zhao S, Niu Y, et al. Modelling the effects of the contaminated environments on tuberculosis in Jiangsu, China. J. Theor. Biol., 2021, 508: 110453.

[71] Cao B, Shan M, Zhang Q, et al. A stochastic SIS epidemic model with vaccination. Phys. A, 2017, 486: 127-143.

[72] Capasso V, Serio G. A generalization of the Kermack-McKendrick deterministic epidemic model. Math. Biosci., 1978, 42(1/2): 43-61.

[73] Castillo-Chavez C, Feng Z. To treat or not to treat: The case of tuberculosis. J. Math. Biol., 1997, 35(6): 629-656.

[74] Clancy D, Pearce C J. The effect of population heterogeneities upon spread of infection. J. Math. Biol., 2013, 67(4): 963-987.

[75] Cohen T, Colijn C, Finklea B, et al. Exogenous re-infection and the dynamics of tuberculosis epidemics: Local effects in a network model of transmission. J. Roy. Soc. Interface, 2007, 4(14): 523-531.

[76] Courchamp F, Pontier D, Langlais M, et al. Population dynamics of feline immunodeficiency virus within cat populations. J. Theor. Biol., 1995, 175(4): 553-560.

[77] Courchamp F, Suppo C, Fromont E, et al. Dynamics of two feline retroviruses (FIV and FeLV) within one population of cats. P. Roy. Soc. B, 1997, 264(1383): 785-794.

[78] Cox J C. Notes on option pricing I: Constant elasticity of variance diffusion. Los Angeles: Stanford University, Working Paper, 1975.

[79] Cox J C, Ingersoll Jr J E, Ross S A. An analysis of variable rate loan contracts. J. Finance, 1980, 35: 389-403.

[80] Cox J C, Ingersoll Jr J E, Ross S A. A theory of the term structure of interest rates. Econometrica, 1985, 53: 385-407.

[81] Cui J, Sun Y, Zhu H. The impact of media on the control of infectious diseases. J. Dyn. Differ. Equ., 2008, 20(1): 31-53.

[82] Cui J, Tao X, Zhu H. An SIS infection model incorporating media coverage. Rocky Mount. J. Math., 2008, 38(5): 1323-1334.

[83] Dalal N, Greenhalgh D, Mao X. A stochastic model of AIDS and condom use. J. Math. Anal. Appl., 2007, 325(1): 36-53.

[84] Diekmann O, Heesterbeek J A P. Mathematical Epidemiology of Infectious Diseases: Model Building, Analysis and Interpretation. Chichester: John Wiley and Sons, 2000.

[85] Diekmann O, Heesterbeek J A P, Metz J A J. On the definition and the computation of the basic reproduction ratio R_0 in models for infectious diseases in heterogeneous populations. J. Math. Biol., 1990, 28(4): 365-382.

[86] Dietz K. Overall population patterns in the transmission cycle of infectious disease agents//Anderson R M, May R M. Population Biology of Infectious Diseases. Berlin: Springer, 1982: 87-102.

[87] Dieu N T, Nguyen D H, Du N H, et al. Classification of asymptotic behavior in a stochastic SIR model. SIAM J. Appl. Dyn. Syst., 2016, 15(2): 1062-1084.

[88] Dixit A K, Pindyck R S. Investment under uncertainty. Princeton: Princeton University Press, 1994.

[89] d'Onofrio A, Manfredi P, Salinelli E. Bifurcation thresholds in an SIR model with information-dependent vaccination. Math. Model. Nat. Phen., 2007, 2(1): 26-43.

[90] Dothan L U. On the term structure of interest rates. J. Finan. Econ., 1978, 6(1): 59-69.

[91] Du N H, Nhu N N. Permanence and extinction for the stochastic SIRS epidemic model. J. Differ. Equations, 2020, 269(11): 9619-9652.

[92] Duan J. An Introduction to Stochastic Dynamics. Beijing: Science Press, 2015.

[93] Ducrot A, Langlais M, Magal P. Qualitative analysis and travelling wave solutions for the SI model with vertical transmission. Commun. Pur. Appl. Anal., 2012, 11: 97-113.

[94] Durett R. Stochastic Calculus: A Practical Introduction. Boca Raton: CRC Press, 1996.

[95] Ebert D, Lipsitch M, Mangin K L. The effect of parasites on host population density and extinction: Experimental epidemiology with daphnia and six microparasites. Am. Nat., 2000, 156(5): 459-477.

[96] Fan M, Wang K. Optimal harvesting policy for single population with periodic coefficients. Math. Biosci., 1998, 152(2): 165-177.

[97] Feller W. Diffusion processes in one dimension. T. AM. Math. Soc., 1954, 77(1): 1-31.

[98] Feng Z, Castillo-Chavez C, Capurro A F. A model for tuberculosis with exogenous reinfection. Theor. Popul. Biol., 2000, 57(3): 235-247.

[99] Fitzgibbon W E, Langlais M, Morgan J J. A mathematical model of the spread of Feline Leukemia Virus (FeLV) through a highly heterogeneous spatial domain. SIAM J. Math. Anal., 2001, 33(3): 570-588.

[100] Fitzgibbon W E, Langlais M, Morgan J J. A reaction-diffusion system modeling direct and indirect transmission of diseases. Discrete Cont. Dyn. B, 2004, 4: 893-910.

[101] Fitzgibbon W E, Langlais M, Morgan J J. A mathematical model for indirectly transmitted diseases. Math. Biosci., 2007, 206(2): 233-248.

[102] Centers for Disease Control and Prevention. Zika virus. https://www.cdc.gov/zika/, 2017.

[103] Funk S, Gilad E, Watkins C, et al. The spread of awareness and its impact on epidemic outbreaks. PNAS, 2009, 106(16): 6872-6877.

[104] Funk S, Salathé M, Jansen V. Modelling the influence of human behaviour on the spread of infectious diseases: A review. J. R. Soc. Inter., 2010, 7(50): 1247-1256.

[105] Belik V, Geisel T, Brockmann D. Natural human mobility patterns and spatial spread of infectious diseases. Phys. Rev. X, 2011, 1: 011001.

[106] Gandon S, Mackinnon M, Nee S, et al. Imperfect vaccination: Some epidemiological and evolutionary consequences. Proc. R. Soc. Lond. B., 2003, 270(1520): 1129-1136.

[107] Gao D, Lou Y, He D, et al. Prevention and control of Zika as a mosquito-borne and sexually transmitted disease: A mathematical modeling analysis. Sci. Rep., 2016, 6: 28070.

[108] Gardner M B, Luciw P A. Animal models of AIDS. FASEB J., 1989, 3(14): 2593-2606.

[109] González M C, Hidalgo C A, Barabási A L. Understanding individual human mobility patterns. Nature, 2008, 453: 779-782.

[110] Gray A, Greenhalgh D, Hu L, et al. A stochastic differential equation SIS epidemic model. SIAM J. Appl. Math., 2011, 71(3): 876-902.

[111] Gray A, Greenhalgh D, Mao X, et al. The SIS epidemic model with Markovian switching. J. Math. Anal. Appl., 2012, 394(2): 496-516.

[112] Greenhalgh D, Khan Q J A, Lewis F I. Hopf bifurcation in two SIRS density dependent epidemic models. Math. Comp. Model., 2004, 39(11): 1261-1283.

[113] Greenwood P E, Gordillo L F. Stochastic epidemic modeling//Chowell G, Hyman J M, Bettencourt L M A, et al. Mathematical and Statistical Estimation Approaches in Epidemiology. New York: Springer, 2009: 31-52.

[114] Gumel A B, Ruan S, Day T, et al. Modelling strategies for controlling SARS outbreaks. P. Roy. Soc. B, 2004, 271(1554): 2223-2232.

[115] Guo W, Cai Y, Zhang Q, et al. Stochastic persistence and stationary distribution in an SIS epidemic model with media coverage. Phys. A, 2018, 492: 2220-2236.

[116] Hartmann K. Feline immunodeficiency virus infection: An overview. The Veterinary Journal, 1998, 155(2): 123-137.

[117] He D, Earn D J D. The cohort effect in childhood disease dynamics. J. R. Soc. Interface, 2016, 13(120): 20160156.

[118] He D, Ionides E L, King A A. Plug-and-play inference for disease dynamics: Measles in large and small populations as a case study. J. R. Soc. Interface, 2009, 7(43): 271-283.

[119] He S, Tang S, Cai Y, et al. A stochastic epidemic model coupled with seasonal air pollution: Analysis and data fitting. Stoch. Env. Res. Risk A., 2020, 34: 2245-2257.

[120] He S, Tang S, Xiao Y, et al. Stochastic modelling of air pollution impacts on respiratory infection risk. Bull. Math. Biol., 2018, 80: 3127-3153.

[121] Heesterbeek H, Anderson R M, Andreasen V, et al. Modeling infectious disease dynamics in the complex landscape of global health. Science, 2015, 347(6227): aaa4339.

[122] Heesterbeek J, Metz J. The saturating contact rate in marriage-and epidemic models. J. Math. Biol., 1993, 31(5): 529-539.

[123] Hening A, Nguyen D H. Coexistence and extinction for stochastic Kolmogorov systems. Ann. Appl. Prob., 2018, 28(3): 1893-1942.

[124] Hethcote H W, Ma Z, Liao S. Effects of quarantine in six endemic models for infectious diseases. Math. Biosci., 2002, 180(1): 141-160.

[125] Hethcote H W, van den Driessche P. Two SIS epidemiologic models with delays. J. Math. Biol., 2000, 40(1): 3-26.

[126] Hethcote H W, Levin S A. Periodicity in Epidemiological Models. Berlin: Springer, 1989.

[127] Hethcote H W, Yorke J A. Gonorrhea Transmission Dynamics and Control. New York: Springer-Verlag, 1984.

[128] Hilker F M, Langlais M, Petrovskii S V, et al. A diffusive SI model with Allee effect and application to FIV. Math. Biosci., 2007, 206(1): 61-80.

[129] House T, Keeling M J. Deterministic epidemic models with explicit household structure. Math. Biosci., 2008, 213(1): 29-39.

[130] Hwang T W, Kuang Y. Deterministic extinction effect of parasites on host populations. J. Math. Biol., 2003, 46: 17-30.

[131] Iacus S M. Simulation and Inference for Stochastic Differential Equations: With R Examples. New York: Springer, 2008.

[132] Imhof L, Walcher S. Exclusion and persistence in deterministic and stochastic chemostat models. J. Differ. Equations, 2005, 217(1): 26-53.

[133] Itô H M. Ergodicity of randomly perturbed Lorenz model. J. Stat. Phys., 1984, 35(1): 151-158.

[134] Itô K. Stochastic integral. Proc. Imp. Acad., 1944, 22(8): 519-524.

[135] Itô K. On stochastic differential equations. Mem. Am. Math. Soc., 1951, 4: 1-51.

[136] Jacquez J A, O'Neill P. Reproduction numbers and thresholds in stochastic epidemic models I. homogeneous populations. Math. Biosci., 1991, 107(2): 161-186.

[137] Jarner S F, Roberts G O. Polynomial convergence rates of Markov chains. Ann. Appl. Probab., 2002, 12(1): 224-247.

[138] Jiang D, Ji C, Shi N, et al. The long time behavior of DI SIR epidemic model with stochastic perturbation. J. Math. Anal. Appl., 2010, 372(1): 162-180.

[139] Johnson P R, Hirsch V M. SIV infection of macaques as a model for AIDS pathogenesis. Inter. Rev. Immunol., 1992, 8(1): 55-63.

[140] Kabacoff R I. R in Action: Data Analysis and Graphics with R. 2nd ed. Wesrampton: Manning Pulications, 2015.

[141] Kaddar A, Abta A, Alaoui H T. A comparison of delayed SIR and SEIR epidemic models. Nonl. Anal. Model. Cont., 2011, 16(2): 181-190.

[142] Karatzas I, Shreve S E. Brownian Motion and Stochastic Calculus. New York: Springer-Verlag, 1988.

[143] Keeling M J, Rohani P, Grenfell B T. Seasonally forced disease dynamics explored as switching between attractors. Phys. D, 2001, 148(3): 317-335.

[144] Kermack W O, McKendrick A G. Contributions to the mathematical theory of epidemics-I. P. Roy. Soc. A, 1927, 115: 700-721.

[145] Kermack W O, McKendrick A G. Contributions to the mathematical theory of epidemics-II. The problem of endemicity. P. Roy. Soc. A, 1932, 138: 55-83.

[146] Kermack W O, McKendrick A G. Contributions to the mathematical theory of epidemics-III. Further studies of the problem of endemicity. P. Roy. Soc. A, 1933, 141: 94-122.

[147] Kermack W O, McKendrick A G. Contributions to the mathematical theory of epidemics-IV. Analysis of experimental epidemics of the virus disease mouse ectromelia. J. Hygiene, 1937, 37: 172-187.

[148] Kermack W O, McKendrick A G. Contributions to the mathematical theory of epidemics-V. Analysis of experimental epidemics of the mousetyphoid; a bacterial disease conferring incomplete immunity. J. Hygiene, 1939, 39: 271-288.

[149] Khanam P A, Khuda B, Khane T T, et al. Awareness of sexually transmitted disease among women and service providers in rural bangladesh. Inter. J. STD AIDS, 1997, 8(11): 688-696.

[150] Khasminiskii R. Stochastic Stability of Differential Equations. 2nd ed. Berlin, Heidelberg: Springer-Verlag, 2012.

[151] Kiessler P C. Statistical Inference for Ergodic Diffusion Processes. London: Springer-Verlag, 2004.

[152] Kliemann W. Recurrence and invariant measures for degenerate diffusions. Ann. Prob., 1987, 15(2): 690-707.

[153] De la Sen M, Agarwal R P, Ibeas A, et al. On a generalized time-varying SEIR epidemic model with mixed point and distributed time-varying delays and combined regular and impulsive vaccination controls. Adv. Diff. Equ., 2010, 2010: 281612.

[154] Lahrouz A, Settati A, Akharif A. Effects of stochastic perturbation on the SIS epidemic system. J. Math. Biol., 2016, 74(1): 1-30.

[155] LaSalle J P. The Stability of Dynamical Systems. Berlin, New Jersey: Hamilton Press, 1976.

[156] Lasota A, Mackey M C. Chaos, Fractals, and Noise: Stochastic Aspects of Dynamics. 2nd ed. New York: Springer, 1994.

[157] Li J, Ma Z. Qualitative analyses of SIS epidemic model with vaccination and varying total population size. Math. Comp. Model., 2002, 35(11): 1235-1243.

[158] Li J, Ma Z. Stability analysis for SIS epidemic models with vaccination and constant population size. Discrete Cont. Dyn. Sys.-B, 2004, 4: 635-642.

[159] Li J, Ma Z, Blythe S P, et al. Coexistence of pathogens in sexually-transmitted disease models. J. Math. Biol., 2003, 47(6): 547-568.

[160] Li J, Shan M, Banerjee M, et al. Stochastic dynamics of feline immunodeficiency virus within cat populations. J. Frank. Inst., 2016, 353(16): 4191-4212.

[161] Li J, Wang K, Yang Y. Dynamical behaviors of an HBV infection model with logistic hepatocyte growth. Math. Comp. Model., 2011, 54(1-2): 704-711.

[162] Li M Y, Graef J R, Wang L, et al. Global dynamics of a SEIR model with varying total population size. Math. Biosci., 1999, 160(2): 191-213.

[163] Li M Y, Muldowney J S. Global stability for the SEIR model in epidemiology. Math. Biosci., 1995, 125(2): 155-164.

[164] Li M Y, Muldowney J S. A geometric approach to global-stability problems. SIAM J. Math. Anal., 1996, 27(4): 1070-1083.

[165] Li W, Wang K. Optimal harvesting policy for general stochastic logistic population model. J. Math. Anal. Appl., 2010, 368: 420-428.

[166] Li W, Wang K. Optimal harvesting policy for stochastic logistic population model. Appl. Math. Comput., 2011, 218(1): 157-162.

[167] Li X Z, Li W S, Ghosh M. Stability and bifurcation of an SIR epidemic model with nonlinear incidence and treatment. Appl. Math. Comp., 2009, 210(1): 141-150.

[168] Li Y, Cui J. The effect of constant and pulse vaccination on SIS epidemic models incorporating media coverage. Commun. Nonlinear Sci. Numer. Simulat., 2009, 14(5): 2353-2365.

[169] Lin Q, Zhao S, Gao D, et al. A conceptual model for the coronavirus disease 2019 (COVID-19) outbreak in Wuhan, China with individual reaction and governmental action. Inter. J. Infect. Dis., 2020, 93: 211-216.

[170] Lin Y, Jiang D, Liu T. Nontrivial periodic solution of a stochastic epidemic model with seasonal variation. Appl. Math. Lett., 2015, 45: 103-107.

[171] Lipsitch M, Bergstrom C T, Levin B R. The epidemiology of antibiotic resistance in hospitals: Paradoxes and prescriptions. PNAS, 2000, 97(4): 1938-1943.

[172] Liu L, Zhao X Q, Zhou Y. A tuberculosis model with seasonality. Bull. Math. Biol., 2010, 72: 931-952.

[173] Liu M. Global asymptotic stability of stochastic Lotka-Volterra systems with infinite delays. IMA J. Appl. Math., 2015, 80(5): 1431-1453.

[174] Liu M, Bai C. Optimal harvesting of a stochastic logistic model with time delay. J. Nonl. Sci., 2015, 25(2): 277-289.

[175] Liu M, Wang K, Wu Q. Survival analysis of stochastic competitive models in a polluted environment and stochastic competitive exclusion principle. Bull. Math. Biol., 2011, 73(9): 1969-2012.

[176] Liu R, Wu J, Zhu H. Media/psychological impact on multiple outbreaks of emerging infectious diseases. Comp. Math. Method. Med., 2007, 8(3): 153-164.

[177] Liu S, Wang S, Wang L. Global dynamics of delay epidemic models with nonlinear incidence rate and relapse. Nonl. Anal.Real World Appl., 2011, 12(1): 119-127.

[178] Liu W, Hethcote H W, Levin S A. Dynamical behavior of epidemiological models with nonlinear incidence rates. J. Math. Biol., 1987, 25(4): 359-380.

[179] Liu W, Levin S A, Iwasa Y. Influence of nonlinear incidence rates upon the behavior of SIRS epidemiological models. J. Math. Biol., 1986, 23(2): 187-204.

[180] Liu Y, Cui J. The impact of media coverage on the dynamics of infectious disease. Inter. J. Biomath., 2008, 1(1): 65-74.

[181] Lu M, Huang J, Ruan S G, et al. Bifurcation analysis of an SIRS epidemic model with a generalized nonmonotone and saturated incidence rate. J. Differ. Equations, 2019, 267: 1859-1898.

[182] Lyapunov A M. The general problem of the stability of motion. Inter. J. Control, 1992, 55(3): 531-534.

[183] Mackey M C, Longtin A, Lasota A. Noise-induced global asymptotic stability. J. Stat. Phys., 1990, 60(5): 735-751.

[184] Mackey M C, Rudnicki R. Global stability in a delayed partial differential equation describing cellular replication. J. Math. Biol., 1994, 33(1): 89-109.

[185] Mao X. Stochastic Differential Equations and Applications. 2nd ed. Chichester: Horwood Publishing Limited, 2007.

[186] Mao X, Marion G, Renshaw E. Environmental Brownian noise suppresses explosions in population dynamics. Stoc. Proc. Appl., 2002, 97(1): 95-110.

[187] Mao X, Sabanis S, Renshaw E. Asymptotic behaviour of the stochastic Lotka-Volterra model. J. Math. Anal. Appl., 2003, 287(1): 141-156.

[188] May R M, Anderson R M. Population biology of infectious diseases: Part I. Nature, 1979, 280: 361-367.

[189] May R M, Anderson R M. Population biology of infectious diseases: Part II. Nature, 1979, 280: 455-461.

[190] McKendrick A G. Applications of mathematics to medical problems. Proc. Edinburgh Math. Soc., 1926.

[191] Meloni S, Perra N, Arenas A, et al. Modeling human mobility responses to the large-scale spreading of infectious diseases. Sci. Rep., 2011, 1: 62.

[192] Merler S, Ajelli M. The role of population heterogeneity and human mobility in the spread of pandemic influenza. Proc. Biol. Sci., 2010, 277(1681): 557-565.

[193] Merton R C. Theory of rational option pricing. Bell J. Econom. Manag. Sci., 1973, 4(1): 141-183.

[194] Mills C E, Robins J M, Lipsitch M. Transmissibility of 1918 pandemic influenza. Nature, 2004, 432(7019): 904-906.

[195] Misra A K, Sharma A, Shukla J B. Modeling and analysis of effects of awareness programs by media on the spread of infectious diseases. Math. Comp. Model., 2011, 53(5): 1221-1228.

[196] Mohammadi H, Bienzle D. Pharmacological inhibition of feline immunodeficiency virus (FIV). Viruses, 2012, 4(5): 708-724.

[197] Mollison D. Dependence of epidemic and population velocities on basic parameters. Math. Biosci., 1991, 107(2): 255-287.

[198] Mollison D. The Structure of Epidemic Models: Their Structure and Relation to Data. New York: Cambridge University Press, 1995.

[199] Moneim I A, Greenhalgh D. Use of a periodic vaccination strategy to control the spread of epidemics with seasonally varying contact rate. Math. Biosci. Eng., 2005, 2(3): 591-611.

[200] Monnet D L, Archibald L K, Phillips L, et al. Gaynes, Intensive Care Antimicrobial Resistance Epidemiology Project, and National Nosocomial Infections Surveillance System Hospitals. Antimicrobial use and resistance in eight us hospitals: Complexities of analysis and modeling. Infect. Cont. Hosp. Epidem., 1998, 19(6): 388-394.

[201] Mukhopadhyay B B, Tapaswi P K. An SIRS epidemic model of Japanese encephalitis. Inter. J. Math. Math. Sci., 1994, 17(2): 347-355.

[202] Murray J D, Stanley E A, Brown D L. On the spatial spread of rabies among foxes. Proc. R. Soc. Lond. Ser. B, 1986, 229(1255): 111-150.

[203] North T W, North G L, Pedersen N C. Feline immunodeficiency virus, a model for reverse transcriptase-targeted chemotherapy for acquired immune deficiency syndrome. Antimicrob. Agents Chemother., 1989, 33(6): 915-919.

[204] Nowak M A, Bonhoeffer S, Hill A M, et al. Viral dynamics in hepatitis B virus infection. PNAS, 1996, 93(9): 4398-4402.

[205] Nowman K B. Gaussian estimation of single-factor continuous time models of the term structure of interest rates. J. Finance, 1997, 52: 1695-1706.

[206] ØKsendal B. 随机微分方程导论与应用. 刘金山, 吴付科, 译. 北京: 科学出版社, 2012.

[207] Øksendal B. Stochastic Differential Equations: An Introduction with Applications. 6th ed. New York: Springer, 2010.

[208] O'Nell L, Burkhard M J, Diehl L, et al. Vertical transmission of feline immunodeficiency virus. AIDS Res. Hum. Retrov., 1995, 11(1): 171-182.

[209] World Health Organization. Influenza (seasonal). Fact sheet no. 211. World Health Organization, Geneva, Switzerland, 2014.

[210] World Health Organization. The top 10 causes of death. 2020. www.who.int.

[211] Pasquali S. The stochastic logistic equation: Stationary solutions and their stability. Rend. Sem. Mat. Univ. Padova, 2001, 106: 165-183.

[212] Pavliotis G A. Stochastic Processes and Applications. New York: Springer, 2014.

[213] Pedersen N C, Ho E W, Brown M L, et al. Isolation of a T-lymphotropic virus from domestic cats with an immunodeficiency-like syndrome. Science, 1987, 235(4790): 790-793.

[214] Perelson A S, Nelson P. Mathematical analysis of HIV-1 dyamics in Vivo. SIAM Rev., 1999, 41: 3-44.

[215] Pichór K, Rudnicki R. Stability of Markov semigroups and applications to parabolic systems. J. Math. Anal. Appl., 1997, 215(1): 56-74.

[216] Qiu Z, Feng Z. Transmission dynamics of an influenza model with vaccination and antiviral treatment. Bull. Math. Biol., 2010, 72(1): 1-33.

[217] Ribeiro R M, Lo A, Perelson A S. Dynamics of hepatitis B virus infection. Microbes Infect., 2002, 4(8): 829-835.

[218] Ross R. The Prevention of Malaria. London: John Murray, 1911.

[219] Ruan S. Modeling the transmission dynamics and control of rabies in China. Math. Biosci., 2017, 286: 65-93.

[220] Ruan S, Wang W D. Dynamical behavior of an epidemic model with a nonlinear incidence rate. J. Differ. Equations, 2003, 188(1): 135-163.

[221] Rudnicki R. On asymptotic stability and sweeping for Markov operators. Bull. Polish Acad. Sci. Math., 1995, 43: 245-262.

[222] Rudnicki R. Long-time behaviour of a stochastic prey-predator model. Stoc. Proc. Appl., 2003, 108(1): 93-107.

[223] Rudnicki R, Pichór K. Markov semigroups and stability of the cell maturity distribution. J. Biol. Sys., 2000, 8(1): 69-94.

[224] Rudnicki R, Pichor K, Tyran-Kaminska M. Markov semigroups and their applications. Lect. Notes Phys., 2002, 597: 215-238.

[225] Schreiber S J, Benaïm M, Atchadé K A S. Persistence in fluctuating environments. J. Math. Biol., 2011, 62(5): 655-683.

[226] Scott D W. On optimal and data-based histograms. Biometrika, 1979, 66: 605-610.

[227] Nowak M A, Bonhoeffer S, Hill A M, et al. Viral dynamics in hepatitis B virus infection. PANS USA, 1996, 93(9): 4398-4402.

[228] Shan C, Zhu H. Bifurcations and complex dynamics of an SIR model with the impact of the number of hospital beds. J. Differ. Equations, 2014, 257(5): 1662-1688.

[229] Siebelink K, Chu I H, Rimmeizwaan G, et al. Feline immunodeficiency virus (FIV) infection in the cat as a model for HIV infection in man: FIV-induced impairment of immune function. AIDS Res. Hum. Retrov., 1990, 6(12): 1373-1378.

[230] Silverman B W. Density Estimation for Statistics and Data Analysis. London: Chapman and Hall, 1986.

[231] Skorokhod A V. Asymptotic methods in the theory of stochastic differential equations. Providence, Rhode Island: American Mathematical Society, 1989.

[232] De Leenheer P, Smith H L. Virus dynamics: A global analysis. SIAM J. Appl. Math., 2003, 63(4): 1313-1327.

[233] Smith H L, Wang L, Li M Y. Global dynamics of an SEIR epidemic model with vertical transmission. SIAM J. Appl. Math., 2001, 62(1): 58-69.

[234] Stroock D W, Varadhan S R S. On the support of diffusion processes with applications to the strong maximum principle // Proceedings of the Sixth Berkeley Symposium on Mathematical Statistics and Probability (Berkeley: University of California Press, 1970/1971), 1972, 3: 333-359.

[235] Sun C, Yang W, Arino J, et al. Effect of media-induced social distancing on disease transmission in a two patch setting. Math. Biosci., 2011, 230(2): 87-95.

[236] Tan Y, Cai Y, Wang X, et al. Stochastic dynamics of an SIS epidemiological model with media coverage. Math. Comp. Simulat., 2023, 204: 1-27.

[237] Tang B, Wang X, Li Q, et al. Estimation of the transmission risk of the 2019-nCoV and its implication for public health interventions. J. Clin. Med., 2020, 9: 462.

[238] Tang B, Xiao Y, Wu J. Implication of vaccination against dengue for Zika outbreak. Sci. Rep., 2016, 6: 35623.

[239] Tang S, Xiao Y, Yuan L, et al. Campus quarantine (Fengxiao) for curbing emergent infectious diseases: Lessons from mitigating A/H1N1 in Xi'an, China. J. Theor. Biol., 2012, 295: 47-58.

[240] Tang S, Xiao Y, Yang Y, et al. Community-based measures for mitigating the 2009 H1N1 pandemic in China. Plos One, 2010, 5(6): e10911.

[241] Tang S, Yan Q, Shi W, et al. Measuring the impact of air pollution on respiratory infection risk in China. Environ. Poll., 2018, 232: 477-486.

[242] Tang Y, Huang D, Ruan S, et al. Coexistence of limit cycles and homoclinic loops in a SIRS model with a nonlinear incidence rate. SIAM J. Appl. Math., 2008, 69(2): 621-639.

[243] Tchuenche J M, Dube N, Bhunu C P, et al. The impact of media coverage on the transmission dynamics of human influenza. BMC Public Health, 11(Suppl 1): S5, 2011.

[244] Thieme H R. Spectral bound and reproduction number for infinite-dimensional population structure and time heterogeneity. SIAM J. Appl. Math., 2009, 70(1): 188-211.

[245] Thieme H R, Feng Z. Endemic models with arbitrarily distributed periods of infection II: Fast disease dynamics and permanent recovery. SIAM J. Appl. Math., 2000, 61(3): 983-1012.

[246] Thomson M, Doblas-Reyes F, Mason S, et al. Malaria early warnings based on seasonal climate forecasts from multi-model ensembles. Nature, 2006, 439(7076): 576-579.

[247] Tornatore E, Buccellato S M, Vetro P. Stability of a stochastic SIR system. Phys. A, 2005, 354: 111-126.

[248] van den Driessche P. Reproduction numbers of infectious disease models. Infect. Dis. Model., 2017, 2: 288-303.

[249] van den Driessche P, Watmough J. Reproduction numbers and sub-threshold endemic equilibria for compartmental models of disease transmission. Math. Biosci., 2002, 180(1): 29-48.

[250] van den Driessche P, Watmough J. Further Notes on the Basic Reproduction Number//Brauer F, van den Driessche P, Wu J. Mathematical Epidemiology. Berlin, Heidelberg: Springer, 2008: 159-178.

[251] Vasicek O. An equilibrium characterization of the term structure. J. Finan. Econom., 1977, 5(4): 627-627.

[252] Venturino E. The influence of diseases on Lotka-Volterra systems. Rocky MT J. Math., 1994, 24(1): 381-402.

[253] Vivek C, Scott Z, Julia G, et al. Human mobility and the spatial transmission of influenza in the united states. Plos Comp. Biol., 2017, 13(2): e1005382.

[254] Wang J, Xiao Y, Cheke R A. Modelling the effects of contaminated environments on HFMD infections in China. BioSystems, 2016, 140(1/2): 1-7.

[255] Wang J, Xiao Y, Peng Z. Modelling seasonal HFMD infections with the effects of contaminated environments in China. Appl. Math. Comp., 2016, 274: 615-627.

[256] Wang K, Teng Z, Zhang X. Dynamical behaviors of an echinococcosis epidemic model with distributed delays. Math. Biosci. Eng., 2017, 14(5/6): 1425-1445.

[257] Wang K, Wang W D, Song S. Dynamics of an HBV model with diffusion and delay. J. Theor. Biol., 2008, 253(1): 36-44.

[258] Wang K, Zhang X, Jin Z, et al. Modeling and analysis of the transmission of echinococcosis with application to Xinjiang Uygur Autonomous Region of China. J. Theor. Biol., 2013, 333(S2): 78-90.

[259] Wang W D. Epidemic models with nonlinear infection forces. Math. Biosci. Eng., 2006, 3(1): 267-279.

[260] Wang W D. Modeling adaptive behavior in influenza transmission. Math. Model. Nat. Phen.a, 2012, 7(3): 253-262.

[261] Wang W D, Ruan S. Simulating the SARS outbreak in Beijing with limited data. J. Theor. Biol., 2004, 227(3): 369-379.

[262] Wang W D, Zhao X. Basic reproduction numbers for reaction-diffusion epidemic models. SIAM J. Appl. Dyn. Sys., 2012, 11(4): 1652-1673.

[263] Wang W D, Zhao X Q. Threshold dynamics for compartmental epidemic models in periodic environments. J. Dyn. Diff. Equ., 2008, 20(3): 699-717.

[264] Wang W M, Cai Y, Ding Z, et al. A stochastic differential equation SIS epidemic model incorporating Ornstein-Uhlenbeck process. Phys. A, 2018, 509: 921-936.

[265] Wang W M, Cai Y, Li J, et al. Periodic behavior in a FIV model with seasonality as well as environment fluctuations. J. Frank. Inst., 2017, 354(16): 7410-7428.

[266] Wang X, Tan Y, Cai Y, et al. Dynamics of a stochastic HBV infection model with cell-to-cell transmission and immune response. Math. Biosci. Eng., 2021, 18(1): 616-642.

[267] Wonham M J, Lewis M A. A Comparative Analysis of Models for West Nile Virus//Brauer F, van den Driessche P, Wu J. Mathematical Epidemiology. Berlin, Heidelberg: Springer, 2008: 365-390.

[268] Wu F, Mao X, Chen K. A highly sensitive mean-reverting process in finance and the Euler-Maruyama approximations. J. Math. Anal. Appl., 2008, 348(1): 540-554.

[269] Xiao D, Ruan S. Global analysis of an epidemic model with nonmonotone incidence rate. Math. Biosci., 2007, 208(2): 419-429.

[270] Xiao D, Zhou Y. Qualitative analysis of an epidemic model. Can. Appl. Math. Q., 2006, 14: 469-492.

[271] Xiao Y, Chen L. Modeling and analysis of a predator-prey model with disease in the prey. Math. Biosci., 2001, 171(1): 59-82.

[272] Xiao Y, Chen L. A ratio-dependent predator-prey model with disease in the prey. Appl. Math. Comp., 2002, 131(2-3): 397-414.

[273] Xiao Y, Tang S, Wu J. Media impact switching surface during an infectious disease outbreak. Sci. Rep., 2015, 5: 7838.

[274] Xiao Y, Zhao T, Tang S. Dynamics of an infectious diseases with media/psychology induced non-smooth incidence. Math. Biosci. Eng., 2013, 10(2): 445-461.

[275] Xu C. Global threshold dynamics of a stochastic differential equation SIS model. J. Math. Anal. Appl., 2017, 447(2): 736-757.

[276] Yamamoto J K, Hansen H, Ho E W, et al. Epidemiologic and clinical aspects of feline immunodeficiency virus infection in cats from the continental United States and Canada and possible mode of transmission. J. Am. Vet. Med. A, 1989, 194(2): 213-220.

[277] Yan P, Liu S. SEIR epidemic model with delay. ANZIAM J., 2006, 48(01): 119-134.

[278] Yan Q, Tang S, Gabriele S, et al. Media coverage and hospital notifications: Correlation analysis and optimal media impact duration to manage a pandemic. J. Theor. Biol., 2016, 390: 1-13.

[279] Yang B, Cai Y, Wang K, et al. Global threshold dynamics of a stochastic epidemic model incorporating media coverage. Adv. Differ. Equ., 2018, 2018: 462.

[280] Yang B, Cai Y, Wang K, et al. Optimal harvesting policy of Logistic population model in a randomly fluctuating environment. Phys. A, 2019, 526: 120817.

[281] Yang Q, Jiang D, Shi N, et al. The ergodicity and extinction of stochastically perturbed SIR and SEIR epidemic models with saturated incidence. J. Math. Anal. Appl., 2012, 388(1): 248-271.

[282] Young M E, Norman G R, Humphreys K R. Medicine in the popular press: The influence of the media on perceptions of disease. PLoS One, 2008, 3(10): e3552.

[283] Zhang J, Jin Z, Sun G Q, et al. Spatial spread of rabies in China. J. Appl. Anal. Comp., 2014, 2(1): 111-126.

[284] Zhang J, Jin Z, Sun G Q, et al. Analysis of rabies in China: Transmission dynamics and control. PloS One, 2011, 6: e20891.

[285] Zhang J, Lou J, Ma Z, et al. A compartmental model for the analysis of SARS transmission patterns and outbreak control measures in China. Appl. Math. Comp., 2005, 162(2): 909-924.

[286] Webb G, Blaser M, Zhu H, et al. Critical role of nosocomial transmission in the Toronto SARS outbreak. Math. Biosci. Eng., 2004, 1(1): 1-13.

[287] Zhang J, Zhen J, Sun G Q, et al. Modeling seasonal rabies epidemics in China. Bull. Math. Biol., 2012, 74(5): 1226-1251.

[288] Zhao S, Lin Q, Ran J, et al. Preliminary estimation of the basic reproduction number of novel coronavirus (2019-nCoV) in China, from 2019 to 2020: A data-driven analysis in the early phase of the outbreak. Inter. J. Infect. Dis., 2020, 92: 214-217.

[289] Zhao S, Musa S, Lin Q, et al. Estimating the unreported number of novel coronavirus (2019-nCoV) cases in China in the first half of january 2020: A data-driven modelling analysis of the early outbreak. J. Clin. Med., 2020, 9(2): 388.

[290] Zhao S, Stone L, Gao D, et al. Modelling the large-scale yellow fever outbreak in Luanda, Angola, and the impact of vaccination. PLoS Neglect. Trop. D., 2018, 12(1): e0006158.

[291] Zhu C, Yin G. Asymptotic properties of hybrid diffusion systems. SIAM J. Cont. Optim., 2007, 46(4): 1155-1179.

《生物数学丛书》已出版书目

25. 害鼠不育控制的建模与研究. 张凤琴, 刘汉武著. 2021.12

26. 常微分方程稳定性基本理论及应用. 滕志东, 张龙编著. 2022.4

27. 随机传染病动力学建模及应用. 张启敏, 郭文娟, 胡静著. 2022.12

28. 混杂生物种群模型的最优控制. 裴永珍, 梁西银, 李长国, 吕云飞著. 2022.12

29. 生物数学微分方程模型的分析方法. 史峻平, 苏颖, 王金凤编著. 2022.12

30. 随机传染病动力学模型. 王玮明, 蔡永丽, 王凯著. 2022.12